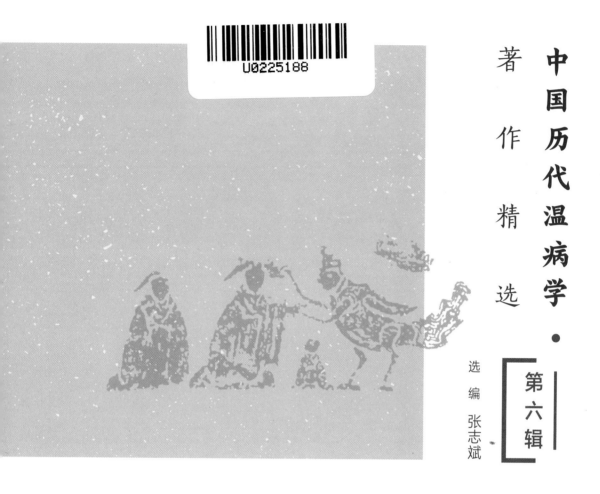

U0225188

中国历代温病学·

著作精选

第六辑

选编 张志斌

主　编　张志斌
副主编　吴文清
　　　　王致谱

海峡出版发行集团 | 福建科学技术出版社
THE STRAITS PUBLISHING & DISTRIBUTING GROUP | FUJIAN SCIENCE & TECHNOLOGY PUBLISHING HOUSE

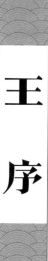

王 序

　　科学是"格致学"，包括自然科学与社会科学，属于科技文明的历史范畴，是知识体系及知识生产过程及相应的社会建制，是人类认知和智慧系统中的一种。中医药学是国学的重要组成部分，她体现了格物致知与致知格物的国学精髓，是延伸发展的深邃哲理，包括了科学史学、科学哲学、科学美学、科学社会学及各类分科之学。

　　人类生活在物质、精神、人群社会三维动态时空的复杂巨系统中，当今面临着新未知、新思考，中医药的学者们以多学科互融互鉴的方式，在科技文明历史范畴直面对世界认知的根本性问题，做新的探索，激活科技与人文的对话。在文明的视域中认识科学的意义，在科学的基础上促进文明的养育，对生生不息的新事物萌发新感悟，为中华民族的思想生机注入新活力。

　　人类社会各美其美，美人之美，美美与共，世界大同。重视始源科学（从哪里来），谋求发展科学（向哪里去）。人类总是要进化，没有一成不变，不忘根本而开放包容、以我为主而面向未来，和而不同是终极理想。这一点，正是中医药学谋求发展必须遵循的原则。不忘根源，注重中医古代原始文献的研究传承是一件重要的工作。

　　国学系农耕文明，重人伦，以"天人合德"为宇宙观、世界观、人生观。人生豪迈，家国情怀，是创新的动力。天然纯朴，保护自然，不过分地向自然索取是中华文明的特色，而创造科技文明，始于历史传承。中华民族优秀的传统文化从未断裂过，具有深广博大的包容性。中医药学是中华民族优秀传统文化的组成部分，本草学、四诊法、针灸学、方剂学等与不同的文明相互包容，在碰撞中相互融合，推进人类文明的进步。在这种碰撞发展中，前辈医家们不断总结经验，为我们留下很多宝贵的文献遗产。从东汉张仲景的《伤寒杂病论》到明末清初发展起来的温病学说，为我们现在面对突然威胁的疫病，提供了可资参考依照的宝贵历史资料。

以历史范畴看待当今科技文明的进步。一方面是"可上九天揽月，可下五洋捉鳖"的航天登月与深海探察，面对暗物质、暗能量、暗知识的发现与研发，为人类的生产生活造福；另一方面是"绿水青山枉自多，华佗无奈小虫何"，虽有基因分析，然病毒变异而疫苗跟不上防疫，治疫中医不能丢，需要中西医并重。

本次武汉的COVID-19病状，先有伏燥，继而感受寒邪形成寒燥疫，之后，再转为寒湿疫。主病在肺，涉及炎症反应、呼吸窘迫综合征及多器官毒性反应，临床全过程寒热错综、湿燥夹杂、虚实互见。史可为鉴，复习文献，提取证候要素，以"毒、寒、湿、燥、瘀、虚"为病机，结合临床特征，苔白厚腻，短气、胸痞转而气短不足以息，呼吸窘迫，毒损肺络，络痹，血氧交换障碍，致使血氧骤降，诸经络脏腑缺氧，心悸怔忡，逆转厥脱。另据尸检病理解剖报告，两肺水肿，渗出大量黏液在肺内及胸腔，此黏液即是痰饮。由文献、临床、尸检结合，支持寒湿疫的诊断。关于治疫处方遣药，挺立一线的中医师们意志坚定多有创新，发挥了临床优势。对于毒、戾疫病的传播传变要纳入人群—自然—社会的复杂巨系统考虑，中医更重视人体的反应状态，邪与正既是对立的又是关联的。要符合邪与正对称消长，辩证交替的运动规律，平秘阴阳。

本次瘟疫全球大流行千年不遇，据运气学而论近三百年寒疫亦少见，中医药学人面临新认知、新考验。《疫证集说》记载："盖治疫，就温寒两面而言，却是温疫多而寒疫少。"自明末、清代及近现代，医家尊奉温病学派，以温邪上受首先犯肺、卫气营血为证治纲领，抗疫治病多获良效。温病学可谓是中医药学的伟大创造，高等中医教育专设有温病学科。本次寒燥、寒湿大疫的阻击战，中医药学人早期介入，全过程参与，应予认真总结，充实中医疫病学的规范内涵，切实抓紧抓好这次守正创新的良好机遇。

人类需要对自己负责任，科技文明承接过去，直面今天，展望末来。希冀人类对世界的认知发生根本改变，各民族的先进文化融汇贯通，美美与共。新型冠状病毒肺炎全球大流行，缘起"时令不正，疫戾妄行"。《素问·遗篇刺法论》记有"三年化疫"之说。丁酉年（2017年）暑夏酷热干旱，地球年平均气温升高2℃已有数年。己亥年（2019年）全球三大洋飓风频发为水祸，岁末暖冬而后阴雨，观天地阴阳、万物生灵，戾气灾疫是必然。国学以仁德至尚，道法自然，疫遂黎民之际，政令德化，举国战疫，已获阶段性成效。心若在，梦就在，张开双臂，去迎接科技文明突破预期的到来！

张志斌研究员、王致谱研究员、吴文清副研究员，是我院医史文献专业的学者，他们曾经参与主编了大型古籍整理丛书《温病大成》，受到业界的好评。在当前的新型冠状病毒肺炎全球大流行的形势下，他们重编一套精悍实用的疫病诊治相关校点本《中国历代温病学著作精选》，值得鼓励。我虽染病未愈尚在康复阶段，不敢懈怠，感谢作者的信任，故谨以数语，乐观厥成。

中国工程院院士

中央文史研究馆馆员　王永炎

中国中医科学院名誉院长

2020 年 4 月

自序

　　2020年新春伊始，新型冠状病毒肺炎（COVID-19），以迅雷不及掩耳之势席卷全球。人类猝不及防地陷入健康危机，甚至面临生存威胁。这不禁让人回想起，2003年春天的那场传染性非典型肺炎（SARS）使医学界经受的严峻考验。两场突如其来的灾难，大有后浪推前浪的趋势，迫使人们反思诸多的医学和社会问题。

　　曾几何时，由抗生素发明所引起的激动，使人们几乎产生了疾病将被征服的错觉。但是疫病，这个古老的幽灵，并不因科学昌明而隐退，它同样与时俱进，仍然徘徊在现代社会，伺机而动，再次吞噬人类的生命。艾滋病、SARS、埃博拉病、禽流感、新型冠状病毒（下文简称"新冠"）肺炎等不断出现的新型疫病，把一个又一个严峻的问题推到人类的面前，那就是现代免疫手段的发展永远赶不上病毒的变异。"道高一尺，魔高一丈"，曾经使人类在疾病面前无比自信的现代医学，正面临着最为无奈的考验。

　　在病毒变异，来势凶猛，而来不及研制疫苗、没有特效药的情况下，如何寻找有效的防治措施可能将成为世界医学界面临的重要使命。中医学治疗传染病的特色恰恰是不重在抓病原，而重在抓住人体对疫病的反应状态。这里的病原当然是指西医所说的病原（细菌、病毒等微生物）。所以，中医可以在西医病原尚不明确的紧急状况下，运用中医思维，中医理论和实用有效的治法从容应对。这一点通过2003年中医治疗SARS的实践，已经引起了世界医学界的关注。因此，我们在2006~2008年，整理出版了一套大型中医文献丛书《温病大成》。该丛书入选国家新闻出版总署第三届"三个一百"原创出版工程。

2020年应对新冠肺炎疫情，有许多中医药专家、医护人员与全国西医院校及军队医护人员一起，无所畏惧地逆风而行，奔赴疫情最为严重的湖北武汉抗疫第一线。从密切接触人群的防控到轻型、普通型患者及重型、危重型患者的治疗，中医药全程参与、全程发挥作用。实践证明，中西医结合能较快地改善发热、咳嗽、乏力等症状，缩短住院天数，提高核酸转阴率，有效减少轻型和普通型向重型、重型向危重型的发展，提高治愈率、减少病亡率。在一线医疗实践经验基础上，国家卫健委等主管部门以中医专家共识性的病因病机分析为依据，制定了一批中医诊疗方案，为抗击新冠肺炎起到了重要的作用。在新冠肺炎的治疗期、预防期和恢复期，中医的辨证用药都与温病的理论体系密不可分，对中医温病理论体系的研究，再次成为中医学术界关注的焦点。

中医治疗传染病的优势建立在数千年抗疫经验的基础上。回顾历史，看看中医学是如何在与疫病斗争中发展起来的，她的那些独特的思维是如何产生的，以及她的产生与发展对中华民族的繁荣昌盛起到了什么样的作用。这对我们今天在新的社会条件下如何与疫病做斗争，能提供有益的借鉴。

在西方历史上，瘟疫流行常常带来人口数量大幅度下降。如发生于公元6世纪的世界上第一次鼠疫流行，使欧洲南部失去了1/5的人口；发生于14世纪的第二次鼠疫流行，整个中东地区失去了1/3人口，其中城市有1/2的居民死亡。但是在我国古代，人口数维持相对恒定，瘟疫流行并没有引起大幅度的人口数量下降。自西汉一直到明代，我国人口数基本上在4600万到6000万之间波动，总人口数增长并不明显。

尤其值得注意的是清代。美国学者威廉·麦克尼尔撰写出版的《瘟疫与人》[1]一书中谈到了一个令人迷惑的现象，中国清代瘟疫高频率流行，人口却出现激增，从1700年的约1.5亿，至1794年增长到3.13亿，而同时期的欧洲总人口仅有1.52亿，而且是低度增长 。其中的原因可

---

[1]威廉·麦克尼尔.瘟疫与人[M].余新忠、毕会成，译.北京：中国环境科学出版社，2010.

能很多，但产生于明末、成熟于清代的温病学说也许正可以用来解释威廉·麦克尼尔的疑惑。

从现存的文字记载看，清代疫病流行的频次超过此前任何一个时期，尤其是经济文化发达、水陆交通便利、人口相对集中的江浙地区，疫病流行尤为严重。但是此时中医温病学已经诞生，并在大江南北盛行。同样也是在江浙地区，成为温病学说学术发展的中心，对温病学说发展做出杰出贡献的"温病四大家"——叶桂（天士）、薛雪（生白）、吴塘（鞠通）、王雄（孟英），均是江浙人士。他们在与疫病的斗争实践中，提出各种辨病与辨证的方法，使温病学说进一步发展起来。正是由于温病学说的产生与盛行，使清代的中国在疫病流行明显较前代严重的情况下，人口却得到了大幅度的增长。在此，笔者引用一段本人在2007年的旧作《中国古代疫病流行年表》[1]中一段文字及相关图表，大概可以显示中国古代疫病流行与人口增长之间的比较关系。

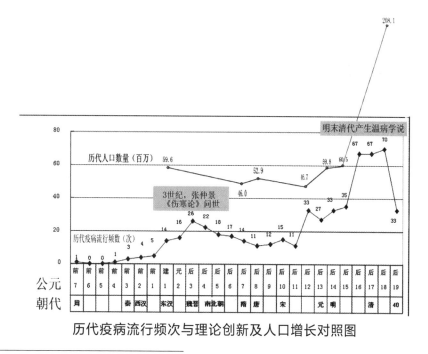

历代疫病流行频次与理论创新及人口增长对照图

---

[1] 张志斌. 中国古代疫病流行年表 [M]. 福州：福建科学技术出版社，2007：130-132.

清代中国的人口数量有了大幅度增长，至乾隆年间，达到了2亿多……中医学在保护中国人民健康方面起到了重要作用，而又在与瘟疫作斗争的实践中发展起来。

目前，在党中央的英明决策与领导下，通过全体中西医医务人员的浴血奋战与全国人民团结一致的努力，抗击新冠肺炎在国内已经取得阶段性的胜利。在没有特效药、没有疫苗时，中医药是个好的选择。因为她有3000年的悠久历史，许多经验非常宝贵。包括这次武汉抗疫的选方用药，很多都是参考了古代中医药文献。（《张伯礼向外媒介绍中国"方舱"经验：普遍采用中医药治疗》）

但是，我们必须清醒地看到，在全球范围内，形势依然很严峻，而国内，也必须提高警惕。《温病大成》出版之后，得到了很高的评价。但是，《温病大成》项目毕竟是从古文献抢救的角度出发，工作理念首先是"集大成"，要"尽量做到搜罗全面"。因此，也有读者提出，丛书篇幅太大，急用时查询不易。是否可以从文献角度再做进一步地精选，减少篇幅，让使用更为方便快捷？为回应这一要求，我们决定集中有经验的学者，精选出较为经典而实用的温疫温病相关的中医著作，重新进行整理，出版一套更为精悍的校点丛书。为当前及今后更好地应对类似传染病的突发性公共卫生事件，尽到我们医史文献工作者应有的社会责任。

2007年，我们编纂《温病大成》之时，除了"集大成"之外，还有一个工作理念是"精要求"。所谓"精要求"，体现在精选书种、精选版本、精心整理，这一点在本次编选时体现得更为突出。从大型到精悍型，图书品种的进一步精选是不言而喻的。而版本，因为前一次选择是建立在全国各图书馆普遍调研的基础上，本次就不再重新进行底本与校本的选择。我们将本次重编的重点，放在编排与整理方面。用心于做一些更为适应目前传染病诊治临床刚需的改变，更为重视瘟疫温病学术的传承，并使著作更为简洁精悍。

中医温病学说著作自明末到中华人民共和国成立之前的发展中，在起病急、传染与发展快、发热症状明显者为温病或瘟疫（包括寒疫）的共识基础上，大致又可以分为三大类。一类姑且称之谓"瘟疫类"，以吴有性（又可）《温疫论》为代表，以及按"感受戾气、寒温不同"的医学思路与表里九传辨证思想发展起来的温病学著作；另一类姑且称之谓"温病类"，以叶桂（天士）、薛雪（生白）、吴塘（鞠通）的温病学名著为代表，以及按卫气营血及三焦辨证思路发展起来的温病学著作；还有一类是出现在近代，以具体病名（部分与西医病名吻合）为阐述重点的专病著作，姑且称之为"专病类"。本丛书根据这样的三种分类，再从学术内部的发展特点出发，进行编排整理。此外，根据临床需要，还涉及体现中华人民共和国成立之前广大中医师治疫经验的温病医案。由于温病医案分散在不同的著作中，与前面三类著作收入全书不同，温病医案只选择与温病相关的医案节选收入。

根据上述原则，本丛书分为6辑，第1~3辑属瘟疫类；第4辑属温病类；第5辑属专病类；第6辑为瘟疫温病医案。

由于形势紧迫，时不我待，此丛书的编纂整理，也稍稍有一点"急就章"，欠缺与讹误恐怕在所难免。忐忑之余，希望得到读者们的批评指正。是为序。

张志斌

2020 年 4 月 23 日

校点说明

一、各子书按成书时间为序编排。

二、各子书均给出本次用作底本的版本，包括刊刻年、堂号，如果是木刻以外的形式，则注明抄本、石印、活字、油印、铅印等。

三、对于每本子书，只收录与温病有关的医案。对于未收录的医案及非医案内容，书中不加省略号。

四、本书采用横排形式，使用规范的简化汉字，加现代标点。容易产生歧义的简体字，仍沿用原繁体字。版式变更造成的文字含义变化，依现代排版予以改正。如书中的"左""右"2个字，斟酌其义，凡表示前文的"右"字径改为"上"，表示后文的"左"字径改为"下"，不另出注。

五、该书药名有与今通行之名用字不同者，为便于当代读者使用，一般改用通行之名（如"黄檗"改作"黄柏"、"莪荗"改作"莪术"等）。药物异名、简称或能体现时代用药特征的药名不改。

六、底本中医名词术语用字与今不同者，一般改用通行或规范之名（如"藏府"改作"脏腑"、"足指"改作"足趾"等）。尤其是同一书用字（词）不统一或不规范时，均加以统一或规范，不另出注。但经典医著中的名词术语虽与今通行者不同，仍不予改动（如"藏象"不改作"脏象"）。此外，古人常将"症"与"证"二字混用，为保持古书原貌，均未作改动。

七、凡底本中的避讳字（影响理解原意者）、异体字（如"豆"作"荳"、"果"作"菓"等）、俗写字，或笔画差错残缺者，均径改作正体字，一般不出注。若显系笔误或误用之字，则径予改正（如"日"误作"日"、"己"误作"已"、等），也不出注。

八、原底本中的双行小字，今统一改为单行小字。正文中的按语，采用与正文等大的楷体字。原书眉批与旁注文字，根据其文义，插入正文相应的文字之后。眉批排为与正文相同字体字号，前后用鱼尾括号（【 】）括注以为标记。旁注排为小字仿宋体，前后用鱼尾括号（【 】）括注以为标记。

九、书中疑难冷僻字及重要特殊术语，酌情予以简要注释。

十、为保持原书面貌，书中的观点及理论不作任何删改，药物剂量亦采用旧制，个别当今法规已禁用或改用替代品的药物也未作改动，不出注，请读者斟酌参考。

中国历代温病学著作精选

第六辑 总目录

临证指南医案

◎ 清·叶桂 著

《临证指南医案》成书于1746年。本次整理以乾隆四十年乙未(1775年)崇德书院刻本为底本。

临证指南医案

古吴叶桂天士先生　著

浒关李大瞻翰圃

山邹锦畹滋九　同校

邵铭新甫

卷 五

风 温

僧　五二

近日风温上受，寸口脉独大，肺受热灼，声出不扬。先与辛凉清上，当薄味调养旬日。【风温伤肺】

牛蒡子　薄荷　象贝母　杏仁　冬桑叶　大沙参　南花粉　黑山栀皮

杨

脉左实大，头目如蒙，清窍不爽。此风温仍在上焦，拟升降法。

干荷叶　薄荷　象贝　连翘　钩藤　生石膏末

某

风温从上而入，风属阳，温化热，上焦近肺，肺气不得舒转，周行气阻，致身痛脘闷，不饥。宜微苦以清降，微辛以宣通。医谓六经，辄投羌防，泄阳气，劫胃汁。温邪忌汗，何遽忘之？

杏仁　香豉　郁金　山栀　瓜蒌皮　蜜炒橘红

叶

风温入肺，肺气不通，热渐内郁。如舌苔[1]，头胀咳嗽，发疹，心中懊恼，脘中痞满。犹是气不舒展，邪欲结痹，宿有痰饮，不欲饮水。议栀豉合凉膈方法。

山栀皮　豆豉　杏仁　黄芩　瓜蒌皮　枳实汁

郭

风温入肺，气不肯降，形寒内热，胸痞，皆膹郁之象。辛凉佐以微苦，手太阴主治。

黑山栀　香豉　杏仁　桑叶　瓜蒌皮　郁金

秦　六三

体质血虚，风温上受，滋清不应，气分燥也。议清其上。【风温化燥热】

石膏　生甘草　薄荷　桑叶　杏仁　连翘

又　照前方去连翘薄荷加陈蒌皮、郁金、栀皮。

某

风火上郁，耳后结核，目眶痛。【少阳风火】

薄荷　牛蒡子　前胡　象贝　连翘　黑栀皮　赤芍　生甘草

某

风温热伏，更劫其阴，日轻夜重，烦扰不宁。【风温伤阴】

生地　阿胶　麦冬　白芍　炙草　蔗浆

马　三五

风温热灼之后，津液未复，阳明脉络不旺。骨酸背楚，治以和补。

生黄芪　鲜生地　北沙参　玉竹　麦冬　归身　蜜丸

某

阴虚风湿，气从左升。

桂枝汤加花粉、杏仁。

风为天之阳气，温乃化热之邪，两阳熏灼，先伤上焦。种种变幻情状，不外手三阴为病薮，头胀汗出，身热咳嗽，必然并见。当与辛凉轻剂，清解为先，大忌辛温消

---

〔1〕舌苔：此处当有缺文，据文义推测为"如舌苔黄厚"。

散，劫烁清津。太阴无肃化之权，救逆则有蔗汁、芦根、玉竹、门冬之类也。苦寒沉降，损伤胃口，阳明顿失循序之司，救逆则有复脉、建中之类。大凡此症，骤变则为痉厥，缓变则为虚劳。则主治之方，总以甘药为要，或兼寒或兼温，在人通变可也。

（邵新甫）

温　热

某　二十

脉数暮热，头痛腰疼，口燥，此属温邪。【温邪入肺】

连翘　淡豆豉　淡黄芩　黑山栀　杏仁　桔梗

某

温邪化热，肺痹喘急，消渴胸满，便溺不爽。肺与大肠见症。

淡黄芩　知母　鲜生地　阿胶　天冬　花粉

谢

积劳伤阳，卫疏，温邪上受，内入乎肺。肺主周身之气，气窒不化，外寒似战栗。其温邪内郁，必从热化，今气短胸满，病邪在上。大便泻出稀水，肺与大肠表里相应，亦由热迫下泄耳。用辛凉轻剂为稳。

杏仁　桔梗　香豉　橘红　枳壳　薄荷　连翘　茯苓

龚

襁褓吸入温邪，酿为肺胀危症。

芦根　桃仁　苡仁　冬瓜子

施

久患虚损，原寝食安舒，自服阴柔腻补，不但减食不寐，脘中常闷，渴欲饮凉。此口鼻吸入温邪，先干于肺，误补则邪愈炽，气机阻塞。弱质不敢开泄，援引轻扬肃上，兼以威喜丸淡以和气。上焦得行，可进养胃法。

白沙参　苡仁　天花粉　桑叶　郁金

兼服威喜丸。

王

温邪发热，津伤，口糜气秽。【温邪劫津】

卷心竹叶　嘉定花粉　知母　麦冬　金石斛　连翘

某

春温身热，六日不解，邪陷劫津，舌绛，骨节痛。以甘寒熄邪。

竹叶心　知母　花粉　滑石　生甘草　梨皮

丁

口鼻吸入热秽，肺先受邪，气痹不主宣通。其邪热由中及于募原，布散营卫，遂为寒热。既为邪踞，自然痞闷不饥，虽邪轻未为深害，留连不已，热蒸形消。所谓病伤，渐至于损而后已。【热伤胃津】

桂枝白虎汤。

又　气分之热稍平，日久胃津消乏，不饥不欲纳食。大忌香燥破气之药，以景岳玉女煎，多进可效，忌食辛辣肥腻自安。

竹叶石膏汤加鲜枸杞根皮。

杨

伏邪发热，烦渴，知饥无寐，乃胃津受伤所致。拟进竹叶石膏汤加花粉。

叶

热伤气分，用甘寒方。

白虎汤加竹叶。

某

右脉未和，热多口渴，若再劫胃汁，怕有脘痞不饥之事。当清热生津，仍佐理痰，俟邪减便可再商。

麦冬　人参　石膏　知母　粳米　竹叶　半夏

叶　二八

仲景云：阴气先伤，阳气独发，不寒瘅热，令人消烁肌肉。条例下不注方，但曰：以饮食消息之。后贤谓甘寒生津，解烦热是矣。今脉数，舌紫渴饮，气分热邪未去，渐次转入血分。斯甘寒清气热中，必佐存阴，为法中之法。

生地　石膏　生甘草　知母　粳米　白芍　竹叶心

毛　六十

温邪热入营中，心热闷，胁肋痛。平素痰火，与邪胶结，致米饮下咽皆胀。老年五液已涸，忌汗忌下。【热入心营】

生地　麦冬　杏仁　郁金汁　炒川贝　橘红

马

少阴伏邪，津液不腾，喉燥舌黑，不喜饮水。法当清解血中伏气，莫使液涸。

犀角　生地　丹皮　竹叶　元参　连翘

陈　妪

热入膻中，夜烦无寐，心悸怔，舌绛而干，不嗜汤饮。乃营中之热，治在手经。

犀角　鲜生地　黑玄参　连翘　石菖蒲　炒远志

又　鲜生地　玄参　天冬　麦冬　竹叶　茯神　金箔

又　阳升风动，治以咸寒。

生地　阿胶　天冬　人参　川斛　茯神　麦冬

张

营络热，心震动。

复脉汤去姜、桂、参，加白芍。

陆　六九

高年热病，八九日，舌燥烦渴，谵语。邪入心胞络[1]中，深怕液涸神昏，当滋清去邪，兼进牛黄丸，驱热利窍。【热邪入心胞】

竹叶心　鲜生地　连翘心　玄参　犀角　石菖蒲

胡

脉数，舌赤耳聋，胸闷。素有痰火，近日冬温，引动宿病，加以劳复，小溲不利。议治胞络之热。

----

〔1〕胞络：即包络，下文同此不再出注。

鲜生地_{五钱}　竹叶心_{一钱}　丹参_{一钱半}　玄参_{一钱半}　石菖蒲根_{六分}　陈胆星_{六分}

顾

温邪误表劫津，邪入胞络内闭。

至宝丹。

王

吸入温邪，鼻通肺络，逆传心胞络中，震动君主，神明欲迷。弥漫之邪，攻之不解，清窍既蒙，络内亦痹。幼科不解，投以豁痰降火理气，毫无一效。忆"平脉篇"，清邪中上，肺位最高，既入胞络，气血交阻，逐秽利窍，须藉芳香。议用《局方》至宝丹。

施

温邪如疟，阴气先伤，苦辛再伤阳及胃。内风肆横，肢掣瘛疭，邪闭心胞络中，痰潮神昏，乃热气蒸灼，无形无质。此消痰消食清火，竟走肠胃，与病情隔靴搔痒。速速与至宝丹三分，冷开水调服，若得神清，再商治法。

顾

饮酒又能纳谷，是内风主乎消烁。当春尽夏初，阳气弛张，遂致偏中于右。诊脉左弦且坚，肌腠隐约瘰点，面色光亮而赤，舌苔灰黄，其中必夹伏温邪。所怕内闭神昏，治法以清络宣窍，勿以攻风劫痰，扶助温邪。平定廓清，冀其带病久延而已。

犀角　生地　元参　连翘心　郁金　小青叶　竹叶心　石菖蒲

又　目瞑舌缩，神昏如醉，邪入心胞络中，心神为蒙，谓之内闭，前案已经论及。温邪郁蒸，乃无形质，而医药都是形质气味，正如隔靴搔痒。近代喻嘉言，议谓芳香逐秽宣窍，颇为合理。绝症难挽天机，用意聊尽人工。

至宝丹

四丸匀四服，凉开水调化。

包

老年下虚，春温上受，痰潮昏谵，舌绛黄苔，面赤微痉。先清上焦【热邪闭窍神昏】。

天竺黄　金银花　竹叶心　连翘　竹沥

张

温邪自里而发，喉肿口渴，舌心灰滞，上焦热蒙，最怕窍闭昏痉。苦寒直降，攻其肠胃，与温邪上郁无涉。

连翘　黑栀皮　牛蒡子　杏仁　花粉　马勃　瓜蒌皮　夏枯草　金汁　银花露

张

周岁内，未得谷味精华。温邪吸入，上焦先受，头面颐颔肿浮，邪与气血混处。刀针破伤经络，温邪内闭热壅，蔓延三焦，昏寐痰潮，舌刺卷缩，小溲点滴浑浊。热气结锢在里，但膏、连、芩、栀之属，药性直降，竟由胃达肠，而热气如烟如雾，原非形质可荡可扫。故牛黄产自牛腹，原从气血而成，混处气血之邪，藉此破其蕴结，是得效之因由也。夫温热时疠，上行气分，而渐及于血分，非如伤寒足六经，顺传经络者。大抵热气鸱张，必熏塞经络内窍，故昏躁皆里窍之欲闭，欲宣内闭，须得芳香。气血久郁，必致疡毒内攻，谨陈大意参末。议用紫雪丹三分，微温开水调服。

褚

温邪中自口鼻，始而入肺，为咳喘，继传膻中则呛血，乃心营肺卫受邪。然邪在上焦，壅遏阻气，必聚为热，痰臭呛渴，是欲内闭。惜不以河间三焦立法，或谓伤寒主六经，或谓肺痈专泄气血，致热无出路，胸突腹大，危期至速矣。即有对病药饵，气涌沸腾，势必涌吐无余，焉望有济？夫温热秽浊，填塞内窍，神识昏迷，胀闷欲绝者，须以芳香宣窍，佐牛黄金箔深入脏络，以搜锢闭之邪。今危笃若此，百中图一而已。

紫雪丹。

陈

温邪逆传膻中，热痰蔽阻空窍，所进寒凉消导，徒攻肠胃，毫无一效。痰乃热熏津液所化，膻中乃空灵之所，是用药之最难。至宝丹芳香，通其神明之窍，以驱热痰之结极是。但稚年受温邪，最易阴亏津耗，必兼滋清以理久伏温邪为正。

犀角　鲜生地　玄参　连翘心　丹皮　石菖蒲

化服至宝丹。

某

湿为渐热之气，迷雾离间，神机不发。三焦皆被邪侵，岂是小恙？视其舌伸缩如强，痰涎黏着内闭之象已见。宣通膻中，望其少苏，无暇清至阴之热。

至宝丹四分，石菖蒲、金银花汤送下。

王　十八

夜热早凉，热退无汗。其热从阴而来，故能食形瘦，脉数左盛，两月不解。治在血分。【热陷血分】

生鳖甲　青蒿　细生地　知母　丹皮　淡竹叶

许

温邪已入血分，舌赤音低，神呆潮热。即发瘫疹，亦是血中热邪，误汗消食，必变昏厥。

犀角　细生地　玄参　丹皮　郁金　石菖蒲

张

舌绛裂纹，面色枯槁，全无淖泽。形象畏冷，心中热焚，邪深竟入厥阴，正气已经虚极。勉拟仲景复脉汤，合乎邪少虚多治法。【热入厥阴】

复脉去人参、生姜，加甘蔗汁代水煎。

又　热病误投表散消导，正气受伤，神昏舌强，势如燎原。前进复脉法，略有转机，宜遵前方，去桂加参，以扶正气为主。

复脉汤去桂加人参，甘蔗汁代水煎药。

又　进甘药颇安，奈阴液已涸，舌强音缩，抚之干板。较诸已前，龈肉映血有间，小便欲解掣痛。犹是阴气欲绝，欲寐昏沉，午间烦躁，热深入阴之征。未能稳许愈期也。

生白芍　炙甘草　阿胶　鸡子黄　人参　生地　麦冬　炒麻仁

某

误下热陷于里，而成结胸，所以身不大热，但短气胸满烦躁。此皆邪热内燔，扰乱神明，内闭之象，棘手重恙。仿仲景泻心法，备参末议，再候明眼定裁。【误下热陷成结胸】

川连　黄芩　半夏　炮淡干姜　生姜　枳实

吴

神气如迷，不饥不食，乃苦辛消导发散，劫夺胃津所致。盖温邪手经为病，今世多以足六经主治，故致此。【误治伤胃津液】

细生地　竹叶心　麦冬　玄参心　连翘心　郁金

王　妪

温热十三日，舌黄，心中闷痛。初病手经，不当用足经方，老人怕其液涸。甘寒醒胃却热。

鲜生地　竹叶心　麦冬　郁金　川斛　菖蒲根

吴　十五

近日天未寒冷，病虚气不收藏，所感之邪谓冬温。参、芩益气，薄荷、桔梗、杏仁泄气，已属背谬，加补骨脂温涩肾脏，尤不通之极。自述夜寐深更，絷絷有汗，稚年阴不充，阳易泄，论体质可却病。【冬温伤液】

桑叶　大沙参　玉竹　苡仁　生甘草

糯米汤煎药。

陈　半岁

冬温入肺，胶痰化热。因未纳谷之身，不可重药消痰通利。

炒麦冬　桑叶　大沙参　甜杏仁　地骨皮

某

脉数右大，烦渴舌绛。温邪，气血两伤，与玉女煎。【气血两伤】

生地　竹叶　石膏　知母　丹皮　甘草

陈　二三

阴虚温邪，甘寒清上。【阴虚感温邪】

白沙参　甜杏仁　玉竹　冬桑叶　南花粉　生甘草

关

阴虚挟温邪，寒热不止。虽不宜发散消食，徒补亦属无益，拟进复脉汤法。

炙甘草　阿胶　生白芍　麦冬　炒生地　炒丹皮

青甘蔗汁煎。

黄

体虚，温邪内伏，头汗淋漓，心腹窒塞，上热下冷，舌白烦渴。春阳升举为病，犹是冬令少藏所致。色脉参视，极当谨慎。

阿胶　生地　麦冬　生牡蛎　生白芍　茯苓

张　五五

劳倦内伤，温邪外受，两月不愈。心中温温液液，津液无以上供，夜卧喉干燥。与复脉汤去姜、桂、参，三服后可加参。【劳倦感温，阴液燥】

汪

劳倦更感温邪，阳升头痛，寒热战栗冷汗。邪虽外达，阳气亦泄，致神倦欲眠，舌赤黄苔，口不知味。当以育阴除热为主，辛散苦降非宜。

复脉汤去参、姜、桂、麻，加青甘蔗浆。

曹

脉促数，舌白不饥，寒热汗出。初起腹痛，脐右有形，乃久伤劳倦，复感温邪。今病两旬又六，微咳有痰，并不渴饮，寒来微微齿痉。此营卫二气大衰，恐延虚脱。议固卫阳，冀寒热得平。【劳倦感温，营卫胃阳兼虚】

黄芪　桂枝　白芍　炙甘草　牡蛎　南枣

陈

热病后，不饥能食，不寐。此胃气不和。【病退胃不和】

香豉　黑山栀　半夏　枳实　广皮白

华　五五

口鼻受寒暄不正之气，过募原，扰胃系。寒热已罢，犹不饱不饥，舌边赤，中心黄。余邪未清，食入变酸，乃邪热不胜谷，以温胆和之。半曲温胆去甘草、茯苓、枳实，加郁金、黑山栀。

林　氏

腹满已久，非是暴症。近日面颊肿胀，牙关紧闭，先有寒热，随现是象。诊脉右搏数，左小，乃温邪触自口鼻，上焦先受，气血与热胶固，致清窍不利，倏有痹塞之变。理当先治新邪，况头面咽喉结邪，必辛凉轻剂以宣通，若药味重浊，徒攻肠胃

矣。仿东垣普济消毒意。【热毒壅结上焦】

连翘　牛蒡子　马勃　射干　滑石　夏枯草　金银花露　金汁

席

脉左数，右缓弱，阳根未固，阴液渐涸。舌赤微渴，喘促自利溲数，晡刻自热，神烦呓语。夫温邪久伏少阴，古人立法，全以育阴祛热。但今见症，阴分固有伏邪，真阳亦不肯收纳。议仿刘河间浊药轻投，不为上焦热阻，下焦根蒂自立。冀其烦躁热蒸渐缓。【阴虚邪伏】

熟地炭　茯苓　淡苁蓉　远志炭　川石斛　五味子

饮子煎法。

又　晚诊，阴中伏邪，晡时而升，目赤羞明，舌绛而渴。与育阴清邪法。

生地炭　玄参心　川石斛　炒麦冬　犀角　石菖蒲

又　脉左数，右软，舌干苔白，小溲淋沥，吸气喘促，烦汗。肾阴不承，心神热灼蒙闭。议以三才汤，滋水制热，三才加茯神、黄柏、金箔。晚进周少川牛黄清心丸一服。

又　昨黄昏后，诊脉，较诸早上，左手数疾顿减，惟尺中垂而仍动。呓语不已，若有妄见，因思肾热乘心，膻中微闭，神明为蒙，自属昏乱。随进周少川牛黄丸一服，俾迷漫无质之热，暂可泄降。服后颇安，辰刻诊脉濡小，形质大衰，舌边色淡，下利稀水。夫救阴是要旨。读仲景少阴下利篇，上下交征，关闸欲撒，必以堵塞阳明为治。以阳明司阖，有开无阖，下焦之阴，仍从走泄矣。议用桃花汤。

人参　赤石脂　炮姜　白粳米

又　晚服照方加茯苓。

又　脉左沉数，右小数，暮热微汗，时烦，辰刻神清，虚邪仍留阴分。议用清补。

人参　茯苓　川石斛　炙甘草　黑穞豆皮　糯稻根须

又　金匮麦门冬汤。

程　二八

温热病，已伤少阴之阴，少壮阴未易复者，恰当夏令发泄。百益酒酿造有灰，辛热劫阴泄气，致形体颓然，药难见效。每日饵鸡距子[1]生用，其汤饮用马料豆汤。

【邪热兼酒热伤阴】

冬伤于寒，春必病温者，重在冬不藏精也。盖烦劳多欲之人，阴精久耗，入春则里气大泄，木火内燃。强阳无制，燔燎之势，直从里发，始见必壮热烦冤，口干舌燥之候矣。故主治以存津液为第一，黄芩汤坚阴却邪，即此义也。再者在内之温邪欲发，在外之新邪又加，葱豉汤最为捷径，表分可以肃清。至于因循贻误，岂止一端？或因气燥津枯，或致阴伤液涸，先生用挽救诸法，如人参白虎汤、黄连阿胶汤、玉女煎、复脉法，申明条例甚详。余则治痉厥以甘药缓肝，昏闭用幽芳开窍，热痰之温胆，蓄血而论通瘀。井井有条，法真周到。（邵新甫）

暑

某

大凡暑与热，乃地中之气，吸受致病，亦必伤人气分。气结则上焦不行，下脘不通，不饥不欲食，不大便，皆气分有阻，如天地不交，遂若否卦之义。然无形无质，所以清之攻之不效。【暑伤气分，上焦闭郁】

杏仁　通草　象贝　瓜蒌皮　白蔻　郁金汁

姚

奔走气乱，复饮烧酒，酒气辛热，有升无降。肺气膹郁，上下不通，舌白消渴，气结自胸及腹。溏溏自利不爽，周身肤膜皆痛，汗大出不解。无非暑湿热气，始由肺受，漫布三焦。群医消导苦药，但攻肠胃，在上痞结仍然。议淡渗佐以微辛，合乎轩岐上病治上之方。

西瓜翠衣　川白通草　大豆黄卷　马兜铃　射干　苡仁

范

伏暑阻其气分，烦渴，咳呕喘急，二便不爽。宜治上焦。

---

〔1〕鸡距子：即枳椇子。

杏仁　石膏　炒半夏　黑栀皮　厚朴　竹茹

又　痰多咳呕，是暑郁在上，医家乱投沉降，所以无效。

石膏　杏仁　炒半夏　郁金　香豉　黑山栀

王

舌白烦渴，心中胀闷。热邪内迫，气分阻闭，当治肺经，倘逆传膻中，必致昏厥。

杏仁　郁金　滑石　黄芩　半夏　橘红　瓜蒌皮

陈　四五

暑湿伤气，肺先受病，诸气皆痹，当午后阳升，烦喘更加。夫无形气病，医以重药推消，多见不效。

西瓜翠衣　活水芦根　杏仁　苡仁

又　酒客中虚，重镇攻消，清气愈伤。夫暑邪皆着气分，苟肺司清肃，则其邪不攻自罢。议仍以廓清为法，若雨露从天下降，炎歊自荡扫无余。

威喜丸二钱，十服。

某　二二

身热，头胀脘闷，咳呛。此暑邪外袭于肺卫，当清上焦。

丝瓜叶三钱　大杏仁三钱　香薷七分　通草一钱半　飞滑石三钱　白蔻仁五分

陈

脉左劲，右濡，头痛脘闷，麻痹欲厥，舌白。此暑邪内中，蒙闭清空，成疟之象。平昔阴虚，勿犯中下二焦。

嫩竹叶　连翘　飞滑石　野郁金汁　大杏仁　川贝母

龚　二四

脉寸大，头晕，脘中食不多下。暑热气从上受，治以苦辛寒方。

竹叶　杏仁　郁金　滑石　香豉　山栀

张　四七

三疟之邪在阴，未经向愈。春季洞利不食，想春雨外湿，水谷内聚亦湿，即湿多成五泄之谓，疮痍仅泄经隧湿邪，而里之湿邪未驱。长夏吸受暑邪，上蒙清空诸窍，咳嗽耳聋，的系新邪，非得与宿病同日而语。

连翘　飞滑石　嫩竹叶　荷叶边汁　桑叶　杏仁　象贝　黑山栀

程　三六

暑风必挟湿，湿必伤于气分，断疟疮发，即湿邪内发之征。湿伏热蕴，致气壅塞咽底脘中，及至进谷无碍，二便通调，中下无病显然。

白通草　西瓜翠衣　活水芦根　苡仁

吴

连朝骤热，必有暑气内侵，头热目瞑，吸短神迷。此正虚邪痹，清补两难。先与益元散三四钱，用嫩竹叶心二钱，煎汤凉用三四小杯。常用绿豆煎汤服。

龚　六十

暑必挟湿，二者皆伤气分。从鼻吸而受，必先犯肺，乃上焦病。治法以辛凉微苦，气分上焦廓清则愈。惜乎崑以陶书六经看病，仍是与风寒先表后里之药，致邪之在上漫延结锢，四十余日不解。非初受六经，不须再辨其谬。《经》云：病自上受者治其上。援引经义以论治病，非邪僻也，宗河间法。

杏仁　瓜蒌皮　半夏　姜汁　白蔻仁　石膏　知母　竹沥

秋露水煎。

又　脉神颇安，昨午发疹，先有寒战，盖此病起于湿热，当此无汗，肌腠气窒，至肤间皮脱如麸，犹未能全泄其邪。风疹再发，乃湿因战栗为解，一月以来病魔，而肌无膏泽，瘦削枯槁。古谓瘦人之病，虑涸其阴，阴液不充，补之以味。然腥膻浊味，徒助上焦热痰，无益培阴养液，况宿滞未去，肠胃气尚窒钝，必淡薄调理，上气清爽，痰热不至复聚。从来三时热病，怕反复于病后之复，当此九仞，幸加意留神为上。

玄参心　细生地　银花　知母　生甘草　川贝　丹皮　橘红盐水炒　竹沥

此煎药方，只用二剂可停。未大便时，用地冬汁膏。大便后，可用三才汤。

池

伏暑至深秋而发，头痛烦渴少寐。

薄荷　淡竹叶　杏仁　连翘　黄芩　石膏　赤芍　木通

张

病几一月，犹然耳聋，神识不慧，嗽甚痰黏，呼吸喉间有音。此非伤寒暴感，皆夏秋间暑湿热气内郁，新凉引动内伏之邪，当以轻剂清解三焦。奈何医者不晓伏气为病，但以发散、消食、寒凉、清火为事，致胃汁消亡，真阴尽烁。舌边赤，齿板燥裂血，邪留营中，有内闭瘛疭厥逆之变。况右脉小数，左脉涩弱，热固在里，当此阴伤日久，下之再犯亡阴之戒。从来头面，都是清窍，既为邪蒙，精华气血不肯流行，诸窍失司聪明矣。此轻清清解，断断然也。议清上焦气血之壅为先，不投重剂苦寒，正仿古人肥人之病，虑虚其阳耳。

连翘心　玄参　犀角　郁金　橘红蜜水炒　黑栀皮　川贝　鲜菖蒲根　加竹沥

又　昨进清上焦法，诸症虽然略减，而神识犹未清爽，总由病久阴液内耗，阳津外伤，聪明智慧之气，俱被浊气蒙蔽。所以子后午前稍清，他时皆不清明，以阳盛时，人身应之也。拟进《局方》至宝丹，藉其芳香，足以护阳逐邪，庶无内闭外脱之虞。

至宝丹每服三分，灯心嫩竹叶汤送。

又　脉右缓大，左弱，面垢色已减，痰嗽不爽。良由胃中津液，为辛散温燥所伤。心营肺卫，悉受热焰蒸迫，致神呆喘急耳聋，清阳阻痹，九窍不利。首方宣解气血，继方芳香通窍，无形令其转旋，三焦自有专司，岂与俗医但晓邪滞攻击而已？今已获效，当与清养胃阴肺气，体素丰盛，阳弱不耐沉寒。然深秋冬交，天气降则上焦先受，试观霜露下垂，草木皆改容色，人在气交，法乎天地，兼参体质施治。

枇杷叶　炒黄川贝　橘红　郁金　茯苓　苡仁

王

暑风热气入肺，上热，痰喘嗽。【暑风伤肺】

石膏　连翘　竹叶　杏仁　桑皮　苡仁　橘红　生甘草

又　肺气壅遏，身热喘咳，溺少。

苇茎合葶苈大枣汤。

某 二五

暑风外袭，肺卫气阻，头胀咳呛，畏风微热，防作肺疟。

丝瓜叶 大杏仁 香薷 桔梗 连翘 六一散

某

舌灰黄，头痛咳逆，左肢掣痛。此烦劳阳动，暑风乘虚袭入，最虑风动中厥。

鲜荷叶三钱 鲜莲子五钱 茯神一钱半 益元散三钱 川贝母一钱半 橘红一钱

杨 女

暑热秽浊，阻塞肺部，气痹腹满。宜以轻可去实。

西瓜翠衣 白通草 活水芦根 生苡仁

临好加入石膏末二钱。

周 二三

暑风热，神呆。

鲜荷叶 苦丁茶 滑石 木通 杏仁 厚朴 广皮 白蔻仁

郁 二六

暑热，头胀，咳喉痛。

鲜荷叶 杏仁 射干 橘红 桑皮 桔梗 木通 滑石

胡

不饥不食不便，此属胃病，乃暑热伤气所致。味变酸浊，热痰聚脘，苦辛自能泄降，非无据也。【暑热阻气，中痞不运】

半夏泻心汤去甘草、干姜，加杏仁、枳实。

王

身热自汗，腹痛，大小便不利，脉虚，右大左小。暑热内闭，拟和表里法。

薄荷 枳实 黄芩 生白芍 竹叶心 黑山栀 通草 甘草

程 四二

秽热，由清窍入，直犯募原，初头痛肌胀，今不饥痞闷。以苦辛寒法。

杏仁 半夏 厚朴 橘红 竹叶 黄芩 滑石

又　脉虚，舌赤消渴。伏暑热气，过卫入营，治在手厥阴。

竹叶　犀角　生地　麦冬　玄参

某　六一

舌黄，脘闷头胀，口渴溺短，此吸受秽气所致。

飞滑石三钱　白蔻仁七分　杏仁三钱　厚朴一钱半　通草一钱半　广皮白一钱半

某　三三

秽暑吸入，内结募原，脘闷腹痛，便泄不爽。法宜芳香逐秽，以疏中焦为主。

藿香梗　杏仁　厚朴　茯苓皮　半夏曲　广皮　香附　麦芽

杨

秋暑内烁，烦渴，喜得冷饮，脉右小弱者，暑伤气分，脉必芤虚也。此非结胸症，宜辛寒以彻里邪。

石膏　知母　厚朴　杏仁　半夏　姜汁

沈　二三

脉小色白，气分不足，兼之胃弱少食，闻秽浊要刮痧。阴柔之药，妨胃助浊，常以猪肚丸养胃。入夏令，热更伤气，每食远进生脉、四君子汤一剂，恪守日服，可杜夏季客暑之侵。

生脉、四君子汤，长服猪肚丸。

卜　二八

春夏必吞酸，肢痿麻木，此体虚不耐阳气升泄，乃热伤气分为病。宗东垣清暑益气之议。

人参　黄芪　白术　甘草　麦冬　五味　青皮　陈皮　泽泻　葛根　升麻　黄柏　归身　神曲

任　十六

冲年真阴未长，逢长夏湿热交迫，斯气泄烦倦。当静坐凉爽，过月凉飙至，炎歊去，乃却病之期。与清暑益气之属。

清暑益气法。

徐 十四

长夏湿热令行，肢起胀窠，烦倦不嗜食。此体质本怯，而湿与热邪，皆伤气分，当以注夏同参。用清暑益气法。

人参 白术 广皮 五味 麦冬 川连 黄柏 升麻 葛根 神曲 麦芽 谷芽

鲜荷叶汁泛丸。

施 四七

以烦劳伤阳，交长夏发泄令加，见症都是气弱，亦热伤气也。烦渴有痰。先治其胃，盖阳明经脉，主乎束筋骨，以流利机关耳。【烦劳伤暑胃虚】

金匮麦门冬汤。

吴

诊脉肝胆独大，尺中动数，先天素弱，水亏，木少滋荣。当春深长夏，天地气机泄越，身中烦倦食减，皆热伤元气所致。进以甘酸，充养胃阴，少俟秋肃天降，培植下焦固纳为宜。

炒麦冬 木瓜 北沙参 生甘草 乌梅

程

暑久入营，夜寐不安，不饥微痞。阴虚体质，议理心用。【暑入心营】

鲜生地 玄参 川连 银花 连翘 丹参

顾 十三

阴虚遗热，小便淋沥。近日冒暑，初起寒热头痛，汗出不解，肌肉麻木，手足牵强，神昏如寐。成疟则轻，痉厥则重。

犀角 玄参 小生地 连翘心 竹叶心 石菖蒲 滑石

化牛黄丸二服。

某

初病伏暑，伤于气分，微热渴饮，邪犯肺也。失治邪张，逆走膻中，遂舌绛缩，小便忽闭，鼻煤裂血，口疮，耳聋，神呆。由气分之邪热，漫延于血分矣。夫肺主卫，心主营，营卫二气，昼夜行于经络之间，与邪相遇，或凉或热。今则入于络，津液被劫，必渐昏寐，所谓内闭外脱。

鲜生地　连翘　玄参　犀角　石菖蒲　金银花

汪

暑风久入营络，微热忽凉。议用玉女煎。【暑风入营】

玉女煎去麦冬、牛膝，加丹皮、竹叶。

金

热止，津津汗出，伏暑已解。只因病魔日久，平素积劳，形色脉象虚衰，深虑变病。今饮食未进，寤寐未宁，议以敛液补虚。【暑病久延伤液】

人参　茯神　麦冬　五味　炒白芍

块辰砂一两，绵裹同煎。

又　热久，胃汁被劫，不饥不便，亦病后常事耳。古人论病，必究寝食。今食未加餐，难寐，神识未清，为病伤元气，而热病必消烁真阴。议用三才汤意。

人参　天冬　生地　麦冬　五味子

顾

右脉空大，左脉小芤，寒热麻痹，腰痛冷汗。平素积劳内虚，秋暑客邪，遂干脏阴，致神迷心热烦躁，刮痧似乎略爽，病不肯解。此非经络间病，颇虑热深劫阴，而为痉厥。张司农集诸贤论暑病，谓入肝则麻痹，入肾为消渴，此其明征。议清阴分之邪，仍以养正辅之。【暑热深入劫阴】

阿胶　小生地　麦冬　人参　小川连　乌梅肉

某

暑湿热气，触入上焦孔窍，头胀脘闷不饥，腹痛恶心。延久不清，有疟痢之忧。医者不明三焦治法，混投发散消食，宜乎无效。【暑湿弥漫三焦】

杏仁　香豉　橘红　黑山栀　半夏　厚朴　滑石　黄芩

张

舌白罩灰黑，胸脘痞闷，潮热呕恶，烦渴汗出，自利。伏暑内发，三焦均受，然清理上中为要。

杏仁　滑石　黄芩　半夏　厚朴　橘红　黄连　郁金　通草

某　二六

暑热郁遏，头胀脘痛，口渴溺短。当清三焦。

丝瓜叶　飞滑石　淡竹叶　茯苓皮　厚朴　藿香　广皮　通草

何

暑湿皆客邪也，原无质，故初起头胀胸满，但伤上焦气分耳。酒家少谷，胃气素薄，一派消导，杂以辛散苦寒，胃再伤残。在上湿热，延及中下，遂协热自利。三焦邪蒸，气冲塞填胸，躁乱口渴，瓜果下脘，格拒相斗，此中宫大伤，况进热饮略受，其为胃阳残惫，而邪结内踞可知矣。考暑门时风烦躁，清浊交乱者，昔贤每以来复丹五六十粒，转运清浊为先，攻补难施之际，望其效灵耳。

来复丹。

吴

目黄脘闷，咽中不爽，呕逆，寒少热多。暑湿客气之伤，三焦不通，非风寒之症。

大竹叶　黄芩　杏仁　滑石　陈皮白　厚朴　半夏　姜汁

又　暑湿热，皆气也，并酿蓄浊痰于胃，遂口甜腻滞不饥。议以宣气理痰。

川贝母　瓜蒌皮　杏仁　黑山栀　泽泻

另用二贤散。

某　四一

诊脉弦，午后恶寒似热，不饥，溺涩短赤。暑热炎蒸，外袭肺卫，游行三焦，致气分窒痹而然。当用和法，宜薄滋味，庶杜疟患。

杏仁　香薷　木通　飞滑石　茯苓　厚朴　白蔻仁　淡竹叶

又　照前方去香薷，加半夏。

杨　二八

暑热必挟湿，吸气而受，先伤于上。故仲景伤寒，先分六经；河间温热，须究三焦。大凡暑热伤气，湿着阻气。肺主一身周行之气，位高，为手太阴经。据述病样，面赤足冷，上脘痞塞，其为上焦受病显著。缘平素善饮，胃中湿热久伏，辛温燥烈，不但肺病不合，而胃中湿热，得燥热锢闭。下利稀水即协热下利，故黄连苦寒，每进必利甚者，苦寒以胜其辛热，药味尚留于胃底也，然与初受之肺邪无当。此石膏辛寒，辛先入肺，知母为味清凉，为肺之母气，然不明肺邪，徒曰生津，焉是至理？昔孙真人未诊先问，最不误事，再据主家说及病起两旬，从无汗泄。《经》云：暑当汗出勿止。气分窒塞日久，热侵入血中，咯痰带血，舌红赤，不甚渴饮。上焦不解，漫延中下，此皆急清三焦，是第一章旨。故热病之瘀热，留络而为遗毒，注腑肠而为洞利，便为束手无策。再论湿乃重浊之邪，热为熏蒸之气，热处湿中，蒸淫之气，上迫清窍，耳为失聪，不与少阳耳聋同例。青蒿减柴胡一等，亦是少阳本药，且大病如大敌，选药若选将，苟非慎重，鲜克有济。议三焦分清治，从河间法。【初三日】

飞滑石　生石膏　寒水石　大杏仁　炒黄竹茹　川通草　莹白金汁　金银花露

又　暮诊，诊脉后，腹胸肌腠，发现瘾疹。气分湿热，原有暗泄之机，早间所谈，余邪遗热，必兼解毒者为此。下午进药后，诊脉较大于早晨，神识亦如前，但舌赤，中心甚干燥，身体扪之，热甚于早间。此阴分亦被热气蒸伤，瘦人虑其液涸。然痰咯不清，养阴药无往而非腻滞。议得早进清膈一剂，而三焦热秽之蓄，当用紫雪丹二三匙，藉其芳香宣窍逐秽，斯锢热可解。浊痰不黏，继此调理之方，清营分，滋胃汁，始可瞻顾。其宿垢欲去，犹在旬日之外，古人谓下不嫌迟，非臆说也。紫雪丹一钱六分。

知母　竹叶心　连翘心　炒川贝　竹沥　犀角　玄参　金汁　银花露

又　一剂后用。

竹叶心　知母　绿豆皮　玄参　鲜生地　金银花

又　一剂后，去银花、绿豆皮，加人参、麦冬。

又　初十申刻诊，经月时邪，脉形小数，小为病退，数为余热。故皮腠麸蜕，气血有流行之义。思食欲餐，胃中有醒豁之机，皆佳兆也。第舌赤而中心黄苔，热蒸既久，胃津阴液俱伤，致咽物咽中若阻，溺溲尿管犹痛，咯痰浓厚，宿垢未下，若急遽攻夺，恐真阴更涸矣。此存阴为主，而清腑兼之，故乱进食物，便是助热，惟清淡之味，与病不悖。自来热病，最怕食复劳复，举世共闻，非臆说也。

细生地　玄参心　知母　炒川贝　麦冬　地骨皮　银花露　竹沥

又　脉症如昨。仍议滋清阴分余热，佐清上脘热痰。

照昨日方去地骨皮、银花露，加盐水炒橘红。

某

脉虚，伤暑，头重脘闷，跗酸。

丝瓜叶三钱　大杏仁三钱　六一散三钱　茯苓皮三钱　汉防己一钱半　绵茵陈一钱　细木通一钱　白蔻仁五分

某

中恶暑厥。【暑厥】

苍术白虎汤加滑石。

王

暑邪寒热，舌白不渴，吐血。此名暑瘵重症。【暑瘵】

西瓜翠衣　竹叶心　青荷叶汁　杏仁　飞滑石　苡仁

万

暑邪不解，陷入厥阴。舌灰消渴，心下板实，呕恶吐蛔，寒热，下利血水，最危之症。【暑邪入厥阴】

川连　黄芩　干姜　生白芍　川椒　乌梅　人参　枳实

江

暑邪深入厥阴，舌缩，少腹坚满，声音不出，自利。上下格拒，危期至速。勉拟暑门酸苦泄热，辅正驱邪一法。

黄连　淡干姜　乌梅　生白芍　半夏　人参　枳实

某　十八

劳伤挟暑，肺气受戕。咳血口干，先清暑热。【暑兼血症】

鲜荷叶　白扁豆　大沙参　茯神　苡仁

朱　三二

三伏中，阴气不生，阳气不潜。其头胀身痛，是暑邪初受。暑湿热必先伤气分，故舌白口渴身痛,早晨清爽,午夜烦蒸,状如温疟。沐浴扰动血络,宿病得时邪而来。仲景云:先治新病,后理宿病。是亦阴气先伤,阳气独发也。

鲜生地　石膏　知母　玄参　连翘　竹叶心　荷叶汁

王　三九

虽是咳痰失血,然强能食,不知饥,目黄晡热,舌心黄,已现暑热客邪症象。此先宜清理肺胃,莫因久恙而投腻补。

杏仁　象贝母　郁金　川通草　桑叶　石膏　橘红　苡仁

又　晚服枇杷叶膏,早六味加阿胶、麦冬。

又　阿胶　鸡子黄　小生地　麦冬　桑叶　炒黑丹皮

徐　三六

劳伤挟暑,咳血不饥。

鲜荷叶汁冲　大沙参　生苡仁　六一散　绿豆皮　杏仁　橘红　白蔻仁

天之暑热一动,地之湿浊自腾。人在蒸淫热迫之中,若正气设或有隙,则邪从口鼻吸入。气分先阻,上焦清肃不行,输化之机,失于常度,水谷之精微,亦蕴结而为湿也。人身一小天地,内外相应,故暑病必挟湿者,即此义耳。前人有因动因静之分,或伤或中之候,以及入心入肝,为疟为痢,中痧霍乱,暴厥卒死,种种传变之原,各有精义可参,兹不重悉。想大江以南,地卑气薄,湿胜热蒸,当此时候,更须防患于先。昔李笠翁记中,所谓使天只有三时而无夏,则人之病也必稀,此语最确。盖暑湿之伤,骤者在当时为患,缓者于秋后为伏气之疾。其候也,脉色必滞,口舌必腻,或有微寒,或单发热。热时脘痞气窒,渴闷烦冤,每至午后则甚,入暮更剧,热至天明,得汗则诸恙稍缓,日日如是。必要两三候外,日减一日,方得全解。倘如元气不支,或调理非法,不治者甚多。然是病比之伤寒,其势觉缓;比之疟疾,寒热又不分明。其变幻与伤寒无二,其愈期反觉缠绵,若表之汗不易彻,攻之便易溏泻,过清则肢冷呕恶,过燥则唇齿燥裂。每遇秋来,最多是症,求之古训,不载者多,独《己任编》名之曰"秋时晚发"。感症似疟,总当以感症之法治之。要知伏气为病,四时皆有,但不比风寒之邪一汗而解,温热之气投凉即安。夫暑与湿,为熏蒸黏腻之邪也,最难骤愈。若治不中窾,暑热从阳上熏,而伤阴化燥;湿邪从阴下沉,而伤阳变浊。以致神昏耳聋，舌干龈血，脘痞呕恶，洞泄肢冷，棘手之候丛生，竟至溃败莫救矣。参先生用意，宗刘河间三焦论立法，认明暑湿二气，何者为重，再究其病，实在营气何分。大凡六气伤人，因人而化，阴虚者火旺，邪归营分为多；阳虚者湿胜，邪伤气分为多。一则耐清，一则耐温，脏性之阴阳，从此可知也。于是在上者以辛凉微苦，如竹叶、连翘、杏仁、薄荷之类；在中者以苦辛宣通，如半夏泻心之类；在下者以温行寒性，质重开下，如桂苓甘露饮之类。此皆治三焦之大意也，或有所夹，又须通变。至于治气分有寒温之别，寒者宗诸白虎法，及天水散意；温者从乎二陈汤，及正气散法。理营分知清补之宜，清者如犀角地黄，加入心之品；补者有三才复脉等方。又如湿热沉混之苍术石膏汤，气血两燔之玉女法，开闭逐秽与牛黄及至宝、紫雪等剂，扶虚进参附，及两仪诸法。随其变幻，审其阴阳，运用之妙，存乎心也。附骥芜词，高明教正。（邵新甫）

湿

冯　三一

舌白头胀，身痛肢疼，胸闷不食，溺阻。当开气分除湿。【湿阻上焦，肺不肃降】

飞滑石　杏仁　白蔻仁　大竹叶　炒半夏　白通草

王　二十

酒肉之湿助热，内蒸酿痰，阻塞气分。不饥不食，便溺不爽，亦三焦病。先论上焦，莫如治肺，以肺主一身之气化也。

杏仁　瓜蒌皮　白蔻仁　飞滑石　半夏　厚朴

吴　五五

酒客湿胜，变痰化火，性不喜甜，热聚胃口犯肺，气逆吐食。上中湿热，主以淡渗，佐以苦温。

大杏仁　金石斛　飞滑石　紫厚朴　活水芦根

孔

心中热，不饥不寐，目黄自利。湿热内伏。

淡黄芩　连翘　炒杏仁　白通草　滑石　野赤豆皮

某　二九

湿温阻于肺卫，咽痛，足跗痹痛。当清上焦，湿走气自和。【湿温阻肺】

飞滑石　竹叶心　连翘　桔梗　射干　芦根

周

病起旬日，犹然头胀，渐至耳聋。正如《内经·病能篇》所云：因于湿，首如裹。此呃忒鼻衄，皆邪混气之象，况舌色带白，咽喉欲闭，邪阻上窍空虚之所。谅非苦寒直入胃中可以治病，病名湿温。不能自解，即有昏痉之变，医莫泛称时气而已。

连翘　牛蒡子　银花　马勃　射干　金汁

李　三二

时令湿热之气，触自口鼻，由募原以走中道，遂致清肃不行，不饥不食。但温乃化热之渐，致机窍不为灵动，与形质滞浊有别。此清热开郁，必佐芳香以逐秽为法。

【湿热秽气阻窍】

瓜蒌皮　桔梗　黑山栀　香豉　枳壳　郁金　降香末

某

吸受秽邪，募原先病，呕逆，邪气分布，营卫皆受。遂热蒸头胀，身痛经旬，神识昏迷，小水不通，上中下三焦交病。舌白，渴不多饮，是气分窒塞。当以芳香通神，淡渗宣窍，俾秽湿浊气，由此可以分消。

苡仁　茯苓皮　猪苓　大腹皮　通草　淡竹叶

牛黄丸二丸。

吴

湿邪中伤之后，脾胃不醒，不饥口渴。议清养胃津为稳。【湿热伤胃津】

鲜省头草　知母　川斛　苡仁　炒麦冬

张　妪

体壮有湿，近长夏阴雨潮湿，着于经络，身痛，自利发热。仲景云：湿家大忌发散，汗之则变痉厥。脉来小弱而缓，湿邪凝遏阳气，病名湿温。湿中热气横冲心胞

络，以致神昏。四肢不暖，亦手厥阴见症，非与伤寒同法也。【湿温邪入心胞】

犀角　连翘心　玄参　石菖蒲　金银花　野赤豆皮

煎送至宝丹。

蔡

阳虚挟湿，邪热内陷，所以神识如蒙。议用泻心法。【湿热内陷】

人参　生干姜　黄芩　川连　枳实　生白芍

张　六一

此湿蕴气中，足太阴之气，不为鼓动运行，试以痞结胸满。仲景列于"太阴篇"中，概可推求其理矣。【湿郁脾阳】

半夏醋炒　茯苓　川连　厚朴

通草汤煎。

周

湿伤脾阳，腹膨，小溲不利。

茅术　厚朴　茯苓　泽泻　猪苓　秦皮

又　五苓散。

又　二术膏。

范

四肢乍冷，自利未已，目黄稍退，而神倦不语。湿邪内伏，足太阴之气不运，《经》言：脾窍在舌。邪滞窍必少灵，以致语言欲謇。必当分利，佐辛香以默运坤阳，是太阴里症之法。

生於术三钱　厚朴五分　茯苓三钱　草果仁七分　木瓜五分　泽泻五分

又　身体稍稍转动，语謇神呆，犹是气机未为灵转，色脉非是有余。而湿为阴邪，不徒偏寒偏热已也。

生於术　茯苓　苡仁　郁金　炒远志　石菖蒲汁

又　脾胃不醒，皆从前湿蒸之累。气升咳痰，参药缓进。

炒黄川贝　茯苓　苡仁　郁金　地骨皮　淡竹叶

又　湿滞于中，气蒸于上，失降不得寐，口数白痦，仍不渴饮。开上郁，佐中运，利肠间，亦是宣通三焦也。

生於术五钱　苡仁三钱　寒水石一钱半　桔梗七分　猪苓一钱　泽泻一钱　广皮白一钱半

曹　三十

肠胃属腑，湿久生热，气阻不爽。仍以通为法。【湿阻中焦阳气】

生於术　川黄连　厚朴　淡生姜渣　广皮白　酒煨大黄

水法，丸服三钱。

李　四五

脉小涩，痰多上涌，食入脘阻，大便不爽，上秋至今夏不愈。自述饥饱失和，曾病黄疸。以湿伤气痹主治。

大杏仁　苡仁　半夏　姜汁　茯苓　橘红　郁金　香豉

俞　五五

酒湿郁伤，脘中食阻而痛。治以辛苦寒。

小川连　半夏　姜汁　枳实　茯苓　香豉

某　五九

舌白目黄，口渴溺赤，脉象呆钝。此属湿郁。

绵茵陈三钱　生白术一钱　寒水石三钱　飞滑石三钱　桂枝木一钱　茯苓皮三钱　木猪苓三钱　泽泻一钱

李

酒客中虚，粤地潮湿，长夏涉水，外受之湿下起，水谷不运，中焦之湿内聚。治法不以宣通经腑，致湿阻气分，郁而为热。自脾胃不主运通，水湿横渍于脉膜之间，二便不爽，湿热浊气，交扭混乱。前辈治中满，必曰分消，此"分"字，明明谓分解之义，但乱药既多，不能去病。就是脾胃受伤于药，蔓延腿肢，肿极且痛。病深路远，药必从喉入胃，然后四布，病所未得药益，清阳先已受伤，此汤药难以进商也。议用丹溪小温中丸三钱，专以疏利肠中，取其不致流散诸经，亦一理也。

小温中丸八服。

某　三六

阳微体质，湿痰内聚，便溏脘闷，肌麻舌干。清理湿邪，气机升降自安。

金石斛　茯苓　半夏　广皮白　钩藤　白蒺藜

张

脉右缓，湿着阻气。

厚朴　广皮　煨草果　炒楂肉　藿香梗　炒神曲

某　二二

不耐烦劳是本虚，脘闷便泄属湿邪。先治湿，后治本。

藿香梗　广皮　茯苓　大腹皮　厚朴　谷芽

陆

湿滞如痞。

山茵陈　草果仁　茯苓皮　大腹皮绒　厚朴　广皮　猪苓　泽泻

汪　三三

舌黄脘闷，秽湿内着，气机不宣。如久酿蒸，必化热气，即有身热之累。

杏仁　藿香　茯苓皮　滑石　厚朴　广皮白

某

阅病源，皆湿热内停之象，当走湿清热为主。至于药酒，蕴湿助热，尤当永戒。

生白术　赤小豆皮　绵茵陈　黄柏　茯苓　泽泻

某

脉濡，头胀，胸身重着而痛，寒热微呕。此湿阻气分。

厚朴　杏仁　白蔻仁　木通　茯苓皮　大腹皮　滑石　竹叶

某

长夏外受暑湿，与水谷之气相并，上焦不行，下脘不通。气阻，热从湿下蒸逼，不饥不食，目黄舌白，气分之结。

厚朴　杏仁　广皮　茯苓　半夏　姜汁

某

脉缓，身痛，汗出热解，继而复热。此水谷之气不运，湿复阳气，郁而成病。仍议宣通气分，热自湿中而来，徒进清热不应。

黄芩　滑石　茯苓皮　大腹皮　白蔻仁　通草　猪苓

方　四四

形质㿠然，脉迟小涩，不食不寐，腹痛，大便窒痹。平昔嗜酒，少谷中虚，湿结阳伤，寒湿浊阴鸠聚为痛。

炒黑生附子　炒黑川椒　生淡干姜　葱白

调入猪胆汁一枚。

王　二五

冷湿损阳，经络拘束，形寒。酒客少谷，劳力所致。

桂枝　淡干姜　熟附子　生白术

莫　五十

今年夏四月，寒热不饥，是时令潮涔气蒸，内应脾胃。夫湿属阴晦，必伤阳气，吞酸形寒，乏阳运行。议鼓运转旋脾胃一法。

苓姜术桂汤。

某　十六

地中湿气，自足先肿，湿属阴邪，阳不易复，畏寒，筋骨犹牵强无力。以金匮苓姜术桂汤。

陈　五一

浊凝，气结有形，酒肉挟湿。

荜茇　生香附汁　木香　草果　茯苓　广皮白

江

脉缓，脐上痛，腹微膨，便稀，溺短不爽。此乃湿郁脾胃之阳，致气滞里急。宗古人导湿分消，用桂苓散方。

生茅术　官桂　茯苓　厚朴　广皮白　飞滑石　猪苓　泽泻　炒楂肉

林 五二

中年清阳日薄，忽然脘中痞闷，乃清阳不自转旋，酒肉湿浊之气，得以凝聚矣。过饮溏泻，湿伤脾胃，胃阳微。仲景法以轻剂宣通其阳。若投破气开降，最伤阳气，有格拒之害。

苓桂术甘汤。

严 三一

胸满不饥，是阳不运行，嗜酒必挟湿，凝阻其气，久则三焦皆闭。用半硫丸，二便已通。议治上焦之阳。

苓桂术甘汤。

王 六二

病人述病中厚味无忌，肠胃滞虽下，而留湿未解。湿重浊，令气下坠于肛，肛坠痛不已。胃不喜食，阳明失合，舌上有白腐形色。议劫肠胃之湿。

生茅术 人参 厚朴 广皮 炮姜灰 生炒黑附子

胡 二十

受湿患疮，久疮阳乏气泄，半年淹淹无力，食少，嗳噫难化。此脾胃病，法以运中阳为要。

茯苓 桂枝 生於术 炙草 苡仁 生姜

汪

夏令脾胃司气，兼以久雨泛潮，地中湿气上干，食味重浊少运，所谓湿胜成五泄也。古云寒伤形，热伤气。芒种夏至，天渐热，宜益气分以充脾胃。此夏三月，必有康健之理。

补中益气汤。

某 五十

秽湿邪吸受，由募原分布三焦，升降失司，脘腹胀闷，大便不爽。当用正气散法。【湿邪弥漫三焦】

霍香梗 厚朴 杏仁 广皮白 茯苓皮 神曲 麦芽 绵茵陈

蔡

仲景云：小便不利者，为无血也；小便利者，血症谛也。此症是暑湿气蒸，三焦弥漫，以致神昏，乃诸窍阻塞之兆。至小腹硬满，大便不下，全是湿郁气结，彼夯医犹然以滋味呆钝滞药，与气分结邪相反极矣。议用甘露饮法。

猪苓　浙茯苓　寒水石　晚蚕砂　皂荚子_{去皮}

某　十四

脘闷，便溏，身痛，脉象模糊。此属湿蕴三焦。

厚朴　广皮　藿香梗　茯苓皮　大豆黄卷　木防己　川通草　苡仁

牛

向年积聚，误服燥热诸药，频与清夺推陈致新乃安。身处江南湿热之乡，饮啖仍用山右浓重之味，留热由肠升膈，三焦不清。议攻无形之热。

清心凉膈去芒硝加菖蒲。

韩　三一

冷酒水湿伤中，上呕食，下泄脂液，阳气伤极。再加浮肿作胀则危。【酒湿伤阳郁生胃痛】

人参　茯苓　熟附子　生於术　生白芍　生姜

又　酒湿类聚，例以分利。诊脉微，阳气已败，湿壅生热至胃痛脓，清热则阳亡即死。术苓运中祛湿，佐附迅走气分，亦治湿一法。

茯苓　熟附子　生白术　左牡蛎　泽泻　车前子

庞　四四

湿久脾阳消乏，中年未育子，肾真亦惫。仿安肾丸法。【阳衰湿伤脾肾】

鹿茸　胡芦巴　附子　韭子　赤石脂　补骨脂　真茅术　茯苓　菟丝子　大茴香

张　五四

阳伤痿弱，有湿麻痹，痔血。

生白术　附子　干姜　茯苓

某　三八

舌白身痛，足跗浮肿，从太溪穴水流如注。此湿邪伏于足少阴，当用温蒸阳气为主。

鹿茸　淡附子　草果　菟丝子　茯苓

杨

厥阴为病，必错杂不一。疟痢之后，肝脏必虚。发症左胁有痞，腹中块磊外坚，胁下每常汨汨有声，恶虚就实，常有寒热。胃中不知饥，而又嘈杂吞酸，脉长而数。显然厥阴、阳明湿热，下渗前阴，阳缩而为湿热症也。议用升发阳明胃气，渗泄厥阴湿热，其症自愈。【肝胃湿热】

苍术　半夏　茯苓　橘红　通草　当归　柏子仁　沙蒺藜　川楝子　茴香即丸方。

浦氏

胸膈迷漫，胃痛呕食，肢节屈曲处冷痛。经落后，来时周身腰脊不舒，脉弦沉，痛即便溏。此湿郁阻闭，气血不行。用药先须断酒。【湿郁肢节冷痛】

生茅术　炮黑川乌　姜汁　白芥子　厚朴　广皮　荜茇　茯苓

徐

温疟初愈，骤进浊腻食物，湿聚热蒸，蕴于经络，寒战热炽，骨骱烦疼。舌起灰滞之形，面目痿黄色，显然湿热为痹。仲景谓湿家忌投发汗者，恐阳伤变病。盖湿邪重着，汗之不却，是苦味辛通为要耳。【湿热入经络为痹】

防己　杏仁　滑石　醋炒半夏　连翘　山栀　苡仁　野赤豆皮

某　四七

风暑湿浑杂，气不主宣，咳嗽头胀，不饥，右肢若废。法当通阳驱邪。

杏仁三钱　苡仁三钱　桂枝五分　生姜七分　厚朴一钱　半夏一钱半　汉防己一钱半　白蒺藜二钱

某

汗多身痛，自利，小溲全无，胸腹白疹。此风湿伤于气分，医用血分凉药，希冀热缓，殊不知湿郁在脉为痛，湿家本有汗不解。【湿郁经脉痛】

苡仁　竹叶　白蔻仁　滑石　茯苓　川通草

湿为重浊有质之邪，若从外而受者，皆由地中之气升腾；从内而生者，皆由脾阳之不运。虽云雾露雨湿，上先受之；地中潮湿，下先受之。然雾露雨湿，亦必由地气上升而致，若地气不升，则天气不降，皆成燥症矣，何湿之有？其伤人也，或从上，或从下，或遍体皆受。此论外感之湿邪，着于肌躯者也。此虽未必即入于脏腑，治法原宜于表散，但不可大汗耳。更当察其兼症，若兼风者，微微散之，兼寒者佐以温药，兼热者佐以清药。此言外受之湿也。然水流湿，火就燥，有同气相感之理。如其人饮食不节，脾家有湿，脾主肌肉四肢，则外感肌躯之湿，亦渐次入于脏腑矣。亦有外不受湿，而但湿从内生者，必其人膏粱酒醴过度，或嗜饮茶汤太多，或食生冷瓜果及甜腻之物。治法总宜辨其体质阴阳，斯可以知寒热虚实之治。若其人色苍赤而瘦，肌肉坚结者，其体属阳，此外感湿邪，必易于化热；若内生湿邪，多因膏粱酒醴，必患湿热、湿火之症。若其人色白而肥，肌肉柔软者，其体属阴，若外感湿邪，不易化热；若内生之湿，多因茶汤生冷太过，必患寒湿之症。人身若一小天地，今观先生治法，若湿阻上焦者，用开肺气，佐淡渗，通膀胱，是即启上闸，开支河，导水势下行之理也；若脾阳不运，湿滞中焦者，用术、朴、姜、半之属，以温运之，以苓、泽、腹皮、滑石等渗泄之，亦犹低窊湿处，必得烈日晒之；或以刚燥之土培之，或开沟渠以泄之耳。其用药总以苦辛寒治湿热，以苦辛温治寒湿，概以淡渗佐之，或再加风药，甘酸腻浊，在所不用。总之肾阳充旺，脾土健运，自无寒湿诸症；肺金清肃之气下降，膀胱之气化通调，自无湿火、湿热、暑湿诸症。若夫失治变幻，则有肿胀、黄疸、泄泻、淋闭、痰饮等类，俱于各门兼参之可也。（华岫云）

燥

某

脉右数大。议清气分中燥热。【气分热】

桑叶　杏仁　大沙参　象贝母　香豉　黑栀皮

卜

夏热秋燥致伤，都因阴分不足。【肺胃津液虚】

冬桑叶　玉竹　生甘草　白沙参　生扁豆　地骨皮　麦冬　花粉

某

燥火上郁，龈胀咽痛。当辛凉清上。【火郁上焦】

薄荷梗　连翘壳　生甘草　黑栀皮　桔梗　绿豆皮

王　六七

老人舌腐，肉消肌枯，心事繁冗。阳气过动，致五液皆涸而为燥，冬月无妨，夏月深处林壑，心境凝然，可以延年。【心阳过动伤液】

每早服牛乳一杯。

陈

秋燥复伤，宿恙再发，未可补涩，姑与甘药养胃。【胃阴虚】

麦冬　玉竹　北沙参　生甘草　茯神　糯稻根须

某

上燥治气，下燥治血，此为定评。今阳明胃腑之虚，因久病呕逆，投以辛耗破气，津液劫伤，胃气不主下行，致肠中传送失司。《经》云：六腑以通为补。半月小效，全在一通补工夫，岂徒理燥而已？议甘寒清补胃阴。

鲜生地　天冬　人参　甜梨肉　生白蜜

张

脉数虚，舌红口渴，上腭干涸，腹热不饥。此津液被劫，阴不上承，心下温温液液，用炙甘草汤。【热劫阴液】

炙甘草　阿胶　生地　麦冬　人参　麻仁

某　氏

心中烦热，正值经来，而热渴不已。若清肺气大谬，用复脉法。

炙甘草　生地　阿胶　麦冬　枣仁　蔗浆

某

阳津阴液重伤，余热淹留不解，临晚潮热，舌色若赭，频饮救亢阳焚燎，究未能解渴。形脉俱虚，难投白虎，议以仲景复脉一法。为邪少虚多，使少阴、厥阴二脏之阴少苏，冀得胃关复振。因左关尺空数不藏，非久延所宜耳。

人参　生地　阿胶　麦冬　炙草　桂枝　生姜　大枣

燥为干涩不通之疾，内伤外感宜分。外感者由于天时风热过胜，或因深秋偏亢之邪，始必伤人上焦气分，其法以辛凉甘润肺胃为先，喻氏清燥救肺汤，及先生用玉竹、门冬、桑叶、薄荷、梨皮、甘草之类是也。内伤者，乃人之本病，精血下夺而成，或因偏饵燥剂所致，病从下焦阴分先起，其法以纯阴静药，柔养肝肾为宜，大补地黄丸、六味丸之类是也。要知是症大忌者苦涩，最喜者甘柔。若气分失治，则延及于血；下病失治，则槁及乎上。喘咳痿厥，三消噎膈之萌，总由此致。大凡津液结而为患者，必佐辛通之气味；精血竭而为患者，必藉血肉之滋填。在表佐风药而成功，在腑以缓通为要务。古之滋燥养营汤、润肠丸、五仁汤、琼玉膏、一炁丹、牛羊乳汁等法，各有专司也。（邵新甫）

疫

朱

疫疠秽邪，从口鼻吸受，分布三焦，弥漫神识。不是风寒客邪，亦非停滞里症，故发散消导，即犯劫津之戒，与伤寒六经大不相同。今喉痛，丹疹，舌如碌，神躁暮昏。上受秽邪，逆走膻中，当清血络，以防结闭。然必大用解毒，以驱其秽，必九日外不致昏愦，冀其邪去正复。【疠邪入膻，渐干心胞】

犀角　连翘　生地　玄参　菖蒲　郁金　银花　金汁

姚

疫毒，口糜丹疹，喉哑。治在上焦。

犀角　鲜生地　玄参　连翘　石菖蒲　银花　金汁　至宝丹

谭

口鼻吸入秽浊，自肺系渐干心胞络，初病喉痛舌燥，最怕窍闭神昏之象。疫毒传染之症，不与风寒停滞同法。

玄参　连翘　郁金　银花　石菖蒲　靛叶　射干　牛蒡

冲入真白金汁一杯。

杨

吸入疫疠，三焦皆受，久则血分渐瘀，愈结愈热。当以咸苦之制，仍是轻扬理上，仿古大制小用之意。

玄参　西瓜翠衣　金银花露　莹白金汁

金　氏

人静则神昏，疠邪竟入膻。王先生方甚妙，愚意兼以芳香宣窍逐秽。

至宝丹。

疫疠一症，都从口鼻而入，直行中道，流布三焦，非比伤寒六经，可表可下。夫疫为秽浊之气，古人所以饮芳香，采兰草，以袭芬芳之气者，重涤秽也。及其传变，上行极而下，下行极而上。是以邪在上焦者，为喉哑，为口糜；若逆传膻中者，为神昏舌绛，为喉痛丹疹。今观先生立方，清解之中，必佐芳香宣窍逐秽，如犀角、菖蒲、银花、郁金等类，兼进至宝丹，从表透里，以有灵之物，内通心窍，搜剔幽隐，通者通，镇者镇。若邪入营中，三焦相混，热愈结，邪愈深者，理宜咸苦大制之法，仍恐性速直走在下，故用玄参、金银花露、金汁、瓜蒌皮，轻扬理上，所谓仿古法而不泥其法者也。考是症，惟张景岳、喻嘉言、吴又可论之最详，然宗张喻二氏，恐有遗邪留患；若宗吴氏，又恐邪去正伤。惟在临症权衡，无盛盛，无虚虚，而遗人夭殃，方不愧为良医矣。（邹滋九）

瘢痧疹瘰

张

伏气热蕴三焦，心凛热发，烦渴，遍体赤瘢，夜躁不寐，两脉数搏。【三焦伏热】

羚羊角　犀角　连翘心　玄参心　鲜生地　金银花　花粉　石菖蒲

又　寒热，必有形象攻触，及于胃脘之下。口渴，喜饮暖汤，瘢已发现，病不肯退。此邪气久伏厥阴之界矣。

桂枝　川连　黄芩　花粉　牡蛎　枳实

严

湿温杂受，身发瘰疹，饮水渴不解，夜烦不成寐。病中强食，反助邪威。议用凉膈疏瘰方法。【湿温】

连翘　薄荷　杏仁　郁金　枳实汁　炒牛蒡　山栀　石膏

又　舌边赤，昏谵，早轻夜重，瘰疹隐约，是温湿已入血络。夫心主血，邪干膻中，渐至结闭，为昏痉之危。苦味沉寒，竟入中焦，消导辛温，徒劫胃汁，皆温邪大禁。议清疏血分轻剂以透瘰，更参入芳香逐秽，以开内窍。近代喻嘉言申明戒律，宜遵也。

犀角　玄参　连翘　银花　石菖蒲

先煎至六分，后和入雪白金汁一杯，临服研入周少川牛黄丸一丸。

江

温邪发疹，湿热内蕴，便闭不通，先开上焦。

杏仁　苏子　瓜蒌皮　紫菀　山栀

某

风温发痧。【风温】

薄荷　连翘　杏仁　牛蒡子　桔梗　桑皮　甘草　山栀

某

风温发疹。

薄荷　赤芍　连翘　牛蒡子　桔梗　桑皮　甘草　山栀

费

暴寒骤加，伏热更炽，邪郁则气血壅遏，痧疹不肯外达，痰气交阻，神迷喘促，渐入心胞络中，有内闭外脱之忧。热注下迫，自利黏腻不爽。法当开其结闭，消毒解其膻中之壅，必得神清，方保无变。【热邪入胞络】

连翘心　飞滑石　石菖蒲　炒金银花　射干　通草

煎化牛黄丸一丸。

朱　十二

痧后痰多，咳嗽气急。【湿热郁肺】

芦根一两　杏仁一钱半　桔梗一钱　飞滑石一钱半　桑皮八分　通草一钱

某

痧后伏火未清，内热身痛【痧后阴伤】。

玉竹　白沙参　地骨皮　川斛　麦冬　生甘草

某

痧后热不止，阴伤。

生白芍　炙甘草　生扁豆　炒麦冬　川斛　谷芽

章

凉风外袭，伏热内蒸，秋金主令，内应乎肺。喘咳身热，始而昼热，继而暮热，自气分渐及血分，龈肉紫而肌垒发疹。辛寒清散为是。【外寒内热】

薄荷　连翘　石膏　淡竹叶　杏仁　桑皮　苡仁

吴

病在暴冷而发，肌表头面不透，是外蕴为寒，内伏为热。肺病主卫，卫气分两解为是。

麻黄　石膏　牛蒡子　枳壳汁　杏仁　射干　桔梗　生甘草

尹

环口燥裂而痛，头面身半以上，发出瘾疹赤纹。乃阳明血热，久蕴成毒，瘦人偏热，颇有是症，何谓医人不识？【阳明血热】

犀角地黄汤。

江

温邪自利，瘾疹。【温邪内陷】

黄芩　连翘　牛蒡子　桔梗　香豉　薄荷　杏仁　橘红　通草

李　二七

发瘰热肿，独现正面，每遇九十月大发，五六月渐愈，七八年来如是。因思夏令，阳气宣越，营卫流行无间，秋冬气凛外薄，气血凝滞，此湿热漫无发泄，乃少阳木火之郁，及阳明蕴蒸之湿，故上焦尤甚耳。法以辛凉，佐以苦寒，俾阳分郁热得疏，庶几发作势缓。【胆火胃湿郁蒸】

夏枯草　鲜菊叶　苦丁茶　鲜荷叶边　羚羊角　黑栀皮　郁金　苡仁

唐　四五

麻木忽高肿发瘰，必有风湿袭入皮膜，乃躯壳病。昔人每以宣行通剂。【风湿】

片姜黄　羚羊角　川桂枝　抚芎　半夏　白芥子

某　十九

风块瘙痒，咳嗽腹痛。邪著表里，当用双和。

牛蒡子　杏仁　连翘　桔梗　桑枝　象贝母

煎药送通圣丸。

癍者，有触目之色，而无碍手之质，即稠如锦纹，稀如蚊迹之象也。或布于胸腹，或见于四肢，总以鲜红起发者为吉，色紫成片者为重，色黑者为凶，色青者为不治。盖有诸内而形诸外，可决其脏腑之安危，邪正之胜负也。殆伤寒瘟疫诸症，失于宣解，邪蕴于胃腑，而走入营中。每有是患耳，考方书之治，其法不一。大抵由失表而致者，当求之汗；失下而致者，必取乎攻；火甚清之；毒甚化之；营气不足者，助其虚而和之、托之。至于阴癍一说，见象甚微，若必指定些些之癍点为阴，犹恐不能无误。想前人此例，无非觉后人勿执见癍为实热之义也。吾故曰：必参之脉象及兼证方妥。痧者，疹之通称，有头粒而如粟象。瘾者，即疹之属，肿而易痒。须知出要周匀，没宜徐缓。不外乎太阴、阳明之患，故缪氏专以肺胃论治为精也。若先生之法，本乎四气，随其时令之胜复，酌以辛凉辛胜，及甘寒、苦寒、咸寒、淡渗等法而治之。凡吾幼科诸友，于此尤当究心焉。（邵新甫）

痰　饮

沈　妪

冬温，阳不潜伏，伏饮上泛。仲景云：脉沉属饮，面色鲜明为饮，饮家咳甚，当治其饮，不当治咳。缘高年下焦根蒂已虚，因温暖气泄，不主收藏，饮邪上扰乘肺，肺气不降，一身之气交阻，熏灼不休，络血上沸。《经》云：不得卧，卧则喘甚痹塞，乃肺气之逆乱也。若以见病图病，昧于色诊候气，必致由咳变幻，腹肿胀满，渐不可挽。明眼医者，勿得忽为泛泛可也。兹就管见，略述大意。议开太阳，以使饮浊下趋，仍无碍于冬温。从仲景小青龙越婢合法。

杏仁　茯苓　苡仁　炒半夏　桂枝木　石膏　白芍　炙草

卷　十

痧　疹

袁

温邪痰嗽。气喘肚膨，四日不解，防发痧。【温邪】

连翘　山栀　牛蒡　杏仁　石膏

汪

痧将退，热未去，肺气不清，咳逆无痰。【热邪留肺】

前胡　桑皮　杏仁　橘红　桔梗　木通　苏子　象贝

王

痧隐太早，咳喘发热，宜开肺气。

薄荷　杏仁　象贝　连翘　桑皮　木通　紫菀　郁金

某

温邪发痧不透，热毒内陷深藏，上熏肺为喘，下攻肠则利，皆冬温火化之症。《经》云：火淫于内，治以苦寒。幼科不究病本，不明药中气味，愈治愈剧，至此凶危。【热邪内陷】

川连　黄芩　飞滑石　炒银花　连翘　甘草　丹皮　地骨皮

蒋

喘为肺病，胀乃肝病，因时痧寒热未解，热邪内陷所致。王先生用苦辛酸法极通，然浮肿腹痛未减，得非经腑之湿热留着欤？

木防己　石膏　杏仁　大豆黄卷　通草　苡仁　连翘

艾

痧退后，呻吟不肯出声，涕泪皆无，唇紫掀肿【毒火未清】。乃毒火未经清解，上窍渐闭，气促痰鸣，犹是温邪客气致此。自当清解务尽，其神识自和。奈何以畏虚滋肺，邪火愈炽矣？

川连　元参　杏仁　甘草　黄芩　连翘　桔梗　银花

王

痧后，及暮加喉痛咳。

元参　犀角　鲜生地　连翘　花粉　丹皮

邹

咽痛鼻燥唇肿，自利，风温热化发疹。【风温发疹】上焦热炽，宜辛凉微苦以泄降。

连翘　黄芩　犀角　桔梗　牛蒡　杏仁　玄参　通草

谭　六岁

温邪时疬，触自口鼻，秽逆游行三焦，而为麻疹。【疬邪】目赤鼻煤，吐蛔泻蛔，津津汗出，而喘渴欲饮。当与辛苦寒刘河间法。世俗不知，金曰发痧，但以荆、防、蝉、壳升提。火得风飏，焰烈莫遏，津劫至变矣。

凉膈去硝、黄，加石膏、牛蒡、赤芍

张　三岁

手足烦热，时发赤块。

绿豆壳　卷心竹叶

痘

程

见点若隐若现，神倦不宁，势如闷伏。表里俱不宣畅，双解固宜。再佐以芳香搜逐，使蕴伏之毒透发为主。【见点闷症】

紫雪丹。

周

热闭心胞络中，目绽，口开舌缩，两手撮空发痉，溺通便涩。血分大伤，九日险期，按法图侥，勉与紫雪丹二钱，开水调缓缓下，用茶铫。倘得神苏痉舒，方有生机。

又　神醒，舌绛紫，音缩，渴饮不已。心胞热闭虽开，而在里脂液已涸。古人以心热消渴，多系脏阴现症，不可攻夺明矣。

鲜生地　竹叶心　元参　知母　银花露　金汁

先用紫雪一钱。

龚

初起腰足俱软，肝肾蕴毒不得外越，目泛匝舌，继增喘促，是紧闷不治之症。【肝肾蕴毒闷症】诸医金用石膏、大黄，然此药仅通阳明胃腑之壅，未能搜逐肝肾至阴之脏。读宋医钱仲阳直诀：毒伏于阴，亦有下夺之法，其制方曰枣变百祥丸。乃百中望一二生全者。

红芽大戟五钱　红枣五枚

水煮至枣熟去核及大戟汤，但用枣肉研化开水送。

某

毒伏不肯宣透，气滞血凝，焉能起绽成浆？七八险关。诊视肉肿疮枯，神躁不安。议疏利内壅，佐活血透肌法。

犀角　紫草　炒楂　鲜生地　酒浸大黄　红花　青皮　丹皮　连翘

牛蒡茅根、笋尖汤代水。

俞

发热五六日来，神烦不宁，腹膨咳逆。询知二三日前，眉间见点数粒，状如麸痞，随即隐伏不见。乃毒重壅遏，闷伏景象，设或发出，亦属重险。且甫生六月，胃乏谷气，难进汤药。拟进紫雪须少，搜其蕴蓄之邪，使其神安再商。

紫雪丹一分。

高

点虽繁密，根脚绽立。寒凉药不宜太重，可以维持收功。

犀角　连翘　牛蒡　炒楂　紫草　丹皮　天虫[1]　桔梗

庞　二朝

神倦腹痛，点粒繁琐，地界不清，是时邪毒火兼重。急进双解法，使大便稍通，六腑气宣，则痘毒外透再商。

犀角　连翘　牛蒡　酒大黄　紫草　青皮　桃仁　炒楂　木通　生石膏　荆芥笋尖

程

成片不立，顶焦黑滞，肝肺毒重，不能起胀，焉得化毒？今喘咳交加，九朝难过。

羚羊角　玄参　连翘　天虫　土贝　紫草　炒楂　丹皮

银花地丁汤代水。

钱　三朝

虽未发齐，其点形繁密，色泽不润，重险何疑？今痧未全退，尚宜清解。

犀角　生石膏　炒楂　紫草　连翘　牛蒡　赤芍　桔梗　木通

程　三朝

身小气弱，布痘繁稠，用药不宜寒凉。五日后受得补托，可冀有成。

连翘　牛蒡　炒楂　红花　天虫　川芎　归身　桔梗　炒干荷叶

毛

身小气弱，浆发惊窜属虚。

人参　炒归身　炙草　广皮　炒白芍　炒黄米

童　四朝

痘形黏着肌肉，不肯起绽高立，兼之繁红壳薄。乃时火毒火交炽，而元气素亏体质。目今六日前，时疬未彻，宜先清解活血提顶，希冀磊磊分成地界再究。

犀角　羚羊　元参　丹皮　炒楂　秦皮　紫草茸　银花

---

〔1〕天虫：即僵蚕。

郑

痘发犹热身热咳嗽，乃风温入肺未解。诊其点粒黏着不爽，温邪郁滞气血，更体质素虚。议开肺气以宣之，活血以疏动之，冀其形色充长。若一进沉降，恐无好音。

连翘　桔梗　红花　牛蒡　甘草　炒楂　郁金　丹皮　鸡冠血

又　昨进轻扬提顶活血，痘形颇长，所嫌色不光润，蓬松盘软，有干塌无浆之虑。今明时气将解，气血用事，况正欲纳谷。苦寒不但冰伏毒气，更防大伤胃口，古人于重症更加详慎者为此。

川芎　当归　天虫　桔梗　甘草　角刺　紫草茸　丹皮　炒楂

又　六朝　进和气血法，形色略润，究不肥绽，焉得起胀成浆？议进十宣散法。

人参　川芎　归身　广皮　紫草茸　天虫　红花　白芷　甘草　桔梗

张　四朝

船小重载，难许全功。勉议进鸡鸣散二分。

陆　五朝

点虽不密，色滞形痿，痰多呛逆如嘶。是痘虽发出，毒犹在内，上冲心肺，故有喘咳不宁之象。进凉血透毒法。

羚羊　桔梗　甘草　紫草　丹皮　川贝　连翘　玄参　射干　天虫　西牛黄一分

朱　四朝

炒黄米　炒山楂　红花　笋尖

又　五朝　身小痘多，元气最薄，胃腑未纳谷味，汤药太过。须虑呕泄，宜少少与药，扶过八九风波，方得平安。

川芎　炒当归　桔梗　甘草　黄米　鸡冠血

又　六朝　薄嫩无浆，仍宜内托。

黄芪　防风　归身　川芎　紫草茸　丹皮　天虫　桔梗　甘草　鸡冠血

宋　五朝

颧颊形似红沙，余痘干枯不润，昨进清毒活血，续发点子盈千。仲仁谓毒重壅闭气血，必干焦退缩。今五朝形象，仅似初齐，痘以十二日为常数，已经壅遏未发三日矣。当此质薄神弱，恐难延多日，即或望其堆沙发臭，然必在旬日以外，目下总以解毒清凉。八九波涛汹涌，恐难人力稳全。

犀角　羚羊角　川连　炒楂　土贝母　紫草茸　元参　鲜生地　连翘　丹皮　牛蒡子　猪尾血

吴　五朝半

痘子分颗，原属纯正，所嫌色滞干枯，防八九痒塌。凉药兼以活血，是为平准方法，看守勿懈为上。

羚羊角　丹皮　连翘　炒楂　紫草茸　黄连　元参　天虫　生地　鸡冠血

孙

肌柔白嫩，体质是虚，但布痘必由时疬感触。地中六气，咸从火化，疬固客气，相混气血，若非清解，何以透达？今视色油红，按形松软怯，再视面部肌肉先肿，痘形未具起胀之象，体症未为合局。虑进锐退速，清凉解毒，佐以提顶，在五六日之法。然险症变迁不一，未可以经常定论。

羚羊角　连翘　丹皮　天虫　生甘草　紫草茸　川连　炒楂　桔梗

银花汤煎，和入鸡冠血数滴。

汪　五朝

痘形繁琐成片，色紫滞，乃火毒重险症。藉身大气旺，扶持十四险关。冀其发臭堆沙，庶几可以图幸。

犀角　羚羊角　桔梗　炒楂　连翘　天虫　紫草茸　丹皮　石膏　银花　地丁　牛蒡　猪尾血　冰片

又　六朝　虽血热毒重，犹幸八龄体坚。急清解活血，莫令痰阻废食。扶持堆沙，可望向安。

照前方去石膏、地丁、天虫、牛蒡，加川连、元参、土贝。

查

痘子成浆，湿气蕴于皮毛，与热气相蒸，内应乎肺，发出罩痘疹。宜忌荤腥，轻清理肺，淡渗消其湿热。验其体质最薄，慎勿过剂。

苡仁　茯苓　连翘　地骨皮　通草　桑叶　白沙参　甘草

顾

痘发由络，其毒不化而转陷，亦归于络。当世略晓攻补而已，读古人书，辛香温煦乃治毒陷大法。

人参　肉桂　炙草　丁香　厚朴　诃子皮　广皮　木香　前胡　茯苓

徐

未纳谷食，但以汤药，所以滑泄不止，头仰胸突。拥痰身热，肺热未清，不可骤补。翁仲仁有泄泻安宁，大虚少毒之议。姑以和中清咽再商。

桔梗　甘草　炒归　川芎　广皮　炒楂

炒黄米汤煎，冲鸡冠血。

又　七朝　身小痘密，气弱难任，虽清浆三四，防护宜慎。八九日不致损破，可以有成。

人参　黄芪　炙草　紫茸　天虫　广皮　川芎　归身　厚朴　炒楂　加炒冬米

孙　七朝

色娇皮薄，浆汁未灌。缘身小痘多，气血交亏，不能运毒化浆。八九日期，最有痒塌之虑，扶过十二朝无变，庶几可望有成。进参归鹿茸汤法。

人参　归身　鹿茸　生黄芪　炙草　广皮　厚朴　煨木香

又　八朝　照前方加肉果炒冬米。

又　浆清四五，不能充灌。因元气馁弱不振，不能煅炼毒气成浆，恐有内陷之虑。再进补托，冀其堆沙，或可回春。

人参　黄芪　广皮　炙草　木香　鹿茸　归身　肉果　坎炁　官桂

又　十三朝　靥痂甚薄，中凝血迹，兼之呛逆带呕，食入便有不化之形。此虚中有毒，非纯补纯清之症。

炒川贝　炒银花　茯苓　苡仁　甘草　地骨皮

杨　八朝

阔塌瘪陷，浆色白滞不荣。谓之气衰毒陷，所冀堆沙加食，一线机耳。

人参　黄芪　川芎　归身　木香　炙草　广皮　桂心

又　十一朝　浆满堆沙，四肢圆绽，但气弱恐其不肯收痂，必实脾利水为法。

人参　冬术　炙草　茯苓　新会皮　白芍

又　十三朝　已经堆沙加食，都是向安之象；便溏滑腻，皆寒凉伤里。肠中脂垢自下，当脾胃药中，少佐固肠，以久延不已，尚贻变症。

人参　熟术　诃子　广皮　肉果　白芍　木香　炙草　茯苓

又　十六朝　纳食不化，腹膨，便粪白色。要诸胃滞当消，脾弱宜补。古称痞满属气，气行滞通。但痘后虚体，纯消犹恐变症。

人参　焦术　炒楂　木香　焦麦芽　广皮　茯苓　泽泻

鲍　九朝

浆不外达，毒欲内陷，已经咬牙，滑泻呕恶。内症诸款，皆属深畏。十二、十四总属险关。痘子毒气，必气元旺，冀其托出。议以陈氏木香散，救里托毒。

人参　木香　丁香　官桂　炒归身　厚朴　广皮　肉果　诃子皮

孙

面肿目泛，头摇微呕，肝风离体，乘上逆攻，此乃变惊欲厥之象。夫相火寄于肝胆，气敛痘痂，宜进凉解清毒。倘得微热缓，仍进谷方有佳音。

羚羊角　川连　钩藤　石菖蒲　黑山栀　胆星　天麻　连翘

又　肝风势定，疳蚀亦缓。仍宜清热解毒，但不可犯胃。

羚羊角　连翘　胆星　丹皮　炒银花　金石斛　茯苓

诸　十三朝

痘已收靥，然痂落太早，恐有余毒。今泻止溺短，宜进清凉，佐以分利。

生苡仁　百合　茯苓　川斛　白沙参　炒麦冬

某

已经回痂，不宜再进补剂，恐气血壅滞，致有余毒变幻。宗翁仲仁清凉以助结痂之法。

黄芩　银花　川贝　甘草　地骨皮　桔梗　连翘　苡仁

胡　十五朝

虽然堆沙靥痂，咬牙发呛，毒气未尽，上冲心肺。补清皆在难进，扶过十八日后，痈毒尚可疗治。若发疳蚀，恐难全愈。

炒麦冬　白沙参　苡仁　川贝　炒银花　地骨皮

沈　十三朝

浆未充满，忽然干涸，即是倒靥。咬牙寒战，元气大亏，非峻补难挽。

人参　鹿茸　炒当归　桂心　桂圆　煨木香

程

回痂太早，余毒流走四肢，臂腿肿痛。议活血解毒。

连翘　小生地　当归　赤芍　刺蒺藜　丹皮　夏枯草　银花　酒半小杯

吴　十四朝

呛咳呕逆，腹膨，都是余毒内闭。小便少，大便溏，不得爽。倘再加喘急，便是棘手。必得疡毒外发，可望挽回。

桑白皮　大腹皮　绿豆皮　茯苓皮　飞滑石　生甘草梢

查

痂后发痧，系肺热未清。宜辛凉佐以解余毒。

连翘　杏仁　桑皮　地骨皮　黄芩　木通　银花　牛蒡　夏枯草

吴　十四朝

薄浆回痂，毒气未化，已有疳蚀之患。理进清解余毒，但勉进稀粥，溏泻未罢。胃未旺相，脾气积弱。议以渗利分消，仿古痘毒当利小便意。

桑皮　地骨皮　连翘　茯苓　川贝　苡仁　银花

某

痘未退痂，痧火内逼为喘。

川连　犀角　连翘　银花　元参　大贝　丹皮　地骨皮

又　痧火未清。

川连　黄芩　山栀　连翘　银花　杏仁　甘草

沈

薄浆回痂，毒气未尽，只宜清肺解毒。

炒川贝　茯苓　苡仁　车前　炒泽泻　炒银花

徐　十六朝

痧毒已发，咳呛未止，痂落如麸，肌色㿠白。虽属气血交虚，但痘后余毒，未可
骤补。议进和脾胃利湿方法。痧毒宜速调治，恐日久愈虚，致有慢惊之虑。

苡仁　川斛　茯苓　百合　广皮　炒泽泻

沈　二十一朝

痰呛失音，不嗜食物，昼则稍安，暮夜烦躁。此肺热未肃，磨耐多日，体气阳亢
阴亏，肝风内炽，突起惊厥可虑。

地骨皮　甘草　生地炭　绿豆皮　炒丹皮　炒川贝　川斛

李　二十朝

纳食呕吐，脾胃不和，肝风内动，肢浮肉肿。治宜培土制木，以缓肝风。冀免惊
痧之患。

人参　茯苓　炒芍　生谷芽　藿香　广皮　半夏曲

冯　二十八朝

痂靥粘连，神气昏昧，元为浆泄而乏，变幻慢惊欲脱。此皆稚年阳亢阴亏，羞明
目窜。肝阴乏绝，恐难再振。

人参　茯神　枣仁　归身　炙草　炒杞子　生白芍

又　三十七朝　阳极则烦，阴涸为躁，夜甚剧。自从阴分设法，益虚和阳为治。

人参　熟地　芡实　茯苓　建莲　远志　炒山药　五味

杨

点来不爽，顶有水痕微焦。此时气传染，胎毒未发，乃水赤之类痘耳。

连翘　牛蒡　丹皮　赤芍　飞滑石　木通　山栀　甘草

邵

痘中复感温邪，口鼻触入，由中道以布及络脉。目泛失明，左肢不举，少腹突起

肿满，两足皆痿。询知痘见六日，陡然头摇烦躁而得。小便淋滴，大便渐塞，乃厥阴肝热，疝瘕失其疏泄，内风旋转，腑阳不通。《经》言：暴肿暴胀，皆风火变动，至于迅速病来。其能食消运，热化自可杀谷。考古辛散、酸泄、甘缓三法，难图腑络壅结。仲景于厥阴条例，有下之利不止者死之大戒。议进咸苦，以通在下结热。愚见若此，再与高明商酌良治。

川楝子　小茴　芦荟　山栀　橘红　龙胆草

方诸水七匙。

吐　泻

吴

身热，吐乳自利。温邪内扰脾胃，稚年防惊。【温邪】

藿香叶　飞滑石

王

未到周岁，热犯脾胃，呕逆下利，壮热不已。最多慢惊之变。

人参　川连　黄芩　藿香梗　广皮　生白芍　乌梅

某

暑邪犯肺，交土王用事，脾胃素弱不运。暑湿，腹鸣泄泻，恶心露睛。怕成慢惊。【暑湿】

人参　藿香　炒厚朴　木瓜　川连　茯苓　炒扁豆　泽泻

章

伤食一症，考古用五积散之义，取暖胃使其腐熟也。既上涌频吐，大便溏泻，胃气益伤，阳气坐困日甚。清不升，浊不降，痰潮干呕，腹鸣便遗，睡则露睛，龈黑唇紫，小溲竟无。阳不流行，津液自耗，有慢惊昏厥之危。议通胃阳，读钱氏、薛氏之书，能知此意。【胃阳伤】

人参　郁金　炒半夏　炒白附子　茯苓　菖蒲　炒广皮　炒粳米

又 阳明胃阳受伤，腑病以通为补，若与守中，必致壅逆。昨日用方，通胜于补获安。幼稚非真虚寒之病。

人参 茯苓 益智 广皮 炒荷叶 炒粳米

又 鼻明汗出，龈血。阳明虚，胃气未和，不宜凉降。

六神汤加炒广皮。

虞

面色痿黄，脉形弦迟，汤水食物，入咽吐出，神气恹恹，欲如昏寐。此胃阳大乏，风木来乘，渐延厥逆，俗称慢脾险症。幼稚弱质，病延半月有余，岂可再以疲药玩忽？宗仲景食谷欲呕者，吴茱萸汤主之。

人参 吴萸 茯苓 半夏 姜汁

又 昨用泄木救胃土法，安受不见呕吐。然中焦阳气大虚，浊气上僭则为昏厥，津液不升，唇舌干燥，岂可苦寒再伐生气？今如寐神倦，阳陷于阴何疑？仲景通阳理虚，后贤钱氏、薛氏，皆宗其义。

人参 炒半夏 茯苓 广皮 煨姜 南枣

苏

周岁幼小，强食腥面，身不大热，神气呆钝，上吐下泻，最防变出慢惊。此乃食伤脾胃，为有余，因吐泻多，扰动正气致伤耳。【食伤脾胃】

广皮 厚朴 茯苓 广藿香 生益智 木瓜

陈

凉风外受，内郁热伏，身发瘾疹，便解血腻，烦渴。得汗仅解外风，在里热滞未和。啾唧似痛，大便仍有积滞。清里极是，但半岁未啖谷食，胃弱易变惊症，少少与药。【郁热内伏】

藿香梗 川连 黄芩 生白芍 淡竹叶 广皮 滑石 炒楂肉

余

形神衰弱，瘕泄纯白，而痈疡疳蚀未罢，气喘痰升，总是损极。今胃虚纳减，倘内风掀动，惊厥立至。孰不知因虚变病也？【胃阳虚】

人参　炒粳米　茯神　炒广皮　炒荷叶蒂

吕　十二

痰中带血，食已呕吐，因惊仆气逆，令胃不和。与黄连温胆汤，因年弱质怯，以金石斛代之。【胃不和】

温胆汤去甘草加金石斛、姜汁。

某　九岁

久呕少食。【胃虚气逆】

人参　半夏　茯苓　广皮　姜汁

某

蛔厥，少腹痛欲呕。

安胃丸。

王　九岁

久泻，兼发疮痍，是湿胜热郁。苦寒必佐风药，合乎东垣脾宜升、胃宜降之旨。【湿热】

人参　川连　黄柏　炙草　广皮　白术　神曲　麦芽　柴胡　升麻　羌活　防风

何　十一

夏病入冬，仍腹痛下积。稚年不慎食物，肠胃屡滞，利久阴伤，身热发呛。先与理阴，疏腑滞浊。【久痢伤阴积滞未清】

熟地炭　当归炭　山楂　炮姜　炙草　茯苓　麦芽

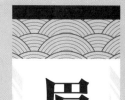

眉寿堂方案选存

◎ 清·叶桂 著

《眉寿堂方案选存》成书于1746年。本次整理以上海大东书局《中国医学大成》铅印本为底本。

眉寿堂方案选存

吴县叶桂天士　著

吴县郭维浚闻升　纂

鄞县曹赤电炳章　校

春　温

○温邪有升无降，经肺气机交逆，营卫失其常度为寒热；胃津日耗，渴饮不饥；阳气独行，则头痛目赤。是皆冬春骤变天地失藏，人身应之，患此者最多。考古人温病忌表散，误投即谓邪热逆传心包，最怕神昏谵语。治法以辛甘凉泄肺胃，盖伤寒入足经，温邪入手经也。土润则肺降，不致臜郁，胃热下移，知饥渴解矣。

嫩青竹叶　白糖炒石膏　杏仁　甘蔗汁　经霜桑叶　麦门冬　生甘草

○劳倦嗔怒，是七情内伤，而温邪感触，气从口鼻直走膜原中道。盖伤寒阳证，邪是太阳次第传及，至于春温夏热，鼻受气则肺受病。口入之气，竟由脘中，所以原有手经见症，不比伤寒足六经病也。其原不同，治法亦异。仲景论温邪不可发汗，汗则劫津伤阳，身必灼热，一逆尚引日，再逆促命期。又云：鼻息鼾，语言难出，剧则惊痫瘛疭，无非重劫阴阳而然。今病发热，原不似太阳客邪见证，所投羌防辛温表汗之误，即为逆矣。上窍不纳，下窍不出，亦属常事，必以攻下稀水泄热。殊不知强汗劫津而阳伤，妄下劫液而伤阴矣。顷诊脉两手如搐而战，舌干燥而无津，齿前板干，目欲瞑，口欲开，周身灯照，而淡晦瘢红，隐隐跃跃。几日来时有呃逆，因胃乏谷气而中空，肝阳冲突，上冒肆虐耳。为今反正，先与糜粥，使胃中得濡，厥阳不致上冒，而神昏之累可已。进药之理，甘温可以生津除热，即瘢疹亦不足虑也。观仲景论中，邪少虚多，阴液阳津并涸者，复脉汤主之。谨仿此意。

人参 生地 炙甘草 麦冬 阿胶 白芍

〇冬月热伏于里，春令温风入肺，引动旧时伏热，营卫流行，邪干怫郁，遂致寒热。四十日来，形神瘦削，入夜着枕便躁。《经》云：不得卧，卧则喘烦，乃肺气之逆也。幼稚阳常有余，阴常不足，故昼轻夜重耳，病名风温。手太阴肺，属上焦至高之所，若清痰消食，若苦寒通便方药，皆徒攻肠胃，焉能恰当至理？倘气闭窍塞，慢惊亦是久延致危，万难调理。久而失治，肺津日枯，气失清降，又属肺胀喘促。议孙真人苇茎汤，宣通气血，以驱伏邪之意。

〇心营肺卫，为温邪留伏。气血流行，与邪相遇搏激，遂有寒热如疟之状。今形神羸瘦，久延经月，速则恐其成惊，再延恐致儿劳。多进苦药消克，胃口又虑败倒。急清气热以通营卫，使温邪无容留之地，寒热可冀其止。至于痰嗽，必得胃口充旺，而肺金自全，要非药饵强劫之谓。

轻桂枝白虎汤

〇稚年阳亢阴虚，温邪深入不解，留伏营卫之中，昼夜气行，遇邪则热，如疟同义。先议清气分，兼通营卫一法。

川桂枝 知母 生甘草 生石膏 麦冬 白风米

清气热，通营卫，果得咳热皆缓。前论温邪犯肺是矣，但稚年易实易虚，寒暄食物之调，最宜谨慎，勿致反复为上。

鲜地骨皮 大沙参 生甘草 嘉定天花粉 炒川贝 金银花

〇风温不解，早凉晚热，舌绛口渴，热邪未清，阴液衰也。胃汁耗则不知饥。宜生津和阳以苏胃。

淡黄芩 乌梅 青蒿 生白芍 橘红 鳖甲

〇温邪内伏，潮热自利。暮甚于昼者，稚年阴气浅也。仲景于暮春瘟病，内应肝胆例，黄芩汤为主。

黄芩 杏仁 淡竹叶 白芍 甘草 木通

〇温邪深入，咽阻，心中热闷，自利，三焦咸病，恐热极欲厥。

淡黄芩 川连 杏仁 生白芍 乌梅 淡竹叶

○风温入肺，肺气失降，郁蒸热聚，咳痰，卧不安静。高年积劳之体，最宜甘寒清燥，所谓风温得润而解。

桑叶　甜杏仁　麦冬　蔗梨汁　沙参　玉竹　竹叶

○左大空搏，阳不潜伏，咳吐涎。

陈阿胶　炒麦冬　生白芍　鸡子黄　生地炭　炙甘草

○脉大咽干，痰多咳频，食下腹闷，此风温日久，劳倦内热，津伤液燥。

冬桑叶　甜杏仁　麦门冬　蔗浆　大沙参　玉竹　生甘草　梨汁

○风温入肺，咳嗽，脉坚搏，夜卧汗出。阴分先亏，最多失血，大忌发散苦辛，从温邪当甘润而解。

桑叶　甜杏仁　炒麦冬　白沙参　玉竹　生甘草

元米汤煎。

○风温不解，肺气不利，寒热汗出，吐血。更有恼怒肝逆，内外两因之症。为左右立法。

芦根汁　杏仁　丹皮　黑栀皮　生米仁　郁金　钩藤　瓜蒌仁

○肺脾、脘中及腹痛，自利清谷，是风温邪热相搏，诸气失于宣降。拟进开手太阴法，以滋气化，得小便利可安。

芦根汁　桑叶　瓜蒌皮　枯芩　杏仁　桔梗　郁金汁　橘红

○风温入肺，肺郁失降，气窒上焦清空之地，发散则犯温邪劫津，故口渴气逆不已，腹痛而呕，胃络受伤耳。

桑叶　杏仁　蔓荆子　象贝　马勃　牛蒡子

○面浮咽痛，温邪未解，轻剂苦辛泄降。

桑叶　大沙参　通草　连翘　大力子　滑石

○温邪上混，头痛气喘，治在手太阴肺。酒客痰热素盛，苦降为宜。

杏仁　花粉　连翘　枳实汁　橘红　黄芩　白芍　郁金汁

○风温入手太阴，气郁热聚，喘逆口渴，营卫失和，周身掣痛。脉右搏，防失血。

桑叶　杏仁　生米仁　苏梗　栀皮　郁金

○风温不解，顿嗽呕吐，宜淡渗以利热清胃。

芦根　杏仁　滑石　米仁　桑叶　通草

○风温阳逆呕噫。

枇杷叶　白杏仁　金石斛　桑叶　大沙参　茯苓

○外寒内热，温邪气逆为呕。

嫩苏梗　杏仁　黄芩　冬桑叶　橘红　厚朴

○温邪呕逆。

淡黄芩　竹茹　半夏曲　川石斛　郁金　钩藤　茯苓　广皮白

○风温轻恙，误汗表疏，形寒自汗。先进建中法以和营卫，继当以参苓补剂，则表里平和可安。昨进建中法，因表气不固，形寒汗泄，主乎护阳理营。今继进《金匮》麦冬汤，以苏津液，得胃阴稍振，然后商进峻补，庶为合宜，不致偏胜之弊。

炒麦冬　生甘草　甜梨浆　北沙参　生白芍　甘蔗汁

○久嗽失音，岁暮用参芪益气得效。春令风温，燥熏其汗，亦如火劫逼阳同例。但仲景救逆，在太阳少阴，此证气泄肺伤互异，从风温汗出不解，葳蕤汤主之。

○咳嗽二年，形瘦减谷。冬季喉垂渐痛，已见水亏，阳气不藏。春月气升日盛，皆阴乏上承，阳结于上，为喉痹矣。近日寒热，风温客气。脉小数，为阴伤，忌用辛散。

桑叶　玉竹　川贝母　大沙参　麦冬　生甘草

○背寒复热，发于晡时，暮夜寐多惊惕，食入欲呕，此肝阴久虚，阳独上炽。风温乃是客气，多延渐为本虚矣。

泡淡黄芩　生牡蛎　乌梅肉　生白芍　桂枝木　大枣

又　人参　炒阿胶　煅牡蛎　茯神　炒白芍　炒乌梅

○冬月温邪内伏，入春寒热咳嗽，身痛渐汗乃解。与温疟同法。

桂枝白虎汤。

○风温如疟烦倦，乃内热水亏。

犀角地黄汤加知母、泽泻。

○风温上受，气郁热生，咽痛嗽频，震动痰血。以清肃上焦，薄味调理。

桑叶　花粉　大力子　杏仁　大沙参　射干　连翘仁　象贝

○风温上郁，是冷暖侵肺使然。轻剂清解，忌发散。

杏仁　黑栀皮　瓜蒌皮　象贝　桑叶　嫩苏梗　郁金汁

○气逆痰升，呼吸不爽，仍宜清解。

杏仁　象贝　白沙参　滑石　桑叶　橘皮　郁金汁　紫菀

○风温郁热上升，支饮亦令上泛，渴烦咳涩。下虚上实，仍宜轻剂清理。

桂枝木　茯苓　白芍　石膏　米仁　甘草

又　小青龙汤去麻、辛、半、甘加石膏。

○面赤足冷，脉沉弦细，吸短有声，昏昏欲寐，下焦淋带不断。此下虚不摄，饮浊上泛，咳无止期。从来饮家咳逆，当治其饮。仲景谓：饮家短气倚息，以外饮属脾，用苓桂术甘，理脾阳以运行；内饮属肾，进肾气以收摄固纳。仿此为法。

肾气丸，淡盐汤送下。

又　熟地炭　茯苓　淡苁蓉　五味子　白芍　胡桃肉

○左坚数甚，舌暗不言，得饮渐呛渐呃，此温邪内伏，少阴水亏液燥，热气上冒，乃中厥之象。老年最怕面赤神昏，为衰脱耳。

生地　知母　炒远志　梨汁　天冬　川石斛　石菖蒲　蔗汁

○久虚劳损，几年不复。当春深阳气发泄，温邪乘虚入阴，寒热汗出，不纳谷食，脘中痞闷不舒。胃乏气运，侧眠咳痰。病势险笃，恐难万全。

人参　旋覆花　木瓜　茯苓　赭石　炒粳米

此因惊忧内伤肝脏，邪热乘虚内陷，直走厥阴，消渴渐呕，汗大泄，胸腹胀，次第论证端，都属在里，半月以外之病。左脉坚搏如刃，耳聋昏躁不静，岂是脉证相合？议以镇逆一法，冀其神清勿躁，不致厥脱。

生牡蛎　生白芍　桂枝木　生龙骨　乌梅肉

○阳亢阴虚，烦躁妄言无寐，苟非镇静，焉得神清？议乙癸同治，熄内风、和阳扰为近理。

水制熟地　茯苓　生白芍　磁石　泽泻　山药　丹皮　辰砂

○多言原从热治，诊脉小数，又当元气大泄之余，故壮水制阳，王道成法。若但说实火，纯以苦降，必致变症蜂起。试论食粥后，原有片时安静，岂非水谷镇胃，虚阳不致扰动，焉得纯以实火治？以阴阳偏胜为理，不致败坏。

天冬　川黄连　生地　女贞　茯神　鸡子黄　阿胶　白芍

○左三部动数倍右，阳扰不和恋，定是阴中之火，所以粥食镇胃稍安。且善饥欲食，即《内经》阳亢为消之验。治法总在足三阴，勿参入乱药为正。质重益阴，佐以介类潜藏立法。

熟地　龟甲　萸肉　白芍　茯神　鳖甲　女贞　炙草

○鼻煤唇裂舌腐。频与芩连，热不肯已。此病轻药重，致流行之气结闭不行，郁遏不通，其热愈甚，上则不嗜饮纳食，小便虽利，便必管痛。三焦皆闭，神昏痉厥有诸矣。

竹叶　杏仁　川贝母　连翘　射干　鲜石菖蒲汁

自停狠药，日有向愈之机。胃困则痞闷不欲食，今虽未加餐，已知甘美，皆醒之渐也。童真无下虚之理，溲溺欲出，尿管必痛，良由肺津胃汁，因苦辛燥烈气味，劫夺枯槁，无以运行。若必以分利为治，所谓泉源既竭，当滋其化源。九窍不和，都属胃病也。

甜杏仁　蔗汁　麦冬　梨汁

○初春暴冷，暖覆卧床，渐渐失音，久则咽喉皆痛，痰沫上泛。纳食照常，已非虚象。致内为热迫，外为寒郁。

越婢加半夏汤。

〇温邪形寒痰嗽，脉形细小。少阴本气素弱，治邪宜以轻药，勿得动下。

苏梗　桑叶　沙参　杏仁　玉竹　橘红

〇温邪烁阴，寒热渴饮，不汗出。

玉女煎去麦冬，加竹叶、灯心。

时疬湿温

〇疫邪三焦兼受，营卫失度，体虚防厥。

犀角　连翘　川贝母　元参　银花　鲜菖蒲

〇舌白灰刺，肢瘛牵厥，神识少慧如寐，嘿嘿呓语。秽邪欲闭宜开，久延胃气已乏，辟秽须轻，辅以养胃。

人参　半夏　鲜菖蒲根汁　粳米　麦冬

〇口鼻吸入秽浊，着于膜府，不饥呕逆，中焦病也。宜通浊痹为正法，忌清凉发散。

杏仁　草果仁　槟榔　藿香　蔻仁　制半夏　厚朴　姜汁

〇鼻煤舌缩，耳聋神呆，环口裂血，津液被劫，必渐昏昧。邪已入络，所谓内闭外脱。

犀角尖　元参　银花露　鲜生地　连翘　石菖蒲

又化服至宝丹。

〇秽浊闭塞胸膈，神迷昏厥，速速开窍。

牛黄丸。

〇热蕴三焦，烦渴不寐，遍体赤癍，两脉搏数。

犀角尖　生地　连翘　金银花　羚羊角　元参　花粉　菖蒲根

〇营虚癍伏不透，咽痛呕恶，议《金匮》升麻鳖甲汤。

升麻一钱　归身二钱　川椒三分　鳖甲四钱　赤芍一钱

○热久阴伤，津液不承，咳呛，舌红罩黑，不饥不食，肌肤甲错，渴饮不休。当滋胃汁以供肺，惟甘寒为宜。

麦冬　桑叶　蔗汁　花粉　梨汁

○久郁内伤，着于时令之湿热。舌焦黄，头痛汗出腰痛，乃内外两因之病，最防昏厥。

羚羊角　黑栀皮　黄芩　石菖蒲　连翘仁　郁金

○秽浊热气，蔽塞神昏，舌黄呃逆。势甚险笃，先用万氏清心牛黄丸一服。

○时气兼劳倦悒郁，舌黄，气促，身痛。当以内伤为重，禁风药。

杏仁　瓜蒌皮　黑栀　桔梗　枳实　滑石

○温邪入里，昏昏似寐，并不大热渴饮。必夹湿气，故身痛耳聋，当宜通其里，莫以发散消导，大犯湿温劫津之戒。

杏仁　栀皮　香豉　连翘　郁金　淡芩

○风温湿热，状如疟症。神昏妄言烦渴，已非表病。木防己汤主之。

木防己　黑栀　土蒌皮　石膏　连翘　杏仁

○脉右大，舌黄不渴，呕吐黏痰，神躁，语言不清，身热不除。劳倦内伤，更感温邪，须防变痉。

厚朴　广皮　六一散　石菖蒲根汁　白蔻仁　茯苓　淡竹叶

○此湿温也，湿着关节为痛，湿阻气隧为痞闷，湿留肠胃为下利，湿蒸则里热如火，是以畏见日光，积劳阳气大伤，肠风营阴耗泄。体虚而兼六淫之邪，颇为重症。大旨以和阳明、厥阴为主。

枯黄芩　川楝皮　制半夏　广皮白　生白芍　乌梅肉　茯苓　川黄柏

○湿邪骨骱发红瘰。胸聚浊痰，消浊未已。用木防己汤。

木防己　杏仁　生米仁　生石膏　滑石　寒水石　通草五钱煎汤代水

暑 三气交蒸，暑邪无不夹湿，湿病俱以入暑门

〇本系劳倦气虚之体，当此暴热，热从口鼻受，竟走中道。《经》云：气虚身热，得之伤暑。暑热蒸迫，津液日槁，阳升不寐，喘促舌干，齿前板燥，刻欲昏冒矣。甘寒生津益气，一定之理。

人参白虎汤加卷心竹叶、麦门冬。

〇烦渴耳聋，但热无寒，渐呕，胸腹痞胀。此暑热由口鼻入，三焦受浊，营卫不通，寤不成寐。日期半月，热深入阴，防其痉疭发厥。

桂枝白虎汤。

〇暑风头胀口渴，身热呕痰，脉弦，防疟。

香薷　花粉　贝母　杏仁　苏梗　橘红

〇暑风未变成疟，欲呕，脘痹气喘，乃上焦受病。正气久虚，无发散消导更通大便之理。此乃口鼻受气，与风寒停食不相侔者。

杏仁　花粉　黄芩　苏梗　白蔻　厚朴

〇暑邪在上，清空诸窍热疮，咳痰气促，肺热急清。

竹叶　杏仁　黄芩　连翘　川贝　郁金

〇潮热烦渴，欲得冷饮。暑燥津液，故发疹唇疮不足尽其邪。理进清气热，通营卫。

桂枝白虎汤加麦冬。

〇热伤肺气，烦渴便秘，但暑病忌下，尚宜甘寒生津为主。

竹叶石膏汤去半夏，加玉竹。

〇气热劫津烦渴，安寐则减，此虚象也。况咳嗽百日，肺气大伤，此益气生津，谅不可少，勿以拘宿垢未下，致因循也。

人参　卷心竹叶　木瓜　麦冬　大麦仁

○暑热由中而受，不可表散。

霍香梗　杏仁　黄芩　木瓜　丝瓜叶　蔻仁　橘红

○暑热消烁胃汁，口渴不饥，以制木和胃。

醒头草[1]　生白芍　橘红　麦门冬　乌梅肉　半曲

○脉右弦，中痞。暑邪入里，三焦俱病。况发汗后热不解，其病不在表可知矣。进苦胜于辛方法。

杏仁　金石斛　黄芩　花粉　桔梗　陈皮白　草果

○阴虚之体，遇夏气泄，元气受伤，神倦不耐烦劳。复因暑邪窃踞中宫，遂致胃不知饥，口不知味，或恶心，或嗳气，腹鸣渐痛，岂非病在中焦，久延三焦俱困，恐有疟、痢之虞。宜安闲调摄，旬日可安。进温胆法。

竹茹　金石斛　木瓜　郁金　半曲　广皮　乌梅

○暴热伤气，形均日减。汗泄则烦倦，气浮越面肿。夏月正在气泄，当治后天。仿东垣清暑益气法。

人参　五味　神曲　黄柏　煨葛根　麦冬　川连　麦芽　泽泻

○久虚之体，客气易于乘袭。近因湿热秽气所触，中宫不和，升降失节，宜先进六和汤。

○长夏脾胃主乎气候。暑湿气自口入，由膜原以入中宫，脾胃受困，正气已馁，勉进食物，不肯转运，气机呆钝，清浊失职，郁遏于中，少火皆为壮火。欲嗳不得，心中热，思冷饮，坐起头旋欲晕，形骸疲倦无力，皆壮火食气，内风掀旋之象。药饵效与不效在医，而平居调护功夫须自琢磨，冀免小愈病加之累，屡经反复，再无复原之日。古人因病损真，生气不来，最深虑及此。

人参　醋炒半夏　生白芍　郁金汁　川连　乌梅肉　枳实汁

○头胀，脘闷渐痛，渴喜饮水，下咽则呕，烦热无寐，大便渐溏不爽。此暑热气从口鼻而入，竟走三焦，清浊为阻，营卫不行，是以发散消导，毫无取效。徒令克烁

---

[1] 醒头草：即佩兰，下同。

胃汁，所以呕烦不已也。法宜苦降和阳方。

杏仁　黄芩　竹茹　花粉　枳实汁　橘红　蔻仁　半曲　郁金

○暑热多日，深入血中，所以衄血，热泄身凉。顷诊脉弦左搏。连日呕逆，胃气受戕，而发散消食，都是劫耗胃汁之物，几日伤触，焉有霍起之理？意者变疟，或旬日不晓饥饿，竟有诸矣。

杏仁　竹茹　花粉　犀角　橘红　半曲　郁金汁　丹皮

又　犀角　生芍　条芩　生地　丹参　侧柏

○热深日多，至于动血。血属阴象，主乎养胎。邪热乘袭，胎元难固。因此变症有诸，况呕家最能伤胎。今脘痞潮热为病证，徒攻病，置胎气于不理，非也。

川连　条芩　知母　乌梅　生芍　枳实汁

○脉左数，下重。热入血中，恐胎难保。暮夜烦躁无寐，亦是阴伤。太仆所云寒之不寒为无水，当益其阴。今日衄血又来，应减气辛耗散。仿苦寒佐以咸寒为治。

黄芩　川连　人中白　白芍　知母　元参

○脉形细小搏数，舌刺肌燥，津液告涸。呕逆烦冤，食粥乃定，胃气已虚。虑有变证，清热安胎为主，更兼养胃。

川连　竹茹　知母　元参　麦冬　条芩

○心中热，舌生刺，暮夜烦躁觉热，呕逆触动少腹，一团热气炽甚。阴伤，胎元未能稳保。频频叮咛主家视参如毒奈何？与王先生再议他法。

生地炭　天冬　知母　阿胶　川斛　茯神

○少阴中暑，阴液已涸，舌痿形缩，齿板燥，烦躁多日。食瓜肠滞大下，此阴不主收摄矣。证属大危，难以图治，勉拟竹叶地黄汤。

生地炭　山药　白芍　麦冬　泽泻　茯苓　丹皮　竹叶

○潮热耳聋汗出，神识昏冒，脉细数下垂入尺。壮年热病，脉形如是之衰，怕其昏厥在迩，以上实下虚故也。拟复脉汤法。

复脉汤去姜、桂，加蔗浆。

○体瘦阴亏，暑热更劫津液，风阳上燔为厥。清神兼顾其阳，议用景岳玉女煎。

鲜生地　知母　竹叶心　生石膏　甘草　连翘仁

○渴欲凉饮，秽浊热气内蒸，不知饥，不大便，不安寐。九窍不知，都是胃病。舌白恶心，病在膈上气分，用河间苦辛寒法。

石膏　知母　黑栀　姜汁　杏仁　半夏　厚朴

○暑邪数日，发热后，左颐下肿，神烦无寐。拟进辛凉渐苦法。

连翘　苦丁茶　黑山栀　马勃　鲜荷叶　飞滑石

○劳倦夹暑热不解。鼻煤，舌灰白，咳逆痰喘，潮热自汗，神识不清，语言错谬。此邪结在里，病属险途，拟万氏清心牛黄丸，以驱蕴伏之邪。冀其神气清，再商去其他病。上焦之病都属气，气窒则上下不通，而中宫遂胀。热病蒸灼，喉舌疳蚀，清气之中，必佐解毒。

连翘　金银花　马兜铃　水芦根　川贝　白金汁　川通草

○连朝骤热，必有暑气内侵。头热目瞑，吸短神迷，此正虚邪留，清补两难，先与益元散三钱，用嫩竹心二钱，煎汤凉用。当服绿豆清汤代茶。

○暑热吸受，先伤于上。初病咳逆，震动血络，暑热仍在，见血治血，已属不法，参入重剂，伤及无病之地。晡时头胀，潮热咳呕，邪在气分，当推上病治下之旨。

西瓜翠　白通草　六一散　白芦根　生薏仁

○暑湿上入，气分先受，非风寒停滞。用发散消导者，治之不法，邪入血分矣。

犀角　竹叶　绿豆皮　连翘　花粉　益元散

○暑入营络，吐痰血，以心营肺卫两清法。

竹叶　生地　麦冬　连翘　元参　川贝

○舌绛口渴，夜热神烦，大便不实，胸中痞闷。乃伏暑入里，非表散可解，进开心包一法。

竹叶　犀角　细叶菖蒲　川连　元参　郁金

○伏暑发热，经旬不解，暮夜神识不清，少腹胀痛，大便不通，秽浊蕴结，虑其内闭痉厥之患。

清心牛黄丸。

○汗出神烦，晡时潮热，胃中痛至少腹。热邪凝结血分，恐瘀滞之变。进清血中之热。

鲜生地　丹参　山栀　银花露　丹皮　元参　郁金汁　白金汁

○上现衄血，心痛殃及小腹，昼静夜躁，常以寒栗，宛如热入血室。前云：邪在血中阴分，已属显然。滋清血药，正在以搜剔伏邪耳。

鲜生地　犀角尖　元参　丹皮　金银花　生芍

○小溲茎中痛，是余热未清，从下行也。进导赤散法。

细生地　知母　黑山栀　甘草梢　丹皮　麦冬　金银花　小木通

○阴虚热伏，半月不解，舌绛唇紫，呼吸不利。溺短赤，便秘涩，此皆辛散苦药劫尽津液，况兼精浊下淋，热气已入至阴之界，岂区区清解为治者？

生地　麦冬　炙草　甘蔗汁　阿胶　鸡子黄　麻仁

○暑风不解，身痛，热渴而呕，水结之象。

杏仁　橘红　花粉　豆蔻　藿香　半夏　厚朴　木瓜

○未病先遗，阴气走泄。医投柴、葛、荆、防，再泄其阳，大汗淋漓，寒热愈甚。长夏暑热必兼湿气，足胫常冷。邪在中上二焦，恐阴弱内陷耳。是投剂解其暑湿热邪，务在轻小为稳。

丝瓜叶　杏仁　黄芩　花粉　连翘　郁金　豆蔻　橘白

○劳倦伤阳，当风沐浴，卫外气泄疏豁。药以柴、葛，再泄其阳；杂以消导，更耗其气。胃伤热迫，呕逆气冲。但夏热必兼湿邪，周身掣痛。法当酸苦，安胃泄热，使厥阳稍平，即商辅正。

川黄连　枯黄芩　姜汁炒竹茹　炒乌梅　生白芍　郁金

○冒暑伏热，引饮过多，脾胃深受寒湿，令人喘胀噫哕；水湿结聚，溺溲涩，便难。险笃之症，仿古人暑门方大顺散主之。

杏仁　炮姜　肉桂　甘草

○冒暑伏热，引饮过多，脾胃既受寒湿，阳气郁遏，不主转旋，遂痞结欲呕。古人以大顺散温中下气为治。

杏仁　炙甘草　茯苓　炒干姜　肉桂心　半夏

○脉形略起，按之短涩。进温中下气，似乎闪烁欲动，知阳渐气结有形，非真食滞重着之物。愚见不用寒凉犯胃，以肥人之病，虑虚其阳，刻夏月阴气在里，里之有形，便是浊阴。《内经》论诸痛为寒内客，今暑热蒸迫，理无外寒，然口食凉茶瓜果，此水寒入脘，未能即化为热，素因脾胃气弱所致。津液不运，自有烦渴。再验舌色，未必定以实热。但以辛香开气之属，可以醒阳，可以宣浊，上下分布，病机自减。高明采取如何？

郁金汁　杏仁　半夏　白蔻仁　厚朴　块茯苓

又　吴茱萸　炒半夏　槐枝木　金铃子　块茯苓

○病减六七，胃中清气未旋，津液未肯分布，故口渴喜饮，岂是实火。常以梅饼苏胃生津，午后进四磨汤一次。

人参　乌药　桔梗　郁金

各磨汁，开水冲服。

○年高体丰，暑湿为阴邪，肥人阳气不足，忽冷忽热，烦躁，舌白，饮水不多，便溏溲数。此湿邪伤太阴脾土，阳气内郁，与邪相混，渐延昏痉呃逆之变。

生白术　半夏　茵陈　厚朴　橘红　茯苓

○暑必兼湿，湿郁生热，头胀目黄，舌腐不饥。暑湿热都是一般浊气，弥漫充塞三焦，状如云雾，当以芳香逐秽，其次莫如利小便。

省头草　厚朴　广皮　寒水石　茵陈　白蔻仁　杏仁　茯苓　滑石

○夏季暑湿先入气分，如泄泻溲少，皆湿热郁阻气分，六和、甘露，可证可据之方也。

省头草　杏仁　米仁　大麦　白蔻仁　橘红　茯苓

〇时序湿热，与水谷内因之湿互异，况舌白下利，中阳已弱。脉缓，干呕而烦。夏暑最怕发痉昏厥。议通中焦之阳以驱湿。

杏仁　半夏　猪苓　茯苓　姜汁

〇脉短无神，并不口渴思饮，水入欲呕欲哕，下利黄水。八日来身热汗出不解，时时谵语，防其昏厥瘛疭。是湿热深陷入里，议用桂苓甘露饮。

杏仁　益智仁　茯苓　猪苓　厚朴　木瓜　滑石　泽泻

〇脉大，舌白渴饮，胁痛欲呕。湿热阻其经隧，寒热未已。议用木防己汤。

木防己　杏仁　知母　姜汁　石膏　厚朴　半夏

〇舌白口腻，痰多自利。湿热未尽，中焦不运，防变胀满。

川连　人参　半夏　白芍　枳实　茯苓

〇热邪内结，耳聋，自利稀水。用泻心法。

淡芩　生淡干姜　枳实　半夏　川黄连　白芍

〇湿郁太阴，热聚阳明，舌黄口燥，不欲食。此热因湿而生，议用桂苓甘露饮。

白术　猪苓　滑石　寒水石　茯苓　泽泻　石膏　肉桂

〇酒客湿胜，中焦阳气素亏，易痞易溏，不饥不饱。皆清阳不肯转旋，况烦劳伤阳，亦属内症发热，非外感所致也。

杏仁　广皮白　煨姜　茯苓　厚朴　白蔻仁　半夏　泽泻

〇服理中后，胃痛泄泻转加，心热渴不欲饮，必有暑湿内结，暂用酸苦泄热。

川连　淡黄芩　炒广皮　乌梅　生白芍　木瓜

〇阳虚体丰，夏热耗气，胃弱不纳不饥，此九窍不和，都胃病矣。法当镇逆理虚，略佐苦降，以胃为阳土，气下为顺耳。

人参　淡干姜　川连　代赭石　茯苓　生白芍

○脉渐阴浊上僭，与真武法，减术换参。

真武法两日，脘中有知饥意，与阳渐结痞无疑。阴浊得泄，即当温养太阴，使脾阳鼓动健运，冀其纳谷安然，用治中法。

人参　益智仁　淡干姜　茯苓　广皮白　木瓜

○潮热耳聋，有似阳邪。诊得脉空大，自利不渴，舌上粉苔，形枯色槁，岂是实证？议以劳倦夹湿，从脾胃病治。

人参　广皮白　茯苓　炮姜　生益智仁　泽泻

○交夏形瘦食减，气怯欲寐，世俗谓之痓夏。后天脾胃不和，热伤气也。

人参　白术　炒楂　砂仁　桔梗　茯苓　广皮　神曲　川连　米仁

○热病失治，三焦皆被邪结，不甚清明。左胁痕聚有形，食下渐胀。大便日前颇利，目今便秘，是肠胃经络之邪未清，清空之窍尚蒙。调治之法，亦宜分三焦为法，白金丸可用，午后进汤药。

○热邪深入为厥，阳气上冒神昏。病魔多日，已在血分，况脐下坚满乎？仲景云：厥应下，下之不止，利者死。凡咸苦皆通阴，均谓之下，不必硝、黄也。

○阴阳两为病伤，热邪深陷至阴，阴液涸尽，遂躁乱不已，已属至危。思从前诸医发散、消导、苦寒、辛燥，都令劫烁阴阳。仲景云：凡元气有伤而病不减，可与甘药。仿此。

复脉汤

○夏令热伏，入秋而发，即仲景谓阴气先伤，阳乃独发之谓。脉右搏数，胃汁受损。暂忌厚味，进甘寒养胃，内热自罢。

卷心竹叶　知母　大麦仁　麦冬　白芍　乌梅肉

○夏令伏邪，至深秋而发，发汗不解，继又泄泻。此伏里之证，与暴感不同，所以表散、和解不能取效。病有四旬，脉细搏如刀，面色消夺，犹里热口渴，舌色白，病中溃泄，此久热迫蒸，阴阳失守，苦药燥损，津液日枯。因热致病，医不以河间三时法则分三焦以逐邪，昧于从事节庵陋习，宜乎淹淹不已。若不急调，久延虚怯一途，古人所谓因病致损也，慎之！

卷心竹叶　生地炭　生白芍　米炒麦冬　炒丹皮　乌梅肉

○伏暑深秋乃发，是属里证，虽经遗泄，系阴虚夹邪。忌用温散，再伤阴液。今自利口渴腹满，可与四逆散方法。

黄芩　枳实　六一散　生芍　广皮白

○夏季暑热内伏，秋凉伏邪内发。初起耳窍流脓，已非风寒在表。今十余日大便不解，目黄赤，舌起黄苔，耳聋昏谵，渐有内闭之状，非轻症也。

连翘　黄芩　大黄　黑栀　生甘草　枳实

急火煎四十沸，即滤清服。

○湿热之邪郁于气分，身热目黄自利。夏月受之，深秋而发。

木防己　杏仁　黄芩　生石膏　枳实　白芍

○脉沉目黄，气喘呛呕，脘闷肢冷，潮热，汗出略缓，少顷复热。病九日不解，口干自利。此湿邪内胜为热，三焦不通，夏伏至霜降而发，其病为重。

杏仁　半夏　山茵陈　鲜石菖蒲　厚朴　草果仁　茯苓皮　川通草

○久痛，用辛温两通气血，不效。病已十年，不明起病之由。今便溏溺赤，水谷湿热不运，必夹湿阻气，主以分消。

薏苡仁　厚朴　猪苓　茯苓皮　蔻仁　山茵陈　泽泻

又　香砂平胃散，加茯苓、茵陈。

○酒客湿热内蕴，长夏湿热外加。医不晓客邪兼有宿病，发散消导，胃汁大伤，先利黏腻，继而吐血。今两跗麻痹，膝中逆冷，阴液枯涸，脉络少气，舌绛烦渴，溺赤短涩，热未尽，本先夺，偻废之象，恐不能免。

滑石　生石膏　寒水石　白芍　川柏　麦冬　鲜生地　阿胶　炙草　麻仁

○舌白心黄，湿着太阴，食不运，呕吐。

杏仁　广皮白　草果仁　藿梗　厚朴　半夏

○痛胀得吐而安，随发寒热，口苦目黄，皆湿热内扰，胃口不清。《灵枢》谓：

中气不足，溲便为变矣。

柴胡　花粉　谷芽　生姜　黄芩　半夏　枳实　大枣

○暑湿虽去，胃气未复，务宜薄味静养，勿令客邪再扰。

川石斛　广皮　半夏曲　煨益智仁　茯苓　青皮

○热秽上加，头胀脘痞，宜蔬食清上。

竹叶心　桑叶　黄芩　连翘　花粉　杏仁

○脉沉舌赤，邪入血分，烦躁，神气欲昏，用竹叶地黄汤。

竹叶心　浙生地　犀角尖　连翘心　元参　细叶菖蒲

○初病伏暑伤于气分，潮热渴饮，邪犯肺也。失治则遂传膻中，遂舌绛缩，小便忽闭。鼻煤裂血，环口疮蚀，耳聋神呆，此气分之邪热漫延于血分矣。夫肺主卫，心主营，营卫二气，昼夜流行于经隧之中，与邪相遇，或凉或热。今则入于络，津液被劫，必渐昏昧，所谓内闭外脱。

犀角尖　元参心　金银花　鲜生地　连翘　细叶菖蒲根

○心营肺卫同治。

鲜生地　蔗汁　生甘草梢　麦门冬　花粉

○暑湿本阴邪，必伤于气分，久则三焦均受。自头巅胸胁，流行皆阻，便溺不爽，但湿久而生热，治湿必究其本。

桂苓甘露饮。

○伏暑得新凉，身热咳嗽，治在肺。舌白不渴，囊肿，暑必兼湿，湿滞为肿。

芦根　茯苓　淡竹叶　杏仁　通草

燥　病

○形脉俱虚，不饥不食。积劳虚人，得深秋凉气外侵，引动宿邪，内蒸而为烦渴，已非柴、芩、半夏之症。急救津液，以清伏邪。

竹叶　生地　梨汁　连翘　麦冬　蔗汁

○不治失血，独取时令湿邪，得以病减。凡六气有胜必复，湿去致燥来。新秋暴暑烁津，且养胃阴，白露后可立调理方。

麦冬　人参　大枣　半夏　生草　粳米

○脉虚数，形寒，心中烦热，五更后气升咳呛。当秋分节，燥金司令，大热发泄之余，皆能化燥。肺为娇脏，最处上焦，先受其冲，宜润燥以滋其化源。

冬桑叶　南花粉　生米仁　大沙参　玉竹　蜜炙橘红

用白糯米三合，淘净，滚水泡，取极清汤，代水煎服。

○夜来咳嗽略稀，即得假寐目瞑。夫温邪内热，津液被劫，已属化燥。而秋令天气下降，草木改色；肺位最高，上焦先受。大凡湿由地升，燥从天降，乃定理也。今皮肤甲错，肌肉消烁，无有速于是也。兹论气分主治，以上焦主气也。议用喻氏方，减去血药，以清燥专理上焦。

经霜桑叶　玉竹　甜杏仁将滤入生石膏末二钱　枇杷叶　甜梨皮　花粉

○初秋咽痛发呛，是气交中，暑热燥气从呼吸而入。肺位最高，清空失司，惟轻清可解。药过于苦辛寒，胃伤食减，而上焦仍窒。古人谓金空则有声，声嘶脉数，有肺痿之虑。

甜水梨　兜铃　北沙参　川贝母　诃子皮　蔗浆　甜杏仁

熬膏。

冬　温

○高年水亏，温邪深入阴分，热在里，外象反冷，热伤阴则小溲欲痛，皆冬温本病。仲景以存阴为章旨，奈何医药以桂枝、附子辛热，再劫干津液，是何意见？

生地　阿胶　炙甘草　麦冬　炒麻仁　生白芍

○温邪水亏热入，脉细数，口渴舌绛，不知饥饿，皮肤干涸甲错。热劫津液，务以存阴为先，不当以苦寒反令化热。

复脉汤。

○舌干不喜饮，腹鸣下利，皆阴液不肯上注，亦属枯槁之象。仲景于邪少虚多，每以复脉汤升其津液。

复脉汤去桂枝、麻仁，冲入青蔗浆一杯。

○肾虚温邪内入，形神消烁，无寐废食，临晚寒热，得汗而解，议用复脉汤去姜加芍。

○脉左搏右细，颧赤气喘。昨夜大便后，汗泄，竟夕不安。冬温伏热，阴衰阳冒之象，最属重症。

生地炭　炒麦冬　蔗汁　炙甘草　生白芍

○肾虚温邪内入，热迫液伤，舌白，不知饥，不欲食。宗仲景邪少虚多例，以甘药用复脉法。

炙甘草　麦冬肉　桂枝　人参　大麻仁　生地

○冬温水亏，上焦热炽。

生地六味汤去萸肉，加生白芍、鸡子黄、小麦。

○温邪暮热，由乎阴虚阳浮。热解无汗，不欲饮水，岂是阳经为病？冬令失藏，法从肾肝论治。

阿胶　生地炭　炙黑甘草　小麦　生白芍　炒松麦冬

○容色消夺，脉形渐细，不知饥，不欲纳，扪之不热，而自云热，并不渴饮，间有寒栗之状，此营卫不振，当治中焦。

人参　炮干姜　益智仁　茯苓　木瓜　生白芍

○着右卧称甚气闷，阳明气未全降，宜补土降逆。

人参　白旋覆花　生白芍　茯苓　代赭石　南枣肉

○脉左动是阴虚。温邪深入，但大苦直降，恐化燥劫津阴。议以甘咸寒之属。

鲜生地　竹叶心　生甘草　元参心　麦门冬

○气喘痰鸣，鼻窍焦黑。温邪上受，肾真下竭，阴不接阳，神识日迷，皆是衰脱之象。据右脉散大无绪，黄昏面色戴阳，少阴虽绝，当宗河间法，复入清上，滋其化源。

熟地炭　淡苁蓉　白茯神　牛膝炭　天门冬　石菖蒲

○温邪十四日，舌绛渴饮，面带油亮，此水亏热入营分，最防昏厥。当清其血中之邪，以存阴液。

鲜生地　知母　生白芍　竹叶心　麦冬　丹皮

○冬温，热气深入少阴，舌赤心黄，潮热不渴。大旨当存阴为要，勿令昏愦。

鲜生地　知母　生白芍　竹叶心　麦冬　丹皮

○冬温，脉数舌赤，口渴暮甚，水亏热侵阴分。

杏仁　赤芍　花粉　黑栀　桔梗　连翘　广皮

○温邪入肺，上唇高肿。初起病在气分，治以苦辛寒轻剂，不得犯中下二焦。

薄荷　连翘　杏仁　牛蒡　黑栀皮　生石膏

○温邪上受，肺气痹寒，周身皮肤大痛，汗大泄，坐不得卧，渴欲饮水，干呕不已。从前温邪皆从热化，议以营卫邪郁例，用仲景越婢汤法。

杏仁　桂枝木　茯苓　炒半夏　生石膏

○寸搏，咳逆，骨痛暮热。温邪入肺，营卫不和，议清气中之热，佐以通营。

桂枝白虎汤。

○冬温热入，烁及筋骨，非风寒袭经络痛宜汗之比。生津清热，温邪自解。

桂枝木　知母　杏仁　花粉　滑石　甘草

○冬温伏邪，先厥后热，热深从里而发，汗出烦躁，当救胃汁。

竹叶心　乌梅肉　川石斛　麦门冬　生甘草　生谷芽

○脏真下虚，阳挟上冒，胃少纳，不饥，齿根实肿，巅顶麻痹。素多郁遏，骤难温补，况今冬温正少，脏热易入。姑拟轻剂咸苦，软结开降。俾厥阴、阳明稍和，另商损益调理。

黄芩　川石斛　瓜蒌皮　牡蛎　木瓜　山楂

○阴虚体质，复加劳力奔走，致阳气亦伤。舌边赤，中心黄，咽干腹膨。热在里，脉气结聚，胃失司降，当进解郁清燥。

杏仁　炒黄竹茹　瓜蒌仁　紫菀　金石斛　广皮白

○过暖气泄，失冬藏之用。此病后烦倦，痰嗽带血，高年上实下虚，即如冬温客气。无辛散之理，甘凉润剂，与胃无损为宜。

桑叶　杏仁　黑栀　玉竹　白沙参　象贝

○冬温为病，乃正气不能藏固，热气自里而发。齿板，舌干，唇燥，目渐红，面油亮，语言不爽，呼吸似喘。邪伏少阴，病发三焦皆受。仲景谓：发热而渴者为温病。明示后人，寒外郁则不渴，热内发斯必渴耳。治法以清热存阴，勿令邪气焚劫津液，致瘛疭痉厥、神昏谵狂诸患。故仲景复伸治疗，若非一逆尚引日，再逆促命期，且忌汗下、忌温针，可考。九日不解，议清膈上之热。

竹叶　杏仁　花粉　淡黄芩　连翘　橘红　滑石　郁金汁

疟　疾

○脉弦如刃，烦渴脘痞，呕吐，蛔虫上升，此胃气已虚，暑热复入，三焦不行，客气逆乘，况病后调理失宜，本虚标实，姑进安蛔降逆，冀得呕逆缓，气道稍顺，再议。

川连　乌梅肉　枳实汁　川椒　生白芍　生姜

○暑热未退，胃气已虚，蛔逆中痞，呕吐涎沫，是厥阴犯胃，胃气有欲到之象，进安胃法。

进安胃法呕逆稍缓，夜寐神识不安，辰前寒战畏冷，是寒热反复，阴阳并伤，有散失之势。拟救逆法，镇摄阴阳，得安其位，然后病机可减。

龙骨　桂枝木　人参　牡蛎　生白芍　蜀漆

○体虚温疟，当从和正解邪，禁用柴、荆发散及沉重伤下药。

桂枝木　黄芩　杏仁　花粉　生白芍　半夏曲　橘红　豆蔻

○温疟阴伤，足热阳亢，病发日早。

六味去萸肉、山药，加人参、生芍、生鳖甲。

○热邪入肺为温疟。

桂枝白虎汤。

○但热无寒，咳嗽渐呕，周身疼楚。此为温疟，伏邪日久，发由肺经。宗仲景桂枝白虎汤，二剂当已。

桂枝白虎汤，加麦冬。

○瘅疟邪在肺，口渴，骨节烦疼。

桂枝白虎汤。

○肺疟咳逆欲吐。

芦根汁　花粉　杏仁　半夏曲　橘红

○劳怯一年，近日头胀潮热口渴，乃暑热深入，为瘅疟也。《金匮》云：阴气先伤，阳气独发为病，不必发散消导，再伤正气，但以甘寒生津和阳，务使营卫和，热自熄。

北沙参　知母　生鳖甲　麦冬　乌梅　生白芍

○夏暑久郁为瘅疟，热胜则肺胃津伤，五心热，多咳，故薄味清养，自能向愈，甘寒除热生津方进商。

麦冬　花粉　竹叶　沙参　甜杏仁　甘草

○暑风入肺为瘅热。《金匮》谓阳气独发。嘉言云：体阴素虚，而所伏暑气，日久混入血分，阴虚阳冒，上焦清窍皆蒙，胃阳失和，不纳易痞，究竟伏邪未去，凡苦辛疏滞，都属禁例。夫上实下虚，有客邪留着，镇降决不应病，仿之才轻可去实之例，分别气血，以宣之、逐之。

青大竹叶　连翘　犀角　鲜荷叶汁　元参　通草

○脉数，稚年阴气先伤，阳气独发，暮夜潮热，天晓乃缓。由夏暑内伏，入秋乃发，病名瘅疟。色白肌瘦，久热延虚，不可汗下消导，再伤阴阳，舌边赤，中心苔腻，兼欲呛咳。热灼上焦，肺脏亦病。法宜育阴制阳，仍佐清暑肃上。用景岳玉女煎。

鲜生地　石膏　生甘草　麦门冬　知母　竹叶心

○热势减半，脉犹劲数，夏季久伏之邪，由里而发，汗泄不能解彻，稚年阳盛阴虚，病当夜甚，从河间三焦并清法。

甘露饮。

○脉数右大，渴饮神迷，闻声若在瓮中，舌边赤苔有刺，伏暑必挟湿化疟，热蒸迫以伤津，胃汁不复，脘中常闷。夫热病以存阴为先，疟已半月，须参里症，议清胃生津，若景岳玉女煎之属。

鲜生地　麦冬　竹叶　生石膏　知母　甘草

○体质阴虚，暑邪深入，着热渐渴，汗泄可解。此仲景所谓阴气先伤，阳气独发，病名瘅疟。妄投苦辛消导，胃津劫损，气钝不知饥矣。

竹叶心　鲜生地　滑石　知母　牡丹皮　生草

○营液劫尽，邪透膻中，遂心热惶惶，难诉苦况。丹溪谓：上升之气自肝而出。况先厥后热，亦是肝病。用紫雪芳香走窜，勿使里邪结闭耳。汤药用饮子煎法，取轻清不滞，仅解在膈上之蕴热，议用景岳玉女煎。

鲜生地　知母　竹叶　风米　麦冬　石膏　生草

○脉左盛，邪留在血。寒热颇减未已，滋清里热，以俟廓清，不必过治。

鲜生地　生鳖甲　知母　天冬　丹皮　花粉

仲景云：凡元气有伤，热邪不去者，当与甘药。人之一身，不外阴阳二气而成，知阳虚用建中，阴虚用复脉，断断然也。是方全以复脉甘药护身中阴液，刘河间加入三石，名曰甘露饮子，盖滋清阴药，能救阴液，并能驱逐热邪之深伏。上焦如雾，滑石之甘淡以驱之；中焦如沤，石膏之甘辛寒以清之；下焦如渎，寒水石之甘咸寒以泄之，俾去邪不损真阴，非柴胡鳖甲之比。方名饮子，取重药以轻投，斯入阴不滞，攻邪不伐，又与汤散方法迥异耳。夏月最宜进商，奈世人忽而不究颇多，故辨及之。

复脉汤加三石。

○春季失血，是冬藏未固，阴虚本病无疑。小愈以来，夏至一阴未能来复，血症再来，原属虚病。今诊得右脉急数倍左，面油亮，汗淋涕浊，舌干白苔，烦渴欲饮，交午、未蒸蒸发热，头胀，周身掣痛，喘促嗽频，夜深热缓，始得少寐，若论虚损，不应有此见证。考《金匮》云：阴气先伤，阳气独胜，令人热胜烦冤，病名瘅疟。要知异气触自口鼻，由肺象循募原，直行中道，布于营卫，循环相遇，邪正相并，则发热矣。津液被劫，日就消烁，火热刑金，咳喘为甚，此与本病虚损划然两途。仲景定例，先理客邪新病，恐补则助邪害正耳。是以右脉之诊为凭，议当辛甘之剂，驱其暑湿之邪，必使热减。议调本病，勿得畏虚养邪贻害，至嘱。

桂枝　知母　麦冬　石膏　甘草　粳米

前法大清气分，兼通营卫，石膏佐以桂枝，清肺为多，其余皆滋清胃热，仍有生津之意。今诊两手相等小数，交未末热势较昨似轻，右脉不甚急搏，而心热烦闷、作渴之象如昔。验舌苔干白，舌边过赤，阴虚之体，其热邪乘虚入三焦，皆有诸矣。况冬病风寒，必究六经；夏暑温热，须推三气[1]。河间创于《宣明论》中，非吾臆说也。凡热清片刻，议进甘露饮子一剂，服至五日再议。

滑石　生石膏　寒水石　桂枝　白芍　麦冬　鲜生地　阿胶　人参　炙草　火麻仁

先用清水二盏，空煎至一半，入药煎四五十沸，澄清冷服。

○未病形容先瘦，既病夜热早凉。犹然行动安舒，未必真重病伤寒也。但八九日病来小愈，骤食粉团腥面，当宗食谷发热，损谷则愈。仲景先未尝立方。此腹痛洞

---

[1]气：此处似当作"焦"。

泄，食滞阻其肠胃，火腑不司变化，究其病根，论幼科体具纯阳，瘦损于病前，亦阳亢为消烁，仲景谓瘅疟者，但热不寒。本条之阴气先伤，阳气独发，热烁烦冤，令人消烁肌肉，亦不设方，但曰：以饮食消息主之。嘉言主以甘寒生津可愈，重后天胃气耳。洞泻既频，津液更伤，苦寒多饵，热仍不已，暮夜昏谵，自知胸膈拒痛，腹中不和，此皆病轻药重，致阴阳二气之残惫。法当停药与谷，谅进甘酸，解其烦渴，方有斟酌。

○疟来呕吐，失血成块且多，乃平素劳伤积瘀，因寒热攻动胃络，瘀浊遂泛。血后肢冷汗出，阳明虚也。但疟邪仍来，口渴胸痞。虽是热邪未尽，然苦寒枳、朴等药再伐胃气，恐非所宜。

鲜生地　生鳖甲　知母　生白芍　牡丹皮　竹叶心

○疟热攻络，络血涌逆，胁痛咳嗽。液被疟伤，阳升入巅为头痛。络病在表里，攻之不肯散，议搜血分留邪伏热。

鳖甲　丹皮　知母　鲜生地　桃仁　寒水石

○面赤口渴，脉大而空，劳倦夹虚，不可纯作时症感治。

桂枝木　炙甘草　泡淡黄芩　生白芍　南枣肉　生姜

○脉空搏，面赤舌白，消渴汗出，昼夜不已，两足逆冷，寒热潮迟。此积劳阳虚，外邪易陷，本虚标实，复进柴葛加消导，谓之劫津，仍宜和营主治。

归建中去糖。

又　淡黄芩　知母　花粉　乌梅　广皮白　制半夏　草果　枳实　白芍

○外寒势缓，热渴势甚，此少阳木火迫劫胃汁，脘中津衰。热蒸痰饮，倘饮水过多，中焦不运，恐为水结。仿白虎之意，不泥其方，以示勿太过耳。

鲜竹叶　飞滑石　乌梅肉　麦门冬　知母　生白芍

○胃为肝阳之扰，冲气如呃，热时烦躁不眠，纯属里证，法当酸苦泄热，俾阳明凝和。

知母　淡黄芩　生鳖甲　卷心竹叶　丹皮　生白芍　乌梅肉

○胃虚热气上行，故觉气塞，当养胃阴生津，使阳和则邪清。积劳有年之体，甘寒为宜。

人参　竹叶　知母　粳米　麦冬　石膏　生甘草

又　鳖甲煎丸，早服七粒，午时七粒，暮时七粒，白滚汤送下。

又　生牡蛎　桂枝木　人参　花粉　生白芍　乌梅肉

○间日疟，脉弦，烦渴无汗，头微痛，往来寒热，欲呕，可与小柴胡汤。

柴胡　人参　生姜　黄芩　半夏

○寒热虽止，心热口渴，营分余邪未解。仿景岳玉女煎意，滋清营热，此伏暑可去。

生地　知母　生甘草　生白芍　生石膏　竹叶心

○口鼻吸入，上焦先受。因阴虚内热体质，咳嗽震动络中，逆致血上而头胀。烦渴寒热，究是客邪，先以清暑方法。

杏仁　竹叶心　黑栀皮　连翘心　石膏　荷叶汁

○阴虚者邪未尽，瘅热汗解，用景岳玉女煎。

石膏　竹叶心　生地　知母　麦冬　白芍

○夏季疟发，温热恒多。攻下动里，里伤邪陷，变痢大痛，利频不爽，强食脘中遂胀，湿热阻遏，气偏滞也。况久病大虚，恐有变厥之虑。

黄连　黄芩　人参　乌梅　白芍　当归

○手指尖及背部皆寒，唇舌亦皆麻木，夫背为阳脉经行之所，四肢亦属诸阳之本，况麻为气虚，凡阴伤阳无不损，当撤去苦寒，进和中制木意。

人参　炙草　炒白粳米　新会皮　木瓜　白芍　炒荷叶蒂

○脉大右涩，舌白，鼻窍干黑，不饥不食。由暑湿内伏，新凉外来成疟，汗泄表解，伏气未罢，填塞胸臆，余热结于气分，思得肺化，如秋冬天降，则清肃令行。况初病身痛，亦湿热阻气之象，诸家不及道此。

瓜蒌皮　杏仁　黑栀　郁金　川贝　枇杷叶

○肥人多痰多湿，暑热夏受，秋深凉来，伏热乃发。汗多不解，非关表寒，烦渴喜饮，均是里病。肺失降而胸痞闷，湿邪盛而战栗多。湿热合邪，同时气分，是太阴、阳明之疟。医不分经络混治，所以旬日之外邪未退舍也。

木防己　杏仁　炒半夏　枳实汁　生石膏　炒厚朴　生姜汁

○巅胀汗多，脘痞欲呕，热多寒少。初因遗泄阴伤，伏暑内发为疟，忌用柴、葛再泄其阳。

淡黄芩　花粉　萎皮　杏仁　醋炒半夏　豆蔻　橘红　飞滑石

○寒热已止，脘痞不饥。此清阳不主运通，益气佐以芳香醒中。

人参　白蔻仁　炒白芍　陈皮　炒半夏　茯苓

○舌灰白，胸痞，疟来欲呕，昏厥，热时渴饮。此暑热不解，邪欲深陷。议泻心法。

黄连　黄芩　厚朴　半夏　杏仁　姜汁

○脉数，舌边白。暑湿热内伏为疟，呕逆胸满，间日寒热，邪势未解。议以酸苦泄热主治。

川连　草果仁　黄芩　广皮白　乌梅　知母　半夏　生姜

○粤中阳气偏泄，途中烦劳涉虚。暑热内伏，凉风外加，疟来间日者，邪深不得与卫气行阳也。但客邪六气，总化为热。吐蛔消渴哕逆，厥阴、阳明病也，里证显然，柴、葛泄表动阳，须忌。

川黄连　人参　黄芩　乌梅肉　生姜汁　枳实　半夏　生白芍

○病起腹痛泄泻，继而转疟。舌腻，渴不能饮，呕逆吐痰，脘中热闷，乃暑热内伏，足太阴之阳不主旋转运通，有以霍乱而起。缘未及分经辨证，邪留不解，有内结之象。不特老人质弱，如今霜降土旺，天令欲收，邪势未衰，未为稳妥，议用泻心汤法。

淡黄芩　川连　杏仁　炒半夏　厚朴　姜汁

○头痛恶心呕涩，冷自四肢起，舌白渴饮，胸痞闷，眼白带黄，汗多，乃太阴湿疟也。夏秋伏邪而发，并非暴受风寒，不可发散。

杏仁　枳壳　广皮白　半夏　藿梗　蔻仁　厚朴　姜汁

○疟发于秋，名曰伏气。两旬不解，消滞清火而不见效。寒少热多，口渴喜暖，心中懊恼，不能自主。是无形气结，蒌、连、枳、半，只治有形有滞，寒热未能开提，懊恼气结，况无汗为烦，表里气机不行，显然窒闭，宗仲景栀豉汤，一升一降，以开其结。

栀子、香豉各三钱

○浴后寒热，卫阳损也。用建中汤。

人参　归身　桂枝木　蜜姜　黄芪　炙草　白芍　大枣

○阳气发泄，寒热脉大。

蜀漆　龙骨　人参　桂木　牡蛎　生芍

○左数甚。

人参　五味　山药　熟地　芡实　茯神

○左数寒热。

人参　桂枝木　南枣　炙草　煅牡蛎

又　人参　生白芍　生牡蛎　乌梅肉　炙甘草　小麦

又　何人饮。

又　鳖甲煎丸。

○从来通则不痛，通者非流气下夺之谓，作通阴阳训则可。阅《内经》论痛，都因寒客。今脉左搏而大，气坠便不爽，宛是阴液少，气失疏泄，议用辛酸甘缓，而和体用。

小茴香炒当归　生白芍

另参汤远药进。

又　熟地　炙草　山药　秋石丸　五味　白芍　茯神

○脉左细右空。小产亡血未复，风邪外袭营卫孔隙，寒热汗出。视目紫晦，面色枯痿，其真气衰夺，最虑痉厥之变。此辛甘缓和补法，以护正托邪。

人参　白术　干姜　桂枝　炙草

○脉虚数，舌白，身痛脘痞，有痰，寒热日迟。此阴阳两损，时令湿邪外薄，内应太阴，谓之虚邪，宜从中治。

人参　半夏　知母　生姜　茅术　陈皮　草果仁　乌梅肉

○夜来忽然昏晕，目无光，筋骨痛。营液暗损，任、督皆惫之象。

人参　炙甘草　鹿茸　当归　酒炒白芍　鹿角霜

○自昏厥以来，耳聋舌白，呕逆涎沫，大便不通，必有暑邪吸入胃脘。此肝气升举，诸阳皆冒，腑气窒塞，恐内闭昏脱，最为可虑。体虚夹邪，先清邪以安胃，议以酸苦泄热驱暑。暑汗无止涩之例，总以勿进表散，乃里症治法也。

川黄连　黄芩　广皮白　乌梅肉　生姜汁　炒半夏　枳实

○两脉皆起，神气亦苏，但大便未通，中虚舌白，理难攻下。况肝虚易惊，又属疟伤致厥，仲景虽有厥应下之文，验诸色脉，不可徒执书文以致误。

人参　半夏　生白芍　川连　枳实　乌梅肉

前此未尽疟邪仍至，兼之恼怒。肝气结聚中焦，补虚之中必佐散邪开结。

人参　生牡蛎　白芍　橘红　炙鳖甲　丹皮

○产后下虚，利后为疟，是营卫交损，况色脉并非外邪，补剂频进不应，由治错乱。《经》云：阳维为痛苦寒热。

人参　桂枝木　炒当归　鹿角霜　炙甘草　炮黑姜

○积劳伤阳，哀戚动脏，重重内损。其夏秋伏邪，已深在重围。此从阴经而来，朱汉老非治时邪，病人服药而安，温药助阳也。考三阴而投温补扶正，正谓托邪。知母入咽即呃，阳明之阳几渐，不饥不食不寐，阳不流行，三焦困，脾胃惫矣。肛坠属阴伤气陷，难任纯刚之剂。

人参　当归米炒　厚朴　麋角酒浸，烘　炮姜　草果

○阴疟足太阴经，先进柴胡姜桂汤。

柴胡　黄芩　瓜蒌根　甘草　桂枝　干姜　生牡蛎

○疟两旬不解，寒多热少。是为牝疟，进牡蛎散。

牡蛎　龙骨　肉桂　白芍　云母　蜀漆　炙草　大枣

○冬月伏邪，至春发为温疟，汗出不解，非因新感可知。脉虚，先有遗症，忌进耗散真气，和正解邪为稳。

桂枝　草果　杏仁　白芍　枯芩　桔梗

○疟由四末，必犯中焦，胃独受其侮克，故烦渴脘痞不饥。今日舌绛便溏，阴气先伤，阳邪未尽，宜芩、芍和里，益以泻木邪，救胃阴。

黄芩　丹皮　白蔻仁　白芍　青蒿　乌梅肉

○经月疟后，易生嗔怒。春令内应肝胆，其用太过，其体尤虚，所以自觉馁怯。考仲景，一月疟来痉期，血气凝结胁中，必有瘕聚，名曰疟母。母者，疟邪病根也，鳖甲煎丸主之，使气血通行，留邪无可容矣。

○服露姜饮颇逸，第寒热仍来，知邪伏于阴，不得透解。大便不通，又经旬日，议从厥阴搜逐，使肝遂疏泄，可望疟止。每天明、午刻、交子，各用鳖甲煎丸七粒，连进六日，斯三阴三阳皆通，邪无容足之地矣。

○疟久，邪入络，络主血，邪结血分，则为疟母。仲景鳖甲煎丸，专以升降宣瘀治肝，谓寒热不离少阳，久必入肝，肝主血，左胁为肝膜俞也，攻病固当如是。但久有遗精，食少不化，诸恙病非一端，此攻邪温补，未能却病，莫若养正，气旺邪自除，古有诸矣。

午服妙香散，晚服阿魏丸。

○久疟针挑，汗出乃止，经脉邪去，络脉留邪，胁下遂结疟母，按之坚，形高突。四年带病，仍然能食便通，其结聚不在肠胃，药下咽入胃入肠不效。盖络脉附于脏腑之外廓耳。

生鳖甲青色刮去衣，四两　穿山甲炙，二两　　五灵脂烧至烟尽为度，二两　麝香忌火，另研，五钱　辰砂忌火，另研水飞，五钱上药各研，净末分两加入阿魏一钱，同捣丸，饥时服二钱。

○三疟已久，自述烦劳必心胸痞胀。凡劳则伤阳，议温养营分托邪一法。

人参　桂枝　炙甘草　南枣　茯苓　蜀漆　当归身　生姜

○疟三日乃发，是邪伏在阴，经年虽止，正伤难复。卫阳外泄，汗出神疲，宜甘温益气之属。五旬向衰，必节劳保养，不徒恃药。

养营法，用煨姜三两、南枣四两，煮汁泛丸。

○三日疟是邪伏阴分而发，非和解可效。久发不止，补剂必以升阳，引伏邪至阳分乃愈，守补药则非。

鹿茸　人参　熟附子　炒黑杞子　鹿角霜　当归　茯苓　炒沙苑

○稚年三日疟，太阴脾伤为多，饮食忌用腥膻，劫邪继以升阳。

常山　白术　厚朴　草果　陈皮　姜汁

○诊左现小数，右缓濡弱。食已烦倦，是脾阳衰渐，古人谓疟、痢都因脾弱也。况便溏足冷，色夺形瘦，若不急补后天，以崇母气，区区疲药，元气消惫矣。用《局方》加味四兽饮。

人参　熟术　草果仁　广皮　茯苓　炙草　乌梅肉

○此劳伤阳气之疟，循环不已，脉络久空，当升补阳气。

生芪　炙草　生姜　鹿角　当归　南枣

○露姜饮止疟，是益中气以驱邪，虚人治法皆然。脾胃未醒，忌进腥浊。

人参　炙草　半夏　益智仁　橘红　姜汁

○阴泄阳冒频遗，骱䯒寒热消渴，气上撞心，欲寐惊惕，饮多呕逆，两足如坠，茎中凝窒。《金匮》谓阴气先伤，阳乃独发。见疟厥阴经疟，与上焦治异。

鲜生地　知母　生甘草梢　元参　川斛　竹叶

○热病时疟，不分清理在气在血，以发散消导，劫伤胃汁，遂不饥不食。突遭惊骇，肝阳暴越，复令倏热倏凉，两足皆冷，腹胀不和，胁中有形触痛，由久病入络。

阴阳不通，二便窒闭，先与更衣丸二钱，俟半日后，大便得通，次日用药，当以两和厥阴、阳明方法。

生牡蛎　柏子仁　生白芍　川楝肉　小黑豆皮　细根生地

〇疟热伤阴，阴液不得上承，舌心扪之如板。目瞑面肿，惊惕，肝阳化风内震。胃气愈逆，脘痞，欲人抚摩。热气聚膈，蒸迫膻中，必至神昏闭塞，老年凶危俄顷，然非形质之结清寒攻荡可效，况已泻利在前，邪陷阴伤显然。夫阴伤属下，热聚居上，救阴之剂未遑透膈以滋下。芩、连、凉膈，苦辛燥气再伤阴，究非至当。辗转筹划，法宜分理，议于今晚先进清心牛黄丸一服，匀三次温开水与服，取其芳香清燥以开其结。明日再诊议方。

〇冒暑远行，热气由口鼻入，犯上犯中，分布营卫，故为寒热疟疾。当淡薄食物，清肃胃气。投药以凉解芳香，或甘寒生津，皆可疗此。奈何发散以去寒？不知口鼻受热，与皮肤受寒迥别，治之不效。肆行滋补，参、术、芪、地，黏腻中宫，肺气壅闭，胃中滞凝，肿胀每上至下，一身气机不通，张戴人所谓邪得补而势盛，如养寇殃良之比。但病久形消，矫其非而再为攻逐，又虑正气之垂寂，故改汤为丸。丸者缓也，使中焦得疏，渐渐转运，升降得宜，六腑有再通之理，腑通，经脉之气无有不通者矣。每日进丹溪保和丸。

〇左胁下宿积有形，今疟症反复，左胁又结疟母，胸脘痞闷，大便艰难。乃疟症余邪与气血胶结，六腑亦因之不宣。宜攻以通其瘀滞，先进鳖甲煎丸三钱。早上、午时、暮时各用七粒，开水送下。

〇疟邪未尽，堵截气窒，致腹满足肿，气逆欲喘。水湿内蕴，治当分利。
杏仁　牡蛎　猪苓　厚朴　泽泻　茯苓

〇疟止太早，邪热未尽，脘痞不饥，口渴自利，防有滞下。
川连　黄芩　半夏　枳实　白芍　橘白

〇同议上下合邪，泄厥阴以安阳明，仍佐肃清暑湿方法。
桂枝木　川连　人参　生牡蛎　乌梅　白芍

○痰哮由外邪而发，坐不得卧，肾病为多。以风寒必客太阳，体弱内侵少阴耳。若夫暑湿热气，触自口鼻，背部疡疖，乃鼻窍应肺，是手经受邪，辛凉气轻之剂可解，以肺欲受辛，其象上悬，气味沉重，药力下走而肺邪不解。然夏病入冬，气候迭更，热邪久而深入，气血日被损伤，滋清如胶、地，搜逐如鳖甲煎丸，无如不独阴亏，八脉气衰，为寒为热，病形渐延损怯，喉痛，火升上热，缓必下热，此刚药难投，柔温之养，佐通奇脉定议。

生鹿角霜三钱　炒黑枸杞钱半　茯苓钱半　沙黑归身钱半　熟地炭三钱　生沙苑一钱

○瘕泄下冷热升，议通摄任、督之散越。

鹿角霜三钱　熟地炭五钱　补骨脂盐水先煎百沸，八分　败龟板刮光炙脱研，三钱　云茯苓钱半　石壳建莲连壳勿研，十粒

○经先期三日，热多寒少，脉左弦大。血分偏热，治厥阴疟邪窒在血。

生鳖甲　冬桑叶　青蒿梗　炒桃仁　炒丹皮　川贝母

○疟乃暑湿客邪，血证逢时便从。已是阴亏体质，治邪须顾本元，议与竹叶地黄汤。

竹叶　知母　川贝母　鲜生地　薄荷

○寒热后，诊脉小弱，舌白，渴不欲饮，痰多气闷。疟未尽而正已虚，不可过攻，防其衰脱。

生术　半夏　草果仁　广皮　茯苓　厚朴

○疮家湿疟，忌用表散。

苍术白虎加草果仁。

○伏邪成疟，寒热间日作，汗多欲呕，中脘痞闷不饥，进泻心汤法。

川连　黄芩　杏仁　枳实　姜汁　半夏　厚朴　草果

○脉无力，寒热夜作，烦渴恶心，舌黄中痞。虽是伏暑为疟，然平素烦劳，即属内伤，未可泥于发散消食，先进泻心汤以泄蕴热。

川连　淡黄芩　花粉　枳实　姜汁　炒半夏　豆蔻　橘红

○寒热后津伤，舌上黑胎，口干不知味，食不易饥，大便不爽，宜进滋养阴液法。

麦冬　知母　橘红　人参　川石斛　乌梅肉

○产后未满百日，下焦精血未旺，遂患三疟，缘真气内怯，邪不肯外出。医药清散攻下，仅治三阴之疟，遂致魄汗淋漓，乃阳气脱散败坏之象矣。

人参　补骨脂　炒黑茴香　茯苓　归身

○湿盛寒战，不解成疟。湿主关节为痛，邪在里为烦，总以湿热里症，治宜用苦辛。

川连　黄芩　杏仁　姜汁　半夏　厚朴

○脉大，寒热渴饮，舌渐黄。气分热胜，血弱已久，恐邪漫劫津，清气热即以和阳，议用张氏玉女煎。

石膏　竹叶心　鲜生地　知母　生甘草　生白芍

○伏邪留于少阴、厥阴之间，为三日疟。百日不愈，邪伤真阴，梦遗盗汗。津液日枯，肠燥便难．养阴药虽为有益，但深沉疟邪，何以得追拔扫除？议以仲景鳖甲丸三十粒，早上开水送下，午后进养阴通阳药。

复脉汤，去人参、生姜，加牡蛎、鹿角霜。

○邪与气血胶凝则为疟，女病在络。自左胁渐归于中焦，木乘土位，东垣谓：疟久必伤脾胃。既成形象，宜通恶守，佐芳香乃能入络。凡食物肥腻呆滞，尤在禁例，所虑延及中满。

人参　草果　陈皮　木香　茯苓　厚朴　青皮　郁金汁

○深秋曾诊，拟议此病为暑湿食瓜，辛甘寒分利，奈何脾阳又受辛寒之累，致浊阴聚形，频遭食复，阳属受戕。凡身中脾阳宜动，动则运；肾阳宜藏，藏则固，斯为命根。《局方》大建脾丸、仲淳资生丸，多以补虚通滞，芳香合用，取其气通浊泄，人参辅正之力得矣。

人参　陈皮　厚朴　益智仁　茯苓　木香

○间日寒战，发热渴饮，此为疟。饮水结聚，而心中痛胀，乃病上加病。不敢用涌吐之药，暂与开肺气壅遏一方。

生石膏　大杏仁　生甘草　蜜水炒麻黄

○脉如平人，但热不寒，烦渴，身疼时呕，此温疟也。仲景有桂枝汤白虎一法，一剂知，二剂已也。

桂枝白虎汤。

扫叶庄医案

◎ 清·薛雪 著

《扫叶庄医案》成书于1764年，今据《珍本医书集成》
1936年铅印本进行整理。

扫叶庄医案

薛雪生白　著

无锡周小农　初校

萧山谢诵穆　重校

卷　三

夏暑湿热

诊脉缓软涩，胃脘不爽欲嗳，夜来腹胀，吐痰酸水，口鼻吸冷，损及中阳。暂用冷香饮子方，宜缓进参术。

藿梗　草果仁　附子　广皮　厚朴　茯苓

脉沉缓，目黄舌白，呕恶，脘腹闷胀。此冷暖不和，水谷之气酿湿，太阴脾阳不运，周行气遂为阻。法当辛香温脾，宣气逐湿，用冷香饮子。

草果　藿梗　半夏　茯苓皮　厚朴　广皮　杏仁　茵陈

舌白黄不饥，筋骨甚软。自暑湿内蒸，脾胃受伤，阳明胃脉不司分布流行。若不早治，必延疟痢。

白蔻　杏仁　藿梗　木通　滑石　厚朴　广皮　桔梗

春夏地气上升，身处山麓，亦有瘴气混于水土之中，饮食不觉，脾胃气困。频年长夏舌黄腹胀，便秘成泻，皆湿阻清浊不分。两年治效，多以分消，每交春深，山行蔬食，俾气清流畅，则无是病。

生白术　米仁　广皮　苓皮　厚朴　生智仁　桔梗　金石斛汁法丸

又煎方　草果　广皮　腹皮　猪苓　厚朴　苓皮　莱菔子　泽泻

失藏人身应之，患此者最多。考古人温病忌表散，误投则劫津，逆传心包，最怕神昏谵妄。治法以辛甘凉润为主。盖伤寒入足经，温邪入手经也。上润则肺降，不致腜郁，胃热下移，知饥渴解矣。

嫩竹叶　麦冬　桑叶　蔗浆　石膏_{白糖拌炒}　生草　杏仁

冬温伏邪，先厥后热，深热从里而发，汗出烦渴，当救胃汁。

竹叶心　麦冬　生谷芽　乌梅肉　生草　川石斛

风温咳嗽，下焦阴虚，先以辛甘凉剂清上。

桑叶　大沙参　麦冬　玉竹　川贝　生草_{糯米泡汤煎}

冬月温邪内伏，入春寒热咳嗽，身痛微汗乃解，与温疟同法。

桂枝白虎汤

咳嗽二年，形瘦谷减，冬季喉垂渐痛，可见水亏，阳气不藏，春月气日甚，皆阴乏上承，阳结于上，为喉痹矣。近日寒热风温客气，脉小数，为阴伤，忌用辛散。

桑叶　沙参　川贝　玉竹　麦冬　生草

温邪感触，气从口鼻，直走募原中道。不同伤寒阳症，邪自太阳次第传经。盖春温夏热，鼻受气则肺受病，口入之气，竟由脘中，致以手经见症，不似伤寒足六经病也。仲景论温不可发汗，汗则劫津伤阳，身必灼热，一逆尚引日，再逆促命期。又云：鼻息鼾，语言难，剧则惊痫瘈疭，无非重劫阴阳而然。今病发热，原不是太阳客邪见症，所投羌、防，辛温表汗，此即为逆矣。上窍不纳，下窍不便，亦属常事，必以攻下希图泄热。殊不知强汗劫津而伤阳，妄下劫液而亡阴。顷诊脉两手如搰而战，舌干燥而无苔，嘴前干板，目欲瞑，口欲开，周身癍纹隐约，时有呃逆，因胃乏谷气而中空，肝阳冲突上冒肆虐耳。为今返正，先用糜粥，使胃中得濡，厥阳不致上冒，而神昏之累可已。进药之理，甘温可以生津除热，即癍疹亦不必虑。观仲景论中，邪少虚多，阴液阳津并涸者，复脉汤主之。今仿此意。

炙草　生地　阿胶　人参　麦冬　白芍

温邪有升无降，经腑气机交逆，营卫失其常度，为寒热。胃津日耗，渴饮不饥，阳气独行，则头痛面赤。是皆冬春骤暖，天地阴虚，温热卫泄，营热久延不已，最为棘手。拟从心营肺卫治之。

鲜生地　金银花　桑叶　小麦　郁金　犀角尖　淡黄芩

伏热久郁，营卫失调，汗泄心嘈，皆是内蒸气弱。肢足稍露，则脐下便痛，正刘氏谓亢则害、乘乃制之义。

鲜生地　犀角　青蒿梗　生石膏　地骨皮　知母

汗多气泄，心包伏热，五心焦烦，形体反恶外寒。投清寒之品，热势稍减，但热蕴于里，必得水升火降，方能阴阳和快。

犀角尖　浮小麦　鲜石菖蒲　鲜生地　元参心　朱砂染麦冬

客冬感寒，入春化温寒热，药不中窍，致令汗泄正虚。因循难愈，议进咸镇一法。

桑叶　阿胶　茯神　生白芍　牡蛎　炙草

日久寒热，正虚无以主持，频频汗泄，亟宜固阳摄阴。

生鳖甲　桑叶　阿胶　生芪皮　生白芍　枯芩　茯神　炙草

脉数，上出鱼际一寸，心中热，与背相控。

鲜生地　阿胶　麦冬　九孔石决明　生白芍　女贞子　五味　鸡子黄

脉数上出鱼际一寸，是谓溢脉，阴气不能上承于阳也。寒热汗出身半以上，是亦阳失阴守，非寿征也。议摄阴救阳。

春　温

过饮酒热上炽，肺卫心营受迫，旬日间有寒热，痰饮阻气，咳逆胸痞。乃内因致病，薄滋味以清肃气分。

芦根　枇杷叶　桑叶　米仁　浙苓_{煎好加入生石膏末再煎}

温邪蒸灼津液，酿为热痰，胃口不得清肃，不饥不食，只宜甘凉生津，峻利不可再投。

麦冬　蔗浆　花粉_{嘉定}　川贝　桑叶　大沙参

津涸风动，肢强口噤，温邪内陷危笃，以甘缓生津熄风，望其出音。

炙草　麦冬　阿胶　火麻仁　细生地_{蔗浆代水煎}

高年左瘫，近加风温寒热，主客皆病，防其昏痉。

厚朴　广皮　豆蔻　杏仁　木通　苓皮

温邪入肺不解，遂逆传膻中，烦热昏躁，呛出血沫，犹然气喘不食。夫肺主气，心主血，辨症分经，最为要旨。

淡竹叶　阿胶　枯黄芩　六一散

病邪已去，虚热未除。

生地　玉竹　水梨　生草　麦冬　丹皮　花粉

热邪久伏，风寒外侵，春温气机不藏，内蓄之邪复彰。咳嗽咽痛，两足畏冷。拟辛凉轻剂，制其潜伏之邪热。

桑叶　南沙参　郁金　黑山栀　杏仁　菊花　桔梗　生草

牙齿常紫，膝盖酸痛，上年秋季为甚。此湿邪阻于经络，阳明之气不司束筋利机。议宣通脉络之壅，使气血和平。

金毛脊　白蒺藜　生白术　油松节　生米仁　木防己

过饮晨泻，中宫留湿，干呕腹痛。是脾不和，阳气不主运行于四末，故四肢无力困顿矣。宜忌湿肉，使清阳转旋，中宫得健。

草果　厚朴　藿香　广皮　茯苓　半夏

新沐头痛鼻塞，状似风温，次日寒战大热，胁肋痛不可转侧，自利稀水。乃湿聚于经脉，病在气分，热渴欲饮水。今目黄上视，手肢发痉，舌苔白，齿板燥，胸中隐隐痛，皆邪深痉变，凶。

木防己　桂枝木　大豆黄卷　茯皮　天花粉　菖蒲汁

用木防己汤，痉厥已缓，经脉郁伏湿邪已解，胃汁大伤，痰嗽气闪，与甘药不伤胃气。

甘蔗浆　南花粉　薏苡仁　炒黄川贝　麦冬

夏季水土之湿，口鼻受气，着于脾胃，潮热汗出稍凉，少顷又热，病名湿温。医但知发散清热消导，不知湿郁不由汗解。舌白不饥，泄泻。

滑石　白蔻仁　茯苓皮　猪苓　通草　厚朴　泽泻

冷热湿秽，杂感太阴经受邪。

草果　桂枝　茵陈　藿梗　厚朴　防己　茯皮　广皮

湿郁气阻，疹发。

飞滑石　茯苓皮　射干　木防己　茵陈　槟榔磨汁

今年天运寒水，地气湿土，春夏雨湿泛潮，郁勃秽浊之气。人在气交之中，口鼻触受，直走胃络募原，分布上下。如此症初病头胀，痞闷呕恶，必舌白，病全在气分，为里中之表。芳香逐秽，淡渗逐痰。此不为仅以《陶氏全书》方案竞进。彼寒分六经，热犯三焦，不同道也。且医药初用即泻，暑必挟湿也。消之不降，清之不应，此湿邪乃是无形，医治却是有形。今诊脉小涩，舌干口渴，不能汤饮，胸次软而涩，仍有呕逆之状，当温脾阳以运湿，仍佐辛香，可望其效。

草果　桂枝木　茯苓皮　厚朴　广皮　木防己

病本湿温，元气不能载邪外出，势有直犯神京之状矣。拟以栀、豉上下分开之，姜、枣左右升降之，芳香之草横解之。

西豆豉　黄芩　郁金　生香附　黑山栀　甘草　鲜菖蒲　生姜

舌赤头痛，恶心脉大，温邪入募原也。

白蔻仁　桔梗　枇杷叶　鲜醒兰　瓜蒌皮　天花粉　木杏仁　枳壳

脉右大，舌黄不渴，呕吐黏痰，神躁，语言不清，身热不除。此劳倦内伤，更感温邪，须防变痉。

竹叶　六一散　厚朴　茯苓　白豆蔻　广皮

暑湿郁蒸。

滑石飞　竹叶　连翘　淡芩　桑皮　木通

暑风上郁阳分，昼日头痛，鼻渊。

鲜荷叶汁　青菊叶　滑石　羚羊角　连翘　桑叶　银花

暑风痰嗽，目黄，舌白已退，遇风肌热。此肺病未和，薄味不致疟。

六一散　川贝母　瓜蒌根　地骨皮　桑叶　玉竹

形瘦阴亏，暑热客气未尽，气分有热，故不耐阴柔腻药。

竹叶　川贝母　麦冬　知母　生甘草

虽是伏暑湿邪，平素阴虚，久积劳倦，病发先有梦遗，此柴、芍、膏、连苦辛
皆忌。

鲜生地　连翘心　竹叶心　细木通　六一散　金银花

舌干黄，经脉软弱，脘中不爽，热伤津液，阴不上承，清热不应，以甘寒生津。

鲜生地　麦门冬　柏子仁　茯神　人参冷冲

伏暑热燥气分，津化痰，形瘦，嗽未止，不饥便溏。

米仁　芦根　白蔻　浙苓　桔梗　枇杷叶

阴弱之质，暑风外袭，头蒙口渴，以轻剂肃之。

鲜丝瓜叶　杏仁　连翘　大豆卷　川通草　桑皮

香茹饮泄越渗利，颇不宜于虚体，或有人参者，可以凉服暂用。药当平和清暑，
以雨湿已久，中宫易困耳。

木瓜　扁豆　人参　茯苓　甘草　醒头草

形瘦液少，暑湿泄泻初愈。又咽干咳嗽，以暑挟湿，秋热化燥，乃胜复之理。

玉竹　麦门冬　北沙参　生甘草　桑叶　南沙参

脉弱无力，心中洞，入夜神昏谵语，面目皆红，烦渴微饮。是劳倦内伤，频与苦

辛消导滋阴，阳愈伤则浮越，有虚脱之虑。议用仲景救逆法。

生龙骨　炒黑蜀漆　生左牡蛎　炙甘草　川桂枝木　南枣肉

脉弦长，入尺而数，舌上沾苔，时或发热，大便或溏。显然素禀阴虚，复受暑湿。

草果仁　金石斛　紫厚朴　鳖甲　广橘皮　淡竹叶

尊体本阴虚，阳气并邪，独发热，两旬余不解，无汗。盖因枯液不作汗，邪亦不解也。连剂养阴之后，邪少松则汗大出，是云行雨施，正品物咸亨之候，何疑其脱也。但弱体久病不解，元气愈亏，此邪稍出，大汗作，亦属接补关头，不可少懈耳。心静则气定而神住，切不可忧扰神气，致阳上升。

人参四钱　熟地黄一两　制首乌五钱　抱木茯神二钱　生左牡蛎六钱　天门冬三钱

积劳伤阳，哀戚动脏，重重内损，夏秋伏邪，已深入重围。此邪从阴经来，故三阴而施温补扶正，正谓托邪。知母入咽即呃，不饥不食不寐，阳不流行，三焦困，脾肾惫矣。肛坠属阴气陷，难任纯刚之剂。

人参　麋角　当归身　煨生姜　草果仁　紫厚朴

热甚，心烦躁渴。宜宣膻中热气，兼驱伏暑。

清心牛黄丸　辰砂益元散三钱　竹叶心二钱

煎汤送下。

脾胃气困，郁蒸为黄，痛乃阳不流行，久病不可纯攻。

山茵陈　生益智仁　生白术　茯苓皮　紫厚朴　广橘皮　生香附磨汁

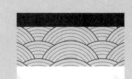

三家医案合刻

◎ 清·薛雪
叶桂
缪遵义

著

《三家医案合刻》成书于1831年。本次整理以道光十一年
（1831年）吴氏贮春仙馆刻本灵鹤山房藏版为底本。

三家医案合刻

叶桂天士

薛雪生白　著

缪遵义宜亭

吴金寿子音　纂

卷　一

〇稚年纯阳体质，【五案为幼科，度尽金针。】热症最多。病偏右胸高，呼气不利，肺气不能清肃，热郁内蒸，逆传膻中。致天君震动，状若痫症。夫肺主卫，心主营，二气循环于肺胃脉中，苟营卫失和，越日触遇乃发。翁仲仁谓扶肚抬胸，为肺热壅塞。然不及周岁，未受谷食涵养，脏腑柔薄，一切苦寒沉降及腻滞阴药，俱在禁例。且肺位最高，逆行心包络间，仍从上治，抱持勿卧，令上气下行为顺，可使营卫两和。

薄荷　桑叶　米仁　茯苓　郁金　淡竹叶　鲜石菖蒲

再诊　西瓜翠衣　鲜枇杷叶　通草　茯苓　生米仁　淡竹叶

三诊　宿热未平，秋金燥令亦从天降，致上气不能全顺。症见咳嗽燥逆，议清气分之热。

大沙参　麦冬　花粉　生甘草　桑叶　灯心

四诊　视面部清窍未能爽适，显然肺热未能全解。议进甘寒，仿喻嘉言清燥意。

桑叶　麦冬　梨肉　川贝母　银花　生甘草

五诊　伏暑上壅，得宣通而降，头项胸次已平，但乳食不能少运，便溏日有数次，思肺降之热，必移于腑。考古幼稚泄泻，每以四苓为主方，不越分利和中之意。

四苓加广皮、木瓜、生谷芽【五苓去桂枝名四苓：猪苓、泽泻、白术、茯苓。】

○据述产育频多，【此病案可为虚人病伏暑治法正宗。】产后两年，经水至今未来，此为病根，已属下元阴亏。长夏初患泄泻，必天雨地湿，潮雾秽浊气，由口鼻吸受，原非发散消攻可去。只因体质甚薄，致秽浊蔓延，充在三焦，上则咳痰不饥，下则二便涩少，非表有风寒，故无寒热见症。然气分壅塞，津化浊痰，入夜渴饮，胃汁消乏，求助于水，是本虚标实之病。夫肺位最高，与大肠相表里，清肃不行，小便不利矣。

芦根　米仁　通草　茯苓　桑叶　西瓜翠衣

冲入白蔻末。

再诊　前议虚不受补，皆因夏令伏邪著于气分。夫肺主一身之气，既因气阻清肃不行，诸经不能流畅，三焦悉被其蒙。前言攻邪不效，盖客邪由吸而受，与风寒感冒不同，乃氤氲虚空，聚则为殃耳。故取淡渗无味气薄之品，仅通其上，勿动中下，俾虚无伤，伏气可去，稍佐辛香，非燥也，仿辟秽之义。

经霜桑叶　鲜枇杷叶　茯苓　蔻仁　米仁　芦根

○脐上心下热炽，【热邪内陷，此案可参。】咽喉间陈腐气遂神昏扑厥。经时汗出而醒，口涌血沫，乃膻中热壅，以致心窍受蒙。若非芳香清透，不能宣通络中瘀痹。

犀角　茯神　天竺黄　麝香　丹参　菖蒲　郁金　冰片

各生研末，赤豆皮煎汤泛丸，竹叶汤送。

○暑由上受，【治暑热病当参此案。】先入肺络，日期渐多，气分热邪，逆传入营，遂逼入心包络中，神迷欲躁，舌音[1]短缩，手足牵引，乃暑热流陷，势将发痉。热闭在里，肢体反不发热，热邪内闭外脱，岂非至危至急。考古人方法，清络热必兼芳香，开里窍以清神识。若重药攻邪，直走肠胃，与包络无干涉也。

犀尖　鲜生地　元参　银花　石菖蒲

化至宝丹。

○向来久咳伤肺，【类载五案治疟当参，治疟必治其因也。】更值雨潮感邪，但热不寒，是为瘅疟。仲圣云：消烁肌肉，当以饮食消息之。在乎救胃以涵肺，医知是理否。

―――――――――――
〔1〕音：当作"喑"。

竹叶　麦冬　连翘　甘草　梨皮　青蔗汁

○脾经疟邪，必由四末扰中，仲景论太阴经九条，深戒攻下。谓脾为孤脏，体阴而用阳，喜暖而恶寒，不饥痞胀，嗳气，阳伤则运动无权，滞浊弥漫矣。昔贤制方，阳伤取药之气，阴伤取药之味，奈何不究病之阴阳，不分药之气味，便窒则攻下，痞闷则开泄。药不对病，脾胃受伤，数年沉痼，如脾胃论莫详于东垣，苟能玩读，焉有此等混治？

炒半夏　淡吴萸　生益智　荜茇　干姜　茯苓

○苦辛过服，大泻心阳，心虚热收于里，三疟之来，心神迷惑，久延恐成痼症。考诸《金匮》，仲景每以蜀漆散为牡疟治法。

云母石　蜀漆　生龙骨

为末，开水调服二钱。

○下焦精亏，疟邪遂入少阴，当其发作从背起，乃太阳与少阴表里相应也。阴邪得汗不解，托邪固是，但气易泄，姜、附纯刚，又恐劫阴矣。

人参　鹿茸　桂枝　细辛　杞子炭　归身炭　生姜

○湿温长夏最多，湿热郁蒸之气，由口鼻而入，上焦先病，渐布中下，河间所谓三焦病也。治与风寒食积迥异。仲景云：湿家不可发汗，汗之则痉。湿本阴邪，其中人也则伤阳，汗则阳易泄越，而邪留不解。湿蒸热郁，发现为黄，熏蒸气坠之间，正如罨曲之比。斯时病全在气分，连翘赤小豆汤可以奏效。【连翘赤小豆汤即麻黄连翘赤小豆汤，《王氏温热经纬》卷五方论第十五方可检阅。方本仲圣，缘系《叶案》，故举王书所载，便人类求各方，多举华刻《指南》，亦以其同属《叶案》也。】今经一月，邪弥三焦，自耳前后左肿及右，痈疡大发。夫痈者壅也，不惟气滞，血亦阻塞，蒸而为脓，谷食不思，陡然肉消殆尽，胃气索然矣。商治之法，【此案治温热病者当详参，以免误治。治温热《王氏经纬》《吴氏条辨》都宜熟玩法，本叶氏《叶案》此种最宜究心。】补则助壅，清则垂脱，前辈成法，一无可遵，因思湿热秽浊结于头面清窍，议轻可去实之法，选芳香气味，使胃无所苦，或者壅遏得宜，少进浆粥，便是进步。《经》云：从上病者治其上。《灵枢》云：上焦如雾，非轻扬芳香之气，何以开之？

青菊叶　荷叶边　金银花　象贝母　绿豆皮　马兜铃　连翘　射干

煎好，露一宿，临服加金汁一小杯。

〇身腕，【伏热症治当参此案。伏所为病《吴氏条辨》不及《王氏经纬》，颇诋之而经纬，所辑正宜参究。】体质适值过劳，阳气受伤，呕吐食物，身热而无头痛。已非外感风寒。间日烦躁渴饮，唇焦舌黑，是内伏热气。由募原以流布三焦，亦如疟邪之分争营卫者然。然积劳既久，伏邪客病，脉来小缓，按之不鼓，可为征验。且两便颇通，略能纳谷，焉有停聚积滞？【此伏气之轻者。】仲景以单热无寒之症，不出方药，但以饮食消息之。后贤参拟甘寒滋养胃阴，其热自解。

竹叶　花粉　麦冬　连翘　生地　杏仁　蔗浆

〇寅卯少阳内动，络中血溢，寒热呕逆，骤然泄泻，不能左卧。盖阳木必犯阴土，胆汁无藏，少寐多寤，土脏被克，食减无味。宜补土疏木。

人参　山药　炙草　白术　扁豆　丹皮

〇虚损泄泻，用异功、理中，【理中见华刻《指南》十卷四十页，异功见华刻《指南》十卷四十五页。】乃补脾胃以煦其阳气方法。无如失血遗精，金水久亏，阴乏上承，咽痛失音，而泻仍不已。长夏吸受暑湿之气，与身中浮越之气，互为郁蒸，遂起疳蚀。【此案亦可为治虚人感受湿热之邪方法。】气阻则妨食，是劳损为本，而杂以暑湿，纯补决不应病，与轻淡气薄之剂，先清上焦，后议补益。

芦根　马兜铃　通草　米仁　滑石　西瓜翠衣

〇瘦人阴虚，热邪易入于阴，病后遗精，皆阴弱不主固摄也。泄泻在夏秋间，是暑湿内侵，其间有瓜果生冷，不能速行，是中寒下利，十中仅一。况此病因遗泄患疟，病人自认为虚，医者迎合，以致邪无出路，转辗内攻加剧。夫犯房劳而患客邪，不过比平常较胜，未必便是阴病。近代名贤，讹传阴症，伤人比比。总之遗泄阴亏，与利后阴伤，均非刚剂所宜，当拟柔刚以扶精气。

人参　山药　川斛　芡实　茯苓　生地炭

〇舌白不大渴，寒战复热，神躁欲昏，心胸饱闷更甚。疟系客邪，先由四末以及中宫，咳痰呕逆，是邪干肺胃，体虚邪聚，闭塞不通。故神昏烦闷，郁蒸汗泄，得以渐解，营卫之邪未清，寒热蔓延无已。此和补未必中款，按经设法为宜。

白蔻仁　黄芩　半夏　竹叶　薏苡仁　姜汁

○酒客中虚聚湿，口鼻吸受秽浊不正之气，初病头胀胸痞，身痛微汗，不解秽湿，在募原内蒸。非伤寒之邪，从表入里，及中道斜行，鼻受秽湿，皆蕴结于气分。治以芳香，邪气得开，奈不分气血。从热消导，清热攻下，邪混血分成瘀，冒入膻中，神昏谵妄，内闭脏腑，外象肢冷大汗，势已危笃。仍以病根源秽邪，逼迫心包络论，神气少清，冀其回生。

至宝丹四分　金汁一杯　石菖蒲汁一匙
研细和匀，炖温服。

卷　二

○据述，吐血在二月至六月方止，血止发热，如火后渐止。今又发热，推测病情，尚是伏暑，失血后，邪乘虚入营分，久而复发，竟有热入血室之意。仲圣"阳明篇"原有此条，正可援其例而变通之。

鲜地骨皮　桑根白皮　青蒿汁　水梨汁　蝉衣　芦根　生甘草
加三甲煎。

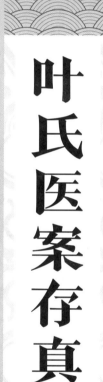

叶氏医案存真

◎ 清·叶桂 撰

《叶氏医案存真》成书于1832年。本次整理以道光丙申
（1836年）叶氏家刻本为底本。

叶氏医案存真

叶桂　撰

叶万青　校刊

卷　一

○冬温咳嗽，忽值暴冷，外寒内热，引动宿痰伏饮，夜卧气冲欲坐，喉咽气息有声。宜暖护安居，从痰饮门越婢法。

麻黄　甘草　石膏　生姜　大枣

○冬温为病，乃正气不能藏固，热气自里而发，齿板舌干唇燥，目微红，面油亮，语言不爽，呼吸似喘。邪伏少阴，病发三焦皆受。仲景谓：发热而渴者，为温病。明示后人，寒外郁，则不渴饮；热内发，斯必渴耳。治法清热存阴，勿令邪热焚劫津液，致瘛疭，痉厥，神昏，谵狂诸症，故仲景复申治疗法云：一逆尚引日，再逆促命期。且忌汗、忌下、忌辛温。九日不解，议清膈热。

飞滑石　连翘　淡黄芩　郁金汁　竹叶心　天花粉　橘红　苦杏仁

○初病伏暑，伤于气分，潮热渴饮，邪犯肺也。失治邪张，逆走膻中，遂至舌缩，小便忽闭，鼻煤裂血，耳聋，神呆昏乱。邪热蔓延血分，已经入络，津液被劫，必渐昏寐，所谓内闭外脱。

连翘　银花　石菖蒲　犀角　鲜生地　元参　至宝丹一粒

○望色萎瘁晦黯，闻声呼吸不利，语音若在瓮中，诊脉右缓左急。问初病，忽热忽温，头中如裹，腰痛欲拊打，神识呆钝，昏昏欲寐，肢节瘕痉，咳痰映红，溺溲短缩，便溏带血，不饥不渴，环口微肿。唇干不红，舌白糜腐。此水谷酒腥，湿热相并郁蒸，阻挠清气之游行，致周身气机皆令痹塞。夫热邪、湿邪，皆气也，由募原分布三焦，营卫不主循环，升降清浊失司。邪属无形，先着气分。时师横议表邪宜汗，里滞宜消，见热投凉，殊不知热由湿郁，气行热走。仲景痉暍从湿化，忌汗、忌下，明示后人，勿伤阴阳耳！便无形之邪，久延必致有形，由气入血，一定理也。据色脉症参之，未见或可采用。

羚羊角　茵陈　银花　连翘　通草　大腹皮　茯苓皮　猪苓　泽泻　至宝丹

卷　二

○汪天植　脉数如浮，重按无力，发热自利，神识烦倦，咳呛痰声如嘶，渴喜热饮。此非足三阳实热之症，乃体属阴虚，冬月失藏，久伏寒邪，已经蕴遏化热。春令阳升，伏邪随气发泄，而病未及一旬，即现虚靡不振之象，因津液先暗耗于未病时也。今宗春温下利治。

淡黄芩　杏仁　枳壳　白芍　郁金汁　橘红

春 温 症 附暑湿热

○朱先生劳倦嗔怒，是七情内伤，而温邪感触，气从口鼻直自膜原中道。盖伤寒阳症，邪自太阳，次第传及，至于春温夏热，则鼻受气，肺受病，口入之气，竟由脘中，所以原有手经见症，不比伤寒足六经之病也。其原不同，治法亦异。仲景论：温邪不可发汗，汗则劫津伤阳，身必灼热，一逆尚引日，再逆促命期。又云：鼻息鼾，语言难出，剧则惊痫瘈疭，无非重劫津液所致。今病发热，原不是太阳客邪见症，所投羌、防辛温表汗，此误即为逆矣。上窍不纳，下窍不便，亦属常事。必以攻下，希图泄热。殊不知强汗劫津而伤阳，妄下劫液更亡阴。顷诊脉，两手如搐而战，舌干燥而无苔，前板齿干，目欲瞑，口欲开，周身灯照，而淡晦癍纹隐隐约约。几日来时有呃逆，因胃乏谷气而中空，肝阳冲突上冒肆虐耳。为今返正，先与糜粥，使胃中得濡，厥阳不致上冒。而神昏之累可已。进药之理，甘温[1]可以生津除热，即瘢疹亦不足虑。观仲景论中，邪少虚多，阴液阳津并涸者，复脉汤主之，谨仿此义。

炙甘草　人参　生地　白芍　阿胶　麦冬

〇温邪有升无降，经腑气机交逆，营卫失其常度为寒热。津液日耗，渴饮不饥。阳气独行，则头痛面赤，是皆冬春骤暖，天地失藏，人身应之，患此者最多。考古人治温病，忌表散，误投即谓劫津。逆传心包，最怕神昏，谵语，妄狂，治病以辛甘凉润为主。盖伤寒入足经，温邪入手经也。上润则肺降，不致膹郁。胃热下移，知饥，渴解矣。

嫩竹叶　桑叶　杏仁　蔗汁　麦冬　生甘草　石膏水净，糖炒

〇起自热病，热伤阴络，血大泻，自当宗血脱益气之旨。今脉左大急疾，右小微弱，脐旁动气，肌肤枯燥，阴分大耗。正当暑月，何以堪此？拟进九龙法，通补兼施。若得动气稍减，病可平和矣。

熟地炭　山楂糖油炒　琥珀屑　新绛　冲入藕汁

〇素有浊阴上干之症，近因湿气淫蒸，新旧合而为一，壮热吐苦水，哕，上逆，舌色微白，脉小弦。木气欲升，而复为湿遏之象也。当用苦辛以劫湿邪为主，即仲景先治新，后治痼之意也。

川连　泡姜　炒厚朴　半夏　块芩
即进一剂，哕少缓，可用黄连温胆汤一二盏。

〇邪热盘踞阳明，体虚不耐重剂，宜轻用苦辛通泄为主。
连翘　杏仁　生香附　橘红　滑石　鲜荷叶　通草　银花
又方　米仁　连翘　银花　橘红　通草　青荷梗

〇中气素虚，形寒饮冷，遏伏暑湿之火，蕴于膻中，劫津耗液，尽从燥化，肺气不能下输，肠胃燥满不行。下之遂逼血下行，血既下夺，亦云竭矣。阴不配阳。汗从外泄，即为上厥。上厥下竭，肺经独受燥累，急进清燥救肺汤以回阴液。

枇杷叶　人参　麦冬　桑叶　阿胶　杏仁　生石膏　竹叶

---

〔1〕甘温：疑为"甘寒"之误。

继进方：羚羊角　枣仁　茯神　山栀皮　黑豆皮　枇杷叶　麦冬　蔗汁　鲜菖蒲

再进方：小生地　人参　阿胶　茯苓　黑豆皮　枇杷叶　青蒿　麻仁　麦冬

脉来和静，舌苔已退，但时或烦热，胸中未适，此皆燥邪未尽之征，是以神识尚未全复，究竟必以滋燥为先。

阿胶　枇杷叶　麦冬　川斛　山栀　北沙参　茯神　菖蒲

邪脉悉退，微迟和缓，用平调营卫，胃气自复，复脉汤主之。

人参　麦冬　炙草　阿胶　茯神　白芍　麻仁　五味　炒生地

○舌白肢厥，语错，丹疹背多胸少，汗大出，此湿邪着于气分。邪郁气痹，故现外寒，非虚脱也。生地、阿胶滋清凉血，则气湿愈阻。此属邪郁，不但分三焦，更须明在气在血。

羚羊角　天竺黄　射干　川贝　米仁　茯苓　石菖蒲

○目赤唇焦，齿燥舌黑，嬉笑错语，发哕发痉，温毒遏伏之象。

绿豆壳　银花露　方诸水　犀角　川贝母　人中黄　芦根汁

徐徐温服。

又方　金汁拌浸人参　银花露　鲜菖蒲　元参　鲜生地　羚羊角　真金箔

○五十七岁，丰腴体质，适值过劳，阳气受伤，呕吐食物，无头痛身热，已非外感风寒，而间日烦躁渴饮，唇焦舌黑，是内伏热气，由募原以流布三焦，亦如疟邪分争营卫者然。然有年积劳既久，伏邪客病本轻，脉小缓，按之不为鼓击，可为征验，且二便颇通，略能纳谷，焉有停滞积聚？仲景于瘅热无寒之条，不出药方，但曰以饮食消息。后贤参圣意，甘寒以养胃阴，其热自解。要知表散之辛温，消滞之苦温，以及苦寒沉降，多犯圣训、戒律矣。

鲜生地　甜杏仁　麦冬　花粉　竹叶心　青蔗汁　连翘

○舌心黄边白，渴饮水浆，停胃脘欲吐，微微冷呃，自利稀水，小便不利，诊脉坚劲不和。八旬又二，暑热湿邪内著。必脾胃气苏，始可磨耐，以尊年不敢过用清消矣。议用清暑益气方。

人参　茯苓　广皮　猪苓　石莲子　川连　黄芩　厚朴　泽泻　煨葛根

○脉弦呕吐，心中懊恼，不纳水谷，倏冷忽热，虽因嗔怒七情，兼有客邪伏气，汗多不宜表散，清暑和中为正治。

杏仁　半夏　郁金　茯苓　广皮　枳实　金斛

○诊脉左虚大，右涩小弱。症见目瞑短气，遗尿肢掉，神识渐迷，渴不欲饮，侵早稍安，晡时烦躁，此乃积劳元伤，热气内迫，劫烁脏液，致内风欲扰，有痉厥之虑。仲景谓，元气受伤致病，当与甘药。就暑热伤气，亦属发泄所致，东垣发明内伤暑病益气诸法，足为炳据。若动攻表里，是速其散越耳。

麦冬　生甘草　鲜莲子　知母　竹叶心

○不饥不欲纳食，仍能步趋，长夏湿蒸，着于气分，阳逆则头中胀闷，肌色萎黄。与宣气方法。

西瓜翠衣　飞滑石　米仁　芦根　通草　郁金

脉转数，舌红。面肿消，肤痛，汗减，耳鸣，咽呛，肛痔。湿中化热乘窍，仍清气邪，佐通营卫，桂枝白虎汤主之。

○酒家湿胜于内，暑邪秽气亦由口鼻而入，内外相因，延蔓三焦，汗多寒热不解，非风寒从表而散，头胀脘闷，呕恶而渴不多饮，两足反冷，是热在湿中而来。古称湿上甚为热，不与伤寒同论。

杏仁　半夏　茵陈　白蔻　厚朴　广皮　茯苓皮　六一散　鲜菖蒲

○三益号　劳倦吸入冷气，营卫不行，则形寒战栗。今中焦未醒，宜和脾胃。

当归　白芍　桂枝　炙草　大枣　煨姜

○章　暴冷外加热气内郁，肺窒不降，脘闷如饥，水饮欲呕，头痛寒热，当治上焦。

桔梗　象贝　橘红　兜铃　北沙参　杏仁

○热缓神昏，咳痰呕逆，舌不能言。余邪渐入心包络，恐着痿疾，进芳香入络法。

万氏牛黄丸。

〇秽浊不正之气扰中，痞闷，恶心，头疼，烦渴，形寒内热，邪不在表，未可发散。

杏仁　蒌皮　滑石　通草　白蔻　郁金　花粉　连翘

〇脉细数，舌绛，烦渴时热，病九日，邪气稍衰，正气已亏，不宜再作有余治。

鲜生地　阿胶　元参　麦冬　知母　麻仁

〇时疫发热，脘闷恶心，瘰发不爽，神烦无寐，舌色转红。邪热将入营分，虽胃滞未清，亦宜先清营热，勿得滋腻为稳。

鲜竹心　元参　连翘心　鲜菖蒲　银花　川贝

〇阴液损伤，阳气上冒，衄血咳痰。理宜和阳存阴，冀津液稍复，望其转机。至于疏滞、解表、和表诸法，自然另有高见，非敢参末议也。

秋石拌人参　阿胶　鲜生地　麦冬

〇脉软，咳痰欲呕，饥时甚。虽是时邪未清，高年正虚，理宜养胃阴，金匮麦冬汤。

麦冬　人参　半夏　甘草　粳米　大枣

〇胃津既伤，肝风上扰，神迷肢震，面浮欲喘，病势危险，勉拟救胃阴方。

人参　麦冬　生甘草　白粳米　炒半夏　南枣

〇时疫六日不解，头疼发热，舌绛烦渴，少腹痛剧，已经心包，虑其厥痉。

犀角　连翘心　银花　元参　通草　鲜生地

又方　犀角　鲜生地　元参　麦冬　川贝

〇先厥后热，邪气蕴伏亦久，从传染而得。今脉数舌红，头疼干呕，脘闷多痰，皆是热蒸营卫，虑其再厥。

羚角　犀角　连翘心　川贝　元参　银花　通草　郁金

又方　犀角　连翘心　川贝　元参　银花　通草　郁金

又方　犀角　连翘心　川贝　通草　银花　石菖蒲　金汁

又　前方去通草加麦冬。

又方　卷心竹叶　知母　生甘草　麦冬　花粉　川贝

又方　鲜佩兰汁　麦冬　南花粉　枣仁　米仁　川贝

○温热后肝阳乘胃，涎沫自出，胸满如闷，咽中间或气促，潮热时作，四肢微冷。虑其厥逆，进熄风和阳法。

淮小麦　炒半夏　甜杏仁　炒麦冬　南枣

又方　人参　麦冬　淮小麦　茯苓　南枣　炙甘草

○时热，食复，胸痞，恶心欲呕，进半夏泻心法。

炒半夏　川连　枳实　杏仁　姜汁　厚朴　草蔻

又方　人参　山楂　枳实　干姜　姜汁　炒半夏

○脉缓舌色灰黄，头疼，周身掣痛，发热不止，乃时疫湿温之症。最忌辛温重药，拟进渗湿之法。

竹心　连翘心　厚朴　木通　杏仁　飞滑石　茵陈　猪苓

○脉左数右缓，舌白，发热，自汗，小溲溺痛，身半以上皮肤骨节掣痛。皆是湿邪阻痹，虑其清窍蒙蔽，有神昏厥逆变幻，拟用轻清渗湿方。

连翘　豆卷　米仁　丝瓜叶　花粉　茵陈　通草　杏仁　飞滑石

○脉细舌灰白，渴不能多饮，膨闷不知饥。湿温半月有余，病邪虽解，余湿未尽，良由中宫阳气郁遏，失宣畅机关，故舌喜得香味。理宜护持胃阳，佐以宣浊驱湿，未可再作有余攻伐，虽取快一时，贻祸非轻小也。

半夏　人参　厚朴　橘红　枳实　茯苓

○脉促神倦，目上视，咳痰欲喘，唇燥舌红，温邪发热，半月外不解。所拟发散消导之药，病不少减，正气反伤。内风乘虚上扰，虑有痉厥变幻，非轻小之恙，姑与甘缓法。

炒麦冬　北沙参　淮小麦　生甘草　南枣肉

○脉虚细无力，热止后，汗多，心悸头晕，寐多惊恐，舌红。营阴受伤，理宜和阳存阴。

生地　麦冬　淮小麦　阿胶　人参　炒麻仁

○陈　脉左带微数，右关微弦，胸脘痞闷，右眼角赤，皆是肝木乘坤土。经旨有肾藏志，脾藏意。今梦寐惊惕，是见不藏之象。倘调养失宜，内有七情之扰，外有六淫之侮，再经反复，药饵无过树根草皮，焉能有济？故重言以申其说。

人参　半夏　枳实　茯苓　干姜　小川连

第二案　六脉略和，舌苔已退，胸脘稍宽，渴饮至胃，微觉呆滞，大便干燥。势见阴枯阳结，通阳之中，佐以润燥，亦属至理。至于调养静摄工夫，不必再赘。

柏子仁　苁蓉　归须　炒桃仁　块苓　桂心

第三案　立夏日，诊脉气和，病情减。清晨微觉气闷，阳气尚未全振。再论人身中，阴阳二气每相眷顾，阳病久必伤阴，阴病久必伤阳，故病久之体，调养失慎，必至反复。谆谆至嘱，进苓桂术甘汤以宣上膈之阳。

第四案　年过五旬，肾气本弱，病缠日久，脾土亦馁。肾恶燥，脾恶湿，经旨昭昭。若欲平稳，宜平分治为妥，是将来调补丸药章旨。今上膈已宽，且进下焦调补为法。

苁蓉　归身　杞子　茯神　小茴　柏子仁　天冬　巴戟　牛膝

第五案　病减六七，惟纳食不易运化，饮汤不易下趋，口中味淡，时或作酸，大便燥艰。乃脾阳不振，肾阴未复，故润剂之中，佐以辛香，有合经旨辛甘化风之意。

柏仁　小茴　苁蓉　车前　茯苓　牛膝　归身　桂心

第六案　脉神俱安，大便艰涩不爽，脐间隐隐作痛。高年肾阴暗亏，血液不能灌溉四旁，肠中枯燥，更衣颇觉费力。拟进通幽汤方法以润之。

归须　红花　郁李仁　柏仁　麻仁　生地　升麻

第七案　两日连次更衣，脐间疼痛已止，胸膈之间，略觉不和。则知病缠日久，不独血液受亏，气分亦为之不振。拟温填药饵，佐以通阳，庶几中下两顾。

苁蓉　茯苓　杞子　小茴　柏仁　牛膝　人参　巴戟

○范升九　四肢乍冷，自利未已，目黄稍退，而神倦不语。湿邪内伏，足太阴之气不运。《经》言：脾窍在舌。邪滞窍必少灵，以致语言欲謇。法当分利，佐辛香以默运坤阳，是太阴里症之法。

生於术　草果仁　厚朴　木瓜　茯苓　泽泻

第二案　身体稍稍转动，语謇神呆，犹气机未为灵转。色脉非是有余，而湿为阴邪，不徒偏寒热已也。

生於术　石菖蒲汁　郁金　茯苓　远志　米仁

第三案　湿滞于中，气蒸于上，失降，不得寐，口起白疳，仍不渴饮。开上郁，佐中运，利肠间，亦是宣通三焦也。

生於术　寒水石　米仁　桔梗　广皮　猪苓　泽泻

第四案　湿胜，中宫不运，易生痰饮，不欲食。须使神机灵泛，少佐疏滞。

外台茯苓饮去广皮，加天竺黄、石菖蒲。

第五案　人参　金斛　枳实　於术　茯苓　广皮

第六案　脾胃不醒，皆从前湿蒸之累。气升痰咳，参药缓进。

炒川贝　茯苓　地骨皮　米仁　郁金　淡芩

〇吴子纯　连朝骤热，必有暑气内侵，头热目瞑，吸短神迷。此正虚邪痹，清补两难，先与益元散三四钱，用嫩竹叶心二钱煎汤，凉用，二三小杯，常用绿豆清汤服。

第二案　温邪中伤之后，脾胃不醒，不饥，口渴，议清养胃津为稳。

鲜佩兰叶　川斛　知母　大麦仁　炒麦冬

〇王廷佑　寒包郁热，亦属温邪。

桔梗　大力　连翘　苏梗　滑石　枳壳　赤芍　木通

寒热渐除，间一日复来，即暑邪入里之征，因正气不振故也。但烦渴不减，舌苔黄厚，胃中滞浊，犹然不清。河间方法，正宜此症，非是抄窃旧方，乃去邪务尽之意。

〇暑风入肺，咳痰发热，四肢无力，微冷，气喘，神倦。恐邪犯心包，有慢脾惊搐之虑。拟进局方至宝丹，芳香逐暑，使喘缓神安，再商进和脾胃药。

又案　有汗出热缓，神识昏愦，邪热内闭，未得外越，易变痉厥。进芳香开闭，以逐秽邪。牛黄丸。

又方　生地　甘草　知母　淡竹叶　滑石　银花

又方　人参　生草　知母　南枣肉　麦冬　茯神　广皮

○徐方鹤　脉缓，舌白带灰黑色，心中烦热，汗多渴饮，嘈杂如饥，肛中气坠，如欲大便。平昔苦于脱肛，病虽夹湿热，寒凉清湿热之药味难投，拟进和中法。

炒麦冬　粳米　川斛　半夏　南枣

○徐　左脉数，舌白目黄，遍身发黄，左腰胁间痹痛。卧则气逆，或嗳气，或咳，呛则痛不可忍。湿热着于络中，气机阻遏不宣。况时邪一九日，正邪势方张之候，故攻病药饵，往往难投，轻药为稳。

豆卷　白蔻　通草　茵陈　米仁　杏仁　猪苓　泽泻

雨湿地蒸，潮秽经旬，人在气交之中，口鼻吸受，从上内侵，头胀脘闷，肉刺骨痛。盖肺位最高，其气主周身贯串，既被湿阻，气不运通。湿甚生热，汗出热缓，少间再热。凡风寒得汗解，湿邪不从汗解耳。仲景云：湿家不可发汗，汗之则痉。谓湿本阴晦之邪，其伤必先及阳，故汗、下、清热、消导与湿邪不相干涉也。湿也，热也，皆气也，能蒙蔽周身之气，原无有形质可攻，由上不为清理，漫延中下二焦，非比伤寒六经，自表传里相同。河间畅发此义，专以三焦宣通为法。明张司农亦以苦辛寒主治，总以气分流利为主，气通则湿解矣。今两旬不愈，入暮昏厥。厥者，逆乱之称，以邪深入至阴之中。热蒸上冒，致神明为邪所蒙蔽矣。初湿邪下注，而大便为溏，今则气室结闭，而大便不通。古称热深厥深。又云：厥少热多则病退，厥多热少则病进。凡厥多隶厥阴也。

掘地坎三五尺，全无瓦砾，方是真土。入新汲井水，用木棍淘二三百下，取泥浆水，澄清二盏，另以绿豆皮、野赤豆皮、马料豆皮各五钱，入地浆水中，煎汤一茶杯许，候温，入生珍珠细粉约七八分、冰片半厘，匀三次服。

再论暑湿客气，由上受以行中道，未按经法，致三焦否塞，逆乱为厥。厥属邪深在阴，故取地浆重阴之气。珠潜水底咸寒，少佐冰片辛热，能开热痹，直走至阴，以冀厥止。究竟暑湿热气，乃无质之邪，弥漫胸臆，如烟雾缭绕。诸宗气营气，无以展舒，焉有知味知饥？彼攻消峻克，能涤有质之邪滞，非湿结气分之治也。昔轩岐云：从上病者，治其上。且上焦如雾，借轻扬可以去实。半月不更衣，断勿攻下，皆气窒使然。

川贝　米仁　兜铃　白蔻　连翘　射干　通草

○舌红微渴，齿痛味甘，中宫不运，气郁之热，未得全去也。

连翘　米仁　茯苓皮　赤豆皮　川贝　白蔻

○潘毓翁　中年冲气，痰升喘急，随发随止。从肝肾本病治，固是地黄饮子，用意在浊药轻投，勿以味厚凝滞痰气，但以质能引导至下，变饮为丸，纯是浊药柔温。若归脾汤甘温守中，养脾之营，更与痰饮冲逆相背。自七月间反复，必有暑湿客气，从呼吸而受。据述肌肤间发丹疹，浮肿甚速，腠膜映红，若但内症未必有此。思夏秋口鼻受气，上焦先伤，与肝肾本病两途。上焦失解，理必延漫中下，而三焦皆为病薮矣。此胀在乎脉络，不在腑肠，水谷无碍者缘此。况久病大虚，温补不受，必当推其至理，伏邪引动宿病。仲景论：必先理其邪，且口渴便实，岂温热相宜？自言怀抱郁结，相火内寄肝胆，如茎肿囊纵，湿壅水渍。勉以三焦气分宣通方，仿古二虚一实，偏治其实，开其一面也。

飞滑石　杏仁　茯苓皮　厚朴　猪苓　通草　白蔻仁

○积劳伏热，值初冬温暖，天地气不收降，伏邪因之而发，是为冬温。实非暴感，表散无谓。其痰喘气促，左胁刺痛，系身中左升不已，右降失职。高年五液已衰，炎上之威莫制，脉现左细右搏，尤属阴气先伤。烦劳兼以嗔怒，亦主七情动阳。从来内伤兼症，不与外感同法。苦辛劫烁胃津，阴液日就枯槁。故仲景凡于老人虚体，必以甘药调之。夫喘咳之来，固是肺热，以诊脉、面色论之，为下虚正气不主摄纳，肾病何疑？即初起热利，亦是阴不固。拟用复脉汤。

炙甘草　炙生地　炒麦冬　生白芍　麻仁　蔗浆

温邪兼劳倦，从内伤治，已获小效。独左胁痛难转侧，咳嗽气触必加闪痛。想因平素操持，肝阳易炽，营阴暗耗。《内经》以肝为将军之官，谋虑出焉。故身中左升之气属肝主之，右降之气属肺主之。今面微赤而咳频，前此上焦畏热烦躁，其左升之令不已，右降之气失司，已经洞悉。《经》以左右为阴阳之道路，升降周行，一日夜行五十度，平旦交会于气口。既为拂逆情志而里气都遏，冷热外加，营卫因之窒阻。此阴阳道路流行或迟或速，无平旦清明之气，是以发散消导、清火利痰之品，昧于身中，转旋有若天地也。再论平昔精力颇健，今已大年，下焦先虚。夫下虚者上必实，眩晕，神昏，自利可见矣。以冬令藏聚，返根之候，见症若是为忽然中厥，亦属常有。此授药之难，自宜瞻前顾后，议用钱氏地黄汤意，栽培三阴脏阴，疏其三阳腑阳，俾脏主藏，腑主通，佐以咸降理逆，谷味有加，再为进商可也。

熟地　白芍　山药　泽泻　丹皮　茯苓　牡蛎　阿胶

○暑邪成疟，热结三焦，脘痞有形，烦渴喜冷饮，从河间法主治。

○暑热未尽，清窍不利，自言神识如迷，夜不成寐。

竹叶　元参　连翘心　菖蒲　郁金　川贝

○高年正气已衰，热邪陷伏，故间疟延为三日，此属厥象。舌涸脘痹，噫气欲呕，胃虚客逆，恐有呕吐呃忒之变。议用旋覆代赭，镇其逆乱之气，合泻心法以开热邪壅结为主。

人参　川连　干姜　白芍　旋覆花　代赭石　乌梅　牡蛎　半夏

服一剂，减去半夏、干姜服。

○《经》云：夏伤于暑，秋为痎疟。今时已孟冬，疟始发动。盖以邪气内藏于脏，为厥、少两阴经疟也，拟以温脏法。

厚朴　制附子　生牡蛎　炙甘草　大枣

○食菜下痢腹痛，是初因寒湿伤脾，久变湿热，蒸于肠胃。况利后痛不减，腹中硬起不和，不得流通明甚。当以苦泄小肠，兼分利而治。

川连　黄柏　苦楝皮　泽泻　木通　楂肉

○口中干燥，小水全无，泉源已竭，阴液无以上承。利症噤口，都是湿热壅于胃口，下元衰惫，冲脉气震高突，此攻病保真，理难捉摸。

川连　草决明　石莲　黄芩　乌梅　白芍

○少腹痛，下痢带血。

黄芩　炙草　炒银花　炒丹皮

痢止咳频，脉虚形寒，多悸。进甘缓法，小建中去姜，加玉竹。

○阴络受伤，下午黄昏为甚。非自治痢通套可效，大旨以守阴为法。

熟地炭　建莲　茯苓　五味子　赤石脂　泽泻　阿胶

○稚年频频伤风咳嗽，汗出痰多，不嗜谷菜，乃卫外不固，肺易偏伤冷热。当春升气泄，忽然指握无力，走动足疲，语言或謇，常有呕恶。盖卫应乎胃，胃属阳明，其脉主司束筋骨，以流利九窍，而四肢原属脾胃，舌为心苗，脾窍通焉。此皆久伤气分，乘气泄而病，乃虚症也。治法以充脾胃脉络，疏窍诸药皆当屏绝，百日可期其效。

人参　蜜炙芪　归身　炙草　广皮　白芍　防风根　煨姜　枣子

○脉虚数，喉干舌燥欲咳，乃阴亏于下，燥烁于上，非客病也。

生地　熟地　天冬　麦冬　扁豆

○咳嗽肉消，老弱肾病，食人腹胀，大便稍利势减，兼之昼甚夜轻。据是气分阳府失宣，徒执虚治不效。《经》云：二虚一实者，偏治其实。开一面文也，据《经》以疏方。

米仁　茯苓　泽泻　杏仁　寒水石

○脉细咳逆，不得侧眠，肌消色夺，经水已闭，食减便溏。久病损及三阴，渐至胃气欲败，药饵难挽。拟进建中法，冀得胃旺纳谷，庶几带疾延年。

建中汤去姜。

○王公美脉沉而咳，不能着枕而卧，此老年下元虚，气不摄纳。浊气痰饮，皆为阴象，乘暮夜阴时寐发。发散清润皆非，当以小青龙法，开太阳经，撤饮下趋。

小青龙去麻、辛、草。

○徐　十四岁　幼冲多六气之扰，少七情之伤，痛在下焦肢末，初痛必系寒湿痹阻于经络之中，方书谓为寒为痛，为湿为肿。砭刺疏通，引动脉中之气血，原得小效。寒湿邪气属阴，久蓄不得解散，蒸腐血液，变热成脓，附骨痛疡，久而精神日惫，理必延为漏卮矣。三年宿疴，寒暑迭更，邪必涣解，此为损症。凡女子二七而天癸至，谓体阴用阳也。昔因客气而致病，再因痛伤，已损及真气，诸症所称难状痼疾矣。今倏热蒸蒸，喉燥呛咳，纳食日减，乃损至精髓，草木攻邪，日加剥斫。参苓养气，难充形质。投药必不见长，无治病成法可遵。盖以有情之虚养非气味之乘强，望胃纳扶持，至春回寒谷，再议丸方。身体热蒸多呛火升，用糯稻根须，漂、洗洁，阴干，两许煎汤。服此能退阴分燔灼之热。种植以来，不见天日，得水土之养，清而不克之药。人参非助热之药，《本草》云：阴中之阳，其气主升，故不宜单用。食少易热，咳呛，芪术归地，皆为壅滞。以人乳镟成粉，和参末捏作钱许小丸，俾濡养血中之气。借人身之生气，胃气略好，当与景岳一气丹，制膏与服，中有红铅一味，世间无有真者，以真坎气二十四枚代之，合乎二十四气以默运耳。

○吴　风温上受，饮邪上泛，卧枕则咳甚。饮，阴类也。先以轻扬肃上，再议理饮。

桔梗　兜铃　米仁　茯苓　通草　象贝

急火煎服一次。

又案　轻可去实，恰当上受风温，但左胁引动而咳甚。《经》言：左升太过，右降不及。然非肝木之有余，雨水春木萌动，气升上冲，皆血液之少，不主配偶之义。

甜杏仁　玉竹　甘草　桃仁　炒麻仁

○汪裕当　喉痒呛甚，形寒忽热，今早便溏，卧醒咽干，不为口渴。议养胃阴以供肺。

扁豆　北沙参　南枣

元米汤煎。

○酒客伏湿，脉数，汗多，咳嗽，食不易运，病在手足太阴。

茅术　扁豆　米仁　桑皮　杏仁　半夏　茯苓

○老年冬季喘嗽，是元海不主收摄，冲阳升举，饮邪上泛，阻遏流行，喘嗽愈甚。阅古，都主八味肾气，温养坎中之阳，收纳散失之真，不主消痰清肺，意谓非因六气所致。奈体质不受桂、附，年前议进柔阳通摄，若以建立上中之阳，乃心脾甘温之剂，与下焦不纳无谓。

紫衣胡桃肉　茯苓　补骨脂另用胡桃肉拌蒸晒炒　鹿茸切薄片，盐水浸一日烘燥　肉苁蓉　五味子　远志肉　青盐　柏子霜　蜜丸。

○脉细软涩，气冲失血，寐欲遗精。今纳谷不运，神思日倦，缘操持太过，上下失交，当治中焦，心脾之营自旺，诸症可冀渐复。偏热偏寒，都是斲丧真元。

人参　归身　於术　广皮　枣仁　茯神　白芍　炙草

○当夏四月，阳气大升，体中阴弱失守，每有吐衄神烦。已交夏至，阴欲来复，进甘药缓补，所谓下损不得犯胃也。

熟地　莲肉　炙草　山药　茯神　芡实　阿胶　柏子仁

○稚年吐衄，热伤为多。今脉小肌松，食少胃虚，阳升已露一斑。进甘凉益胃方。

炒麦冬　生扁豆　北沙参　茯神　木瓜　炙草

○秋暑失血，初春再发，脉右大，颇能纳食。《金匮》云：男子脉大为劳，极虚亦为劳。要知脉大为劳，是烦劳伤气。脉虚为劳，是情欲致损。大旨病根驱尽，安静一年可愈。

炙绵芪　北沙参　炙草　白及　苡仁　南枣

○据述病原朝寒暮热已止，血逆已平，稍见喘咳，近日复有恶寒发热，此因内虚成疟，尚宜小心。

制首乌　川贝　茯苓　白芍　甘草　丹皮　柴胡　广皮

○右寸浮数，余脉虚涩，失血，寒热已止。但喉中作痒咳嗽，大便又不坚固。此脾肺俱亏，正在润肺碍脾，补脾碍肺之时，清心静气，病可渐却，至嘱。

川贝　丹皮　玉竹　生地　茯苓　甘草　牛膝　橘红　北沙参

○李云生　咳甚呕血，吐食。肝病犯胃，阳气升逆所致。

代赭石　新绛　茯苓　丹皮　旋覆　黑山栀

血症发后，体虚气弱。暑气外侵，而寒热腰痛，饥不欲食。虽咳嗽未减，当治其本，即急则治标之义也。

香薷　扁豆　木瓜　厚朴

○痰饮咳嗽，终夕不寐，面浮如盘。昔徽宗宠妃病此，治用真蚌粉，新瓦上炒红，入青黛少许，用淡齑水，滴麻油数滴，调服二钱。

○肝主筋，肾主骨，阴器者，宗筋之所聚。男子天癸未至，强通其精，异时必有难名之病。今患腰膝酸疼，宗筋短缩，大便结涩，小便淋沥，足腿消烁，筋肉拘挛，无非肝亏肾损所致。按脉沉细而兼微数，乃精不营筋，又有伏火。《内经》所谓：发为筋痿，及为白淫者是也。治宜滋肾舒肝，使精血渐充，则筋骨亦渐和柔，但幻[1]症日久，非一朝一夕之功，幸弗期速效。

熟地　归身　牛膝　肉桂　黄柏　线鱼膏　续断　钩勾

水煎空心服。

○交四之气，热胜元虚，乃气泄之候。营卫本乎脾胃，不耐夜坐，舌心腐碎，吸吸短气，似不接续，中焦喜按，始得畅达。目胞欲垂难舒，四肢微冷失和，从前调理见长，每以温养足三阴脏，兼进血气充形，病减七八。今当长夏，脾胃主气，气泄中虚，最防客气之侵，是质重之补宜缓，而养胃，生津、宁神、敛液仍不可少。俟秋深天气下降，仍用前法为稳，拟逐日调理方法。

人参　茯神　天冬　枣仁　知母　建莲肉　炙草　川石斛

熬膏，早上进丸药一次。

○遇天气郁勃泛潮，常以鲜佩兰叶泡汤一二次，取芳香不燥，不为秽浊所犯，可免夏秋时令之病。

鲜莲子汤亦好。若汗出口渴，夜坐火升舌碎，必用酸甘化阴，以制浮阳上亢，宜着饭蒸熟。

乌梅肉　冰糖

略煎一沸，微温和服一次。

---

[1] 幻：疑当作"患"。

○饭后饮茶，只宜炒大麦汤、芥片，或香梗茶，其松萝、六安味苦气降，中气虚者不宜用。瓜果宜少，桃李宜忌。玉蜀黍坚涩难化，中虚禁用。香薷饮泄越渗利，颇不相宜，或有人参者，可以凉服。暂用煎药，当和中清暑，以雨湿已久，中焦易困耳。

人参　木瓜　扁豆　麦冬　茯苓　甘草　佩兰叶

临晚进膏滋药：

人参　熟地　远志　甘草　绵芪　茯苓　桂圆肉　归身　五味　枸杞

照常法熬膏，不用蜜收，白水调服。

○当夏季反复变幻，因天地气机大泄，身气久虚，无以主持，故见病治病无功，而安中纳下，每每获效，入秋常进附子七味丸颇合。今秋分节，天气降，地气收，缘久热气伤，虚体未能收肃，是以肢节时寒，头巅欲冷。无非病久，诸气交馁，斯外卫之阳少护，液髓暗耗，则血脉不营，而阴乏内守。凡此皆生气之浅鲜也，急当温养益气，填补充形，使秋冬助其收藏，预为来春生发之用。《内经》有四季调神之训，今投药亦当宗此旨。

鹿胎一具　羊内肾生, 十对　黄狗肾二十副　肉苁蓉一两五钱　大熟地四两砂仁制　茯神一两五钱　五味一两五钱　湖莲肉二两　人乳粉一两五钱　柏子霜一两五钱　紫河车一具, 漂　青盐八钱

上用诸膏并捣地黄为丸，早服五钱，人参汤送。

○有年劳伤神瘁，肤无膏泽，时欲腹鸣啾痛，营血不得流行之故。开怀安逸，仅可带病延年。

人参　当归　肉桂　白芍　炙草　茯苓　远志　熟地炭

○产后肿胀不愈，显然下焦先虚，肝肾气散，不主收纳，形寒痞闷，食少痰多，形消肉削，治从温纳、分利、攻消法。

济生肾气丸三钱，磨沉香汁三分，冲开水送。

○身热解堕，恶风汗出如雨，喘渴，不任劳事。《内经》谓漏风症。此饮酒汗出当风，邪留腠理也。

白术　泽泻　鹿衔草　新会皮

○音哑者，阳邪搏于三阴。少阴之脉循喉咙，太阴之脉连舌本，厥阴之脉出咽喉故也。然阳邪搏阴之候，正未易治。

甘草　桔梗　蒌皮　麦冬　川连　杏仁　丹皮　生蒲黄　生地

○上燥治气，下燥治血，此为定论。今阳明胃汁之虚，因久痛呕逆，投以香燥破气，津液劫伤，胃气不主下行，肠中传送开合，皆失其职司。《经》云：六腑以通为补。岂徒理燥而已？仍议清补胃阴为法。

鲜生地　甜梨肉　天冬肉　人参　生白蜜

○未交四九，天癸先绝，今年五十有二，初冬脊骨痛连腰胯，膝跗无力，动则气喘，立则伛偻，耳鸣头晕，上热下冷，呼吸必经脉闪痛，时有寒热，谷食日减少味，溺短便艰枯涩。此奇经脉病，渐成痿痹废弃之疴。夫督脉行于身后；带脉横束于腰；维、跷主一身之纲维。今气血索然，八脉失养。《经》谓：阳维为病，苦寒热，而诸脉隶肝肾、阳明之间，故所患不专一所。交冬大地气藏，天气主降。为失藏失固，反现泄越之象。治病当法古人。如云：痛则不通，痛无补法。此论邪壅气血之谓，今以络脉失养，是用补方中宣通八脉为正。冬至小寒，阳当生复，病势反加，调之得宜，天暖温煦，可冀痛止。然阳药若桂、附刚猛，风药若灵仙、狗脊之走窜，总皆劫夺耗散，用柔阳辛润通补方妥。

鹿茸　鹿角胶　淡苁蓉　当归　枸杞　生杜仲　牛膝　蒺藜炒　鹿角霜

○肠澼下白沫者，肺气下移。《经》言气并于阴，犹云阳下陷也。又云脉沉则生，浮则危者，恐虚阳欲撒之象，而真气欲离耳。

人参　炮姜　桂枝木　黑於术　炮附子　大枣　炙甘草

○勉强摇精，致阳缩囊纵，不但形弱伛偻，肛门脐窍皆为收引，咽喉牵绊。自此食物病渐减少，由精血之伤有形，最难自复。少厥两阴脉循喉咙，开窍于二阴，既遭损伤，其气不及充注于八脉，见症皆拘束之状。上年进柔剂阳药，服后头巅经脉皆胀，耳窍愈鸣，想是藏阴宜静，试以乘舆身沛，必加局促不安，宜乎升阳之动，药不灵矣。夫少阴内藏，原有温蒸诸法，厥阴相火内寄，恶寒喜凉。仿丹溪潜阳法，仍候高明定义。

元武版　知母　茯苓　秋石　生地　阿胶　远志　炭柏子仁

○瓜果桃李御麦，中虚禁食，香薷饮泄越渗泄，颇不相宜。暂用煎药，当和中清暑。雨湿已久，中焦易困。

人参　茯苓　麦冬　木瓜　甘草　炒香枇杷叶

临晚服膏方：人参　麦冬　熟地　远志炭　五味子　茯苓　枸杞

又　当夏季反复变幻，因天地气机大泄，体气久虚，无以主持。故见病治病，则无功，而安中纳下，每每获效。入秋常服附子七味丸颇安。秋分节天气降，地气收。缘火热气伤，虚体未能收肃，是以肢节时寒，头巅欲冷。无非病久诸气皆馁，斯外卫之阳少护，液髓暗枯，则血脉不营，而阴乏内守，凡此皆生气之渐鲜也。急当温养益气，填补充形，使秋令助其收藏，预为来春生发之用。按《内经》有四气调神法，即今投药亦当宗此旨。

鹿胎　熟地　五味子　麦冬　人乳粉　苁蓉　黄狗肾　柏子仁　青盐

参汤下。

○浊腻膏淋日下，最易损人津液，络脉遂槁。况八脉隧道纡远，泛然补剂，药力罔效。《难经》谓十二经属通渠，旋转循环无端，惟奇经如沟渠，满溢流入深河，不与十二经并行者也。树根草皮，此症亦难奏效，须用血肉填补固涩，庶可希其获效。

鹿茸　河车　人参　蒸黑於术　茯苓　湘莲　缩砂　雀卵　茹兰　乌贼骨

雀卵、河车膏为丸。

○疟病，《内经》谓小邪之中，虽云十二经之疟，总不离乎少阳。少阳肝脏相附，疟久盘踞，未免凝痰积血，即成病根矣。虚者补正为先，补正不应，法当破血。

柴胡　草果　炒桃仁　青蒿　半夏　归尾　桂枝　炒黑蜀漆

○瓜果水寒，暴凉迅风，内外两因，舌白，渴不能饮，脘中胀满，烦不肯寐，身无热，头不疼，微呕，此足太阴中寒。已经冷汗肢厥，脉弱濡伏，医犹以疲敝方药，正如隔靴搔痒矣。

生草果　生於术　藿梗　淡干姜　厚朴　丁香柄

○长夏外受暑湿，与水谷之气相并，气阻蒸迫，上焦不行，下脘不通，不嗜饮食，目黄，舌白，邪结气分。

杏仁　厚朴　茯苓　蔻仁　炒半夏　姜汁

○脉缓，身痛，汗出热解，复热。此水谷之气，与湿并阻于气分，郁而成热。治宜利湿宣通，气分湿去，热自解矣，徒进清热不应。

飞滑石　腹皮　茯苓皮　白蔻仁　猪苓　通草　淡黄芩

○舌白，渴不欲饮，呕有痰，口味皆变，头中空痛，两颊赤。此水谷湿热气并，郁蒸肠胃，致清浊变混，忽然烦躁，难鸣苦况。法当苦寒泄热，辛香流气，渗泄利湿，无形之湿热去，有形之积滞自通。

淡黄芩　野郁金　川连　秦皮　白蔻　通草　猪苓　厚朴

○脉右虚左弦，身麻肢冷，胎冲胀闷，不饥吞酸，由中虚肝气内动之因。五六月当脾胃司胎，又体质不受苦寒，非清火酸泄气分之法所宜。

人参　炒半夏　枳壳　桔梗　姜汁

○阳明脉衰，厥阴风动，经络交亏，麻木痛痹，肢节重着[1]，久而成痿，当以护阳之剂。

黄芪　杞子　制川附　续断　防风　白芍　远志　首乌

○稚年，秋月时病，愈后食蟹，自必辛酸内茹，遂致伤营吐血，先理清营解毒。

苏子　麦冬　生蒲黄　细生地　丹皮　鸡距子[2]

○里急后重，腹痛便脓，秘塞不爽，久延交冬，仍是肠滞不通，法当宣通气血。

紫菀　厚朴　炒黑地榆　制军　桔梗　木香　炒黑楂肉　炒青皮

○喑哑而痿者，《内经》谓之瘖痱，此阳盛已衰，入于阴也。由劳伤其肾，耗夺真阴，当以内养为主，非草木之药所能挽回也。

---

〔1〕肢节重着：原脱"节重"二字，据光绪本补。
〔2〕鸡距子：原脱"子"字，据光绪本补。鸡距子，即枳椇子。

河车大造丸。

○狐疝者，厥阴之痹也。发则睾丸痛引少腹，得呕气泄则止。此属寒湿之阻，议以利湿温经祛风丸方，服久自愈。

川楝子　小茴香　淫羊藿　胡芦巴　茯苓　半夏　杜仲　韭子　砂仁　防风　当归　漂淡苁蓉　泡淡吴茱萸

双合水泛丸，日服二次，每服二钱五分。

○产后两三日，恶露即止，下白甚多，明系湿阻，体虚感邪，更疟半月，食减气壅，延久必致虚脱。且拟补虚镇坠以治气逆，气降进食，庶有生机。

代赭石煅　旋覆花　制半夏　人参　茯苓　新会皮　炒白芍

又　服煎汤，逆气已降，饮食渐进，有向愈之机。然产后肝肾自虚，若不填纳，恐冲气复逆。

大熟地砂仁炒松　人参　枸杞子炒　炒白芍　茯苓　生杜仲

又　进填纳，神气虽振，寒热未已，白带仍下，湿郁所致。宜用开湿破瘀引邪，以冀疟止。

青蒿　生鳖甲　茯苓　当归　炒桃仁　新会皮　生香附

○舌微黄，口微酸苦，脘中微闷，议用温胆法，合四逆散。

竹茹　生白芍　炒半夏　川连　淡芩　枳实汁　桔梗

○目黄，舌刺，色赤，伏邪余热未尽。

鲜生地　麦冬　川斛　蔗汁　竹叶心　花粉　鲜地骨皮　梨汁

○阳明湿热，痞结心下，拟苦降辛泄，则邪自解耳。

泡干姜　半夏　桔梗　杏仁　川连　厚朴　枳实　豆豉　至宝丹

○风温化热，上郁肺气，咽喉阻塞，胸脘不通，故呻吟呼吸不爽。上下交阻，逆而为厥，乃闭塞之甚，病在上焦。幼科消食、发散，表里混治，久延必致慢惊莫救。

芦根　飞滑石　川通草　甜水梨皮　桑叶

○脉濡数，中暑。暑为阳邪，昼属阳分，故张其势而烦渴。夜静属阴，邪逼于内，则多言呓语，皆由体虚邪甚致此。《经》谓：暑伤气。原属虚症，未敢以凝寒苦清，侵伐元气。

丝瓜叶三片　金石斛三钱　白知母四钱　飞滑石一钱

水煎滤清，候冷，冲入西瓜汁一大茶杯。

○凡三阳症，邪未入里归腑，尚在散漫之时，用承气汤误下之，则热不解而下利，神虚妄言见矣。拟苦清以通腑气，仍用葛根解肌开表，斯成表里两解之法耳。

葛根　黄芩　黄连　甘草

○脉浮缓，身热不止，汗出，不为汗衰。此风湿郁表，瘀热为黄。拟麻黄连翘赤小豆汤。

麻黄　杏仁　生梓白皮　生姜　连翘　细赤豆　甘草　大枣

○热邪入里，脘痞，按之痛，脉浮滑者，此邪结阳分，拟仲景小陷胸汤。

川黄连　瓜蒌实　半夏　杏仁　枳实

○脉濡涩数，至暮昏乱，身热未尽，腹痛便黑。阳明蓄血，拟仲景桃仁承气以逐其邪。

桂枝木　大黄　甘草　芒硝　丹皮　桃仁

○身重，汗出，疼痛，脉浮缓。此风湿相搏于太阳之表，阳虚邪客。当通营卫以固表，拟桂枝附子汤。

制川附　桂枝　甘草　生姜　大枣

○口苦，恶热，腹满，虚烦，汗出，此阳明症也。《内经》云：邪中于面则入于膺，而未全归腑，故有是症。拟仲景栀子厚朴汤。

香豉　栀子　厚朴　连翘　枳壳

○脉沉微，下利，呕逆，身痛，四肢厥冷，少阴中寒。应四逆汤，急救其里。

生炮附子　干姜　炙甘草

○脉微，下利厥逆，烦躁，面赤戴阳，显然少阴症，格阳于上也。用白通去猪胆汁，以胆汁亦损真阳也。

泡生附子　干姜　葱白

煎好冲入人尿一杯。

○病体已虚，风温再侵，喘嗽身热，脘闷，小便不利，全是肺病。此症反复太多，深虑病伤成劳，凡药之苦味辛泄者慎用。

青蔗汁　鲜枸杞根皮　玉竹　桑叶　大沙参　蜜炒知母　炒川贝

○夏月感冒，头重，壮热无汗，烦渴。伏暑新凉外束，治以辛香开表。

陈香薷　新会皮　厚朴　藿香　甘草　知母

○舌缩，语音不出，呼吸似喘，二便不通，神迷如寐。此少阴肾液先亏，温邪深陷阴中，瘛疭已见，厥阳内风上冒，本质素怯，邪伏殊甚，实为棘手。议护下焦之阴，清解温热之深藏，以冀万一。

阿胶　鲜生地　元参　鲜石菖蒲　川黄连　童子小便

○脉濡，懒倦，多汗，口渴，体气素薄，炎暑烁金。当益气，保水之源。

麦冬　人参　知母　五味子

○经月疟邪。仲景谓：结为癥瘕者，气血交病。病已入络，久必成满胀，疟母胶固粘着，又非峻攻可拔。当遵仲景鳖甲煎丸之例，日饵不费[1]，以搜络邪。

鳖甲煎丸三百粒每服十粒，日服二，夜服一。

温邪已入心营，神烦欲昏。质系阴亏，怕其液涸，不必以癍疹为虑，清神斯邪不结蔽矣。

连翘心　石菖蒲　鲜生地　元参心　金银花　天竺黄　至宝丹一粒

○病胁痛吐食，《内经》谓：肝痹。又云：少阳不足病肝痹，得之寒湿。

柴胡　防风　当归　白芍　草薢　米仁　甘草　茯苓

○寒热而呕，罢则汗出，四日一发，此疟也。《疟论》云：邪气客于六腑，而有时与卫气相失，不能相得，故休四、五日，或数日乃作也。今脉沉弦迟，发必大吐、

---

〔1〕费：疑当作"废"。

大汗。阳气与中气乏竭，应扶阳补中，以固元气。

制川附　人参　炮姜　炒白芍　草果仁　牡蛎　炙甘草

加大枣一枚。

○善食而饥，《经》谓瘅成消中，膏粱蕴热过也。禁芳草药石，药石发癫，芳草发狂耳。自应清胃，淡薄疏食，庶可获愈。

蒌皮　枳壳　川连　郁金　金石斛　连翘　焦神曲

○悲惊不乐，神志伤也，心火之衰，阴气乘之则多惨戚。拟大建中扬。

桂枝　人参　蜀椒　附子　饴糖

○脉洪大，烦渴，汗出，阳明中暍，的系白虎汤候也。

石膏　甘草　麦冬　知母　粳米

○脉沉微，腹痛，吐利，汗出，太阴寒伤，拟冷香饮子。

泡淡附子　草果仁　新会皮　甘草

煎好候冷服。

○疟母窃踞少阳，气血凝阻。

蜣螂　金铃子　桃仁　三棱　䗪虫　归身　元胡索　蓬术

韭汁丸。

○肝虚内热。

制首乌　茯苓　女贞实　酒炙鳖甲　归身　酒炒白芍　香附酒炒

青蒿子熬膏略加蜜捣丸。

○述胸脘胀痞，不饥不食，大便溏滑，已有五年。夫胸中乃清气转旋，清阳失运，浊气凝聚为患，水谷气蒸之湿，湿胜遂成五泄，阳气日微。宣脾阳，可使气机之运，气行湿自去耳。

生白术　益智仁　真茅术　厚朴　茯苓　萆薢　广木香　新会皮

○寒热咳嗽，初起必有外邪，邪陷入里，则阳气伤。阴浊扰乱，延为肿胀。述腹胀大，上实下坚，浊自下起，逆气挟痰上冲。暮则阴邪用事，着枕咳呛更甚。《本草》云：诸药皮皆凉，子皆降。降肺气，疏胃滞，暂时通泄，昧于阴邪盛，为肿为胀，大旨形寒吐沫，阳气已寂，汤药以通太阳，续进摄纳少阴。考诸前哲，不越此范。

早服济生肾气丸，晚进桂苓甘味姜附汤。

○小产后，肌肉似乎丰溢，是阳气发泄，即外有余内不足。病样甚多，何堪缕治？在女科莫重于调经。气血逆乱，扰动肝脾，心胸痛发而呕。述遇怒着冷痛甚，胃阳已衰，厥浊易逆，先理胃阳，用《金匮》法。

人参　吴茱萸　茯苓　半夏　良姜

○从未生育，乃是气血不和。形躯丰溢，是外盛内亏。肌肉疹痒，搔摸成块，风在表，湿热在里，乃是气分之病。病非大恙，而取效最难。明理之医谓：肥人不可多投攻表泄阳。当于夏月施砭刺法，可效。

生茅术须　生香附　白僵蚕　白鲜皮　白芥子　老苏梗

○男子七旬，下元脂液已少，阳气升腾，阴少承供，目恙先从左起，肝主左升也。血无内藏，阳上蒸迫，为障失明，显然水亏无以生木，不足之症。焉得用龙胆、黄柏泻火之理？倘苦寒伤胃，噬脐莫及。

羯羊肝　谷精草　浙菊花　制首乌　夜明砂　濂珠粉　枸杞子

○邪深入阴，三日乃发。间疟至，必腰腹中痛，气升即呕。所伏之邪，必在肝络，动则犯胃，故呕逆烦渴。肝乃木火内寄之脏，胃属阳土宜凉，久聚变热，与初起温散不同，邪久不祛，必结瘕形疟母。

生鳖甲　生桃仁　知母　滑石　醋炒半夏　草果仁

○高年疝症，是下元虚，气冷凝冱，结聚攻坠，乃沉痼之疾，药难取效。暖气助阳鼓动，俾阴邪浊气稍解，不过暂时小安耳。病在肝肾，道路纡远，药必从咽入胃，由胃入肠，始达病所。而上中无病之处，必受疝药攻克之累。倘胃减妨食，何以救疗？夫阴浊盘踞成形，例取纯阳气雄之药。昔胡大封翁，高年宿疝，用十全大补不效。喻氏驳其半阴半阳非法，议以姜、附为丸，参、苓为衣，喉间知有参、苓，过胃始露猛烈之威灵。恪攻病所，此议甚正。

生炮附子　淡干姜　大茴香炒

研为细末，真水安息香三钱，捣为小丸，以人参末不拘多少为衣，早服二钱，少少进汤送下。

○年方二七，长者呵责受惊，即起痫厥，惊气内应足厥阴肝。述前先见头摇，病发仰极反弓，是厥逆内风，由前上胸，起必喟然叹者，气冒膻中，神识自蒙蔽也。小溲通利得苏者，小肠赤府泄浊，心包蒙神下降也。是症当理手足厥阴，谅施针刺，以宣其络，服药未易有功。

至宝丹半丸化服。

○精气不旺，邪留肾络不解。大凡邪在阳可散，入阴之邪，必温经可托出。留邪为解之、化之不同法也。

人参　鹿茸　鹿角霜　舶茴香　当归　细辛

○凡久病必入络脉，医但写药凑方，不明入络之理。药由咽入，过胃至肠而已。此症由肝络而来，过膈入胃，胃翻呕吐。致吐致胀之由，从肝而出也。偏胜病起，务以急攻。用药如用兵，直捣中坚，使病溃散。然非入络之方，弗能效矣。议于病发之时，疏理肝木，病缓再安胃土。

人参　厚朴　茯苓　熟半夏

磨入蓬莪术五分。

○正当生旺之年，须苍色变。按：人身发属心火而炎上，眉主肝木而曲直侧生，须应肾水。内不足而色不向荣，且脉象弱苁，男子精气衰薄，不为生育之征。法当宁心神以处静，寡欲养精，妙选无病瘦弱女质，经调怡悦，无拘虑愁烦，遵三十时辰两日半之旨，庶几望其毓麟耳。

肉苁蓉　蛇床子　覆盆子　线鱼胶　补骨脂　舶茴香　五味子　菟丝子　家韭子　沙蒺藜

○滞痰阻经脉之气，瘀浊阻络脉之血，病甚难治。每每经水将至之候，必腹痛坚胀。上年用乌骨鸡丸，坚胀势缓痛减，不时举发。今议治法：经水来时，用回生丹三四日。经过用后方，但主宣通络血中气，可免胀满之累。

鹿角霜　败龟板　生香附　熟地炭　南楂肉　小茴香　茅术炭　茯苓块

用鲍鱼汁为丸。

○咳呛频多，必呕吐涎沫。明理者，当知咳呛自冲脉气冲，不司收摄，为肝肾阴气不足。咽喉久痛者，缘少阴、厥阴脉循喉，阳气刻刻扰动无制，多属阴亏。脉形细动，不受温补肺药，久进必伤胃口。

熟地炭　女贞子　湘莲肉　茯苓　芡实　川石斛　炒山药

○肺家留热，频年呛发，据说痘后有此。长夏诸阳升腾，而霉天反燥。当清肺之急迫，润肺之燥烈。

清阿胶　枯黄芩　南花粉　地骨皮　绿豆皮

○久热五液全耗，阴伤非谬，频渴，安受梨蔗。晡起寒热，倏然而至，验及舌色绛赤，显然由脏络之空隙，致阴反交恋其阳。按《经》义从下交合，难易速功，肝肾病必累及跷、维所致。

人参　知母　鹿角胶　元武板

○问生产频多，经水失期，此冲脉厥气直攻心下，引胁环及少腹。呕吐黑水，黑为胃底之水；便出稀黑，乃肠中之水。经年累月，病伤胃惫，何暇见病治病，务在安眠进食为议，仿仲景胃虚上逆例。

人参　炒半夏　代赭石　茯苓块　降香　苏木

○据述佈痘，调理少和。四五年来，不分冬夏，两膝骨痛甚，暮夜必越日乃解，更述暖熨少安。知寒湿阴气，从下而受。但痘后几更寒暑不愈，经脉必有留邪之气，因新邪举发，论病名曰痹。痹者，气血凝滞之义。古方活络逐邪，每施于新感则效，久则邪与气血混处，取效颇迟。当此长夏，发泄司令，按图针刺，每五日、七日一举，经络气血流行，邪气难以容留，徒药无益。遵古方服活络丹。

国朝喻氏谓：酒热先入肝胆，谨慎者饮之，可以壮胆。好饮多年，以致发疮。其酒毒颇得外泄，以分其势。疮愈，痫搐厥逆，全归肝络矣。用药以大苦大寒，直清其下。

芦荟　青黛　龙胆草　郁李仁　胡黄连　黑山栀调入猪胆汁

○瘰疬从情志易怒而来，久郁气火燔灼。值产育频经，奇经八脉不固，阳乘脉动，经来如崩。《内经》谓：阴络伤则内溢。脉来虚数，肌肉易热，阴乏不主内守，浮阳扰越外翔，形症及脉，难用温暖之药。平昔饮酒，不喜甘味滋腻，徒然参、苓，仅到中宫。凡经水于由血海而下，血海即冲脉。自述腰髀酸楚，其损已人奇经。考宋元明诸贤人，凡不受热药体质，必用震灵丹以固下，更佐能入诸经之品，通摄兼进。

人参　茯神　女贞子　天冬肉　炙草　旱莲草　炒枸杞　炒当归

送服震灵丹六十粒。

○上年起病，食物不甘美，头晕耳鸣，足力痿软。年周甲子，向老日衰，下元二气渐漓，水乏生木之司，液少则肝木内风鼓动，木乘胃土，必食无味。风阳上巅攻窍，上实下虚，医为肾虚，萸地填阴，原不为过。但肾水内寓真火，宜温肝木，相火宜凉。凡益肾取乎温养，必佐凉肝以监制，方无偏党。是症倘加暴怒烦劳，必有卒中之累，戒酒肉浊味，上气肃清，填下无痰火阻碍，清闲怡悦，五志气火不燃。内起之病，关系脏真，不徒求治于药也。

熟地　石斛　天冬　菊炭　巴戟肉　肉苁蓉　沙蒺藜　沙白芍　怀牛膝　线鱼胶

蜜丸打入青盐四两。

○积劳，阳动，气蒸上咳，已三四年，仍然经营办事。夏四月，地中阳升，遂失血，咽痛，音低。男子五旬以外，下元先亏，此显然五液不充，为久延不愈之沉疴。见血见嗽，与寒降清肺，是夯极者。

生地黄　清阿胶　鸡子黄　云茯苓　麦冬　桔梗

○问病，起于功名未遂，情志郁勃。人身之气左升右降，怒必木火暴升，肝胆横逆，肺反为木火乘侮，金无制木之权。呼吸病加，络血被气火扰动，亦令溢出上窍。更加勤读苦工，身静心动，君相何由以宁？春夏频发，地中气升，阳气应之。内起之病，关系脏真，情志安和，庶病可却。

丹皮　钩藤　金斛　白芍　米仁　苏子　藕汁　真降香

○渴热向愈，自更衣用力，阴囊忽大，此宿疝举发。明明阴虚气坠，非子和七疝同法。身前陷坠，任脉失其担任。小便通调，酸甘定议。

人参　天冬　熟地　黄肉　川石斛　炙草

○酒毒内燔，吐血甚多，六七日后，瘀血又从大便出。酒性先入肝胆，次及胃络，照一脏一腑对治，勿骤用腻滞阴药。

金石斛　丹参　橹豆皮　银花　地骨皮　丹皮　黑山栀　云茯苓

○向来下部赤疹，湿热下注，本乎质薄肾虚。秋冬微感外邪，肺气失降，气隧为壅。水谷气蒸，变湿气阻，横渍经脉，膀胱气痹，小溲不爽，不司分别清浊，湿坠大肠便稀。痹塞自下壅逆及上，喘息气冲，坐不得卧，俯不喜仰，甚于夜者，湿与水皆阴邪，暮夜阴用事也。夫膀胱为肾腑宜开，则水通浊泄。初因外感，太阳先受，治不得其要领。孟子谓：水搏激过颡，在人身逆而犯上射肺，则肺痹喘息矣。仲圣凡治外邪致动水寒上逆，必用小青龙汤为主。方与《内经》肿胀开鬼门取汗，洁净腑利水相符。宗是议治。

麻黄八分　桂枝一钱，去皮　白芍一钱　杏仁十五粒，去皮　茯苓三钱　甘草三分，炙　淡干姜一钱，同五味子一钱，捣，罨一夜

上午服。

卷　三

○金匮　十七

夏伏暑湿，秋季如疟，邪不尽解。能食不化，腹中气滞有形，脾胃不和，用东垣清暑益气法。

人参　黄芪　白术　青皮　陈皮　神曲　炙草　麦冬　五味　黄柏　泽泻　当归升麻　葛根　苍术

姜枣煎。

评点叶案存真类编

◎ 清·叶桂 著
◎ 民国·周学海 类评

《评点叶案存真类编》成书于1832年。本次整理以光绪
十二年丙戌（1886年）常熟抱芳阁刻本为底本。

评点叶案存真类编

古吴叶桂天士甫　　著

皖南建德周学海澄之　类评

玄孙万青　　辑录

卷　下

温热【冬温、春温、伏气、新感、挟虚、挟饮】

○冬温为病，乃正气不能藏固，热气自里而发，齿板舌干唇燥，目微红，面油亮，语言不爽，呼吸似喘。邪伏少阴，病发三焦皆受，仲景谓：发热而渴者，为温病。明示后人，寒外郁，则不渴饮；热内发，斯必渴耳。治法清热存阴，勿令邪热焚劫津液致疭、痉厥、神昏、谵狂诸症。故仲景复申治疗法云，一逆尚引日，再逆促命期，且忌汗、忌下、忌辛温，九日不解，议清膈热。

飞滑石　连翘　淡黄芩　郁金汁　竹叶心　天花粉　橘红　苦杏仁

○朱先生劳倦嗔怒，是七情内伤，而温邪感触，气从口鼻，直自膜原中道。盖伤寒阳症，邪自太阳，次第传及。至于春温夏热，则鼻受气，肺受病，口入之气，竟由脘中。所以原有手经见症，不比伤寒足六经之病也。其原不同，治法亦异。仲景论：温邪不可发汗，汗则劫津伤阳，身必灼热，一逆尚引日，再逆促命期。又云：鼻息鼾，语言难出，剧则惊痫瘛疭，无非重劫津液所致。今病发热，原不是太阳客邪见症，所投羌、防辛温表汗，此误即为逆矣。上窍不纳，下窍不便，【先不见此张皇失措。】亦属常事。必以攻下，希图泄热。【时医通弊，亦或暂效，病家信之，遂致于死，攻下原可泄热，必须邪热入在肠胃，坚实有形，不得但据下窍不便，便谓阳明已实，盖气结津伤，有如此者。】殊不知强汗劫津而伤阳，妄下劫液更亡阴。顷诊脉，两手如搐而战，舌干燥而无苔，前板齿干，目欲瞑，口欲开，周身灯照，而淡晦瘢纹隐隐约约。几日来，时有呃逆，因胃乏谷气而中空，肝阳冲突，上冒肆虐耳。【伤寒绝谷俗例，可恨作俑者其无后乎？】为今返正，先与糜粥，使胃中得濡，厥阳不致上冒，而神昏之累可已。进药之理，甘温[1]可以生津除热，即瘢疹亦不足虑。观仲景论中，邪少虚多，阴液阳津并涸者，复脉汤主之，谨仿此义。【风寒久郁化热，皆为瘾疹，况本温病，误用辛温耗津，但生津开郁，逐秽透表，邪得宣泄，疹自退矣，瘢疹不足虑，真卓识也。】

炙甘草　人参　生地　白芍　阿胶　麦冬【方中宜加龙蛎，仿救逆意，为有瘢也。】

　　○五十七岁丰腴体质，适值过劳，阳气受伤，呕吐食物。【邪气甫及中焦无表证。】无头痛身热，已非外感风寒。而间日烦燥渴饮，唇焦舌黑，是内伏热气，由募原以流布三焦，亦如疟邪分争营卫者然。然有年积劳既久，伏邪客病本轻，脉小缓，按之不为鼓击，可为征验，且二便颇通，【无里证是阴未大伤邪未入下焦。】略能纳谷，焉有停滞积聚？仲景于瘅热无寒之条，不出药方，但曰以饮食消息。后贤参圣意，甘寒以养胃阴，其热自解。要知表散之辛温，消滞之苦温，以及苦寒沉降，多犯圣训、戒律矣。【此即温疟。】

鲜生地　甜杏仁　麦冬　花粉　竹叶心　青蔗汁　连翘【据证是有瘀血凝痰，停于胃中，方味少活血之品，恐未能效，可加桃仁、茜草、焦楂、青皮。】

　　○劳倦伏邪，初起即用柴胡、紫苏，三阳混散，津液被劫，热邪上结。胸中懊恼，神烦谵语，渴欲冷饮。诊得脉无神，舌色白。病在上焦气分，阅医药不分上下气血，况冬温气泄，老人积劳，七日未见病退机关。此属重症，岂可藐视轻谈？

瓜蒌皮　黑栀子　白杏仁　郁金　香豉　枳壳汁【生津通表，疏泄胸中结气，恐力小未能胜任。然方却甚灵巧，老人真气虚，最怕中焦实结，攻补棘手，遂成不治。是以病在上焦，方中已兼清中焦矣。】

　　○汪天植　脉数如浮，重按无力，发热自利，神识烦倦，咳呛痰声如嘶，渴喜热

---

〔1〕甘温：疑为"甘寒"之误。

饮。此非足三阳实热之症，乃体属阴虚，冬月失藏，久伏寒邪，已经蕴遏化热。春令阳升，伏邪随气发泄，而病未及一旬【所谓春生者，少阴津不足供阳气之发泄也。】即现虚麋不振之象，因津液先暗耗于未病时也。今宗春温下利治。

淡黄芩　杏仁　枳壳　白芍　郁金汁　橘红

○积劳伏热，值初冬温暖，天地气不收降，伏邪因之而发，是为冬温。实非暴感，表散无谓，其痰喘气促，左胁刺痛，系身中左升不已，右降失职。【有饮邪碍其道。】高年五液已衰，炎上之威莫制，脉现左细右搏，尤属阴气先伤。烦劳兼以嗔怒，亦主七情动阳。从来内伤兼症，不与外感同法，苦辛劫燥胃津，阴液日就枯槁，故仲景凡于老人虚体，必以甘药调之。夫喘咳之来，【凡咳多是新感。】固是肺热，以诊脉面色论之，为下虚【若清肺热管更窒矣。】正气不主摄纳，肾病何疑？即初起热利，亦是阴不固，【肝气妄泄少阴不和。】拟用复脉汤。【此用复脉不及朱案贴切。】

炙甘草　细生地　炒麦冬　生白芍　麻仁　蔗浆

○温邪兼劳倦从内伤治，已获小效，独左胁痛难转侧，咳嗽气触必加闪痛，【前方少疏饮之品。】想因平素操持，肝阳易炽，营阴暗耗。【非肝阳也，乃肝阴郁结也。阳炽者必头颅眩晕，脑额空胀，孔窍干抢也。近日皆误以肝阴为肝阳，桑、菊、芩、胆，日日浇灌，愈浇愈郁，将真火闷熄而死，仍诿肝阳莫制，可慨也。凡饮食劳倦所伤，中枢不运，则清阳不升，浊阴上逆，东垣真识高千古。】《内经》以"肝为将军之官，谋虑出焉"，故身中左升之气，属肝主之，右降之气，属肺主之。今面微赤而咳频，前此上焦畏热烦燥，其左升之令不已，右降之气失司，已经洞悉。《经》以"左右为阴阳之道路，升降周行，一日夜行五十度，平旦交会于气口"，既为拂逆情志而里气郁遏，冷热外加，营卫因之窒阻。此阴阳道路流行，或迟或速，无平旦清明之气，是以发散消导、清火利痰之品，昧于身中转旋，有若天地也。再论平昔精力颇健，今已大年，下焦先虚，夫下虚者上必实，眩晕、神昏、自利可见矣，以冬令藏聚返根之候，见症若是，为忽然中厥亦属常有，【此亦痰闭若气离根非常有矣。】此投药之难，自宜瞻前顾后，议用钱氏地黄汤意，栽培三阴脏阴，疏其三阳腑阳。俾脏主藏，腑主通，佐以酸降理逆，谷味有加，再为进商可也。

熟地　白芍　山药　泽泻　丹皮　茯苓　牡蛎　阿胶

〇山塘　七十五　立冬未冷，温热之气外入，引动宿饮，始而状如伤风，稀痰数日。【是真新感。】继则痰浓咽干，是少阴脉中，乏津上承，五液尽化痰涩，皆因下虚，易受冷热，是以饮邪上泛。老年咳嗽，大要宜调脾肾，【有外邪不拘此例。】最忌发散，泄肺理嗽，暂用越婢法。【可见不能照虚治。】

麻黄　石膏　甘草　芍药　生姜　大枣

〇章　暴冷外加热气内郁，肺窒不降，脘闷如饥，水饮欲呕，头痛寒热，当治上焦。【案语简切。】

桔梗　象贝　橘红　兜铃　北沙参　杏仁

〇吴　风温上受，饮邪上泛，卧枕则咳甚，饮阴类也。先以轻扬肃上，再议理饮。

桔梗　兜铃　米仁　茯苓　通草　象贝

急火煎服一次。

又案　轻可去实，恰当上受风温，但左胁引动而咳甚，《经》言左升太过，右降不及，然非肝木之有余，雨水春木萌劲气升上冲，皆血液之少，不主配偶之义。

甜杏仁　玉竹　甘草　桃仁　炒麻仁

〇冬温咳嗽，忽值暴冷，外寒内热，引动宿痰伏饮。夜卧气冲欲坐，喉咽气息有声。宜暖护安居，从痰饮门越婢法。

麻黄　甘草　石膏　生姜　大枣【外寒内热治法。】

〇王廷佑　寒包郁热，亦属温邪。

桔梗　大力　连翘　苏子　滑石　枳壳　赤芍　木通

〇温邪有升无降，经腑气机交逆，营卫失其常度，为寒热【是有新感。】津液日耗。渴饮不饥，阳气独行，则头痛面赤，是皆冬春骤暖，天地失藏，人身应之。患此者最多，考古人治温病，忌表散，误投即谓劫津，逆传心包，最怕神昏谵语妄狂。【忌直用表散也辛甘凉润生津清热仍从汗解。】治法以辛甘凉润为主，盖伤寒入足经，温邪入手经也。上润则肺降不致愤，郁胃热下移知饥渴解矣。

嫩竹叶　桑叶　杏仁　蔗汁　麦冬　生甘草　石膏水净糖炒

○陈　诊脉左带微数，右关微弦，胸脘痞闷，右眼角赤。皆是肝木乘坤土，经旨有"肾藏志，脾藏意"，今梦寐惊惕，是见不藏之象，倘调养失宜，内有七情之扰，外有六淫之侮，再经反复，药饵无过树根草皮，焉能有济？故重言以申其说。【脉证皆痰气固结之象，但燥痰是虚躁滞结，宜生津以滑之，不宜辛热淡渗以燥之。】

人参　半夏　枳实　茯苓　干姜　小川连

第二案　六脉略和，舌苔已退，胸脘稍宽，渴饮至胃，微觉呆滞，大便干燥。势见阴枯阳结，通阳之中，佐以润燥亦属至理。至于调养静摄工夫，不必再赘。

柏子仁　苁蓉　归须　炒桃仁　块苓　桂心【苁蓉大碍通阳，下四方不离此味，只因肾燥便艰，何不选用甘滑辛润，而必须咸润耶。】

第三案　立夏日诊，脉气和，病情减，清晨微觉气闷。阳气尚未全振，再论人身中阴阳二气，每相眷顾。阳病久必伤阴，阴病久必伤阳。故病久之体，调养失慎必至反复。谆谆至嘱，进苓桂术甘汤，以宣上膈之阳。

第四案　年过五旬，肾气本弱，病缠日久，脾土亦馁，肾恶燥，脾恶湿，经旨昭昭，若欲平稳。宜乎分治为妥，是将来调补丸药章旨，今上膈已宽，且进下焦调补为法。

苁蓉　归身　杞子　茯神　小茴　柏仁　天冬　巴戟　牛膝【苁蓉最伤心阳，最助脾湿，历验之矣。】

第五案　病减六七，惟纳食不易运化，饮汤不易下趋，口中味淡，时或作酸，大便燥艰。乃脾阳不振，肾阴未复。故润剂之中，佐以辛香，有合经旨辛甘化风之意。

柏仁　小茴　苁蓉　车前　茯苓　牛膝　归身　桂心

第六案　脉神俱安，大便艰涩不爽，脐间隐隐作痛，【痰饮所结。】高年肾阴暗亏，血液不能灌溉四旁，肠中枯燥，更衣颇觉费力，拟进通幽汤方法以润之。【脐间隐痛是痰凝，是上前咸润药所致，方中宜加桃仁、山楂。】

归须　红花　郁李仁　柏仁　麻仁　生地　升麻

第七案　两日连次更衣，脐间疼痛已止，【去咸润反更衣矣，其理顾然。】胸膈之间略觉不和，则知病缠日久，不独血液受亏，气分亦为之不振。拟温填药饵，佐以通阳，庶几中下两顾。

苁蓉　块苓　杞子　小茴　柏仁　牛膝　人参　巴戟

○范升九　四肢作冷，自利未已，目黄稍退，而神倦不语。湿邪内伏，足太阴之气不运。《经》言脾窍在舌，邪滞窍必少灵，以致语言欲塞。法当分利，佐辛香以默运坤阳，是太阴里症治法。【是湿温治法。】

生於术　草果仁　厚朴　木瓜　茯苓　泽泻

第二案　身体稍稍转动，语塞神呆，犹气机未为灵转，色脉非是有余，而湿为阴邪，不徒偏寒偏热已也。

生於术　石菖蒲汁　郁金　茯苓　远志　米仁

第三案　湿滞于中，气蒸于上，失降不得寐，口起白疳，仍不渴饮，开上郁，佐中运，利肠间，亦是宣通三焦也。

生於术　寒水石　米仁　桔梗　广皮　猪苓　泽泻【渗药究宜少用，不渴饮者，湿之结也，运中开上，便可祛之。起白疳者，热之结也，渗利太过，则津不上承，热更亢而莫制矣。】

第四案　湿胜，中宫不运，易生痰饮，不欲食。须使神机灵泛，少佐疏滞

外台茯苓饮去广皮加　天竹黄　石菖蒲

第五案

人参　金斛　枳实　於术　茯苓　广皮

第六案　脾胃不醒，皆从前湿蒸之累，气升痰咳，参药缓进。

炒川贝　茯苓　地骨皮　米仁　郁金　淡苓

陈范两案，皆病温也，一化燥，一兼湿，其药不同，宜矣。而一寒一热者，何也，陈必其人虚寒体质，其病温必是冬不藏精，伏气所成，范则直是时令湿温而已，读者须于此等处用心，方有入处，方有悟时。

○热邪入里，脘痞按之痛，脉浮滑者，此邪结阳分，拟仲景小陷胸汤。

川黄连　瓜蒌实　半夏　杏仁　枳实

○脉濡涩数，至暮昏乱，身热未尽，腹痛便黑，阳明蓄血。拟仲景桃仁承气以逐

其邪。

桂枝木 大黄 甘草 芒硝 丹皮 桃仁

○热缓神昏，欬痰呕逆，舌不能言，余邪渐入心包络，恐瘈疭，进芳香入络法。【热缓而反神昏，正邪气内陷之候也，不得以热缓为病减。】

万氏牛黄丸。

○温邪已入心营，神烦欲昏，质系阴亏，怕其液涸，不必以瘢疹为虑，清神斯邪不结蔽矣。【《经》云津液相成，神乃自生，故神藉津以养。】

连翘心 石菖蒲 鲜生地 元参心 金银花 天竹黄 至宝丹一粒【暑暍门首案即此方以犀角易竹黄。】

○舌音强缩，干涸无津，邪气已入膻中，神识昏蒙，积劳心血久虚，致热竟入矣，诊脉虚小无力，但补则热闭，今晚以至宝丹三分，凉开水调化，匀五六次铫服。

又 心气久耗，营液暗伤，渐枯涸窒塞，小肠火腑失其变化传导，溲溺欲痛，舌刺欲缩，色仍白晦，岂是血滞实火，当滋液以救燔燥，仍佐苦味以通火液。【谓通火中之液也，究竟火液二字太生，道书云：心含赤液。】

鲜浙江生地 元参 竹卷心 人参 川连 菖蒲 百部 桔梗

又 神气消索，五液枯寂，此昏躁妄言，乃阴阳不肯交合，欲作脱象，不忍坐视，议三才汤以滋水源，参入磁朱以宁神志。

三才加磁朱、金箔

又 吸短欲躁，午后至更深为甚，热入阴中，子后清阳用事稍和，自云心中不舒，热熏则楚，仿邪少虚多，例用仲景复脉汤。

炙草 生芍 人参 生地 麦冬 麻仁 阿胶 鸡子黄

○邪灼膻中，神迷谵语，呕痰。

牛黄丸

竹叶灯心汤化服。

○诊脉左虚大，右涩小弱，症见短气遗尿，目瞑肢掉，神识渐迷，渴不欲饮，侵早稍安，晡时烦躁。此乃积劳元伤，热气内迫，劫烁脏液，致内风欲扰，有痉厥之虑。仲景谓元气受伤致病，当与甘药。就暑热伤气，亦属发泄所致。东垣发明内伤，暑病益气诸法，足为炳据。若动攻表里，是速其散越耳。

麦冬　生甘草　鲜莲子　知母　竹叶心

○先厥后热，邪气蕴伏亦人，从传染而得。今脉数舌红，头疼干呕，脘闷多痰，皆是热蒸营卫，虑其再厥。

羚角　犀角　连翘心　川贝　元参　银花　通草　郁金

又方　犀角　连翘心　川贝　元参　银花　通草　郁金

又方　犀角　连翘心　川贝　通草　银花　石菖蒲　金汁

又　前方去通草加麦冬

又方　卷心竹叶　知母　生甘草　麦冬　花粉　川贝

又方　鲜佩兰汁　麦冬　南花粉　枣仁　米仁　川贝后【四方无大分别，但轻重不同，前重心包，后重肺胃，前重开结，后重生津。】

○温热后，肝阳乘胃，涎沫自出，胸满如闷，咽中间或气促，潮热时作，四肢微冷，虑其厥逆，进息风和阳法。【脾为湿困中气不灵，则木亦郁，木郁则横而反侮。】

淮小麦　炒半夏　甜杏仁　炒麦冬　南枣

又方　人参　麦冬　淮小麦　茯苓　南枣　炙甘草【此方何能息风和阳，且有病重药轻之嫌，然方却有法可思，从脏躁甘枣小麦汤加减来。】

○脉促神倦，目上视，咳痰欲喘，唇燥舌红，温邪发热，半月外不解。所拟发散消导之药，病不少减，正气反伤，内风乘虚上扰，虑有痉厥变幻，非轻小之恙，姑与甘缓法。

炒麦冬　北沙参　淮小麦　生甘草　南枣肉

○脉虚细无力，热止后，汗多心悸头晕，寐多惊恐，舌红。营阴受伤，理宜和阳存阴。

生地　麦冬　淮小麦　阿胶　人参　炒麻仁

○舌缩语音不出，呼吸似喘，二便不通，神迷如寐。此少阴肾液先亏，温邪深陷阴中，瘛疭已见，厥阳内风上冒，本质素怯，邪伏殊甚，实为棘手。议护下焦之阴，清解温热之深藏，以冀万一。【此病宜大剂填肾阴，宣心阳，使阴阳俱活，乃有生理，能将邪气提出阳分，里证转为表证，便是转机。】

阿胶　鲜生地　元参　鲜石菖蒲　川黄连　童子小便【前四味分两宜重，再略加党参细辛，提邪出阴。】

○病热，汗出复热而不少为身凉。此非痎疟狂言失志，《经》所谓"阴阳交"，即是病也。交者液交于外，阳陷于内耳，此属棘手症。

人参　生地　天冬

○几热甚而厥，其邪必在阴分，古称热深厥深。病中遗泄，阴伤邪陷，发表攻里，断难施用。和正托邪是为稳法。

草果　黄芩　知母　人参　炒半夏【五更时服，方意可师，草果能从阴透阳，半夏能通阴阳也。】

○寒热虽减脘中犹然不爽，非是食滞，乃气结所致。尚宜开上中之痞。

川连　干姜　淡芩　炒半夏　杏仁　白蔻　枳壳　桔梗【用泻心法。】

○热久伤阴，津液不承，呛咳，舌红罩黑，不饥不食，肌肤甲错，渴饮不休。法当滋救胃液以供肺，惟甘寒为宜。

麦冬　南花粉　白沙参　冬桑叶　蔗浆【分两要重。】

○留热未清，营液已耗，但论清邪恐神索气夺，腻滞阴药防余热痈疡。议理心之用，亦清补之意。

人参　麦冬　竹心　淮小麦

○病体已虚，风温再侵，喘嗽身热脘闷，小便不利，全是肺病。此症反复太多，深虑病伤成劳。凡药之苦味，辛泄者慎用。【此太阳之经气不充，以致外邪易入，方中宜兼用撑法，以振阳气，不得一味清寒，恐有热去寒起之虞。】

青蔗汁　鲜枸杞根皮　玉竹　桑叶　北沙参　蜜炒知母　炒川贝

○吴子纯　连朝骤热，必有暑气内侵，头热目暝，吸短神迷。此正虚邪痹，清补两难。先与益元散三四钱，用嫩竹叶心二钱，煎汤，凉用二三小杯，常用绿豆清汤服。

第二案　温邪中伤之后，脾胃不醒，不饥，口渴，议清养胃津为稳。

鲜佩兰叶　川斛　知母　大麦仁　炒麦冬

○起自热病，热伤阴络，血大泻，自当宗血脱益气之旨。今脉左大急疾，右小微弱，脐旁动气肌肤枯燥，阴分大耗。正当暑月，何以堪此？拟进九龙法，通补兼施，若得动稍减，病可平和矣。【动气是络中液燥而结，化为燥痰，碍窒气道故也，生津以滑痰，则络得所养，气行亦畅，而动息矣。】

熟地炭　山楂糖油炒　琥珀屑　新绛　冲入藕汁

○脉细数，舌绛，烦渴。时热病九日，邪气稍衰，正气已亏。不宜再作有余治。【据脉证，乃邪陷膻中，大气不能转之象，案语无谓。】

鲜生地　阿胶　元参　麦冬　知母　麻仁

○时热食复，胸痞，恶心欲呕，进半夏泻心法。

炒半夏　川连【太苦。】枳实　杏仁　姜汁　厚朴　草蔻【太燥烈。】【食复最宜顾胃气，且既有食矣，自当加健脾消食，何用泻心只降气分，古用承气汤，即嫌太峻，亦宜略仿其例。】

又方　人参　山楂　枳实　干姜　姜汁炒半夏

○风温化热，上郁肺气，咽喉阻塞，胸脘不通。故呻吟吸呼不爽，上下交阻，逆而为厥。乃闭塞之甚，病在上焦，幼科消食发散，表里混治，久延必致慢惊莫救。

芦根　飞滑石　川通草　甜木梨皮　桑叶

○冬温失藏，稚年阴亏阳亢，三阴之阳，当夜分升腾，烦躁上热不宁，昼则安康人健。宜用六味磁石方法。

生六味加磁石、辰砂。【夜烦昼宁，阴火上冲方法最合。】

暑　暍

○初病伏暑，伤于气分，潮热渴饮，邪犯肺也。失治邪张，逆走膻中，遂至舌缩，小便忽闭，鼻煤裂血，耳聋，神呆昏乱。邪热蔓延血分，已经入络，津液被劫，必渐昏寐，所谓内闭外脱。

连翘　银花　石菖蒲　犀角　鲜生地　元参　至宝丹一粒

○脉洪大，烦渴汗出，阳明中暍，的系白虎汤候也。

石膏　甘草　麦冬　知母　粳米

○脉濡懒倦，多汗口渴，体气素薄，炎暑烁金。当益气，保水之源。

麦冬　人参　知母　五味子

○夏月感冒，头重壮热，无汗烦渴，伏暑新凉外束，治以辛香开表。

陈香薷　新会皮　厚朴　藿香　甘草　知母

○脉濡数中暑，暑为阳邪，尽属阳分，故张其势而烦渴，夜静属阴，邪逼于内，则多言吃语，【《经》云：烦则喘渴，静则多言。】皆由体虚邪甚致此。《经》谓暑伤气，原属虚证，示敢以凝寒苦清，侵伐元气。

丝瓜叶三片　金石斛三钱　白知母四钱　飞滑石一钱

水煎，滤清，候冷，冲入西瓜汁一大茶杯。

○暑热示尽，清窍不利，自言神识如迷，夜不成寐。

竹叶　元参　连翘心　菖蒲　郁金　川贝

○寒热渐除，间一日复来，即暑邪入里之征，因正气不振故也。但烦渴不减，舌苔黄厚，胃中滞浊，犹然不清。河间方法，正宜此证，非是抄窃旧方，乃去邪务尽之意。【方失当是凉膈散。】

○暑风入肺，咳痰发热，四肢无力，微冷，气喘神倦。恐邪犯心包，有慢脾惊搐之虑。拟进《局方》至宝丹，芳香逐暑，使喘缓神安，再商进和脾胃药。

又案　有汗出，热缓，神识昏愦，邪热内闭，未得外越，易变痉厥。进芳香开闭，以逐秽邪。牛黄丸。

又方　生地　甘草　知母　淡竹叶　滑石　银花

又方　人参　生草　知母　南枣肉　麦冬　茯神　广皮

○舌心黄边白，渴饮水浆，停胃脘，欲吐，微微冷呃，【败证迭现。】自利稀水，小便不利。诊脉坚劲不和，【败象，此真阳之败也。】八旬又二，暑热湿邪内着，必脾胃气苏，始可磨耐。以尊年不敢过用清消矣，议用清暑益气方。

人参　茯苓　广皮　猪苓　石莲子　川连　黄芩　厚朴　泽泻　煨葛根

○脾胃久虚不复，泄泻呕逆不欲食，喘促腹膨，烦渴无寐。是虚中挟暑，最虑慢惊，宜和补中土，兼清暑热。必得呕止泻缓，寝食得宜，庶不致变。

人参　广皮　木瓜　大腹皮　川连　泡姜　乌梅　茯神

○脉弦，呕吐，心中懊恼，不纳水谷，倏冷忽热。虽因嗔怒七情，兼有客邪伏气。汗多不宜表散，清暑和中为正治。【全是肝邪犯胃见证。】

杏仁　半夏　郁金　茯苓　广皮　枳实　金斛

○今年七月秋暑未除，初病头痛身热。是暑由上窍伤及清阳，医药当辛凉取气，同气相求，中上之轻邪自散。无如辛温、寒清之类，杂然并投，水谷内蒸，氤氲不解。见症仍在身半以上，躯壳之间，非关脏腑大病。能蔬食十日，可解上焦之郁。

川芎　薄荷　荆芥炭　炒白芷　蔓荆子　菊花蒂　元茶三钱煎汤代水

湿温【附疸】

○阳明湿热，痞结心下。拟苦降辛泄，则邪自解耳。【胃中湿热上蒸，故曰阳明。】

泡干姜　半夏　桔梗　杏仁　川连　厚朴　枳实　豆豉　至宝丹

○长夏外受暑湿，与水谷之气相并，气阻蒸迫，上焦不行，下脘不通，不嗜饮食，目黄舌白，邪结气分。

杏仁　厚朴　茯苓　蔻仁　炒半夏　姜汁

○脉缓身痛，汗出热解复热。此水谷之气，与湿并阻于气分，郁而成热。治宜利湿，宣通气分，湿去热自解矣，徒进清热不应。

飞滑石　腹皮　茯苓皮　白蔻仁　猪苓　通草　淡黄芩

○舌白渴不欲饮，呕有痰，口味皆变，头中空痛，两颊赤。此水谷湿热气并，郁蒸肠胃，致清浊变混，忽然烦燥，难鸣苦况。法当苦寒泄热，辛香流气，渗泄利湿。无形之湿热去，有形之积滞自通。【亦宜兼顾。】

淡黄芩　野郁金　川连　秦皮　白蔻　通草　猪苓　厚朴

○徐方鹤　脉缓，舌白带灰黑色，心中烦热，汗多渴饮，嘈杂如饥，肛中气坠，如欲大便。平昔苦于脱肛，病虽挟湿热，寒凉清湿热之药味难投，拟进和中法。

炒麦冬　粳米　川斛　半夏　南枣

○徐　左脉数，舌白目黄，偏[1]身发黄，左腰胁间痹痛。卧则气逆，或嗳气，或咳呛，则痛不可忍。湿热着于络中，气机阻遏不宣。况时邪一、九日，正邪势方张之候，【《经》云：无治其盛。】故攻病药饵，往往难投，轻药为稳。

豆卷　白蔻　通草　茵陈　米仁　杏仁　猪苓　泽泻

雨湿地蒸，潮秽经旬，人在气交之中，口鼻吸受，从上内侵，头胀脘闷，肉刺骨痛。盖肺位最高，其气主周身贯串，既被湿阻，气不运通。湿甚生热，汗出热缓，少间再热。凡风寒得汗解，湿邪不从汗解耳。仲景云：湿家不可发汗，汗之则痉。谓湿本阴晦之邪，其伤必先及阳，故汗、下、清热、消导与湿邪不相干涉也。湿也，热也，皆气也，能蒙蔽周身之气，原无有形质可攻，由上不为清理，漫延中下二焦，非此伤寒六经，自表传里相同。河间畅发此义，专以三焦宣通为法。明张司农亦以苦辛寒主治，总以气分流利为主，气通则湿解矣。今两旬不愈，入暮昏厥。厥者，逆乱之称。以邪深入至阴之中，热蒸上冒，致神明为邪所蒙蔽矣。初湿邪下注，而大便为溏，今则气窒结闭，【初则阳气能运湿下出，继则气闭难运也。】而大便不通，古称热深厥深。又云：厥少热多则病退，厥多热少则病进。凡厥多隶厥阴也。

【案中论湿邪禁汗，却不盡然。但汗之有法，如伤寒中风时时汗出，卫气不谐，以桂枝复汗则愈，是有正汗、邪汗之分。故风寒亦有得汗不解，湿亦有得汗而解。寒湿阳虚宜温中，暑湿气虚宜益气，俱不得径行发散，致如水淋漓。】

掘地坎三五尺，全无瓦砾，方是真土，入新汲井水，用木棍淘二三百下，取泥浆

---

〔1〕偏：疑为"遍"字误。

水，澄清二盏，另以绿豆皮、野赤豆皮、马料豆皮各五钱，入地浆水中，煎汤一茶杯许，候温，入生珍珠细粉约七八分、冰片半厘，匀三次服。

再论暑湿客气，由上受以行中道，未按经法，致三焦否塞，逆乱为厥。厥属邪深在阴，故取地浆重阴之气。珠潜水底咸寒，少佐冰片辛热，能开热痹，直走至阴，以冀厥止。究竟暑湿热气，乃无质之邪，弥漫胸臆，如烟雾缭绕，诸宗气营气，无以展舒，焉有知味知饥？彼攻消峻克，能涤有质之邪滞，非湿结气分之治也。昔轩岐云：从上病者，治其上。且上焦如雾，借轻扬可以去实。半月不更衣，断勿攻下，皆气窒使然。【天湿上受，所谓阳中雾露之气也，地湿下受，其证兼寒，治法与此不同。】

川贝　米仁　兜铃　白蔻　连翘　射干　通草

○舌红微渴，齿痛味甘，中宫不运，气郁之热，未得全去也，

连翘　米仁　茯苓皮　赤豆皮　川贝　白蔻

○潘毓翁　中年冲气痰升，喘急随发随止，【必是外邪内陷入在肺胃。】从肝肾本病治，固是【未必是。】地黄饮子，用意在浊药轻投，勿以味厚凝滞痰气，但以质能引导至下，变饮为丸，纯是浊药柔温。若归脾汤甘温守中，养脾之营，更与痰饮冲逆相背。自七月间反复，必有暑湿客气，从呼吸而受，据述肌肤间发丹疹，浮肿甚速，【风热与痰饮相搏顾然。】腠膜映红，若但【极是。】内证，未必有此。思夏秋口鼻受气，上焦先伤，与肝肾本病两途。上焦失解，理必延漫中下，而三焦皆为病薮矣。此胀在乎脉络，不在腑肠，【可见非本病。】水谷无碍者缘此。况久病大虚，温补不受，【更可见非本病。】必当推其至理，【极是。】伏邪引动宿病，【一语道破。】仲景论必先理其邪，【极是。】且口渴便实，岂温热相宜？自言怀抱郁结，相火内寄肝胆，如茎肿囊纵，湿壅水渍。勉以三焦气分宣通方，仿古二虚一实，偏治其实，开其一面也。

【此人痰喘必是久风[1]在肺，与胃中痰饮相结，非肝肾虚也。即令久病见虚，亦与因虚而病者不同，况旧病未除，新邪又受，岂可作虚治之？所谓伏邪引动宿病，宿病二字，不作肝肾本病说。】

飞滑石　杏仁　茯苓皮　厚朴　猪苓　通草　白蔻仁【此与第二案方同。】

---

〔1〕风：疑为"凤"字误。

○舌微黄，口微酸苦，脘中微闷，议用温胆法合四逆散。

竹茹　生白芍　炒半夏　川连　淡芩　枳实汁　桔梗

○目黄舌刺色赤，伏邪余热未尽。

鲜生地　麦冬　川斛　蔗汁　竹叶心　花粉　鲜地骨皮　梨汁

○不饥，不欲纳食，仍能步趋。长夏湿蒸，着于气分，阳逆则头中胀闷，肌色萎黄，与宣气方法。

【头中胀闷，非阳逆乃阴逆也，浊气僭居阳位，所谓因于湿首如裹也，果是阳逆于上，岂可再用宣气。】

西瓜翠衣　飞滑石　米仁　芦根　通草　郁金

○脉缓，舌色灰黄，头疼，周身掣痛，发热不止，乃时疫湿温之证，最忌辛温重药，拟进渗湿之法。【身痛总是兼寒不得概禁辛温，重药二字有斟酌。】

竹心　连翘心　厚朴　木通　杏仁　飞滑石　茵陈　猪苓【厚朴木通，一破气、一耗津，总宜慎用。】

○脉左数右缓，舌白，发热自汗，小溲溺痛，身半以上，皮肤骨节掣痛，皆是湿邪阻痹，虑其清窍蒙蔽，有神昏厥逆变幻，拟用轻清渗湿方。【湿脉多缓，风脉多数，左数右缓者，左主上焦，右主中焦，湿邪先据，风气外加，故见此脉。且发热自汗诸证，风象显然。】

连翘　豆卷　米仁　丝瓜叶　花粉　茵陈　通草　杏仁　飞滑石【风湿不宜此类诸药，读《金匮》便知。】

○脉细，舌灰白，渴不能多饮，膨闷不知饥。湿温半月有余，病邪虽解，余湿未尽，良由中宫阳气郁遏，失宣畅机关，故舌喜得香味。理宜护持胃阳，佐以宣浊驱湿。未可再作有余攻伐，虽取快一时，贻祸非轻小也。【凡湿兼寒兼郁者，脉皆细金匮谓之湿痹。】

半夏　人参　厚朴　橘红　枳实　茯苓

○脉转数舌红，面肿消，肤痛，汗减，耳鸣，咽呛，肛痔，湿中化热乘窍，仍清气邪，佐通营卫，桂枝白虎汤主之。

【面肿日风，肿消则风气已退，似可不须桂枝，或藉以引入荣分耶。】

○酒家湿胜于内，暑邪秽气亦由口鼻而入，内外相因，延蔓三焦。汗多寒热不解，非风寒从表而散，头胀脘闷，呕恶而渴不多饮，两足反冷是热在湿中而来。古称湿上甚为热，不与伤寒同论。

杏仁　半夏　茵陈【汗多不用。】　白蔻【酒家亦忌太辛温燥。】厚朴　广皮　茯苓皮六一散　鲜菖蒲

○舌白肢厥，语错，丹疹背多胸少，汗大出，此湿邪着于气分，邪郁气痹，故现外寒，非虚脱也。生地、阿胶，滋清凉血，则气湿愈阻。此属邪郁，不但分三焦，更须明在气、在血。

羚羊角　天竹黄　射干【泻肺陷疹大忌。】　川贝　米仁　茯苓　石菖蒲

○素有浊阴上干之证，近因湿气淫蒸，新旧合而为一。【此病最多，近皆呼为肝阳，肆用清凉浇灌。】壮热吐苦水，哕，上逆，舌色微白，脉小弦，木气欲升而复为湿遏之象也。当用苦辛以劫湿邪为主，即仲景先治新后治痼之意也。

川连　泡姜　炒厚朴　半夏　块苓

即进一剂，哕少缓，可用黄连温胆汤一二盏。

○邪热盘踞阳明，体虚不耐重剂。宜轻用苦辛通泄为主。

连翘　杏仁　生香附　橘红　滑石　鲜荷叶　通草　银花

又方　米仁　连翘　银花　橘红　通草　青荷梗

○脉弦缓，面目肌肤皆黄，舌白滑腻，胸脘膈间胀闷，病名湿温。由濒海潮湿气入口鼻，至募原，分布三焦。此为外因，仍食水谷腥物，【论极畅达。】与外人秽浊之邪，两相交混，湿甚热郁三焦，隧道气血不通，遂变黄色。发汗不愈者，湿家本有汗也，清热消导不愈者，热从湿中而起，湿不去则热不除也。夫湿邪无形质，攻滞乃有形治法，其不效宜矣。昔河间治湿热，必取乎苦辛气寒。盖苦降以逐湿，辛香以祛秽寒，取乎气，借气行不闭寒于内也。当世医者混以伤寒表里为治，殊不知秽湿气入口

鼻，游走三焦，不与伤寒同治。

绵茵陈　白豆蔻　厚扑　川通草　广皮白炒　茯苓皮　半夏曲　块滑石

○湿浊内蒸，瘀热发黄，三焦壅遏，浊气迷漫，又非有形质滞。此辛香逐秽宣通，是一定法，日期既多，恐浊闭神昏。另以银花汤化至宝丹二粒。

绵茵陈　白豆蔻　茯苓皮　厚朴　煨草果　滑石　杏仁　木通　鲜菖蒲根汁

复诊　绵茵陈　厚朴　江枳实　草果仁　细木通　黑山栀　云茯苓　黄柏

○痰滞得秽浊胶结，湿中热起，蒸变发黄，脘中痞闷。病在气分，两进消导理气，面目黄色略减，而痞结如故。议与治疸疏滞，兼以苏合香丸逐秽为法。

茵陈　草果仁　枳实　厚朴　广皮　木通

暮服苏合香丸，一丸三服。

复诊　生白术　茯苓块　茵陈　猪苓　厚朴　滑石　泽泻

○望色萎瘁晦黯。闻声呼吸不利，语音若在瓮中。诊脉右缓左急。问初病忽热忽温，头中如裹，腰痛欲拊扪，【此证独重。】神识呆钝，昏昏欲寐，肢节瘛疭，咳痰映红，溺溲短缩，便溏带血，不饥不渴，环口微肿，唇干不红，舌白糜腐。此水谷酒腥湿热相并郁蒸，阻挠清气之游行，致周身气机皆令痹塞。夫热邪湿邪皆气也，由募原分布三焦，营卫不主循环，升降清浊失司，邪属无形，先着气分。时师横议表邪宜汗，里滞宜消，见热投凉。殊不知热由湿郁，气行热走，仲景于痉暍从湿化，忌汗忌下，明示后人，勿伤阴阳耳。但无形之邪久延，必致有形，由气入血，一定理也，据色脉证参之，末见或可采用。【观前列诸证，肝家受伤颇重，盖房室不节所致，证颇难愈，恐非下方所能效。】

羚羊角　茵陈　银花　连翘　通草　大腹皮　茯苓皮　猪苓　泽泻　至宝丹

○脉浮缓，身热不止，汗出不衰。此风湿郁表，瘀热为黄。拟麻黄连翘赤小豆汤。【麻黄汗多者忌以其迅也，东垣胜湿用羌活，不必泥古。】

麻黄　杏仁　生梓白皮　生姜　连翘　细赤豆　甘草　大枣

天雨水煎。

○面目悉黄，微见黑滞，烦渴腹满，左脉弦数，右脉空大。此内伤发黄，为厥阴肝木、太阴脾土二脏交伤之候也。夫肝为风脏，其性喜伸而恶屈，郁则木不得伸而屈矣，郁极则其气盛；而风乃发，风发必挟其势以贼脾，脾为湿土之司，土受克而气不行，则湿胜矣；风性虽善行，遇湿以留之，反壅滞经络而不解，由是湿停热瘀，而烦渴有加，其发黄也必矣。虽曰风湿所致，实由木亢而不宁，土困而不舒，非外来风湿之比。况黑色见于面则知并伤其肾，以脾病不行，胃中谷气入肾反将脾中浊气下流，【脾湿热盛则流入肾，阳气不伸面色亦黯。】故于黄中见黑滞耳。即其腹满亦是中气不行，虚热内壅，非结热当下之比。若误下之，则脏气空虚，风从内生矣，若误汗之，则阳气外解，湿愈不能行矣。为商治法，平肝之亢，扶土之虚，兼解郁热以清气道，除湿蒸而和中气。【此案不似先生手笔。】

人参　白术　白芍　黄连　山栀　归身　丹皮　茵陈　秦艽　柴胡　甘草　半曲

○暑湿乃夏秋时令之病，其邪先着气分，氤氲蒙昧，有形无质。医投攻夺，乃有形治法，气伤阳损，至今肢冷溏泄，何一非阳微肿胀之征？此宜温补下中，莫治眼前。

人参　白术　木瓜　淡附子　益智仁　炒广皮　厚朴

○淮海水咸土潮，水土异气，自口鼻受入，必聚募原。湿邪久郁化热，阳明络损，血溢咳嗽，视目黄面亮，显然湿热变痰，况病已数年，若是阴虚，必不能延久至今也。从湿热例治。

杏仁　厚朴　米仁　赤茯苓　块滑石　绵茵陈

○今年二三月久雨阴晦，入山行走，必有瘴气湿邪着于脾胃，腹中胀闭，溏泄挟积，溺赤不爽，目眦肌肉悉黄。夫湿为阴邪，郁久必热，热自湿中而出，当以湿为本治。

生茅术　炒厚朴　猪苓　草豆蔻　新会皮　绵茵陈　泽泻　茯苓皮　木香汁磨入

时　疫

○臭秽触人，游行中道，募原先受，分布三焦上下，头胀脘闷。洞泄以芳香逐秽法。

藿香梗　生香附　茯苓皮　白豆蔻　飞滑石　炒厚朴　新会皮

○此吸受秽浊，募原先病，呕逆，邪气分布，营卫热蒸，头胀身痛。经旬至神识昏迷，小溲不通，上、中、下三焦交病，舌白，渴不多饮，仍是气分窒塞。当以芳香通神，淡渗宣窍，俾秽浊气由此分消耳。

通草　猪苓　茯苓皮　米仁　淡竹叶　腹皮　至宝丹

○秽浊不正之气，扰中，痞闷恶心，头疼烦渴，形寒内热。邪不在表，未可发散。

杏仁　蒌皮　滑石　通草　白蔻　郁金　花粉　连翘

○目赤唇焦，齿燥舌黑，嬉笑错语，发哕发痉，温毒遏伏之象。

绿豆壳　银花露　方诸水　犀角　川贝母　人中黄　芦根汁

徐徐温服。

又方　金汁拌浸人参　银花露　鲜菖蒲　元参　鲜生地　羚羊角　真金箔

○时疫发热，脘闷恶心，痧发不爽，神烦无寐，舌色转红。邪热将入营分，虽胃滞未清，亦宜先清营热，勿得滋腻为稳。【观证苟令邪入包络，便是不治，凡热由气分蒸入心包者易治，由血分坏及心包者难治，所以先清营热为急，先生真有识力。】

鲜竹心　元参　连翘心　鲜菖蒲　银花　川贝

○阴液损伤，阳气上冒，衄血咳痰。理宜和阳存阴，冀津液稍复，望其转关。至于疏滞解表和表诸法，自然另有高见，非敢参末议也。

秋石拌人参　阿胶　鲜生地　麦冬

○脉软，咳痰欲呕，饥时甚。虽是时邪未清，高年正虚。理宜养胃阴，金匮麦冬汤。

麦冬　人参　半夏　甘草　粳米　大枣

○胃津既伤，肝风上扰，神迷肢震，面浮欲喘。病势危险，勉拟救胃阴方。

人参　麦冬　生甘草　白粳米　炒半夏　南枣

○时疫六日不解，头疼发热，舌绛，烦渴，少腹痛剧。已经心包，虑其厥痉。

犀角　连翘心　银花　元参　通草　鲜生地

又方　犀角　鲜生地　元参　麦冬　川贝

燥

○中气素虚，形寒饮冷，遇伏暑湿之火，蕴于膻中劫津耗液，尽从燥化。【湿郁化燥。】肺气不能下输，肠胃燥满不行下之，遂逼血下行。血既下夺，亦云竭矣，阴不配阳，汗从外泄，即为上厥。上厥下竭，肺经独受燥累，急进清燥救肺汤以回阴液。【《伤寒论》有"当汗不汗，则致衄"之条，是血上行也。此案因误下，则血下行，正好对看。再火蕴膻中，而肺气不转。所以便致下血者，以肝血沸腾而溢下也。方中清肺，必兼凉肝。再寒从外束，内热无泄，鼓血妄行。治宜凉润清里，辛散疏表。赵养葵有"透汗以止血"之论，为徐灵胎所斥，而实有妙旨。此等汗法，宜轻迅不伤血。惟麻黄最宜，惜世无知之者。】

枇杷叶　人参　麦冬　桑叶　阿胶　杏仁　生石膏　竹叶

继进方　羚羊角　枣仁　茯神　山栀皮　黑豆皮　枇杷叶　麦冬　蔗汁　鲜菖蒲

再进方　小生地　人参　阿胶　茯苓　黑豆皮　枇杷叶　青蒿　麻仁　麦冬

○脉来和静，舌苔已退，但时或烦热，胸中未适。此皆燥邪未尽之征，是以神识尚未全复，究竟必以滋燥为先。

阿胶　枇杷叶　麦冬　川斛　山栀　北沙参　茯神　菖蒲

○邪脉悉退，微迟和缓。用平调营卫，胃气自复，复脉汤主之。

人参　麦冬　炙草　阿胶　茯神　白芍　麻仁　五味　炒生地

○肺家留热，频年呛发，据说痘后有此。长夏诸阳升腾，而霉天反燥。当清肺之急迫，润肺之燥烈。【恐当有伏风，非留热也，久风能化燥热。】

清阿胶　枯黄芩　南花粉　地骨皮　绿豆皮

○久热，五液全耗，阴伤非谬，频渴，安受梨蔗。晡起寒热，倏然而至，验及舌色绛赤。显然由脏络之空隙致阴弗交恋其阳，按经义从下交合，难见速功，肝肾病必累及跷维所致。

人参　知母　鹿角胶　元武版

○用白虎法，渴烦少减，略饥必形神软倦。津液既遭热迫，阳明脉络自怯。当以清燥法，清气热以涵液。

人参　麦冬　知母　石膏　生地　阿胶　甘草

○上燥治气，下燥治血，此为定论。今阳明胃汁之虚，因久痛呕逆，投以香燥破气，津液劫伤，胃气不主下行肠中传送开合，皆失其职司。《经》云：六腑以通为补，岂徒理燥而已？仍议清补胃阴为法。

鲜生地　甜梨肉　天冬肉　人参　生白蜜

疟

○疟有十二经，然不离少阳厥阴，此论客邪之伤，若挟怫郁嗔怒致厥阳肝气横逆，其势必锐。《经》言：肝脉贯膈入胃，上循喉咙。而疟邪亦由四末扰中，【病发四肢是脾胃病。】故不饥不食，胃受困也。夫治病先分气血，久发频发之恙，必伤及络，络乃聚血之所，久病血必瘀闭。香燥破血、凝滞滋血皆是证之禁忌也，切宜懔之。【读此可见先生通络之义，非孟浪，亦非怪僻也。徐灵胎、陈修园未曾熟读《内经》，情同言马肿背。】

青蒿　生鳖甲　炒桃仁　当归尾　郁金　橘红　茯苓
又方　桃仁　柏子仁　新绛屑　青葱管　归须

○疟起四肢，扰及中宫，脾胃独受邪攻。清气已伤，不饥不食，胃中小和，夜寤不寐。小溲赤浊，即《经》言中气不足，溲溺为变。须疟止之期干支一周，经腑乃和。明理用药，疏痰气，补脾胃，清气转旋，望其纳谷。

熟半夏　生益智　人参　厚朴　茯苓　广皮
临服，入姜汁三分。【前案方味重泄肝，此重补脾，视本之虚实，邪之盛衰而用之。】

○疟病《内经》谓"风邪入中，虽云十二经之疟，总不离乎少阳"，少阳肝胆相附，疟久盘踞，未免凝痰积血，即成病根矣。虚者补正为先，补正不应，法当破血。【先补后攻非误补改攻也。】

柴胡　草果　炒桃仁　青蒿　半夏　归尾　桂枝　炒黑蜀漆

○《金匮》　十七　夏伏暑湿，秋季如疟，邪不尽解，能食不化，腹中气滞有形。脾胃不和，用东垣清暑益气法。

人参　黄芪　白术　青皮　陈皮　神曲　炙草　麦冬　五味　黄柏　泽泻　当归　升麻　葛根　苍术

姜枣煎。【东垣示尝以此方治疟，可悟运用古方之法。】

○暑邪成疟，热结三焦，脘痞有形，烦渴喜冷饮，从河间法主治。【方失。】

○《经》云：夏伤于暑，秋为痎疟。今时已孟冬，疟始发动，盖以邪气内藏于脏为厥少两阴经疟也。拟以温脏法。【邪伏久则阴亏，有不可温者，宜察脉证。】

厚朴　制附子　生牡蛎　炙甘草　大枣

○伏邪留于少阴、厥阴之间，为三日疟。百日不愈，邪伤真阴，梦遗盗汗，津液日枯，肠燥便艰，养阴虽似有理，但深沉疟邪何以追拔扫除？【极是。凡因病致虚，先治病，病本虚标也。】议以早服仲景鳖甲煎丸三十粒，开水送。午后服养阴通阳药，用复脉汤加减。此与前用救逆案意同。

生牡蛎　鹿角霜　酸枣仁　阿胶　麦冬　炙草　生地　桂枝　大枣【可加细辛，以通阴阳，有诸润药，不虑燥也，即前救逆方中蜀漆之义。】

○三阴疟是阴分伏邪，汗之清之不解，但与腻滞补药，邪无出路，遂致吐衄。寒自背起，督脉应乎太阳。【此寒湿下受，伤于太阳，由督入巅，初起宜用二活、威灵仙、生附子诸辛通督脉之品，逐寒湿仍从下出，自易愈，而无余患疟门套药，一概无功。曾治一疟初起，大寒大热，腰以下无汗，而衄血不止，即用诸药而愈。】

川桂枝　熟半夏　炒白芍　炒黑蜀漆　生牡蛎

○三日疟，是邪干阴经，表散和解，不能去病，询知不慎口腹，食物之气，亦能助邪。宜先理脾胃而廓清之。

桂枝木　生鳖甲　乌梅肉　常山　广皮　知母　草果　淡黄芩

○寒热而呕，罢则汗出四日一发，牝疟也。"疟论"云：邪气客于六腑，而有时与卫气相失，不能相得，故休四五日或数日乃作也。今脉沉弦迟，发必大吐、大汗，阳气与中气乏竭。应扶阳补中，以固元气。

制川附　人参　炮姜　炒白芍　草果仁　牡蛎　炙甘草　加大枣一枚

〇二十日来，以甘温益气养阴，治脾营胃卫，后天渐得，知饥纳食。思疟痢致伤下焦，奇经八脉皆损，是以倏起寒热，背部畏冷遇风必嗽痰，【语太肤廓当云真火受伤，则督虚而阳不能维。】阳维脉无以维持护卫，卫疏则汗泄矣。从虚损门治。

人参　鹿角霜　沙蒺藜　补骨脂　茯神　枸杞炭　鹿茸　当归身【此必病愈无邪，乃可用，且力峻恐不能任受，转增中郁生痰，奈何。】

（当代）全国 名医验案类编

◎ 民国·何廉臣

编

《（当代）全国名医验案类编》作者何廉臣（1861—1929），名炳元，浙江绍兴人，一生勤于著述。何氏晚年登报，向全国各地当代名医征集医案。他在搜集来的千种验案中，经过悉心研究，精心选录了300余例温病验案，汇集了当代中医界精英共85位医家宝贵的临床经验。此书初稿于民国十六年（1927年）完成，民国十八年（1929年）在上海刊行。此次校点以民国十八年（1929年）上海大东书局铅印本为底本。书中个别病案不属于温病范畴，如"中风""湿痹"等，予以删除。

例　言

是编所选各案，皆择近时名医初中末俱全之验案始行入选，故名《（当代）全国名医验案类编》。

一岁之中，时病多而杂病少。凡四时六淫，如风寒暑湿燥火等，本症兼症夹症变症，分际清晰，详悉无遗者，尚少专书，故是编首选六淫病案为初集。

六淫之中，如风寒暑湿燥等五气，多从火化，种种传变之火症，散见各门者甚多，原不必另列一门。兹将温病热病列入火淫病案中者，从沈氏尧封谓"火之微者曰温、火之甚者曰热"之意，使阅者知伏气温热之皆为伏火也。

六淫之外，如温疫、喉痧、白喉、霍乱、天痘、时痦、赤痢、鼠疫等八项，有传染性，与六淫之为病殊致，故各国定为八大传染病。兹选全国八大传染病案为二集。

是编列二大纲，共分十四卷。外感六淫病为六卷，八种传染病为八卷，每卷各为一种。总编目录，冠于书前，纲举目张，一览了然，颇便检阅。

所选各案，俱可为后学法程，其有涉怪诞不经者，虽佳不录。末附拙见，以相发明。

来稿中偶有繁文缛节及辞意晦涩者，不揣谫陋，僭为删饰，以便观览，知我罪我，自知难免，诸祈谅之。

凡案中精当之语，皆用密圈，使阅者易于注意。其廉自撰之按语，概用句下点以别之。

是编文成仓猝，膝稿恐多沧海遗珠之憾。师心自用之处，固所难免，投稿诸贤，幸曲谅之。

内伤杂证，来稿成案甚少，未足选为一集，容后征求完备，另选续出。

目　　录

二集　八大传染病案

初集 四时六淫病案

第一卷 风淫病案

冒风夹惊案（儿科）

周小农（住无锡）

病者 厚昆子，年四岁，忘其住址。

病名 冒风夹惊。

原因 素有暮汗，庚申二月十三日寐醒即起，出外冒风，陡闻爆竹而惊。

症候 一起即身热咳嗽，时发惊窜，咳痰不爽，状似欲痉而不痉。

诊断 指纹紫，脉搏数。此伏气在于肝胆，猝因风邪而起。

疗法 以荷、蒡、蝉、豉、前、桔、象贝等疏风开痰为君，桑、丹、藤、竹、栀、银等清泄肝胆以佐之。

处方 苏薄荷五分 炒牛蒡六分 净蝉衣四分 淡香豉八分 前胡八分 苦桔梗四分 象贝五分 焦山栀八分 冬桑叶一钱 粉丹皮八分 双钩藤一钱 银花八分 鲜淡竹叶十片

复诊 一剂即汗，身热虽减，痰嗽如前，急进三汁饮顺气降痰。

次方 生莱菔汁 生雅梨汁各两大瓢 鲜薄荷汁四滴

重汤炖十余沸，温服。

三诊 溏便五次，咳大减。转气逆，微呻多眠，喉有痰声，口渴喜饮。此热壅肺也，仍进清肺降痰。

三方　甜葶苈五分　川象贝各五分　马兜铃八分　银花八分　净蝉衣四分　冬瓜子一钱
鲜茅根二钱　鲜芦根三钱　鲜竹叶十片

另用西月石三厘、制雄精一厘、川贝母四厘、生白矾二厘研匀，药汤调下。

四诊　服后吐痰三口，上午热减，下午热起，气逆殊甚，口渴汗黏，指纹紫青。
防有肺胀之险，急进加减苇茎汤消息之。

四方　活水芦根一两　冬瓜子一两　鲜枇杷叶一两，去毛、筋，净

五诊　上午喘减，咳加多汗，头额之热已轻，姑进辛凉宣达、降胃清热法。

五方　银花八分　连翘一钱　蝉衣五分　前胡八分　焦山栀一钱　枳实八分　竹茹一钱
竺黄八分　知母一钱　马兜铃七分　净楂肉一钱

先用鲜枇杷叶五钱、鲜茅芦根各五钱、鲜竹叶三十片，煎汤代水。

六诊　昨日下午热势未作，小溲清者渐红，眠少，气逆大平，夜间口渴不作，清
晨热势更衰，惟咳仍多。

六方　前方去蝉衣、焦栀、知母，加光杏仁一钱、川贝钱半。

七诊　热又较盛，咳气微促，颧赤、唇干、小溲红，仍仿前法加减。

七方　银花一钱　连翘一钱　蝉衣五分　前胡八分　瓜蒌皮一钱　枳实八分　淡竹茹一钱
知母一钱　马兜铃一钱　焦山栀一钱　枯芩八分　冬瓜子钱半　象贝八分

先用鲜茅芦根各五钱，煎汤代水。

效果　二十日服后，大便一次，乃七日前积矢也。再服二煎，廿一晨吐痰甚多，
其热全清而愈。

廉按：此即俗称急惊风之候。综观是症，明是蕴热挟痰凌肺作胀，早用二方清
润，反致邪不外达，叠次以清宣降胃涤痰而应，可见小儿痰症之不易肃清也。惟其
不易肃清，所以先后之间不容欲速，欲速则不达，有如是者，可为病家欲求速效者
炯鉴。

冒风夹食案（内科）

严绍岐（住绍兴昌安门外官塘桥）

病者 沈小江，年十九岁，住昌安门外恂兴。

病名 冒风夹食。

原因 感冒外风，恣食油腻转重。

症候 初起微觉头痛，鼻塞喷嚏，略有咳嗽。不忌油腻，遂致咳痰不爽，胸闷气急。

诊断 两寸滑搏，舌苔边白中黄，后根厚腻。脉症合参，此食积阻滞于胃，风痰壅闭于肺也。

疗法 当用荷、蒡、前、桔为君，疏其风以宣肺，杏仁、橘红为臣，豁其痰以降气，佐莱菔子以消食，使春砂仁以和气也。

处方 苏薄荷钱半　炒牛蒡钱半　前胡二钱　桔梗一钱　光杏仁三钱　广皮红一钱　莱菔子三钱　拌炒春砂仁六分

效果 连服两剂，诸症轻减。惟咳嗽痰多、黄白相兼而且稠黏，原方去薄荷、牛蒡，加瓜蒌仁四钱、马兜铃钱半、片黄芩一钱，连进三剂。病人小心忌口，遂得痊瘥。

廉按：冒风即鼻伤风也，病人每视为微疾，多不服药，不避风寒，不慎饮食，必至咳逆痰多，胸闷胃钝，或身发热，始就医而进药，我见以数千计。此案方药，看似寻常，然服者多效。再嘱其避风寒、戒酸冷，病可全瘥，否则每成肺病，慎旃慎旃。

伤风案（内科）

何拯华（住绍兴同善局）

病者 张悦来，年廿四岁，业商，住张家葑。

病名 伤风。

原因 脱衣易服，骤感冷风。

症候 头痛发热，汗出恶风，两手微冷，鼻鸣干呕。

诊断 脉浮缓而弱，舌白滑。浮属阳，故阳浮者热自发。弱属阴，故阴弱者汗自出。其鼻鸣干呕者，卫气不和，肺气因之不宣也。

疗法 先发其汗，病自愈。初用桂枝汤护营泄卫，加杏仁者，取其降气止呕也。继用肘后葱豉汤加蔻仁，通鼻窍以止其鸣，宣肺气以平其呕。

处方 川桂枝_{八分}　光杏仁_{三钱}　清炙甘草_{五分}　鲜生姜_{一钱}　生白芍_{七分}　大红枣_{二枚}

服后，呷热稀粥一杯。

接方 鲜葱白_{二枚}　淡香豉_{二钱}　鲜生姜_{五分}　白蔻末_{四分，冲}

效果 进第一方后，周身微汗，诸症悉除，惟鼻鸣干呕如前。接服第二方，鼻气通而不鸣，干呕亦止。嘱其不必再服他药，但忌腥发油腻等食物自愈。

廉按： 同一伤风，有风伤卫者，有风伤肺者，伤卫较伤肺为轻，故但用调和营卫之桂枝汤，专驱卫分之冷风以疏解之。然惟风寒伤卫，脉浮缓，舌白滑者，始为惬合。若误用于风温袭卫，轻则鼻衄，重则咳血失音，好用汉方者注意之。

伤风兼恶阻案（妇科）

陈良山（江西全省医学会）

病者 吴尧耕之女，年十九岁，住省城。

病名 伤风兼恶阻。

原因 体弱多痰，腊月行经。后感冒风寒，咳嗽发热，因食贝母蒸梨，以致寒痰凝结胸中。延医调治，投以滋阴降痰之品。复患呕吐，饮食下咽，顷刻倾出。更换多方，暂止复吐。病者辗转床褥，已越三月，骨瘦皮黄，奄奄一息。友人萧孟伯力荐余治，吴君乃延余往。

症候 呕吐不止，饮食罕进，咳痰稀白，大便干燥。

诊断 细按脉象，滑数有力，两尺不断，此孕脉也。何以有此久病？盖因受孕不知，旋因伤风咳嗽，以为贝母蒸梨可以治咳，不知适以凝痰。而医者不察脉情，泛用治痰通用之轻剂以治之，痰不下而气反上逆，遂成呕吐。所幸腹中有孕，虽呕吐数月，尚无大碍，否则殆矣。

疗法 用大半夏汤，先治其标以止呕。盖非半夏不能降胃气之逆，非人参不能补中气之虚，非白蜜不能润大肠之燥。开方后，吴曰：孕有征乎？余曰：安得无征！征之于脉，脉象显然；征之于病，若非有孕，君见有呕吐数月少纳饮食而不毙者乎？吴固知医，见余执方不疑，欣然曰：君可谓得此中三昧，余亦爱岐黄，略识一二，曩亦曾拟用半夏汤，群医非之而止。乃急以药进，至夜呕止酣睡。次早吴见余曰：非君独见，吾女几殆。乃立保胎和气之方，以善其后。

处方 仙半夏三两　白蜜三两　人参两半

河水扬二百四十遍，煎服。

又方 安胎。

净归身三钱　抚川芎八分　高丽参三钱　漂於术二钱　酒条芩钱半　真阿胶三钱　大熟地二钱　法半夏钱半　蜜甘草钱半

墨鱼一两熬水，去鱼为引，水煎服。

效果 初方服一剂，呕吐即止，便亦略润，并无痰嗽，乃服次方四剂而胎安。嘱用饮食调养，而体健生子。

廉按：风寒咳嗽，必先辛散轻开、宣肺豁痰，使病从表入者仍从表出，则肺气自复清肃之常而咳嗽自瘥。乃病家误服贝母蒸梨，医又不究病源，误用滋阴清补，酿成实证似虚。幸而病人中气尚实，故大便干燥，阴精未损，故受孕恶阻，犹可用大半夏汤救误，一击而中，应手奏功。惟用量究嫌太重，尚可酌减。安胎一方，系遵丹溪方加减，引用墨鱼，颇觉新奇。

风温案（内科）

张锡纯（住盐山西门内）

病者 赵印龙，年近三旬，业农，住盐山城北许孝子庄。

病名 风温。

原因 孟秋下旬，农成忙甚，因劳力出汗甚多，复在树阴乘凉过度，遂得风温病。

症候 胃热气逆，服药多呕吐。因此屡次延医，服药旬余无效。及愚诊视，见其周身壮热，心中亦甚觉热，舌苔黄厚，五六日间饮食分毫不进，大便数日未行。问何不少进饮食？自言有时亦思饮食，然一切食物闻之，皆臭恶异常，强食之即呕吐，所以不能食也。

诊断 其脉弦长有力，右部微有洪象，知其阳明腑热已实，又挟冲气上冲，所以不能进食，服药亦多呕吐也。

疗法 欲治此证，当以清胃之药为主，而以降冲之药辅之，则冲气不上冲，胃气亦必随之下降而呕吐能止，即可以受药进食矣。

处方 生石膏三两，细末　代赭石一两，细末　知母八钱　潞党参四钱　粳米三钱　甘草二钱

煎汤一大碗，分三次温服下。此方乃白虎加人参汤，又加赭石也。为其胃腑热实，故用白虎汤，为其呕吐已久，故加人参，为其冲胃上逆，故又加赭石。

效果 服药尽一剂，呕吐即止。次日减去赭石，又服一剂，大便通下，热退强半。至第三日，减去石膏一两，加玄参六钱，服一剂，脉静身凉，而仍分毫不能饮食，憎其臭味如前。愚晓其家人曰：此病已愈，无须用药，所以仍不饮食者，其胃气不开也。夫开胃之物莫如莱菔，可用鲜莱菔切丝，香油炒半熟，加以葱酱煮汤，勿过熟，少调以绿豆粉俾服之。至作熟时，病人仍不肯服，迫令尝少许，始知香美，须臾服尽两碗，从此饮食复常。

廉按： 热盛冲逆，用白虎汤加赭石清热镇冲，方极稳健。惟潞党参宜易西洋参。孟英谓西参与古时人参味苦微寒者相同，故案中人参白虎汤每用洋参，良有以也。

风温案（内科）

过允文（住宜兴徐舍）

病者 朱熙臣令郎，年十五岁，住宜兴竹巷。

病名 风温。

原因 感受温风，首先犯肺，早服滋养，邪热留恋。

症候 咽喉肿痛发热，咳嗽音哑不扬，痰黏胸痞。

诊断 脉右浮数，舌边尖红，苔白薄滑，症属风热伤肺。治宜辛平宣透，而乃误投滋腻，致邪胶固，久延恐成肺痨。

疗法 达邪宣肺，清肃气机，故以牛蒡、蒌皮为君，佐以沙参、杷叶、杏、桔等品，以冀热退咳爽。

处方 牛蒡子二钱　苦桔梗一钱　瓜蒌皮三钱　北沙参三钱　光杏仁三钱　冬桑叶钱半
鲜竹茹三钱　枇杷叶五片，去毛

先用生萝卜四两、鲜青果两枚煎汤代水。服三剂，热虽退，咳不止。

又方 京川贝三钱　款冬花钱半　浙茯苓三钱　前胡二钱　冬瓜子三钱　瓜蒌皮二钱
光杏仁三钱　枇杷叶三片，去毛　北沙参二钱

效果 五剂，咳止而痊。

廉按：药用轻清，方效叶案，此风温轻证之治法。

风温暴泄案（内科）

钱苏斋（住苏州谢衙前）

病者 华镜文室，年三十岁，住苏城皮市街。

病名 风温暴泄。

原因 产后弥月，新感风温，发热咳嗽。第三日，经邻医徐某投桂枝汤，乃作暴

泄，症势大剧。

症候 泄泻一昼夜十余次，津涸神昏，气促痰鸣，舌苔焦黄干燥，齿板面黝，目闭多眵，身灼热，渴饮无度。

诊断 脉弦而驶，症本风温犯肺，不与清解，反投辛温，肺热下移于大肠，乃作暴泄，《内经》所谓"暴注下迫，皆属于热"也。况产后营液先伤，利多又足亡阴，当此一身津液倾泻无余，非甘寒急救其津液，不足以挽兹危局，若误认为脾病，与以温燥升补之药，必阴下竭而阳上厥矣。

疗法 欲存阴必先止下利，欲止泻必先清肺热。因以白虎汤为君专救肺热，佐以甘凉诸品以救津液，不得谓泄泻之症，忌进寒凉也。

处方 鲜霍斛二两　鲜沙参三钱　川贝母三钱　生甘草一钱　生石膏二两　鲜生地二两
鲜竹叶三钱　鲜芦根二两　肥知母三钱　麦冬肉三钱　竺黄片三钱

又方 塘西青皮甘蔗榨清汁一大碗，频频服之。

效果 用大剂甘寒，服竟日，而泻止津回，热解身凉，竟以大愈。后加西洋参、扁豆衣等，两日即痊。

廉按：风温误投桂枝汤，在上者轻则失音，重则咳血，在下者轻则泄泻，重则痉厥。此由鞠通之作俑也，为其所欺以误人者，数见不鲜。今用大剂甘寒以救误，竟得大愈，全在医者之处方对症，用量适当耳，然而幸矣。

风温火逆案（内科）

荣锡九（住永川五间铺太平岩）

病者 荣锡九，年四十八岁，时住川东永邑五间铺观音桥。

病名 风温火逆。

原因 是年三月，春行夏令，温度太高，继以因公赴县，往来受热，故致此病。

症候 四月一日回家，沉睡昏迷，不省人事。延族兄诊视，以锡九素病吐血，身体极弱，误认为阴寒，进以补中汤，身灼如火。是由火逆，病势一变，幸次日发衄，衄后稍苏。

诊断 自诊脉浮数掣指。浮为风，数为热，身灼热，焦痛干燥，此风温症也。

疗法 拟用银翘散加减。风温身灼，焦燥如火熏，非汗不解，焦燥阴伤，汗之反逆，只得养阴，听其自解。

处方 蜜银花三钱 青连翘三钱 大力子三钱 苦桔梗二钱 薄荷三钱 淡竹叶三钱 生白芍三钱 生甘草八分

效果 此方稳服一星期，胸腋头面稍得汗解，得汗处肌肉便活，以外焦灼如前。将前方去大力，加真川柴胡三钱以为输转。又一星期，腰以上得汗，以下无汗。再一星期，汗至足胫，两足无汗，痛不敢履地。直服到四星期，全身皆得汗解，安好无恙矣。此症原误服补中汤，故缠绵不愈有如此久，然犹幸衄后人苏颇能自主，不然病久不解，未有不东扯西挪，寒热杂投者，其为病不知胡底矣。

廉按：病本热厥，妄投补中，岂作中热气脱治耶？不然，何所见而率用提补耶！幸而鼻衄人苏，经治而愈，然亦险而幸矣。

风温喘促案（儿科）

张锡纯（住盐山西门内，时寓天津）

病者 郝姓幼子，年五岁，住天津小南关柴市旁。

病名 风温喘促。

原因 季春下旬，感冒风温，医治失宜，七八日间，喘逆大作。

症候 面红身热，喘息极促，痰声辘辘，目似不瞬，危至极点。

诊断 脉象浮滑，重按有力，启口视其舌苔，色白而润。问其二便，言大便两日未行，小便微黄，然甚通利，且视其身体胖壮，阴分犹足，知犹可治。

疗法 欲治此症，当用《伤寒论》小青龙汤，然须重加凉药以辅之。

处方 麻黄一钱 桂枝尖一钱 五味子一钱 清半夏二钱 川贝母二钱,去心 光杏仁二钱 生白芍三钱 干姜六分 细辛六分 生石膏一两,研细煎汤一大茶钟，分两次温服下。

说明　此方即小青龙汤加贝母、生石膏。《金匮》治肺胀作喘，原有小青龙加石膏汤，然所加石膏之分量其少。今所以重用生石膏至一两者，为其面红身热，脉象有力，若不重用石膏，则麻、桂、姜、辛之热，即不能用矣。又《伤寒论》小青龙汤加减之例，喘者去麻黄加杏仁，今加杏仁而不去麻黄者，因重用生石膏、麻黄即可不去也。

效果　将药服尽一剂，喘愈强半，痰犹壅盛，肌肤犹灼热，大便犹未通下，遂用生石膏、蒌仁各二两、代赭石一两，煎汤两茶钟，徐徐温服之，痰少便通而愈。

廉按：风温犯肺，肺胀喘促，小儿尤多，病最危险，儿科专家往往称马脾风者此也。此案断定为外寒束内热，仿《金匮》小青龙加石膏汤，再加川贝开豁清泄，接方用大剂二石蒌仁等清镇滑降而瘥。先开后降，步骤井然。惟五岁小儿，能受如此重量，可见北方风气刚强，体质苗实，不比南人之体质柔弱也。正惟能受重剂，故能奏速功。

风温时毒案（内科）

过允文（住宜兴徐舍）

病者　周恒和妇，年五十二岁，住徐舍市。

病名　风温时毒。

原因　吸受风温，误服辛热。

症候　头面赤肿，壮热便闭，讝语昏狂，口大渴，舌鲜红，溲赤而短。

诊断　两脉洪数有力，已成阳明热盛之候。

疗法　先用釜底抽薪法，后用清凉品以消热毒。

处方　生川军五钱　元明粉三钱　生甘草一钱　济银花五钱　小枳实三钱　天花粉五钱
青连翘三钱　玄参五钱

次诊　服一剂，下大便二次，色黑而坚，后少溏薄，尚有昏讝。

次方　生川军一钱　白池菊二钱　大青叶三钱　济银花五钱　冬桑叶二钱　天花粉五钱　生粉草一钱　活水芦根一两　生绿豆一两，煎汤代水　羌活八分　紫雪丹五分，开水先下

三诊　服一剂，热减。再剂，肿全消。惟津亏热不退，不能眠，甘寒复苦寒法。

三方　天麦冬各三钱　鲜生地五钱　小川连五分　鲜石斛三钱　济银花五钱　鲜竹叶三十片　大玄参三钱　汉木通八分　生绿豆一两　丝瓜络三钱　辰砂染灯心三十支

效果　一剂热清得眠，三剂痉愈。

廉按：识既老当，方亦清健，是得力于河间一派者。

风温发痉案（儿科）

陈作仁（住南昌中大街四川会馆）

病者　刘小孩，年甫二岁，南昌人，住城内。

病名　风温发痉。

原因　时值春令阳升，适被温风袭肺。外风引动内风，遂发痉而状如惊痫。

症候　初起热咳微喘，涕泪交流，显系风疹现象。前医妄投辛温风药，以致风助火势，陡变哭无涕泪，皮里隐隐见点，手足抽搐，目睛直视，角弓反张。

诊断　面赤兼青，指纹沉紫。此由疹毒内郁，热盛生风，仲景所谓状如惊痫、时时瘛疭是也。故世俗通称急惊，其实似惊而非真惊耳，然亦险矣。

疗法　急急救济，议以重剂清解法，重用银花、连翘以清热解毒为君，以芥穗、薄荷、浮萍、桔梗透疹宣表为臣，佐以桑、菊、钩藤熄风镇痉，贝母、竺黄利窍豁痰，使以甘草，和诸药解疹毒也。

处方　净银花三钱　青连翘二钱　苦桔梗七分　川贝母一钱　荆芥穗一钱　紫背浮萍钱半　苏薄荷七分　冬桑叶一钱　双钩藤钱半　滁菊花钱半　天竺黄半钱　生甘草五分

次诊　前方连进二剂，痉瘛已平，遍身已现红点。险象既除，谅无意外之虞。前方减去芥穗、钩藤，加杭白芍钱半、广陈皮八分，接进二剂。外用西河柳芽、鲜芫荽共煎水，洗前后心手足心，日洗二次。

三诊 遍体疹点满布，烧热渐退。惟咳嗽口干，大便未通，此系热邪伤阴所致。再当养阴清肺，以为善后调理。

三方 玄参心二钱　杭麦冬二钱，去心　鲜石斛二钱　川贝母钱半　白芍钱半　广陈皮五分　北沙参二钱　生甘草三分

效果 连进三剂，各证痊愈。

廉按：风温发痉，多由于外风引动内风，风动发痉，状如惊痫，病势之常也。奈专科一见此症，每称急惊，辄用挑法，因此偾事者，目见甚多。此案认为疹毒内郁，热盛生风，诊断颇有见地，用药层次井然，后学深可为法。

风温伏邪案（内科）

许翔霄（住无锡浒泗桥）

病者 徐锡甫，年甫弱冠，纱厂机工，住锡城。

病名 风温伏邪。

原因 冬稍受寒，伏而不发，至春感风，触动伏气而发病。

症候 身热懊侬，咳嗽咽痛，微寒便泄，鼻衄耳聋，吐痰黄稠。

诊断 脉形数大，重按带弦，舌红苔黄，断为肺胃痰热。盖气热则痰为火灼，色变黄稠，气燥则清窍不利，两耳失聪。咽通于胃，喉通于肺，今肺胃为风热渊薮，自然咽喉作痛。大肠与胃相连续，与肺相表里，热盛则下移于肠而便泄。兼症虽繁，仍不越乎风温之本因。

疗法 清痰热以保肺，存津液以养胃。

处方 泡射干六分　苦桔梗一钱　淡片芩钱半　黑山栀三钱　前胡一钱　青连翘三钱　细木通五分　六一散三钱，包煎

鲜石斛五钱、竹叶三十五片、白茅根一两去心，此三味煎汤代水。

效果 服二剂后，咳爽痰活，热减泄止，后以清肺汤收功。

廉按：风温之为病，其因有二：一为新感，一为伏气。此症属太阴伏热感风而

发，故用肃肺养胃以奏效，继用清肺汤以收功，尚属伏气风温之轻证治法。

风温兼伏气化热案（内科）

张锡纯（住盐山西门内时，寓天津）

病者　陈百生将军，年四十六岁，寓天津广东路。

病名　风温兼伏气化热。

原因　因有事乘京奉车北上，时当仲夏，归途受风，致成温热病。

症候　其得病之翌日，即延为诊视。起居如常，惟觉咽喉之间有热上冲，咳嗽吐痰，音微哑，周身似拘束痠软。

诊断　脉象浮而微滑，右关重按甚实，舌苔白色。知此症虽感风成温，而其热气之上冲咽喉，实有伏气化热内动也。

疗法　病在初起，热虽不剧，而伏气之发动，必继有大热在后。宜少用表药解肌，重用凉药清里，石膏在所必需也。然富贵之人其身体倍自郑重，当此病之初起而遽投以石膏重剂，彼将疑而不肯服矣，斯不得不先为开清解之剂也。

处方　薄荷叶三钱　连翘三钱　蝉退二钱　知母六钱　玄参六钱　天花粉六钱　生甘草二钱

煎汤服。

效果　翌日复诊，言服药后，周身得微汗，而表里反大热，咳嗽音哑益甚。言之似甚恐惧。诊其脉洪大而实，左右皆然。愚曰：君欲速愈乎？能听我用药，甚非难事，但重用生石膏四两，加粳米三钱，煎汤四茶钟，分四次徐徐温饮下，尽剂必愈，此事我能保险也。陈君闻之，欣然听从。遂命人向药房购整块生石膏（药房预轧细者恐溷有煅石膏）一斤，自轧细，秤准四两，加粳米三钱，煮至米熟，取清汤四钟，先温服一钟，后两点钟服一次，果尽剂而愈。

廉按　温风为新感，叶天士所谓"温邪上受，首先犯肺"是也。伏气化热为伏热，张路玉所谓"凡病伤寒而成温，发于夏至以后者为热病"是也。方用表里双解。

周身得微汗，而诸症反益甚者，胃家燥热上蒸故也。故用重量生石膏清燥解热。妙在将石膏同粳米煎汤乘热饮之，俾石膏寒凉之性，随热汤发散之力，化为汗液，尽达于外，所以人欲发汗者，饮热茶不如饮热稀粥也。然必尽一斤而始愈，可见石膏为凉药中极纯良之品矣。

风温夹食案（内科）

钱苏斋（住苏州谢衙前）

病者　吴吉人，年四十九岁，住苏城赛儿巷。

病名　风温夹食。

原因　素体瘦弱，食积易停，温邪由口鼻吸入肺胃，与痰滞胶结而发。

症候　初起表热，一日即解，能食不大便，痰嗽气逆。病届五日，曾陡作胀闷、喘急欲绝，旋即平复。迄十一日晨，始行大便一次，登厕方毕，腹中痛不止，冷汗如雨，气促脉微，昏谵痰嘶，面色晦黯，呼号欲绝。自晨迄晚，连易五医，俱言不治，或仅书生脉散方以固其正。余审其龈腭间有糜腐，与之语神识尚清，中气未夺，按其腹并不拒，但言绕脐剧痛，矢气臭秽而极多，量其热度，只九十八度。

诊断　脉甚细弱，而舌苔焦黄垢腻厚浊。此温邪与痰滞交结，阻塞肠胃间欲下而不得下，故有此剧烈之腹痛也。冷汗频流，此痛汗，非脱汗也。脉虽微细，身虽无热，其人阳气素弱，邪亦不甚，但积滞太多，非一下所能愈者。兹当舍脉从证，先与急下之剂，不可误认为正虚欲脱之证，致犯实实之戒，反致不救也。

疗法　下法宜用汤，汤之言荡也。惟痰热宿滞，皆胶黏之物，淤积既久而又多，非一下即能荡涤无余者。观其满口糜腐、矢气叠转，胃将败而生机未绝。攻下之中又宜相度缓急，分数次以行之。

处方　礞石滚痰丸七钱，包煎　　焦六曲三钱　　莱菔子三钱　　广橘红一钱　　海蛤粉四钱　陈胆星一钱　　制半夏三钱　　炒枳壳一钱　　瓜蒌实六钱　　光杏仁三钱　　山楂炭三钱　　芒硝一钱，冲

又方　川连七分　　楂炭三钱　　枳实钱半　　制半夏三钱　　白杏仁三钱　　乌药钱半　　苏梗钱半

六曲三钱　槟榔钱半　全瓜蒌七钱　川郁金钱半　大腹绒钱半

三方　枳实导滞丸七钱，包煎　广橘红一钱　制半夏三钱　莱菔子三钱　白杏仁三钱　苏子三钱　瓜蒌实五钱

效果　服第一方，下宿垢甚多，腹痛缓，自觉未畅，矢气尚多。与第二方，又解一次，痛止痰平，但自言腹中宿垢尚多。再服第三方，又畅下宿垢甚多，糜腐去而舌苔脱去大半，下露淡红新肉。乃用石斛等养胃法，调理旬余而痊。

廉按：风温夹食，食积化火酿痰，数见不鲜。此案诊断既明，方亦稳健可法。

风温夹食案（内科）

病者　汪瑞庭，年三十八岁，米厂机师，住景德镇。

病名　风温夹食。

原因　夏历八月，酷热异常，初受风热而不觉。于八月十七日傍晚赴筵，嗜酒狂饮，多食油腻，夜深回家，觉渴甚，食生莱菔一枚。迨东方将白之时，自觉右胁疼痛，发热恶风矣。

症候　头痛身热，自汗恶风，怕寒胁痛，先在右胁，继移左胁，背亦隐痛，渴嗜冷饮，咳剧心烦，痰浓而黏。

诊断　脉数而尺肤热，舌中间靠右边一条黄腻而润。合参脉症，断为太阴风温而兼食滞。此《内经·刺热篇》所云"肺热病者，先渐然厥起毫毛，恶风寒，舌上黄，身热，热争则喘咳，痛走胸膺背，不得太息，头痛不堪，汗出恶寒"也。

疗法　凡太阴风温，先宜轻宣清解，故用连翘、片芩、蝉蜕、豆豉为君；因其肺有热痰，复投栀子、牛蒡、杏清肺行痰为臣；兼有积滞，故用蔻仁、厚朴、陈皮、莱菔子宽中行滞为佐；又有胁痛彻背，故以芍、甘、延胡和血止痛为使。

处方　净连翘钱半　淡豆豉二钱　牛蒡子二钱，炒　莱菔子八分，炒　甘草三分　淡黄芩钱半　焦栀子一钱　苦杏仁二钱　川厚朴八分　陈皮一钱　延胡索二线　净蝉蜕一钱　白

蔻仁六分，冲　生白芍四钱

复方　净连翘钱半　苦桔梗一钱　焦栀子一钱　淡黄芩钱半　川贝二钱　苦杏仁三钱　白茅根五钱　生甘草三分　牛蒡子二钱，炒　银花二钱　瓜蒌仁四钱，杵　蝉蜕壳七分　淡竹沥两瓢，冲

效果　服初诊方四剂后，诸症皆减。惟咳痰甚难，非三四声不能咳出，其痰甚浓，色白带黄，每逢咳时，牵动左胁作痛，接复诊方三剂痊愈。

廉按：清解消导，自是正治，方亦从叶法脱化，诊断引经证医，足见学有根柢。

风温夹湿案（内科）

郑沛江（住湖州潘公桥）

病者　徐寡妇，年二十余岁，业农，住南通通兴镇西。

病名　风温夹湿。

原因　夫病瘵死，抑郁为怀，是其夙因。冬伤于寒，是其伏因。辛勤田野，加冒风雨，新感风湿，是其诱因。

症候　初起体热，咳嗽胸闷，身痛头疼，便泻口渴，不甚引饮。早经前医历投凉解疏化等剂。嗣黄安仁先生介绍予诊，病已月余，神倦瞀瘛，口燥咽干，大便不行，溲赤而涩，月汛二期不至，奄奄待毙。

诊断　脉微欲绝，舌绛苔少。予断为真阴已亏，故脉微神倦。肝脉上巅，肝热，故头疼不减。舌绛者胃阴将亡也，苔少者胃气犹存也，咽干口燥者伏寒化火、阴虚火旺也。眼目昏花、暗中见鬼谓之"瞀"，肝筋被灼、筋不得伸谓之"瘛"，火炽于上则瞀（目乃火之户），风淫于筋则瘛（肝主筋）。《经》云："诸热瞀瘛，皆属于火"。又曰："诸风掉眩，皆属于肝"。详审病机，其为水亏木旺也无疑。至于大便不行、天癸逾期，又是血虚液涸之症，小溲赤涩乃肝旺而失疏泄之职，幸而胃动知饥，客邪已去十分之八九，此则尚有生机也。

疗法　治以大队浓浊之阿胶、龟胶、鳖甲、生地填阴补隙，壮水制火为君，臣以

平肝之白芍、牡蛎，佐以杏仁、麻仁通幽泄火，五味敛阴，使以甘草调养胃阴，犹恐不足，令药前吞生鸡卵一枚。

处方 生白芍三钱　陈阿胶钱半，烊冲　龟胶钱半，烊冲　大生地三钱　炒麻仁三钱　五味子一钱　生牡蛎三钱　粉甘草二钱　连心麦冬三钱　炙鳖甲四钱　甜杏仁三钱，去皮，杵

效果 两剂而脉起，瘛止神清，苔生，便溺畅利，饮食稍进。惟四肢无力，不能起床，渐次调补，逾两月而汛至，体健而愈。

廉按 辨证详明，处方精切，从吴氏三甲复脉汤加减，潜镇摄纳，为治内虚暗风之正法，是得力于《温病条辨》者。

风热案（内科）

梁右斋（住玉山湖塘沿）

病者 刘源生之母陈氏，年五十一岁，住驲门前益大酒坊内。

病名 风热。

原因 风热客于会厌，咽痛音哑。医以养阴清肺，咽痛愈而胸闷，畏寒而恶食。易医以温表主之，遂变发热肢痛。又易医以桂、麻、姜、辛投之，又变淋漓气馁头晕。医又谓病变冬温，投以达原饮，遂变气促郑声（喊叫乱言为谵语，声细语重为郑声），耳鸣舌燥，诸医束手，告以不治。

症候 汗流如雨，面若涂朱，举动气促，神昏耳鸣，交睫郑声，舌燥无津。

诊断 脉微而数，按之有神，根气尚在。犹可挽回于末路。

疗法 清淡平补，以生津养神为主。

处方 西洋参八分　辰茯神三钱　夜交藤三钱　鲜石斛四钱　白芍三钱　柏子仁二钱　女贞子钱半　生甘草八分　乌芝麻五钱，炒

服五剂。

复诊 汗收气平，神宁卧静，面红退，舌津生。以前方加鳖甲、龟板各四钱，野台参五分，熟地四钱，服三十余剂。

效果 调养月余，身体方能复原。

廉按：杂药乱投，病随药变，幸其人根气尚坚，犹可挽回于末路，然亦侥幸之至矣。故病家择医，不可不慎之于始也。

三阳风热症案（内科）

陈务斋（住梧州四方井街）

病者 吴兴，年三十岁左右，广西藤县，住梧州旅司令部。体壮，军政界。

病名 三阳风热证。

原因 劳心太甚，昼夜不能安眠，心神焦躁，火热渐升。诱因出巡适值天气乍寒乍热，感受风邪。素因性直而刚，过于疲劳，往往肝气郁怒，久郁而火暴发。

症候 起则头目疼痛，肢体困倦，肢表麻木挛急，骨节疼痛，寒热往来，目赤唇焦，渴饮呕逆，呻吟不息。继则全体大热，昼夜不休，鼻干口燥，气逆喘急，口苦耳聋，形容憔黑，谵语昏狂，危殆异常。

诊断 左则浮洪弦数，右则浮滑数，六脉有力而实。脉症合参，风热症也。奈阅前医之方，以温散治风之药，愈服则风愈生、火愈盛，而病岂不危乎。今所幸者，脉尚未脱，谅能救治。

疗法 汤剂用疏风羚犀钩藤汤。取莲心、玉竹、羚羊、磨犀清心肝郁热，柔润熄风为君，钩藤、柴胡、蝉退、木瓜解表和里，舒筋活络为臣，石膏、知母、胆草、粉葛平阳明胃热，润燥生津为佐，木通、皂角利水化痰，通关开窍为使。二服则燥热已减，谵语已除，人事醒而不昏，肢表不挛。惟头部仍痛，体中发热，诊脉浮洪已除，只见弦数。又用平阳退热汤，取其清心肝而平君相，疏表和里，清热解肌，生津平胃。连数服，热退体和，头痛已除，渴饮亦止。惟腹满大便燥结十日不行，诊脉数而有力。又用大承气汤，推荡大肠去郁热。连三服，得下十余次，腹中不满，略能进食。惟四肢重倦无力，步履困难。又用荣筋逐湿汤，取其活血荣筋，宣通筋络，清热去湿。连数服，则肢不倦。惟元气太弱，语言艰涩，诊脉已弱无力。又用参芪宁神汤，取其补气生津，清心宁神，运脾健胃，滋阴去湿。

处方 疏风羚犀钩藤汤方

羚羊角钱半　磨犀尖二钱　钩藤勾五钱　生石膏五钱　莲子心五钱　川柴胡一钱　明玉竹三钱　生葛根一钱　川木瓜三钱　蝉退钱半　肥知母四钱　牙皂角一钱　龙胆草二钱　汉木通钱半

煎服。

次方 平阳退热汤方

生石膏五钱　钗石斛三钱　知母四钱　胆草二钱　川草薢三钱　羚羊角一钱　莲子心四钱　丝瓜络三钱　木通钱半　青蒿三钱

煎服。

三方 大承气汤方

川厚朴三钱　川枳实四钱　生大黄四钱　元明粉三钱

煎服。

四方 荣筋逐湿汤方

川木瓜三钱　桑寄生五钱　威灵仙二钱　川黄柏三钱　生土薏六钱　归身钱半　云茯苓三钱　丝瓜络三钱　生牛膝三钱　防己二钱　嫩桑枝六钱

煎服。

五方 参芪宁神汤方

花旗参三钱　生白芍三钱　破麦冬四钱　淮山药三钱　开莲米四钱　薏苡五钱　酸枣仁二钱　云茯神四钱　川杜仲二钱　正龟胶一钱　炙黄芪二钱

煎服。

效果 十日燥平渴止，谵语已除，人事已醒，热退体和。二十日食量大进，三十日元气已复，精神壮健。

廉按：此肝络伏热，因感外风，从阳明而外溃，故一发即热盛风动，病势剧烈，非犀羚白虎汤加减不足以杀其势，大承气汤不足以芟其根，善后二方，亦有力量，故能效如桴鼓。惟方中柴、葛，劫肝阴而伤胃汁，究宜慎用。

风热咳血案（内科）

韩绪臣（住镇江薛家巷）

病者 李镜湖，年三十六岁，学界，扬州人。

病名 风热咳血。

原因 初因感风，舍肺咳嗽，自以为操劳过度，妄食滋补，风从热化，肺络乃伤。

症候 咳声不扬，颧红气促，右胁隐痛，痰中夹血。

诊断 脉浮而芤，左胜于右。盖肺居高部，乃一身行气之司令脏也，处气交之中，最有直接关系，六淫之侵，易于感触，故伤于风者，上先受之。风舍肺腧则咳，若能节饮食、慎起居，风散则咳自已。妄食滋补，助痰遏风，风居肺络，久而酿热，气道为痰所壅，则咳声不扬，风热因郁难伸，则痰中夹血，气壮之人，肺痈因此，气虚之辈，肺痿由来，右胁隐痛者，乃气痹不宣也。所服之方，罔不从虚论治，徒然塞气生痰，吾所不取也。

疗法 轻清透达，理气活痰，君以旋覆、杷叶、桑、菊清肺络以开肺痹，佐以橘皮络、川贝、郁金、莱菔子开其痰结，丝瓜络、金橘皮、新绛之属，清营理郁，兼能化瘀。

处方 旋覆花一钱，布包　枇杷叶三钱，去毛　冬桑叶三钱　杭菊花钱半　橘皮络各一钱半　川贝母三钱　广郁金钱半　莱菔子钱半　丝瓜络三钱　金橘皮一钱　新绛屑一钱

效果 日服一剂，别无加减，约半月，咳畅痰豁，血止气舒而愈。

廉按：清肺通络，顺气豁痰，不专止血而血自止，为治咳血之巧法，学者宜注意之。

风热夹痰案（内科）

梁右斋（住玉山湖塘沿）

病者 朱永兴之幼子，二岁，住社稷坛。

病名 风热夹痰。

原因 客腊发现痰病，三月有余。前医屡以搜风化痰，燥热温中，愈服愈重，奄奄一息。

症候 满面青筋扛起，遍身瘦如鸡骨，喉间痰声辘辘，气喘汗出，十指黑筋扛起，时有寒热口渴，大便泄青色水粪，溺涩赤短，惟瞳神灵活。

诊断 纹紫脉数，青筋扛起，大便泻青，此厥阴经风热为病。

疗法 以辛凉清风，润燥豁痰。

处方 冬桑叶八分　双钩藤钱半　丝瓜络钱半　瓜蒌仁钱半　嫩桑枝一钱　白池菊一钱
淡竹茹钱半　川贝母八分　枇杷露　旋覆露合成一两，分冲

效果 一剂知，二剂痰热均减，至四剂病若失。

廉按：风热夹痰，最易激动肝风，上冲神经，陡变状如惊痫。似此辛凉熄风，清润涤痰，处方轻灵可喜，方中如再加羚角，尤为着力。

风热夹积案（儿科）

梁右斋（住玉山湖塘沿）

病者 李爿仔之子，半岁，住小西门内陈氏祠堂。

病名 风热夹积。

原因 七月初旬，患积热泻数次，粪如泡成蛋花。医治以藿香、苍术、桔梗、葛根等药，泻未止而增口渴。易医又以川朴、法半夏等温燥药治，至十四夜，脑陷肢冷而转重。

症候 面青白，目上窜，口渴，舌苔微黄，神迷倦卧，气逆肢厥，溲长频频。

诊断 气逆口渴溲长，肺有热也，面青肢厥，肝经风热甚炽也。幸指纹未射甲，虽危尚可挽救。

疗法 顺气清肺，涤热平肝为主。

处方 北沙参二钱　原麦冬一钱　海蛤粉一钱　片芩一钱　知母钱半　杭白芍钱半　生甘草六分　石决明三钱　全瓜蒌一钱，杵

外针少商穴三呼。

复诊 据述夜半十句钟，手足温而神苏。惟气促便溏，形瘦神弱。急以提补平剂消息之。

复方 东洋参六分　炒麦冬五分　生玉竹八分　抱木茯神一钱　杭白芍八分，炒　炒扁豆八分　炒糯米一撮

服五剂。

效果 经两星期调补而痊。

案后发明 凡春末及夏秋之间，小儿患烧热泄泻，粪如泡成蛋花，或如菜绿色，泄出直射甚远，粪门焮红，指纹细淡红沉滞，腹痛呕哕，四肢逆冷，甚至目窜倦卧，气逆痰壅，均属太阴阳明，燥病居多，或兼暑风。初起治法，宜清凉兼微辛微苦之药。若热稍减，而舌苔淡薄，速宜清淡滋养之品，调补肺脾津液。若舌黄腻燥黑，急宜调胃承气汤下之以救津液为要。穆十数年来，试验准确，毫无疑义，兹录初起及善后大法于上，就有道而正之。

廉按：婴儿风热夹积，患者最多，病亦善变，全在医者随机策应，对症发药，未可以一定之成法执而不化也。此案方法及案后按语，特其临症一得之见识耳。

风湿案（内科）

何拯华（绍兴同善局）

病者 余瑞林，年三十七岁，业商，住绍兴城之咸欢河沿。

病名　风湿。

原因　素体阳虚，肥胖多湿。春夏之交，淫雨缠绵，适感冷风而发病。

症候　头痛恶风，寒热身重，肌肉烦疼，肢冷溺涩。

诊断　脉弦而迟，舌苔白腻兼黑。此风湿相搏之候，其湿胜于风者，盖阳虚则湿胜矣。

疗法　汗利兼行以和解之。用桂枝附子汤辛甘发散为君，五苓散辛淡渗泄为佐，仿仲景徐徐微汗例，以徐则风湿俱去，骤则风去湿不去耳。

处方　川桂枝一钱　云茯苓六钱　泗安苍术一钱　清炙甘草四分　淡附片八分　福泽泻钱半　酒炒秦艽钱半　鲜生姜一钱　红枣二枚

效果　一剂微微汗出而痛除，再剂肢温不恶风，寒热亦住。继用平胃散加木香、砂仁，温调中气而痊。

廉按：春夏之交淫雨缠绵，病如伤寒者多风湿症。临症时当别其风胜湿胜，辨其阴虚阳虚，庶免颟顸误人之弊。病既阳虚湿胜，仲景徐徐微汗，真治风湿之金针，此案殆得长沙之薪传欤。

风湿案（内科）

严绍岐（住绍兴昌安官塘桥）

病者　施小毛，年二十余岁，业商，住绍兴昌安门外侧水牌。

病名　风湿。

原因　素体阴虚多火，先冒春雨，继感温风而发病。

症候　初起寒热头疼，关节串痛。继即遍身微肿，渴不引饮，便溏如酱，溺短赤热。

诊断　脉右弦缓，左关尺微数，舌苔虽黄，黄而带腻。症虽风湿两感，而湿已从热化也。

疗法　先用七味葱白汤，辛淡法以通络祛风，使风湿从微汗而解；次用木防己汤加减，辛凉淡法以利湿泄热，使已从热化之湿从小便排泄；三用五叶茅根汤，清芬甘凉，醒胃生津，以清余热。

处方 青防风一钱　苏叶嫩枝钱半　生姜皮一钱　淡香豉三钱　左秦艽钱半　络石藤三钱　鲜葱白四枚　嫩桑枝一两

次方 木防己钱半　丝通草钱半　生苡仁四钱　青松针三钱　桂枝木七分　拌飞滑石三钱，包煎　丝瓜络三钱　嫩桑枝一两

三方 冬桑叶二钱　淡竹叶二钱　炒黄鲜枇杷叶五钱，去毛抽筋　建兰叶三钱　生侧柏叶二钱　去皮鲜茅根一两

效果 服一方两剂，微微汗出而恶寒除，头疼减；服次方两剂，而溺利热退，身痛微肿均瘥；服三方，胃气大动而停药。

廉按：同一风湿，有风寒挟湿者，有风温挟湿者，外因之感受不同，内因之体质亦异，而处方选药，当然各殊。此案三方，清灵熨帖，多从叶氏方法脱化而来。

风湿相搏案（内科）

施瑞麟（住兰谿东门外孝子牌坊）

病者 章桂林，年廿二岁，住兰谿北乡前陈庄。

病名 风湿相搏。

原因 今岁八月下旬，受兵灾，心甚惶恐，逃避于山林，冒风淋雨，夜卧于山林而成此症。

症候 手脚缝肢节肿痛，不能转侧，卧于床褥月余，痛楚难忍，不呕不渴，饮食少进。

诊断 脉浮而迟滞，舌苔白滑。脉症合参，此风湿相搏之证也。《经》云："风则痛，湿则肿。"《伤寒论》云："风湿相搏，身体烦疼，不能自转侧，不呕不渴，脉浮虚而涩者，桂枝加附子汤主之。若其人大便坚，小便自利者，去桂枝加白术汤主之。"余仿其法，先用小续命汤加灵仙、西藏红花之类，用酒冲服。连服三剂，未见

获效。又用疏风通经活血之剂。诀云："治风先治血，血行风自灭"。服三四剂，而身体稍能转动，痛亦稍止。

疗法 用当归、生地、红花活血养血为君，用海风藤、伸筋草、川续断、桂枝、五加皮[1]通其筋络为臣，用羌独活、西秦艽、桑寄生、钻地风、千年健治风为佐，用白术、茯苓利湿为使，加广木香以行其气，加酒以和其血，然行血必须行气。《经》云：血居于先，气推于后，使血气流通而病自愈。

处方 白当归四钱 大生地二钱 西藏红花八钱 海风藤钱半 伸筋草钱半 羌独活各钱半 千年健钱半 桑寄生钱半 钻地风钱半 生白术二钱 浙茯苓二钱 川桂枝八分 川续断钱半 西秦艽二钱 宣木瓜二钱 广木香八分，加好酒冲服

服八九剂。

效果 旬余稍能运动，月余而能行步。至四十余日，其肿已消，其痛已止，而病愈矣。

廉按：活血祛风，舒筋通络，此等症用药，不过如是。

风湿夹痰案（内科）

袁桂生（住镇江京口）

病者 邹允坤，年二十八岁。

病名 风湿夹痰。

原因 因夏间冒雨赶路，感受风湿，遂病腹胀腿肿，下及两脚。初在上海某医院医治，服泻药不效。九月来镇江，延予诊治。

症候 发热胸闷，腹胀不舒，溲赤。

诊断 脉象软滑，舌苔黄腻。盖湿热蕴伏，兼有痰滞。

疗法 用半夏泻心汤、小柴胡汤、小陷胸汤合方，化痰滞以清湿热。

处方 仙半夏三钱 小川连一钱 黄芩钱半 川柴胡一钱 瓜蒌仁四钱，杵 淡干姜六分

---

〔1〕五加皮：这味药方义中提及，但是其下处方中未见。原文如此。

次诊　热退胸宽。惟遍身关节作痛，因于清利湿热方中，加散风药以治其痛。

次方　赤茯苓三钱　焦山栀三钱　猪苓二钱　泽泻二钱　广皮红一钱　西茵陈三钱　羌活八钱　秦艽钱半　川牛膝三钱　嫩桑枝两尺，切寸

三诊　此药服后，次日忽大喘不止。速予往诊，视之果喘息不宁，精神疲惫，不能起坐。诊其脉，两手俱细弱无神，舌色亦转光而无苔，面色黄淡。盖病退而元气大虚欲脱矣，议急急益气敛神以固脱。

三方　潞党参三钱　西洋参三钱　大熟地四钱　枸杞子三钱　胡桃肉三钱　炙黄芪三钱　五味子五分　淡干姜八分　炙甘草五分

四诊　明日其伴某君复来延诊。谓予曰：先生真神人也。昨药服后，喘息即止，而神气亦宁，安睡一夜。予遂偕往观之，果安静如平人，但起坐时仍觉喘促，因嘱以原方再服一剂。

五诊　此药服后，喘则定矣，而腹忽胀大如怀孕之妇人，大小便不通。乃以资生丸方加减，改作煎剂。

五方　潞党参三钱　炒白术三钱　云茯苓三钱　炙甘草六钱　广藿香一钱　生薏苡三钱　炒扁豆三钱　怀山药四钱　湘莲肉七颗　广橘红一钱　南芡实四钱　南山楂二钱　六神曲二钱　炒蔻仁一钱　炒麦芽钱半　桔梗一钱　福泽泻二钱　广木香八分　橙皮一钱

效果　一服而胀松，接服五剂，胀全消，每餐能进饭一碗余，并能起立行走，但觉腿脚痠痛无力而已。其时该舰奉调急欲赴宁，乃于前方去山楂、神曲，加炒熟地炭、牛膝、杜仲等药，以与之而行。

说明　大凡虚实复杂之病，其中必多转变，医家当随其机而应付之，曲折变化，一如其病，苟稍执滞，其不复败者几希。虽然，此岂可与浅人道哉。

廉按：风湿夹痰，虚实杂糅，故以认症为先，对症发药，或化痰滞以清湿热，或利湿热兼散风邪，或益气敛神以固脱，或调中益气以宽胀，皆因病以定方，不执方以治病，随机策应，故能默收敏效，未可以寻常风湿例视也。

风湿飧泄案（内科）

尹榘山（住济南西小王府）

病者 徐鉴秋，年近五旬，业农商，嗜烟，住山东平阴县河北牛角店。

病名 风湿飧泄。

原因 素吸鸦片，眠食无节。秋初夜间乘凉庭中，忽闻邻有盗警，狂奔村外，匿田禾中，因感风湿，患泄泻不止。

症候 面黄瘦鬖黑，飧泄数月，医治罔效。药甫入口，旋即泻出，夜稍闭目，则遗矢满床，因之四肢疲乏，腰膝痠痛，形衰气短，目花耳鸣，种种败象毕露。

诊断 脉两寸虚大微数，两关浮弦而空，尺细弱无力。脉症合参，此飧泄日久，脾肾两虚之候也。前医不求病因，不论体质，始用克伐分利之药，继以温燥蛮补之剂，久之脾土愈衰，肾水亦竭。幸而两尺脉弱而不小，手足尚温，头面无虚汗之发，胃中尚容谷少许。《内经·论疾诊尺篇》云："飧泄脉小者，手足寒难已。"兹据各现象观之，尚不难治。

疗法 因用莲子、芡实、山药、人参，甘淡之品以补脾气为君，且莲子、芡实皆生水中，性涩不燥，补脾而不伤肾；更以补骨脂、菟丝子、巴戟覆盆、五味等酸甘微辛者，化阴以补肾阳为臣；牛膝、木瓜、山萸肉皆舒肝之品，可以为佐；再加升阳祛风药如升麻、柴胡、羌独活，均以为使；大剂浓煎，调赤石脂末，顿服。

处方 莲子肉三钱 南芡实三钱 淮山药二钱，炒 人参钱半 补骨脂二钱 巴戟天二钱，去心 菟丝子二钱，制 五味子三十粒 覆盆子一钱 川牛膝一钱 宣木瓜钱半 山萸肉钱半 升麻五分 川柴胡一钱 羌独活各八分

外用赤石脂二钱，煅为末，调服。

效果 服二三剂泄止，余症亦减，惟觉稍闷。后于原方内去升、柴、羌独活、赤石脂，加陈皮一钱、广木香三分。服四五剂，旬日痊愈。

廉按：飧泄原属于风，风木一盛，土必受戕，脾气因而下陷。升补之法，正宜用也，惟牛膝、羌、独宜删。

风寒洞泄案（内科）

萧惠俦（住赣县洪成巷）

病者 钟曾氏，年五十七岁，体强，住赣县。

病名 风寒洞泄。

原因 平素体强，春间小受感冒，不耐服药。越旬余，病变溏泄，缠绵至于秋初。

症候 气亏色白，瞑卧小安，匙水下咽，须臾泄去，泄时必欠而呕，呕而晕。

诊断 脉沉细如蛛丝，或有或无。脉症合参，此为洞泄转变之症。然审其所因，则自肝邪始。盖所受感冒，正《内经》所云："以春甲乙伤于风者为肝风。"未经疏散，乘其不胜，袭入仓廪而为殃。故《经》又云："久风入中，则为肠风飧泄。"乃纠缠日久，中焦无汁变化，血日以衰，气无所附，中因不守而病变。医又以枳、朴等触犯虚虚，累及肾气，致使幽阑洞辟，将肠胃素所积蓄，尽数掀空。兹所幸者，宁卧尚有时间，足征其禀赋丰厚，二气未肯遽离。不然年老久病之躯，一经呕泄，立即打破昆仑，尚何有救药之余地乎，因是断为可治。

疗法 用参、术、苓、草补虚升提为君；然肝主渗泄，不敛戢，肝风病根终莫能去，因用萸、梅治肝以为臣；加入木瓜、五味、白芍等收摄脾胃肾耗散之气以为佐；合和浓煎，调二石之末，以止下焦之脱而为使。一昼夜宜尽二剂，少少与之，频频卧服。盖病势已造其极，缓则难以图功，少则不至顿下，频则药力无间，卧则药可少留。

处方 高丽参三钱　漂於术三钱　白茯苓三钱　炙甘草二钱　乌梅三枚　山茱萸二钱　宣木瓜二钱　五味子二钱　杭白芍二钱　赤石脂末三钱　禹余粮末三钱

又方 生台党四钱　漂於术三钱　明附片三钱

效果 次日即能出厅理事，就诊脉亦转，诸症悉退，饮食略进。遂定第二方，嘱其多服莫间。

廉按：久泻伤脾，自当以补摄为主，此案方法，更见周到。

风疹案（内科）

何拯华（绍兴同善局）

病者 雷陈氏，年三十四岁，住绍兴城内小坊口。

病名 风疹。

原因 风袭于表，热郁于络。

症候 头痛身热，自汗恶风，咳嗽喉痛，面部颈项先见细点，色红带紫。

诊断 脉浮而数，右寸独大，舌边尖红，苔薄白滑。浮为风，数为热，此风热郁于血络而发疹，疹属肺病，故右寸浮大，然尚在欲发未发之时。

疗法 速用辛凉开达，以荷、蒡、蝉、蚕为君，能疏风以透疹；臣以银、翘、大青，清宣血热以解毒；佐以茅根、青箬，清通血络以泄热；使以鲜荷钱，亦取其轻清透热，热势一透，则疹自畅达，而风热亦乘机外泄矣。

处方 苏薄荷钱半 净蝉衣一钱 蜜银花二钱 鲜大青四钱 牛蒡子钱半，杵 白僵蚕一钱 青连翘三钱 鲜荷钱一枚

先用鲜茅根二两去衣，青箬叶五钱，煎汤代水。

效果 进一剂，疹即外达，头痛恶风均止。二剂疹已透足，喉痛亦除，惟咳嗽黏痰，原方去蝉、蚕、银、薄，加瓜蒌皮二钱、枇杷叶五钱畅肺降气，川贝三钱、前胡钱半化痰止嗽。连服三剂，痰嗽大减。嘱其用鸡子白两枚，开水泡汤，冲入真柿霜钱半，调理而痊。

廉按：风热发疹者轻，温毒发瘢者重，瘢属足阳明胃病，疹属手太阴肺病，吴鞠通混而未别，章虚谷已辟其谬。此案系肺病风疹，当然以辛凉开达、轻清透络为正治，方亦轻灵可喜。

风痧窜筋案（内科）

周小农（住无锡）

病者　黄韵笙，忘其年，住无锡。

病名　风痧窜筋。

原因　素因遗泄，甲辰患风痧时病之后，足软无力，以商业事繁，煎方不便，来求长方。

症候　春夏阳升之候，每患遗泄，神倦呵欠，足胫痿软乏力。

诊断　脉大少和，苔薄白。脉症合参，良由阴液内耗，风痧余热，窜走筋络，以致两足痿软。然苟非精血不足，风阳何能入里耶，久延恐成痿躄。

疗法　育阴荣筋为主，补气佐之。

处方　大生地六两　沙苑子三两　菟丝子三两　覆盆子三两　制首乌六两　白归身三两　生白芍三两　熟玉竹四两　金毛狗脊三两　桑椹三两　潞党参三两　生绵芪三两　生於术二两浙茯苓三两　川杜仲二两　千年健二两　生苡仁四两　广橘络三钱　虎骨胶一两　川断二两　线鱼胶一两　阿胶一两　鸡血藤一两

上药依法制煎膏，每服一两，朝夜开水化服。

效果　服之颇验，药完足健，遗泄亦止。

廉按：风痧之为病，有传染性者，谓之疫痧，无传染性者，谓之时痧。其形色红而琐碎，似麻非麻，似疹非疹，世俗通称为红癍痧。初起用疏风发表，急透痧毒，从外排泄，往往一药即愈，何致余热内窜，流走筋络。此案窜筋之原，良由精血内耗为其素因，故《经》谓："邪之所凑，其气必虚"。虚则邪气半从外达，半从内窜。方主育阴荣筋，佐以补气，使正足邪自去之法，凡男妇肝肾不足，或遗精，或带下，腰足痿软无力者，亦可借以调补。惟橘络用于膏滋之中，效力甚微，不如易以广皮一两，健运脾胃，以助消化为稳妥。

风痉似惊案（儿科）

何拯华（绍兴同善局）

病者 章山麓之子，年五岁，住道墟。

病名 风痉似惊。

原因 去年冬，气暖失藏，今春寒温间杂，小儿上受风温，先伤肺经而起。

症候 初起寒热自汗，咳逆气粗，继即肢牵目窜，烦躁神蒙，痰壅鼻煽，甚至口噤痉厥。

诊断 脉浮洪滑数，舌尖边红，苔滑微黄。脉症合参，即张仲景所谓"风温之为病，剧则如惊痫，时时瘛疭"，亦即徐嗣伯所谓"痰热相搏而动风，风火相乱则闷瞀"，病虽似惊而实非真惊也。

疗法 初用桑菊饮加减，辛凉开肺，驱风泄热；继用羚麻白虎汤，加生莱菔汁雅梨汁，甘寒咸降，熄风镇痉，以涤热痰；善后用吴氏五汁饮加减，清余热以养胃阴。

处方 霜桑叶一钱　滁菊花一钱　双钩藤钱半　苏薄荷七分　光杏仁钱半　天竺黄八分　京川贝一钱，去心　茯神木二钱

次方 羚角片八分，先煎　明天麻八分　生石膏四钱，研细　知母二钱　生甘草四分　蜜炙蛶螂一对　生莱菔汁　雅梨汁各一瓢，分冲

三方 甘蔗汁一瓢　雅梨汁一瓢　生藕汁半瓢　生荸荠汁半瓢　鲜生地汁一瓢

加枇杷叶露一两，重汤炖滚十余沸，温服。

效果 初方一剂不应。改服次方，叠进两头煎，大便解后，热减神清。终进三方，连服二剂，热净胃动。嘱用甘蔗雅梨煎汤，调理而痊。

廉按： 风痉似惊，由温邪陷入，阴液内耗，陡动肝风，挟痰热上冲神经，以致或痉或厥，实非惊恐致病也。若于病未猖獗之前，先以辛凉开肺，继以甘寒化热，佐以润剂降痰，两候自能痉愈。奈病家惶惧，辄云变惊，于是专科动辄挑惊，乱推乱拿，药则动用冰麝香开，耗散心神，每致不救，良可慨焉。此案于肝风大动，气血并上之时，开肺涤痰，清镇肝阳，使气火俱潜，则上升之血自降，肝风顿熄，神经即平，而

诸症自除矣。

喉风案（儿科）

孙少培（住南京仓巷）

病者 孙西海（即少培次子），年五岁，住南京仓巷。

病名 喉风。

原因 平素口腹不慎荤腥，痰滞俱重，阻遏气机，酿痰为咳，喉音顿失。

症候 咳有痰声，痰难唾出，始起即觉音哑，至夜半转为音嘶，次晨视其喉，下关微有白点。

诊断 喉风一症，与白喉相近，每当盛行之时，死亡载道。征诸喉科专书，虽载有各种喉风图考及治法，遇有是病发生时，尝依法施治，结果则收效甚少。次男西海患是病，日暮时忽咳嗽，至夜半渐觉音嘶，痰声亦响，心疑为喉风。次晨起急视其喉，蒂丁下垂，喉关微有白点，动则生喘，诚为喉风重证。乃邀中医濮凤笙君、西医欧阳晓堂君，共商治疗方法。濮君先至，诊脉诧曰："病人气息虽粗，精神甚爽，且行走如常，喉中微有白点，以症象论，何至六脉皆闭，断为喉风初期。六脉俱闭者，乃痰火壅遏，空窍闭塞，盖肺主一身之气，《脉经》云：气动脉应阴阳之义，是病痰火上干，清肃之令不行，故六脉俱闭也。斯时用药，恐有缓不济急之虞。"适欧阳君亦至，诊视以后，公决先用血清注射法以开其闭。手术既毕，越一小时脉即回，濮君复审察一度曰："证虽险恶，所幸医治尚早。颊红唇绛者，肝胃伏火为虐。《内经》谓：一水不能胜二火。然阳盛者阴必虚，今按脉滑大而实，滑者痰也，大者虚也，实者胃实也，书云下之则愈。惟斯时险象已过，用药宜遵《内经》补上治上制以缓之义。"爰共商治法，制法如下。

疗法 汤液疗治，以糯米专于补肺，并清金化热之沙参为君，甜杏仁、川贝母止嗽化痰为臣，海浮石活痰定喘为佐，更用花粉止渴、疗喉痹，白蜜润燥通幽为使。

处方 糯米一撮　南沙参三钱　甜杏仁二钱　海浮石二钱　川贝母三钱　花粉三钱

先以糯米煎汤代水，煨药加入白蜜三钱，冲服。

效果 照方一剂服完，喘即平。次日濮君来诊，则曰病已转危为安。惟咳嗽音哑，饮水作呛，肺虚显然。补肺之品，无有出糯米之右者，食粥作呛，何妨煮烂饭与之。以后逐日来诊，但审察其形状而已，逾半月喉音乃复。

廉按：喉风有实有虚，此治肺虚喉风之方法，故仿前哲钱仲阳阿胶补肺散意，方亦清稳。濮凤笙君素以喉科名，品学兼优，人颇诚实。此案所述，绝非谎语，后学不必以糯米黏腻，致生疑惑也。

缠喉风案（内科）

燕庆祥（住永修官塘区）

病者 姜孔印，年四十余岁，江西永修人。

病名 缠喉风。

原因 其人素好饮酒，奔走路途过多，感受秋燥而发。

症候 喉忽红肿，项外亦然，汤水不能下咽，痰涎壅塞，声如拽锯。发后约四句钟时，呼吸几绝，忽又发狂，手舞足蹈，六七人不能揪住。

诊断 虽因其狂不能诊脉，而证实见表面，一视便明。盖由肺胃积热，复感风燥，则明明为缠喉风。

疗法 此为急症，不可缓图。即嘱其用多数人，将病者揪住，用针刺两手少商穴，随用温水两钟、桐油两匙，将鸡翎蘸油探入喉内，连探两次，涌出许多痰涎，病势稍平。

处方 生石膏一钱 硼砂六分 牙硝三分 胆矾三分 元明粉二分 梅冰片二分

名白绛雪散，加牛蒡子八分、射干一钱、青黛六分。共研细末，用笔管吹入喉中三次，其肿已消一半。

接方 牛蒡子一钱 青连翘二钱 煅石膏六分 川贝母二钱 玄参三钱 苏薄荷一钱 金银花二钱 片芩一钱

名加减清咽利膈汤。外加紫雪丹五分、射干五分，药汤调下。

效果　服二剂，病即痊愈。

廉按：缠喉风一症，多属风痰缠喉，其来也速，其去也亦速，全在善治者辨证确当，治法敏捷，方能默收捷效。此案尚属轻症，故但用一外吹、一内服，两方奏功。

马脾风案（儿科）

病者　李伯壎子，年四岁，住泰兴王垈。

病名　马脾风。

原因　赤痢延久，未节饮食，致痰滞内蕴，风寒犯肺。

症候　先咳嗽数日，喘生倏忽，声嗄鼻煽，身热，面淡白。

诊断　指纹隐伏，舌苔厚腻。病因风寒而痰闭于肺。《经》曰："诸气膹郁，皆属于肺。"肺合皮毛，为气之主。风寒既然外束，肺气焉得舒展，所以内蕴之痰，合邪而愈壅，气道愈塞，塞甚则危矣。

疗法　急用葶苈之苦大泻肺气，大枣之甘以保胃气，麻黄辛开，杏仁苦降，甘草甘缓，使肺受之邪，无可逗留其中，陈皮、茯苓以利其气，萝卜汁、姜汁以豁其痰。惟恐药不瞑眩，不足以救危疴于顷刻，按《本草》牵牛子主治马脾风症，故加牵牛子之猛，助诸药之力，俾可从大便而下也。

处方　水炙麻黄八分　葶苈子二钱，炒　广皮钱半　光杏仁三钱　姜汁三滴，冲　黑白丑二钱，炒　赤茯苓三钱　炙甘草八分　萝卜汁一小匙，冲　大枣五枚

效果　一剂，大便下白黏如痰，痰喘声嗄顿平。三四日后，痢亦随清。

廉按：万密斋曰：午属马，为少阴君火。心主热，脾主虚，心火乘肺，脾之痰升，故肺胀而暴喘，谓之马脾风。马脾风者，肺胀也，上气喘急，两胁扇动，鼻张闷乱，喘喝声嗄，痰涎壅塞，其症危急，宜急攻之。此案外因风寒，内因痰滞，故用麻黄汤去桂枝开肺气以散风寒，用苈、枣、陈、苓、卜、姜二汁降肺气以豁痰滞，又佐

以黑丑之气味猛烈，使痰浊从大便而下，较之但用牛黄夺命散尤为周到。与万氏以葶苈丸去防己加大黄除肺之热，合小陷胸汤除肺之痰，一治风寒挟痰而暴喘，一治风热挟痰而暴喘，临危取胜，异曲同工。

肺风痰喘案（儿科）

何拯华（绍兴同善局）

病者 王姓孩，年一岁零两月，住琶山。

病名 肺风痰喘。

原因 素因儿衣太厚，内有伏热，继因风伤肺而暴发。

症候 身热面红，顿咳抱首，痰鸣气壅，忽然大喘，胸高鼻煽，右胁陷下。

诊断 脉不足凭，看指纹青浮而滞。此《内经》所谓"乳子中风热，喘鸣肩息"，龚云林所云"俗称马脾风"也。小孩最多，病势最急而险。

疗法 必先辛凉散其风，故以薄荷为君，辛润豁其痰，故以梨汁、姜汁为臣，然病势如此急烈，不得不用急救之药，故以保赤散为佐，庶能降痰如奔马，使以白蜜，不过缓保赤散之烈性而已。

处方 薄荷霜一厘　雪梨汁一杯　生姜汁两滴　净白蜜一小匙

上药和匀，器盛，重汤炖一时许，调下保赤散三厘。

效果 一剂即大吐痰而热退，二剂喘鸣已平，即能吮乳。原方去保赤散、薄荷霜，加鲜桑沥一小匙，疾竟痊瘳。

廉按：小儿风热暴喘，较之各种疾喘，尤为难疗，俗称马脾风者，言其病势之危急也。儿科名医万氏密斋曰：午属马，为少阴君火。心主热，脾主虚，心火乘肺，脾之痰升，故肺胀而喘，谓之马脾风。马脾风者，肺胀也。上气喘急，两胁扇动，鼻张闷乱，喘鸣声嗄，痰涎壅塞，其症危恶，宜急攻之。若至胸高肩耸，汗出发润，则不可治矣。此案方用保赤散，善能通气开痰，先使痰从口吐出，继则从大便而出，适合急攻之法，调入于降痰四汁饮之中，以柔济刚，处方配合颇有巧思，非杂凑成方者可比。

风嗽案（内科）

黄衮甫（住金山吕巷）

病者 吴右，年三十四岁，雇工，住杨秀浜。

病名 风嗽。

原因 风水交袭，表里不宣所致。

症候 咳嗽渐作，咳痰黏腻，气逆不舒，额上略有微汗。

诊断 脉右浮弦，左迟，舌上白苔，辨证察脉，知属风水之咳嗽证也。夫肺主皮毛，皮毛者肺之合也。风水由皮毛而侵及肺，风邪既不外解，水邪又不下渗，壅闭上焦，窒碍呼吸，动则始咳，咳极则喘。

疗法 方用杏仁宣表，细辛、干姜、半夏化饮，五味子、茯苓、紫菀、款冬降气肃肺，治风水嗽之未化热者，非辛温之药，其孰能愈之。

处方 苦杏仁三钱 淡干姜五分 白茯苓三钱 生白果十粒 北细辛三分 五味子五分 款冬花三钱 炙甘草三分 制半夏三钱 炙紫菀三钱

效果 服药三剂，而咳痊愈。

廉按：风寒外搏，水饮上冲，小青龙汤加减，却是对症良方。额上既有微汗，去麻黄加紫菀、茯苓宣肺利水，调剂亦有斟酌。

风咳失音案（儿科）

孙少培（住南京仓巷）

病者 丁贵之女，年四岁，住南京碑亭巷口。

病名 风咳失音。

原因 春病风温，病已小愈，越旬日忽咳嗽音哑，某医误用温表，次日即大汗大喘。

症候 面色青黯，头汗如注，咳喘音嘶，饮水作呛，目上视，不得眠，头倾肩抬，口鼻只有出气。

诊断 脉两手俱不应指，病势甚危。其声哑者，由于肺热，热盛则熬液成痰，痰因火而生，火因痰而炽，痰火交结，最易障碍清窍，以致变证丛生，肺失清肃之权也。前哲费建中云："肺虚者，咽水呛喉。"今仿其意，作虚脱证断。

疗法 肺虚必先补其母，故用潞党参、淮山药补脾为君，阿胶、糯米补肺为臣，杏仁、兜铃清金润肺，麦冬、五味敛肺定喘为佐，炙甘草、鸡子白和中清音为使。

处方 潞党参五钱　淮山药五钱，生打　陈阿胶三钱，烊冲　杜兜铃钱半　炙甘草八分　甜杏仁三钱　原麦冬二钱　五味子五分　鸡子白二枚

生糯米五钱，煎汤代水。

效果 一日连服两剂头煎，次日复诊，喘平汗止，语言如常。惟咳唾黏痰，肺虚而燥，进甘咸润燥法。原方去党参、淮药、兜铃、五味等四味，加暹燕窝一钱，北沙参、川贝、水晶糖各三钱。叠进三剂，再邀诊脉，六脉软滑有神，目灼灼有光，嘱其不必服药，用光燕窝一钱，葡萄干念粒，真柿霜一钱，调养旬余而愈。

廉按：此因风咳过用散削，肺气骤虚而变，看似危险，实则根本未漓，故用参麦散合阿胶补肺散大剂培元，挽回得及。若因病久元虚，见此现状，则肺痨末路，绝难救济，此种方法，亦如水投石矣。

风哮案（儿科）

何拯华（绍兴同善局）

病者 朱姓儿，年九岁，住朱家湾。

病名 风哮。

原因 素有奶哮，由风伤肺而发。

症候 初起恶寒发热，面赤唇红，继则痰涎上壅，喉中如水鸡声，或如拽锯，鼻煽口干，二便不利。

诊断 脉右浮滑搏数，左浮弦，舌苔黄白相兼。脉症合参，此由于痰火内郁，风寒外束。《内经》所谓"肺病者，喘咳逆气，身热不得卧，上为喘呼"是也。

疗法 非麻黄不足以开其肺窍，非石膏不足以清镇痰火，故以为君；然痰为有形之物，故又以橘、半、蒌、枳为臣，辛滑涤痰，化浓为薄，化薄为无；佐以杏仁下气降痰，使以甘草调和诸药也。

处方 麻黄五分 光杏仁钱半 生石膏四钱，研细 清炙草五分 广皮红一钱 姜半夏钱半 瓜蒌仁四钱，杵 生枳壳一钱 生姜汁四滴 淡竹沥两瓢，分冲

效果 一剂知，二剂诸症皆减，后用清金丹（莱菔子一两、拌炒猪牙皂五钱，研细，姜汁竹沥打面粉糊丸，如绿豆大，每服十丸，朝晚各一次，用金橘一枚，剪碎泡汤送下），调理旬日而痊。

廉按：小儿奶哮，往往由儿患伤风，乳母不知忌口，凡荤酒油腻、盐醋酸咸、姜椒辛辣、芥菜面食等一概乱吃，以致乳汁不清，酝酿而成。成则颇难除根。此案汤丸二方，确切病情，宜乎投之辄效。惜近世畏麻黄、石膏如虎，不肯放胆照服耳。

风疟案（内科）

何拯华（绍兴同善局）

病者 韩瑞宝，年三十五岁，业商，住东关镇。

病名 风疟。

原因 夏令受暑，潜伏膜原，至秋感凉风而发。

症候 风袭于表，头疼自汗，淅淅恶风，暑伏于里，寒少热多，其状如疟，便溏溺热。

诊断 脉右浮弦，左浮滞沉数，舌边尖红，苔白兼黄。脉症合参，《内经》所谓"夏暑汗不出者，秋成风疟"也。

疗法 初用辛散开达，达原饮加减；继用和解表里，柴芩汤加减；终用养阴开胃，麦门冬汤加减。

处方 荆芥穗钱半 草果仁五分 花槟榔一钱 焦山栀三钱 防风一钱 卷川朴一钱 木贼草一钱 淡香豉三钱

次方 川柴胡一钱 生枳壳一钱 广皮红八分 青子芩钱半 苦桔梗一钱 仙露夏钱半 鲜生姜一钱 细芽茶一钱

阴阳水煎药。

三方 原麦冬钱半 北沙参一钱 北秫米三钱，荷叶包煎 仙半夏一钱 鲜石斛二钱 鲜稻穗二支

效果 服初方一剂，头痛除、恶风已，寒热分清。服次方二剂，寒热虽减而不止。原方送下半贝丸三分，一日两次。四服而疟住。终服第三方，连进三剂，胃气健而病愈。

廉按： 凡疟疾之因，外感不外风寒暑湿，内伤不外痰食。此案虽名风疟，但暑为内因，风为外因，先解其外，后清其内，此用药一定之步骤。其得力在第二方，和解清透，效果昭然。

伏风阴疟案（内科）

庄虞卿（住丽水第十一中学校）

病者 吕仲远，年逾三稔，体弱，住太平坊。

病名 伏风阴疟。

原因 平素体衰，因感风伏而不发，直至深秋，发为阴疟。

症候 寒热往来，三日一发，汗多苔白，饮食少思。

诊断 脉左寸虚大，右关弦缓。脉症合参，此由伏风而变三阴疟也。夫胃者卫之源，脾者营之本，饮食少思，脾胃之衰弱可知，正因脾胃累虚，营卫不和，而作寒热，正《内经》所谓秋成风疟也。

疗法 只宜脾胃双补，不必治疟，俾营卫调而寒热自已，此从源本施治，上乘法也。用桂枝、黄芪护卫，归、芍养营，参、草补益脾胃，姜、枣调和营卫。

处方 川桂枝一钱　生黄芪三钱　当归二钱　生白芍二钱　西潞党二钱　清炙草一钱
生姜一钱　大枣三枚

效果 十日寒热势衰，继以补中益气汤善其后，两旬疟遂痊愈。

廉按：阴疟之为病，阳分大虚必挟寒，阴分大虚必挟热。况汗多苔白，饮食少
思，脾胃之虚寒，尤为显著。方用桂枝汤加参、芪、当归，营卫双调，确是对症疗
治，自有奇功可据也。寒甚者，丁香、附子亦可加入。

风泄案（内科）

何拯华（绍兴同善局）

病者 陈丽生，年三十岁，业商，居柯桥东官塘。

病名 风泄。

原因 暮春外感风邪，不服药而病愈，至首夏顿病飧泄。

症候 肠鸣腹痛，一痛即泻，泻多完谷，溺清而短。

诊断 脉弦而缓，左强右弱，苔薄白滑。凭脉断证，即《内经》所谓"春伤于
风，夏生飧泄"也。腹痛而泻出完谷者，肝横乘脾也。故《经》云："脾病者，虚则
腹满、肠鸣、飧泄、食不化。"

疗法 初用刘氏术、芍、陈、防等止其痛泻为君，佐川芎升散其伏风，炒麦芽消
化其完谷；继用五味异功散升补脾阳为君，佐以白芍、煨姜酸苦泄肝。

处方 炒於术二钱　陈广皮一钱　川芎一钱　煨防风一钱　生白芍钱半　生麦芽钱半
荷叶一钱，剪碎拌炒

次方 炒党参钱半　浙茯苓钱半　炒白芍二钱　煨姜五分　炒於术二钱　新会白一钱
清炙草六分

效果 进第一方两剂，痛泻大减，惟肢懈无力，胃纳甚鲜。进第二方三剂，痛泻
止而胃气健。终用饭煨莲子，每日嚼十四粒，调养七日而痊。

廉按：风泄即肠风飧泄，《内经》所云"久风为飧泄。"此症甚多，医者往往误

认为食积化泻，或误认为湿积所致，而不知伏风之为病，以致邪气流连，乃为洞泄，不可挽回者数见不鲜。此案引经证医，探源用药，妙在刘草窗法，确是飧泄专方，用多奏效。接方用钱氏异功散加味，惬合清气在下则生飧泄之经旨。故为医者，不可不精究《内经》也。

赤游风案（内科）

李柽平[1]

病者 幼童，年十五岁，忘其姓名住址。

病名 赤游风。

原因 偶感外邪，前医皆作痧证治，用开药表药不愈。

症候 两臂两腿发痦瘟而色红，浮肿焮热，痒而兼痛。

诊断 脉现浮缓，遂断为赤游风，非痧也。由脾肺燥热而兼表虚，腠理不密，风邪袭入，怫郁日久，与热相搏，滞于血分，故色赤。

疗法 针药并用。先针刺百会（在前顶后一寸五分，适当头之正中）及委中（当膝腘窝之正中）二穴，寻按爪弹，俾气散而风解；继以四物汤活血止痛，加荆、防、蝉、独、柴、薄、桑皮等散风解热。

处方 细生地三钱　全当归二钱　赤芍一钱　川芎一钱　荆芥钱半　防风钱半　苏薄荷一钱　生桑皮一钱　蝉蜕一钱　川柴胡七分　独活七分

效果 服一剂，病稍减轻。次日复刺一次，又进一剂，至三日而痊。总使气血调和，针功收效。西医之刺神经，中医之刺经穴，名虽殊而实则一也。

廉按： 赤游风惟小儿最多，皆由胎毒内郁，风热感触而发。其治法针刺与药物互用，自然奏功更速，手到病除。然针与药，其功相等，药之治病，一服不愈，必须再服，再服不尽，继以三服，针亦犹是，观此案而益信矣。

---

〔1〕李柽平：山西阳曲人。

风痢便脓案（内科）

何拯华（绍兴同善局）

病者 金宝生，年二十六岁，业商，住绍兴府前。

病名 风痢便脓。

原因 初由春伤于风，至首夏恣食瓜果而病发。

症候 先水泻，后便脓，腹痛在脐上下，辘辘有声，四肢微冷，小便清白。

诊断 脉沉弦而软，舌苔白腻。予诊毕询病人曰：腹中响声，从几时起？病人答曰：初起即有。予曰：痢无响声。病人谓粪有白脓，里急后重。予云：肠鸣者风也，凡肠澼便脓，病虽在肠，而内关脾脏，皆由肝郁乘脾，此乃伏气所化之风痢也。

疗法 以小建中汤加减抑肝蠲痛为君，以白术健脾为臣，佐防风以祛伏风，使以陈皮、白芷行气败脓。

处方 炒白芍五钱　清炙草八分　大红枣四枚　炒於术钱半　白芷一钱　川桂枝一钱　黑炮姜六分　新会皮一钱　煨防风一钱　炒饴糖三钱

效果 服二剂，痛痢大减。原方加鲜荷叶一钱、拌炒生谷芽三钱，再进二剂，痛痢止而胃健乃愈。

廉按：肠澼便脓，果由肠风及瓜果酿成，此案方法，确系历验不爽。故为医者，不可不研究汉方也，予日望之。

产后血虚风乘案（妇科）

胡瑞林（住黟县五都横店）

病者 胡氏，年三十余岁，住陈闾。

病名 产后血虚风乘。

原因 产后血虚风乘，瘀凝不去。

症候　产后五六日，头痛发热无汗，语言失常，心神昏聩，如见鬼状。

诊断　诊脉浮细，舌无苔。此欲作风痉也。心主血，产后血去则脉管缩小，气管放松，而风得乘气管之松，居膜腠而不泻。其未至痉而强直挛曲者，邪未行于经络也。产妇瘀犹未净，风邪挟痰上迷心窍，故心神昏聩。肝主血而藏魂，心不生血，则肝亦不藏而魂无所附，游于目自见其魄，故如见鬼状。

疗法　以豆淋酒浸荆芥祛风为君，归芎生血活血，茯神、枣仁宁心安神，远志、菖蒲开心利窍为臣，泽兰、丹皮、丹参破血和血为佐，寄生祛风、天竺黄豁痰为使，加入炙草以和诸药。

处方　荆芥穗二钱，大豆炒热用酒淋之，以酒浸　大川芎一钱　熟枣仁二钱　泽兰叶一钱　石菖蒲八分　全当归三钱　云茯神二钱　炙远志八分，去骨　桑寄生钱半　粉丹皮八分，酒炒　赤丹参钱半　炙甘草五分　天竺黄三分

次方　去天竺黄、大川芎、泽兰叶、粉丹皮、荆芥穗。

效果　二剂头痛发热止，神气清。再服次方四剂平复。

廉按：此症血虚生风，必略受外邪所致。况兼瘀血未净，方用祛风化痰、活血宁神，可谓标本兼顾。

第二卷　寒淫病案

伤寒案（内科）

陈作仁（住南昌中大街四川会馆）

病者　周保善，四十一岁，江西新建人，住南昌城内。

病名　伤寒。

原因　初春积雪未消，晨起窗外闲步，偶感风寒，即伤太阳经。

症候　发热头痛，遍体酸疼，项强恶寒，蒙被数层，战栗无汗，病势甚暴。

诊断 左寸脉浮紧而数，右关尺两脉亦紧数，脉症合参，知系风寒两伤太阳之经证也。

疗法 仿仲景麻桂各半汤主之。盖初伤风寒，法宜发表，故以麻黄为君，杏仁为臣，桂枝解肌为佐，甘草、姜、枣和胃为使。又恐麻黄过猛伤阴，故加白芍以敛阴。

处方 净麻黄八分，先煎，去沫　桂枝尖一钱　光杏仁二钱，去皮尖　杭白芍二钱　生甘草一钱　鲜生姜三片　大红枣四枚

效果 服此药时，令食热稀粥一碗以助药力。始进一剂，得汗热减，各症均已小愈。惟口干思饮，大便不通，寒已化热，改以仲景人参白虎汤加味以逐余邪，原方加白芍、陈皮、薄荷者，亦取行气和血兼凉散之意。

又方 潞党参三钱　生石膏五钱，研细　肥知母二钱　生甘草钱半　白粳米一两，夏布包
外加杭白芍二钱、广陈皮一钱、苏薄荷六分。

此方又接进二剂，七日内各症痊愈。

廉按：风寒两伤太阳，用麻桂各半汤泄卫和营，固属长沙正法，即寒已化热，口干思饮，且大便秘，邪热已传阳明之候，白虎汤法亦属仲圣薪传，惟案中未曾叙明气虚，潞党参一味，未免用得太骤。

阳虚伤寒案（内科）

袁桂生（住镇江京口）

病者 骆达三，年约四十余岁，住本镇。

病名 阳虚伤寒。

原因 素禀阳虚，新感外寒而发。

症候 头痛恶寒，饮食无味。

诊断 脉息小滑，舌苔滑白，病势方张，慎防变重。

疗法 姑用葱豉二陈汤加荆芥、紫苏，疏散风寒以表达之。

处方 鲜葱白四枚　淡豆豉三钱　荆芥穗钱半　紫苏叶钱半　姜半夏三钱　广橘皮一钱

次诊 此药服后，忽喘息不能卧，头脑中觉热气上升，小腹左偏作痛，呕吐痰水，畏寒，手指厥冷，脉息沉弱，盖阳虚受寒之病，得发散而阳气益虚也。其头脑中觉热气上升者，脑力素衰，寒气逼龙雷之火上越也。其喘息不能卧者，肺肾两虚，不能纳气也。其腹痛呕吐痰水者，寒气内扰，气血不能通调也。其畏寒手指作冷者，虚寒病之本相也。乃与理中汤合六君子汤加味。

次方 别直参一钱　炒白术二钱　黑炮姜一钱　炙甘草八分　云茯苓三钱　姜半夏二钱　广橘皮一钱　上猺桂八分　东白芍三钱　五味子六分

三诊 服后喘吐俱平，腹痛亦止，能进稀粥半碗，但仍觉畏寒手冷，益信为阳虚矣。

三方 别直参一钱　炒白术二钱　黑炮姜一钱　炙甘草八分　姜半夏二钱

四诊 午后复诊，则汗止安睡，手足俱转温矣。仍以前方，又进一剂。

效果 自是遂能进粥，遂以六君子汤、资生丸等药，调养半月而痊。

廉按：伤寒当行发表者，必察其人本气阴阳无亏，方可径用。若真阳素亏，平日恶寒喜热，惯服辛温，大便溏滑者，此为阴脏，宜加附子、炮姜、黄芪、白术于发表药中，助阳御表，庶免虚阳外越之弊。此案汗剂虽轻，几致虚阳上越，变症蜂起，幸而改用温补，得力在理中汤一方，能用仲景之方以铲病根，获效所以神速，虽小有风波，而终归平静。

夏月伤寒案（内科）

周小农（住无锡）

病者 王子珊，年三十余，住沪南。

病名 夏月伤寒。

原因 丙午夏杪，感冒新凉，就他医服栀、豉、香薷、滑、苏等剂，纤毫无汗，而形寒可披绒衫。

症候 热不甚，口亦不渴，凛寒无汗。

诊断　脉濡苔白，此伤寒，非伤暑也。

疗法　但用外治。

处方　用浮萍、薄荷、苍术、苏叶、葱、姜各五钱大剂，使其避风煎沸浴之，复薄衾而卧。

效果　遍身汗出，凛寒遂解。

廉按：此为体实者而设，若虚者熏足复衣，亦可取汗。

伤寒失表案（内科）

陈作仁（住南昌中大街四川会馆）

病者　赵仰亭，四十二岁，江西南昌人，住进贤门外。

病名　伤寒失表。

原因　真伤寒证，迁延日久，寒化为热，津液受伤。

症候　头痛项强，大热无汗，口渴引饮，小便短赤，大便旬日不通，异常烦躁。

诊断　两关脉洪数鼓指，舌苔边白中黄。似此表证未除，里证又急，即仲景用大青龙汤之候也。

疗法　仿长沙圣法两解之，用麻黄发表为君，杏仁助麻黄为臣，以桂枝、甘草、姜、枣解肌为佐，以石膏质重泄热，气腥达表为使，又恐麻黄过猛伤阴，故加白芍以敛阴津。

处方　净麻黄八分，先煎，去沫　光杏仁三钱，去皮尖　桂枝尖一钱　生石膏一两，研细　生甘草钱半　杭白芍二钱　鲜生姜三小片　大红枣五枚

次诊　连进二剂，得汗热减，病势已有转机，惟口渴烦躁未除，又仿仲景竹叶石膏汤加减续进。原方减去半夏者，为不呕也，加白芍陈皮者，以行气活血，较原方稍灵活也。

次方　淡竹叶三钱　生石膏六钱，研细　潞党参三钱　杭寸冬三钱　生甘草钱半　白粳米一两，以夏布包，同煎　杭白芍二钱　广陈皮八分　鲜生姜三片

效果 又叠进三剂，各证逐渐就痊。

廉按： 伤寒失表，自以达表为首要，今仿大青龙法，轻用麻桂，重用石膏，发表清里，双方并进，始能发辛凉解热之汗。服后得汗热减，病有转机固已。惟热伤津液，继用竹叶石膏汤法清热生津，颇为惬当，可谓深得仲景薪传矣。

阴证伤寒案（内科）

王经邦（住天台栅门楼）

病者 刘铭彝，年二十八岁，天台县知县。

病名 阴证伤寒。

原因 腊月廿八日，去西乡白坭坦压回，即伤阴寒。

症候 恶寒甚剧，战栗动摇，烘以烈火，顷刻不离，舌苔边白中黑而滑。

诊断 脉沉而紧。沉紧为寒伤于里，《伤寒论》所谓："无热恶寒者，发于阴也。"

疗法 初服麻黄汤不应，继用附子理中汤加味，温下理中以祛寒。

处方 高丽参一钱　炒於术二钱　淡附片钱半　炒川姜一钱　炙甘草一钱　葱白九枚　生姜二钱

效果 服一剂，即遍身大汗，寒邪悉退而愈。

廉按： 阴证伤寒，多由于病者元阳素弱，不胜阴寒之侵逼，一伤寒即直入阴经，因其身不发热，故俗称阴证伤寒，其实是阴经伤寒也。麻黄汤专治寒伤阳经，宜其不效，幸而转机尚捷，改用附子理中加味，扶阳理中，辛温逐寒，一剂即汗出寒退，否则恐吐利厥逆，骤变虚脱之危候矣。

伤寒阴结案（内科）

刘荣年（住历城东流水）

病者 刘景熹，年三十余，织布厂经理，住省城。

病名 伤寒阴结。

原因 冬月伤寒，误服寒泻药而成。

症候 身体恶寒，腹胀满痛，不大便者二日。

诊断 脉浮大而缓，显系伤风寒中证。医家不察，误为阳明腑证，误用大黄、芒硝等药下之，殊不知有一分恶寒，即表证未罢，虽兼有里证，亦当先治其表，仲景之遗法具在。今因误用寒泻药，以致寒气凝结，上下不通，故不能大便，腹胀大而痛更甚也，幸尚在中年，体质强健，尚为易治。

疗法 用桂枝汤去芍药，加附子以温行之，则所服硝、黄，得阳药运行，而反为我用也。

处方 桂枝尖一钱　黑附子一钱　炙甘草五分　生姜一钱　大枣二个，去核

效果 服药后，未及十分钟，即大泻两次，恶寒腹胀痛均除而痊。

廉按：桂枝附子汤，本治风湿相搏之寒证，今借以治误用寒泻之阴结，虽为救药误而设，然投之辄效，足见仲景经方之妙用无穷也。

伤寒误遏案（内科）

李伯鸿（住汕头仁安里）

病者 俞金宝，年三十余，政界，住汕头。

病名 伤寒误遏。

原因 旅行遇雨，感冒发热，中医误用白虎汤，以致表邪内陷，寒热如疟，西医误以金鸡纳霜止疟，而病遂剧。

症候 啬啬恶寒，淅淅恶风，翕翕发热，鼻干口渴，头痛骨节痛，咳喘烦躁，小便热赤。

诊断 左寸浮紧，右尺洪实。脉症合参，乃太阳两伤风寒，邪从热化，内犯肺经也。

疗法 张氏冲和汤加减，以羌活治太阳肢节痛为主，副以防风驱风寒，苍术去风湿，芷、芎除头痛，片芩清肺热，木通、赤苓导赤利水，甘草缓急。解表后则治肺热，而咳当止矣。

处方 羌活二钱 防风钱半 苍术一钱 黄芩钱半 白芷钱半 川芎一钱 木通钱半 赤苓六钱

又方 葶苈三钱 牵牛二钱 桑白皮四钱 地骨皮四钱 桔梗一钱 紫菀三钱 苏子钱半 宋公夏二钱 赤苓六钱 天津红四枚

效果 翌日汗出痛止，咳仍未除，服后治肺方三剂而愈。

廉按：洁古九味羌活汤，本治风寒湿郁而化热之正方，今因表邪正盛，反被凉遏误截，致邪内陷而化热，酌选此方加减，用得惬当。后方用钱氏葶苈丸、泻白散法加味，亦有力量，非疲药塞责者可比。

伤寒热厥案（内科）

郑震竺（住汕头和安街）

病者 陈永吉，年十八，赁汕头吉祥栈财副。

病名 伤寒热厥。

原因 初夏勤劳过度，伏热体疲，勉从苦力运动，意欲因出汗而免药，至晚遂发头痛。医用石膏、生地、麦冬之类，越三日而病剧。

症候 手足厥冷，不省人事，耳若无闻，头不着枕，面色及唇皆白，惟指甲红活。

诊断 脉左右俱伏，切诊已无可考，寒热从何分别，况证属危急，热药非可轻试。即嘱其兄取冷水一大杯，扶之令饮，一服而尽。遂知其口渴伏热，热深厥深，误服阴凝之品，遏热之所致也。

疗法 达郁通阳，泄热宣痞，方用柴胡疏其木郁，芍药通其阴结，甘草和其中气，枳实泄其痞塞，加木通宣其伏热，红花行血脉之瘀，黄芩清三焦之火，内解外达，血脉畅行，阳气舒畅，而热厥自愈矣。

处方 川柴胡钱半 杭白芍四钱 粉甘草八分 炒枳实二钱 汉木通钱半 苏黄芩二钱 藏红花七分

效果 一剂知，二剂已，静养三日，而能如常作事矣。

廉按：寒厥用四逆汤，热厥用四逆散，研究《伤寒论》者皆知之，所难者辨证耳，一经药误，寿可立倾。前哲成无己、喻嘉言、陆定圃辈，多所发明，爰为节述其说。成氏曰：凡厥若始得之，手足便厥而不温者，是阴经受邪，阳气不足，可用四逆汤；若手足自热而至温，从四逆而至厥者，传经之邪也，四逆散主之。喻氏曰：凡伤寒病初得发热，煎熬津液，鼻干口渴便秘，渐至发厥者，不问而知为热也，若阳证忽变阴厥者，万中无一，从古至今无一也。盖阴厥得之阴证，一起便直中真阴经，唇青面白，遍体冷汗，便利不渴，身倦多睡，醒则人事了了，与伤寒传经之热邪，转入转深，人事昏惑者，万万不同也。陆氏曰：厥有阴阳二证。李士材谓阴厥脉沉弱、指甲青而冷，阳厥脉沉滑、指甲红而温。余谓阴证似阳，未可以脉沉弱、指甲青冷为凭。凡证见烦躁欲裸形，或欲坐卧泥水中，舌苔淡黄，口燥齿浮，面赤如微酣，或两颧浅红，游移不定，言语无力，纳少胸闷，渴欲饮水，或咽喉痛而索水至前复不能饮，肌表虽大热而重按则不热，或反觉冷，或身热反欲得衣，且两足必冷，小便清白，下利清谷，脉沉细或浮数，按之欲散，亦有浮大满指，而按之则必无力，是宜温热之剂，药须凉服，从其类以求之也。似此辨别，至为精审，学者宜细观之。

伤寒戴阳证案（内科）

庄虞卿（住丽水第十一中学）

病者 戴刘氏，年逾五稔，形肥，住西园庙衖。

病名 伤寒戴阳。

原因 平时气逆痰多，近日复感暴寒。

症候 初起发热恶寒，舌苔黑润，口虽渴而饮水不多，越三日气急痰鸣，头面嫩红，神昏不语，手足厥冷，大汗淋漓。

诊断 脉两寸浮滑而细，两尺豁大而空。脉症合参，此伤寒戴阳证也。寒邪激动水饮，以致水饮泛滥，故痰声辘辘，阴霾四布，真阳飞越，故面赤汗流，手足如冰，舌黑口渴者，乃真阳式微，如釜底无薪，津液不能升腾之象。病势至此，一发千钧，急救之法，其惟挽正回阳乎。

疗法 先用黑锡丹，以镇其上脱之阳，复用参、附、芪、术、炙草，以固其表里之衰，更加法夏、茯苓、生牡蛎，化痰收涩以为佐，俟其汗止阳回，手足温和，再加龟板、鳖甲、生芍、熟地之类以潜之，盖阳气以潜藏为贵，潜则弗亢，潜则可久，易道也。

处方 黑锡丹五钱，炖服五钱即止。

次方 西潞党三钱 附片二钱 炙黄芪三钱 生白术二钱 法夏二钱 清炙草一钱 茯苓三钱 生牡蛎五钱

每日二剂。

三方 前方加龟板八钱、炙鳖甲五钱、生白芍二钱、熟地四钱。

效果 黑锡丹服下，立刻痰平气顺，一日汗止能言，手足温和。惟神识未清，自言自笑，遍身瘙痒，此心阳尚未复元之象。即于前方加炒枣仁二钱、红枣五枚。越三日，诸症悉退，月余康健如常矣。

廉按： 伤寒戴阳，《伤寒论》所谓"少阴病，手足厥逆，其人面色赤"是也。惟戴阳之面赤，嫩红带白，与面色缘缘正赤者不同，为最危急之虚脱证。先重用黑锡丹，以镇上越之虚阳，固属急救之良法。继用参附、芪附、术附三方，合二陈去广皮加牡蛎，挽正回阳，蠲痰固脱，法亦细密周到。妙在终加龟、鳖、芍、地、枣仁、红枣潜镇摄纳，深得"阴平阳秘，精神乃治"之经旨，真精心结撰之佳案，吾无间然矣。

伤寒戴阳证案（内科）

张锡纯（住盐山西门内）

病者　王瑞亭，年四十余，京都贡士，住前门外西珠市口。

病名　伤寒戴阳。

原因　仲冬之时，感受风寒，两三日间，烦躁无汗，原是大青龙汤证，医者误投以桂枝汤，烦躁益甚。

症候　表里俱觉发热，头微觉疼，舌苔白而微黄。

诊断　脉象洪滑，两尺似不任重按。此乃伤寒成温，热入阳明之腑，而犹微兼表证也。

疗法　宜以大剂凉润之品，清其腑中之热，而少加表散之药辅之。

处方　生石膏三两，捣细，惟不可煅，用煅则伤人　玄参一两　青连翘三钱　粳米五钱

煎至米熟，取汤两茶杯，为其两尺脉象不实，嘱其分多次，徐徐温饮下，不欲其寒凉下侵，或致滑泻也。

效果　孰意病家忽愚所嘱，竟将其药顿饮之。药力直趋下焦，上焦之燥热未除，下焦之泄泻转增。半日之间，连泻数次，多带冷沫，面色红似火炙，鼻孔黑似烟熏，关前脉大于从前一倍，数至七至，其精神骚扰不安，知其已成戴阳险证。急用野台参一两，煎汤冲童便（须四岁以上童子）半茶钟，置药碗凉水盆中，候极冷顿饮下。又急用玄参、生地、知母各一两，煎汤一大碗备用。自服参后，屡诊其脉。过半点钟，脉象渐渐收敛，至数似又加数，遂急将备用之药熬极热，徐徐饮下，一次止饮一口，阅两点钟，将药服尽，周身微汗而愈。

廉按：伤寒戴阳，其人面赤烦躁，气息甚粗，脉象虽大，按之无力，又多寸盛尺虚，乃下焦虚寒，孤阳上越之危候。《伤寒论》少阴篇，用通脉四逆汤加减，收拾阳气归于下元，而加葱白透表，以散外邪，如法用之，每多速愈。今因大青龙证误投桂枝，虽同一烦躁，而面不姣红，尚属类似戴阳。方用仙露汤救误而多转折者，张氏原著谓："因病家不听所嘱，致服药有如此之失，幸而又愈，然亦险矣。"审是，则凡药宜作数次服者，慎勿顿服也。盖愚自临证以来，无论内伤外感，凡遇险证，皆煎一大剂，分多次服下。此以小心，行其放胆，乃万全之策，非孤注一掷也，其言甚是。

真寒假热证案（内科）

陈务斋（住梧州四方井街）

病者　陈黎氏，年三十余岁，广西容县，住乡，体弱，业农。

病名　真寒假热。

原因　饮食不节，过食生冷，消化不良，肠胃蓄湿，凝寒积冷，正气衰弱。诱因夏月天气不和，水湿太盛，感受风寒，皮肤郁闭而病丛生。

症候　肢体困倦，食量日减，体中恶寒发热，头目晕痛，口渴咽干，清涎涌逆。继则食量全缺，肢体困极，软而无力，口更大渴，清涎更涌，常见体中潮热，头目更痛，不能起立，胸膈满胀，腰痛腹痛，心神烦躁，小便微黄，唇焦而燥，舌苔胶黄。绝食一月，危在旦夕。

诊断　脉左右浮数无力。以脉症合参，真寒假热证也。此症因过食生冷瓜果，消化不良，停留肠胃，蓄湿积寒，阻遏正气不畅，脾土不运，不能布津散精，以致气血两亏，脏腑皆弱，腠理不实，皮肤疏泄。适夏月乍寒乍热，暴风暴雨，气候不佳，感受风寒，皮肤闭塞，卫气不能外达，风动木摇，水寒土湿，湿气渐长，阳气渐消，肾水愈寒，肝木愈郁，抑遏清阳，遂致上焦热燥，浊阴不降，中下凝寒，至清涎泛溢，阴凝于内，阳越于外，则脉现浮数，体热唇焦，舌黄，烦躁渴饮，表面虽热，里实中寒。前医以风热证治之，则更现燥渴，又以阴虚治之，更见胀闷，反助其凝寒，伤其正气，则孤阴不生，独阳不长，中土已败，绝粒月余，而证势危急万分。今所幸者，脉未散乱，谅能救治。

疗法　汤剂用理中汤，壮阳降逆，取熟附、肉桂、法夏暖肾壮阳，升清降浊为君，干姜、白术理中扶土，温脾燥湿为臣，防、党、五味、白芍、归身活血养肝，助气生津为佐，砂仁、陈皮、茯苓利水化气，和胃醒脾为使。一服后，燥渴减，清涎略少。五服后，燥渴已除，咽喉不燥，清涎更少，体中略和。惟口中味淡，以肉桂汤作常茶饮之。但百物不思，惟欲食白古月，每日需两许。食之桂、古月与药汤知甜不知辛辣，内寒已极，诊脉沉迟，每味加倍。再连五服后，略思饮食，即食白粥一小碗，立时胸中胀满，证复如前，诊脉浮数，又将方每味加倍。再连五服后，病脉皆退如前，又思饮食，用干姜煎汤，入炒焦白米煎粥食之，方能消化。又将方中附、姜、术每味倍至四两，再连五服后，食量已进，略能步履。误食李子数枚，即时胸膈胀满，而病复如前，又不思食，又将方中姜、附、术每味倍至八两，再连十余服后，始知辛辣，病症已退，食进气强。

处方　壮阳降逆理中汤方

肉桂一钱　熟附五钱　干姜五钱　白术六钱，炒　半夏三钱　陈皮钱半　茯苓四钱　白芍三钱，炒　归身二钱　防党四钱，炒　五味二钱　砂仁二钱

煎服后，连日将各味倍重，姜、附、术每味倍至八两一服。

效果　二十日清升浊降，渴止体和。三十日食量略进，元气略复。四十日食量大进，元气复旧。

说明　起则燥渴，脉症皆热，服清凉而病更甚，燥渴不止。温中壮阳，服之竟不燥渴，且姜、附、桂、古月之性辛辣，其食不知辣而知甜，可洞见脏腑之真寒，而姜、附、桂每味服去十余斤，始知辛辣，然后病除药止。愈后十余年，竟无一疾发生，常年健壮，可谓奇难之证矣。自古至今，真寒假热，真热假寒二证，不知误死者凡几。余诊治二十余年，已遇此二证数十人，皆奄奄一息，余定以真寒或真热，对症施方，皆能痊愈。特录真寒假热、真热假寒二证各一，以便研究。

廉按：前医认为风热阴虚，必用辛凉滋润之剂，致使寒凝湿聚，病自增重。方用附、桂、干姜以祛寒，苓、术、半夏以燥湿，所以见效。然非确有胆识者，不敢用此重量。

太阴伤寒案（内科）

高玉麟（住黑龙江南门内）

病者 杨子荣，年逾四十，黑龙江人，业巫，住省城。

病名 太阴伤寒。

原因 赴城外戚家助忙，事繁食少，中虚受寒。

症候 脘腹大痛，吐水不止，四肢厥逆，舌苔边白，中灰滑。

诊断 脉左手弦大，右关弦迟，脉症合参，断为太阴伤寒。《伤寒论》云："太阴之为病，腹满而吐，食不下，自利益甚，时腹自痛。"适合杨君之病状矣。

疗法 用附子理中汤加味。以附、姜、桂、椒、吴萸温寒降逆，人参、甘草补中益气，白术、云苓去湿燥土，庶冰熔土燠，中宫自无疼痛之虞矣。

处方 黑附块一两　炒干姜六钱　紫猺桂三钱　炒川椒三钱　吴茱萸四钱　吉林参三钱　炙甘草五钱　云茯苓六钱　炒白术五钱

水煎服。

效果 服药二剂，厥疾顿瘳。

廉按：寒伤太阴，必其人脾阳素弱，故邪即直入阴经。对症处方，附子理中加味固属正治，妙在姜、桂、椒、萸善止寒吐冷痛，故能二剂而收功。

太阴伤寒案（内科）

陈作仁（住南昌中大街四川会馆）

病者 朱陈氏，年四十六岁，祖籍安徽，生长南昌省城。

病名 太阴伤寒。

原因 时当夏令，异常炎热，贪凉饮冷，感受阴寒。

症候 上吐下泻，腹痛异常，面青唇白，四肢逆冷，舌苔灰滑。

诊断 六脉沉迟似伏，脉症合参，显系阴经伤寒。但怀孕六月，得此阴寒危证，殊难措手。

疗法 此症非大剂附子理中，不及挽救，稍事迟延，恐误大事，岂能因六月之娠，而见危不救哉。兹特言明在先，急救其母为首要。遂重用黑附片、高丽参以升阳复脉为君，焦白术补土为臣，黑炮姜温中为佐，炙甘草和中为使，外加茯苓利水以分阴阳，木香、白芍行气和血，以助药力。

处方 黑附片四钱　高丽参三钱　焦白术三钱　黑炮姜三钱　炙甘草钱半　云茯苓四钱　杭白芍五钱　广木香八分

效果 此方连进二剂，吐泻腹痛，均已轻减，脉象亦起，病势幸有转机。原方将附片、炮姜均减半，加缩砂仁一钱，续进二剂，各症就痊。

廉按：此诚孕妇之急症，非重剂理中，复有何药可以救急。惟附子为堕胎百药冠，现今药肆所备，只有漂淡附片，其中有效成分有名无实，不如易以吴茱萸，善能止吐除痛，且于胎前药忌歌亦无切禁之条，较附子为稳健。

少阴伤寒案（内科）

王经邦（住天台栅门楼）

病者 蒋尚宾妻，年六十二岁，住宁海东路蒋家。

病名 少阴伤寒。

原因 严冬之时，肾阳衰弱，不能御寒，致寒深入骨髓。

症候 头痛腰疼，身发热，恶寒甚剧，虽厚衣重被，其寒不减，舌苔黑润。

诊断 六脉沉细而紧，此古人名肾伤寒。《伤寒论》所谓"热在皮肤，寒在骨髓"也。

疗法 宜麻黄附子细辛汤，以温下散寒。

处方 生麻黄一钱　淡附片一钱　北细辛七分

效果 一剂汗出至足，诸症即愈。昔医圣仲景，作此方以治"少阴病始得之，反发热脉沉者"。予屡治如前之脉症，非用此方不能瘳，故赘述之。

廉按：少阴伤寒，始得病即脉沉发热，略一蹉跎，势必至吐利厥逆。故乘其外有发热，一用麻黄治其外，一用附子治其内，然必佐细辛，从阴精中提出寒邪，使寒在骨髓者直从外解。有是病竟用是药，非精研《伤寒论》者不办。

少阴伤寒案（内科）

曾月根（住五华周潭）

病者 曾丽常，年三十四岁，广东独立旅第三团第四营军需长，住广东五华文兴薮。

病名 少阴伤寒。

原因 辛苦异常，日夜劳瘁，一经感寒，邪传少阴，即从火化。

症候 一身手足壮热，不能语言，舌黑且燥。

诊断 脉微细而数。论中微细为少阴病之提纲，数者热也。凡操劳者病入少阴，从热化者多，从寒化者少，今一身手足壮热，所谓火旺生风，风淫末疾也。少阴肾脉夹喉咙，萦于舌底，其火一升，故舌强不能言。舌黑者，现出火极似水之色也。

疗法 黄连阿胶汤主之。方用黄连、黄芩之大苦大寒以折之，白芍之苦平以降之，又取鸡子黄定离中之气，阿胶填坎中之精，俾气血有情之物交媾其水火，则壮热退而能言，热退而舌不黑矣。

处方 黄连四钱 阿胶三钱 黄芩一钱 白芍二钱 鸡子黄二枚

上四味，先煮三味，去滓，内阿胶烊化尽，后内鸡子黄，温服。

效果 初服二剂，病势渐平，再服一剂，诸症皆退。惟两脚拘挛，后服白芍五钱、甘草三钱，二剂而瘳。以芍药、甘草含有人参气味，血得补则筋有所养，筋舒则拘挛自除。

廉按：少阴伤寒有传经直中之分，直中者多从水化，浅则麻附细辛汤证，深则四逆汤证，传经者多从火化。今因津枯热炽，舌黑燥而不得语，急急以黄连阿胶汤泻南补北，确是对症处方。终用芍药、甘草苦甘化阴，养血舒筋，亦属长沙正法。

伤寒夹湿案（内科）

丁佑之（住南通东门）

病者 方协恭，年五十三岁，皖人，住南通。

病名 伤寒夹湿。

原因 先伏湿邪，复伤于寒。

症候 恶寒发热，遍身疼痛，腰肢不举，不能转动。

诊断 脉象左浮右缓。浮乃伤寒之征，缓即蕴湿之候，脉症合参，此伤寒夹湿证也。

疗法 治宜寒湿兼顾，寒阴互病，闭塞不宣，势将凝沍，非辛温大剂不能胜任，拟麻黄汤加味。

处方 陈麻黄五分　川桂枝三钱　光杏仁三钱　宣木瓜二钱　薏苡仁三钱　丝瓜络三钱　福泽泻二钱　生甘草五钱　生姜二片

效果 初服微效，再服大效，三服痊愈。

廉按：伤寒夹湿一证，江浙两省为最繁，通用五苓散加羌防，为对症处方之常法。今用麻黄汤加味，辛散淡渗，方虽异而法则同，妙在桂枝与木瓜，辛酸并用，善能舒筋止痛，三服痊愈，信然。惟薏苡仁一味，尚宜重用。

伤寒夹痰案（内科）

张锡纯（住盐山西门内）

病者 毛姓，年三十余，药肆经理，住盐山城东北张马村。

病名 伤寒夹痰。

原因 其人素有痰饮，曾患痰证甚剧，愚为治愈。隔数月又得伤寒证，经他医治愈两次，皆因饮食过度反复，医者再投以药不效，迎愚诊视。

症候 卧床眩晕不起，头微觉疼，面有火色，而畏食凉物，食梨一口，即觉凉甚，食石榴子一粒，心亦觉凉，视其舌苔淡而润，不觉燥渴。

诊断 脉洪长有力，右部尤甚，问其大便，数日未行，知其阳明腑热已实也。

疗法 愚舍证从脉，欲投以大剂白虎汤。前医者在座，疑而问曰：此症心中不渴不热，且舌苔白润，畏食寒凉，无实火可知，以余视之，虽清解药亦不宜用，果何所据而用大剂白虎汤乎？答曰：其脉洪长有力，原系阳明实热之确征，投以白虎汤，洵为对症的方。其不觉渴与热，且舌苔淡白而润者，以其素有痰饮，湿胜故也；其畏食寒凉者，因胃中痰饮与外感之热，互相胶漆，致胃腑转从其化，与凉为敌也。病者之父，素晓医理，遂笃信愚言，促为疏方。

处方 生石膏细末四两　知母一两　清半夏　甘草各三钱　粳米四钱

俾煎汤一大碗，分三次温饮下。此方加半夏于白虎汤中者，因其素有痰饮也。

效果 两日夜间，上方略有加减，共服药四大剂，计用生石膏斤许，霍然痊愈，愚亦旋里。隔两日仓猝复来迎愚，言病人陡然反复，形状异常，有危在顷刻之虞。因思此症治愈甚的，何遽如此反复。及至，见其痰涎壅盛，连连咳吐不竭，精神恍惚，言语错乱，身体颤动，诊其脉象平和，微嫌胃气不甚畅舒。愚恍然会悟，因谓其家人曰：前者两次因饮食过度而病复，今则又因戒饮食过度而复也。其家人果谓有鉴前失，每日所与饮食甚少。愚曰：此次勿须用药，饱食即可愈矣。时已届晚八点钟，至明饮食三次，每次仍撙节与之，病若失。

廉按： 此症初起，用越婢加半夏汤，为对症处方之常法。今侧重脉象，放胆重用膏、知，舍证从脉，别具卓识，非学验兼优者不办。

伤寒夹阴案（内科）

燕庆祥（住永修官塘区）

病者 姜孔进，年近四旬，住江西永修北乡官塘区。

病名 伤寒夹阴。

原因 其人冒寒邪微热未除，入房耗精，更使寒邪乘虚直入前阴。

症候 大寒不止，少腹极疼，腰痛而堕，睾丸缩小，冷汗遍身，膝胫拘急。

诊断 两手尺脉非常沉细，按至骨乃有一毛之延，惟寸关稍和。以脉合证，此少阴伤寒兼夹阴也。《伤寒论浅注》云：奇经冲任督三脉，皆行少腹之前，前阴受伤，故少腹痛，阴中拘挛，热上冲胸，膝胫拘急。盖由伤寒微热未除，男女交媾，邪从前阴而入也。是既感寒邪，又复耗精，宜其腰痛冷汗，阴茎拘急也。固属危证，然求医尚早，脉未尽绝，犹可于危中而得生全之路。

疗法 用黑附、黑姜为君，回阳益火以祛寒，用妇人裩裆烧灰为臣，取其能引邪仍由原路而去，肉桂为佐，俾虚火仍归原位，使以艾叶、甘草，引寒邪达外也。

处方 黑附钱半 黑姜一钱 肉桂八分 艾叶八分 甘草六分

以妇人裩裆烧灰，共水煎服。

效果 服一剂，阴茎头上微肿，病即减半。连服二剂，病痊愈。后更用附桂地黄汤加败龟板，服四剂，月余复旧矣。

廉按：此症似阴阳易而实非，非女劳复而却是，今用四逆汤合裩裆散加味，方较程钟龄用人参三白汤，马良伯用五苓散合豭鼠矢汤，尤为周到，所引陈修园说发明病理，语亦精凿，真苦心孤诣之佳案也。

夹阴伤寒案（内科）

韩梅村（住泰安乡满庄）

病者 徐王氏，年四十，早寡，寄住泰安城里。

病名 夹阴伤寒。

原因 房劳后即食西瓜，又以马齿苋为饼，食毕又饮冷茶，至十点即病。

症候 初发腹微痛，后遂疼不可支。其男摩之揣之，行至广肠，而痛益亟，且拒按。

诊断 诊时已夜一点，病者若疯状，身体不顾，遍地乱滚。见余至，以首叩地有声。执其手按脉，迟数无定，或三至一止，或五至七八至一止，皆弦劲有力，遂断为实寒之证，非峻攻温下不能急救。

疗法 一说攻下，不惟病者投机，即其男亦首肯者再，曰：非大黄二两不可。余曰：嘻，此等寒结，有复寒下之理乎。即热下而病在广肠，轻则不及病，重用之，上中焦无病之处，其能堪此乎。又诊其疼处，确在少腹之右端，状如西瓜之半，坚如石。乃喻之曰：勿急，余即返，为治方药，保尔无险。

处方 以巴豆霜二分、麝香一分、雄黄一钱五分、广郁金二钱，共捣为泥，入蜂蜡钱许，化合为丸。外又以广蜡三钱许包其外，取其不致骤化，及达病所，而猛药始发，庶专于病处有益。

效果 嘱分两次服之，每次如绿豆大者十五粒。病者求急效，一次而尽三十粒，红糖姜水送下，连饮数次，鸡鸣时已下三次如牛粪，而疼止，中气骤虚。即以十全大补汤峻补之，三剂而病遂失。

廉按：病因夹阴寒伤表，已为难治，寒伤里，更属难疗。今初用峻攻，继用大补，非经验宏富，胆识兼全者不办。妙在用和剂解毒雄黄丸加麝香，外用蜡匮，既能逐寒止痛，又不伤胃，直达病所，急而不烈，攻不嫌峻，为善用猛药之良法，较千金备急丸尤巧，然亦险矣。此案足为房劳后，不忌生冷者当头棒喝。

风寒夹痰饮案（内科）

袁桂生（住镇江京口）

病者 季姓妇，年约三旬，住本镇。

病名 风寒夹痰饮。

原因 乙巳二月，外感风寒，内蓄痰饮，抟结于中，不得下降，致成斯疾。

症候 咳喘，倚息不得卧，恶寒发热，头疼身痛，胸闷不舒，心痛彻背。

诊断 脉沉而滑，舌苔白腻。此风寒痰饮，内外抟结，肺气不得下降而成肺胀也。

疗法 用小青龙汤以驱风寒，合瓜蒌薤白汤以蠲痰饮。

处方 麻黄四分　桂枝四分　淡干姜五分　北细辛四分　生白芍钱半　五味子五分　甘草五分　瓜蒌仁三钱,杵　干薤白三钱,白酒洗捣　姜半夏三钱

次诊 服后得汗，而寒热喘息俱平，惟身痛咳嗽未已。易方以桂枝汤和营卫，加干姜、五味子各五分，细辛三分以治咳。

效果 一剂效，二剂更瘥，因贫不复延诊，遂渐愈。

廉按：小青龙汤为治风寒外搏痰饮内动之主方，临证善为加减，莫不随手而愈。况合瓜蒌、薤白辛滑涤痰，当然奏效更速。接方桂枝汤加味，修园治身痛咳嗽。凡夹痰饮者，辄用五味、姜、辛，推为神应之妙法。故仲景《伤寒论》、《金匮要略》两书，不可不悉心研究也。

伤寒变痹案（内科）

曾月根（住五华周潭）

病者 张幼文，年三十二岁，现任开平县长，住广东五华城北门外。

病名 伤寒变痹。

原因 贵胄之子，素因多湿，偶感风寒。

症候 发热恶寒，一身手足尽痛，不能自转侧。

诊断 脉浮大而紧，风为阳邪，故脉浮大主病进，紧主寒凝。脉症合参，风寒湿三气合而成痹。

疗法 桂枝附子汤主之。方中桂、附辛热散寒，草、枣奠安中土，生姜利诸气，宣通十二经络，使风寒湿着于肌表而作痛者，一并廓清矣。

处方 桂枝四钱　附子钱半　甘草二钱　大枣六枚　生姜三钱

效果 一日二服，三日举动如常。继服平调之剂痊愈。

廉按：伤寒变痹，必挟风湿。长沙《伤寒论》曰："伤寒八九日，风湿相搏，身体疼烦，不能自转侧，不呕不渴，脉虚浮而涩者，桂枝附子汤主之。"今有是证，则用是药，确得仲景之心法。

伤寒兼伏热案（内科）

张锡纯（住盐山西门内）

病者 马朴臣，年过五旬，业商，住奉天大西边门内。

病名 伤寒兼伏热。

原因 家本小康，因买卖阿国银币票，赔钱数万元，家计顿窘，懊悔不已，致生内热。仲冬因受风，咳嗽声哑，有痰微喘，小便不利，周身漫肿。愚用越婢加半夏汤，再加凉润利水之药而愈。旬日之外，又重受外感。

症候 表里大热，烦躁不安，脑中胀疼，大便间日一行，似干燥，舌苔白厚，中心微黄。

诊断 脉极洪实，左右皆然，此乃阳明腑实之证。凡阳明腑实之脉，多偏见于右手，此脉左右皆洪实者，因其时常懊悔，心肝积有内热也。其脑中胀疼者，因心与肝胆之热，挟阳明之热上攻也。

疗法 当用大剂寒润，微带表散，清其阳明胃府之热，兼以清其心肝之热。

处方 生石膏_{四两，不可煅，用煅则伤人} 知母一两 甘草四钱 粳米五钱 青连翘三钱

煎至米熟，取清汤三茶钟，分三次温饮下，病愈后停服。

说明 此方即白虎汤加连翘也。白虎汤为伤寒病阳明腑热之正药。加连翘者，取其色青入肝，气轻入心，又能引白虎之力达于心肝以清热也。

效果 一剂服完，其热稍退，翌日病复还原。连服五剂，生石膏加至八两，病仍如故，大便亦不滑泻。至第六剂，生石膏仍用八两，将汤药服后，又用生石膏细末二两，俾蘸梨片嚼服之，服至两半，其热全消，病遂愈。

廉按：和田东郭云：石膏非大剂则无效。故白虎汤、竹叶石膏汤，其他石膏诸方，其量过于平剂。世医不知此意，为小剂用之，譬如一杯水救一车薪火，宜乎无效也。吾国善用石膏者，除长沙汉方外，明有缪氏仲淳、清有顾氏松园、余氏师愚、王氏孟英，皆以善治温热名。凡治阳明实热之证，无不重用石膏以奏功。今用石膏由四两加至八两，看似骇然，然连服五六剂，热仍如故，大便亦不滑泻，迨外加石膏细末用梨片蘸服又至两半，热始全消而病愈，可见石膏为凉药中纯良之品，世之畏石膏如虎者，可以放胆而不必怀疑矣。

伤寒挟伏热案（内科）

黄仲权（住宿迁东门口）

病者 刘氏妇，年三十岁，夫业机房，住本街。

病名 伤寒挟伏热。

原因 房后大意，衣被单薄，遂伤寒如冷痧，虽请数人针之，皆未见效。

症候 腹痛蜷卧，畏寒战栗，干呕不止，无热不渴，面青唇缩，手足厥冷过膝。

诊断 脉息三至，按之无力而时止，遂断为房后伤寒，决非急痧，切勿再针。

疗法 随立回阳急救汤加减，初服倾吐无余，又加姜汁冲服。

处方 西党参三钱 土炒白术三钱 云茯苓三钱 炙甘草一钱 法半夏三钱 老广皮二钱 淡干姜钱半 五味子八分 上肉桂二钱 熟附片钱半 淡吴萸六分 生姜汁二匙，分冲

次诊 服后腹痛虽止，而发热大作，脉息六至，口苦而渴，热象全现。谓此非热药过剂，实因病者先蓄内热，尚未发作，今寒从热化，脉数口渴，只得见症治症，转方用苦辛开透法。

淡枯芩二钱　黑山栀三钱　粉丹皮二钱　天花粉二钱　大连翘三钱　姜炒川连一钱　牛蒡子钱半　苏荷尖一钱

效果 服后异常舒泰，依方加减，再二帖即收全功。

廉按：寒挟伏热，江浙两省为最多。此因房劳之后，三分外感，七分内伤，不得不急进温补，回阳固脱，迫阳回而伏热大作，幸而转机敏捷，速为清透，再二剂即收全功，幸哉。否则皆诋热药太过，贻人以口舌矣。

伤寒兼泻案（内科）

燕庆祥（住永修官塘区）

病者 帅安民，年近二十，江西星子县人。

病名 伤寒兼泻。

原因 感冒寒邪，发为伤寒，时当七月，前医妄认伤寒为伤暑，误投以三物汤加黄连、石膏、大黄一剂，即大泄不止。

症候 始焉四肢厥冷，腰疼少腹痛，继则连连大泄，遍身尽冷，呼吸几似绝然。

诊断 两手脉寸关全无，惟尺脉按至骨尚有一毛之延。据其父母及妻所述从前之病情，与服凉药后之态度，以脉合参，盖少阴伤寒也。《伤寒论》曰：少阴从水化而为寒。该医生反视为热证，投以凉泻之品，是既寒又益其寒，犹人已落井而再投以石也，反致遍身厥冷而大泻，脉几欲绝者，不亦宜乎。今幸尺脉未绝，犹木之尚有本也，然亦危而险矣。

疗法 茯苓、白术为君，补土制水以建中，黑附、黑姜为臣，回阳益火以逐寒，芍药为佐，敛阳和营以止腹痛，吴茱萸为使，以止下利。

处方 黑附四钱　黑姜一钱，因本系寒证，又服凉药，恐辛热之品太轻无济　茯苓钱半　焦白

术钱半　白芍八分　吴茱萸一钱

效果　前方煎服一剂，人即苏而遍身俱热，脉亦稍见。又减却姜、附一半再服。病愈后，服附桂地黄汤四剂，月余复原。

廉按：寒伤少阴，当以麻附细辛汤为正治，乃前医误认为伤暑，妄投凉泻，以致下利肢厥。方用真武汤加味以救药误，虽属惬当，然焦白术尚嫌用量太轻，吴茱萸亦当易以灶心黄土，庶能收补土制水之巨功。

寒疟案（内科）

王经邦（住天台栅门楼）

病者　奚小除，年二十岁，业商，住天台东乡灵溪庄。

病名　寒疟。

原因　秋间先便溏，后发寒热，前医误作实热，妄用五泻心汤数剂，顿致邪闭不出。

症候　目闭不语，状若尸厥，四肢发冷，约有四日。

诊断　脉缓大，舌苔灰白。此内真寒而外假热，其先大便溏泄者，内有寒也，继即往来寒热者，表未解也。

疗法　非温中散寒不可，宜再造散减芍药。

处方　西党参一钱　生黄芪一钱　老川芎钱半　北细辛七分　青防风钱半　川羌活钱半　嫩桂枝一钱　淡附子二钱　炮干姜三钱　炙甘草八分

效果　先服炮姜三钱，头额微汗。次用前方一剂，服后三时，大汗能言。再服一剂，分出疟疾而愈。

廉按：疟因于风寒者多，初起无汗，当用发散，如羌、苏、防、葛之类。若在深秋初冬，寒重无汗，口不渴，脉弦缓者，当用桂麻各半汤。此案因寒凉误过，顿变阴厥，故用陶氏再造散，温中散寒，回阳醒厥，是为救误之重剂，非寒疟之正治法也。

寒疟发厥案（内科）

过允文（住宜兴徐舍）

病者 路观澜君令嫒，年十八岁，住宜兴东庙巷。

病名 寒疟发厥。

原因 干犯大寒，伏藏厥少之经。

症候 先寒后热，寒时气从少腹上攻则厥，面青肢冰，目上挺约一时半，厥回而热，多吐稀涎，微汗乃退。

诊断 脉搏细弦，不为指挠，苔白舌淡。此系厥少二经伏寒窃发，病势方张，不可藐视。

疗法 寒者热之，桂、附之属，逆者平之，赭、复之品，以之为君，更佐姜、萸以祛陈寒，枳、朴以疏气机。

处方 代赭石一两，生打 熟附片五分 干姜五分 肉桂五分 淡吴萸五分 旋覆花三钱，包煎 川厚朴钱半 枳实二钱 制半夏钱半

接方 当归一钱 炒白芍钱半 北细辛五分 鲜生姜一钱 桂枝一钱 清炙草五分 汉木通八分 大红枣四枚

效果 一剂病减，再剂厥止。继用当归四逆汤加减，疟除胃动而痊。

廉按：凡疟发厥者，多由内伏寒饮，苏后多吐稀涎，其明证也，此为高年所最忌。此案幸在青年，尚能镇逆温化而痊。两方皆有力量，非平时研究汉方素有心得者不办。

寒痢案（内科）

高纪云（住赣州生佛坛前）

病者 邓文辉，年六十六岁，商界，江西。

病名 寒痢。

原因 年将古稀，每到夏秋，素嗜生冷瓜果，渐致阴寒凝血而便赤痢。

症候 下痢虽赤，而色反瘀晦稀淡，腹痛即坠，坠即欲便。

诊断 左脉细涩，右缓而迟，舌淡红润，苔白薄。此由脾胃虚寒，气虚不能摄血，血为寒凝，浸入大肠，故下赤痢，《内经》所谓"肾脉小搏沉，为肠澼下血"是也。

疗法 周慎斋先生曰：凡血色紫黯，当作冷痢治。今仿其法，用附子理中汤为君，使脾阳健而能统血，则血痢自止，臣以升麻、黄芪，升其阳以益气，俾其清气得升，则痛坠可除，佐以木香、陈皮之辛香，调气散结，使以当归之辛甘，调血和营，遵古人血脱益气、气为血帅之法。

处方 附片一钱　炮姜八分　西党参一钱　炒於术二钱　陈皮一钱　木香一钱　升麻三分　生黄芪一钱　酒炒当归钱半　炙黑甘草一钱

效果 每日服一剂，三剂赤痢减少，六剂各症皆瘥。

廉按：张路玉曰："前哲论痢，并以白沫隶之虚寒，脓血隶之温热。河间、丹溪从而和之，后世咸以为痢皆属热，即东垣之长于内伤脾胃者，亦认定脓血为热。岂知血色鲜紫浓厚者，信乎属热，若瘀晦稀淡或为玛瑙色者，为阳虚不能制阴而下，非温理其气则血不清，理气如炉冶分金，最为捷法。凡遇瘀晦清血诸痢，每用甘草、干姜专理脾胃，肉桂、茯苓专伐肾邪，效如桴鼓。"周慎斋曰："下痢血色如猪肝、如紫草、如苋菜汁者，非炮姜不治。理中汤去参，加肉桂、木香、肉果、乌梅，其效最速"云云。此案用附子理中汤加味，殆得周张二家之薪传欤。

伤寒夹痢案（内科）

程文松（住南京上新螺蛳桥大街）

病者 魏光祖，年逾四十三，湖南木商，住二道桥。

病名 伤寒夹痢。

原因　内受湿热积滞，外感风寒而发。

症候　恶寒发热，下痢腹痛。

诊断　脉左右皆弦大，舌苔黄白相兼。夫弦则为风，大则病进，脉症合参，此即俗称伤寒带痢疾也。由外来寒邪入于足太阳膀胱，而传足少阳胆，引动胃肠湿热，由足太阴脾而伤足厥阴肝，以致寒热之中，发生下痢腹痛。《内经》以痢属肝热，痛亦主肝，是厥阴与太少二阳之邪合而为病。况贵体生长湖南湘楚之间，其禀质非江苏吴地可比，医者未溯病家之禀质，地土有吴楚之分，仍一味用叶天士轻清之法，不敢用柴胡，所以未能应验也。

疗法　仿张长沙达表和里之法。用柴胡、葛根、桂枝达表为君，臣以黄芩、黄连、当归、白芍、川芎达里和营，佐以枳、桔开肺，使以羌、独搜肝，乃喻嘉言逆流挽舟之法，合仲景葛根黄芩黄连之意。

处方　川柴胡一钱　生白芍四钱　羌活五分　黄芩八分　独活五分　生葛根一钱　川芎八分　枳壳一钱　黄连四分　茯苓钱半　川桂枝一钱　油当归钱半　桔梗八分　甘草四分

效果　两剂热退痢止，诸病如失。

廉按：痢疾见头痛怕冷，身热无汗者，均属有表，当从汗解。如口舌不燥渴，胸腹不闷痛，舌或无苔，或淡白且滑，宜活人败毒散。每服五钱，日夜连进三五服，水煎热服取汗，汗透而痢便减。若见燥渴，唇舌红赤，舌上黄燥或滑，面色腻滞，心烦，小便热赤者，为湿温暑湿之邪，宜胃苓汤去桂，加香薷、薄荷、连翘、滑石、淡豆豉、六神曲等。连进三五服，得汗透而痢亦自止，此表分阴阳之两大法也。此而一误，为呕为呃，不寐不食，神昏耳聋而危矣。此案伤寒夹痢，方用活人败毒散加减，合仲景葛根芩连汤，仍不外喻氏仓廪汤之例，从逆流挽舟之法，足见学有根柢，处方合度。

虚寒痢案（内科）

杨德馨（住黑龙江育和堂药号）

病者 高泰，年五十余岁，山东蓬莱县人。

病名 虚寒痢。

原因 先由寒郁食积化泻，继则由泻转痢，前医或用藿香正气散加减，或用行气兼苦寒药，皆无效，而病势转剧。

症候 胸满腹痛，饮食不欲咽，目虽赤，唇虽焦，而面色青白，昼夜下痢四十余次，神识昏沉，默默不语，病延二十余天，势已垂危。

诊断 两寸关脉大而无力，两尺沉细。脉症合参，热在上，寒在下，乃阴盛逼阳，阳不潜藏，真阳失守之危候，皆因屡投寒凉散剂，过伤脾肾所致也。

疗法 又可有四损不可正治之法，勉用白通汤加薤白，引火归原为君，佐人尿、猪胆汁，清上焦之浮热，力图救济，以尽人事。

处方 干姜三钱　黑附块二钱　炙甘草一钱　薤白二钱　人尿半茶钟　猪胆汁两滴，同冲
水煎，凉服。

次诊 一剂服后，一夜只泻五六次。仍照原方服一剂，一日夜泻四五次。又服一剂而泻止，饮食能进，脉搏沉缓无力，是气血兼虚之象也。与人参健脾汤加减，以双补之。

次方 别直参三钱　生於术三钱　浙茯苓三钱　陈皮二钱　车前三钱　大熟地二钱
莲肉三钱　神曲三钱　焦楂三钱　甘草一钱

效果 服人参健脾汤八剂，调养半月而痊。

廉按： 凡病皆有寒热虚实，首要辨明，随证治之，不独痢证为然也。如痢属于气血两虚者，多起于胃肠运化不足，非起于肠内聚积病毒者，宜乎虚冷者温化之，虚热者清润之，以调和胃肠气液，为正当之治法。若仍执湿热积滞之例，妄谓不扫除腹内之病毒则病根不尽，宜投荡涤药以廓清之，则其病益急，莫知所止，每死于肉脱厥冷困惫之下，此即由误治致急证者也，此时之急证，与虚证相一致。今观此案，非明证

之彰彰者乎。方用白通加味，乃回阳固脱之法，龙、牡、石脂、禹粮等品亦可酌加，人参健脾，气血双补，善其后以调养而已。

虚寒久痢案（内科）

丁舆人（住泰兴旧武营西）

病者 傅和卿之子，年三龄，住泰兴南门外东城脚。

病名 虚寒久痢。

原因 骨小肉脆，多食则胀，生质不足为素因，内伤生冷食滞为原因。

症候 下痢红白，延二十余日，面色白，热郁腹胀，四肢不温，大孔不合，痢下无度。

诊断 查问经过情形，中医清热运化，既不得其窍要，元气已受蹂躏，西医灌肠攻下，胃气又被戕贼。西法中药，咸以痢无止法，目为成例，病状愈治愈重，中气日虚一日，是以脉沉微欲绝，舌薄无华，乃脾肾大虚之候，深恐虚风一动，脱竭堪虞。

疗法 勉用参附汤，甘温大补元气，力图挽救。

处方 别直参二钱，先煎　炮附片钱半

水一大碗，煎至对折，分四服，日夜各二次。

次诊 进参附汤，身热悉退，大孔亦合，痢下有节，阳气有鼓舞之意，无如舌色边尖红燥，口渴思饮，饮水不多，非特阳气被伤，阴分亦且受损，但补其阳，有孤阳独发之虑，拟以阴药配之。

次方 别直参钱半　炮附片五分　生白芍二钱　水炙甘草八分　炒银花三钱　乌梅肉一钱

三诊 连进两剂，纳谷较多，痢下夹有薄粪，大肠得阳气以通，胃阳赖阴气以守。第腹痛未除，肠鸣辘辘，窃思水本无声，风荡则鸣，大肠为手阳明，胃为足阳明，均属中土，厥阴为风木之脏，木干土气，肠胃水湿荡之有声，加以白珠青色，木贼显然。拟以痛泻要方，扶土泻木，加鲜荷蒂以升清气，清升浊降，此经旨之微

妙也。

三方 鹅颈天生术二钱 炒白芍二钱 防风一钱 新会皮钱半 银花炭三钱 鲜荷蒂

两个，酒盅口大

效果 连服二剂，诸病悉退，谷食又增，继以调养脾胃。数剂后，喜跳动，精神比前尤足。

廉按： 太阴主里，湿土用事，其脏性多阴少阳，过食生冷，伤脾阳而不能消积，积而不化，此寒痢之所由起也。医者不辨其致病之原因，而仍执清热攻荡之套方，再四投之，势必变症蜂起。尝见屡服黄连，虚阳逼外，而反发虚热虚癥者；亦有虚寒内扰，忽发除中，反骤能食而即毙者；有频用大黄开肠洞泄，甚至大孔如洞，或发呃吐蚘者；亦有大黄丸吞下，反胀闭不通，阴气上逆，而变中满臌胀水肿者；凡此之类，未遑枚举。此案病逾两旬，手足不温，大孔不合，下利无度，中气下陷，穷必及肾，势所必然。挽救之法，参附固所正用，此时关闸尽开，赤石脂、禹余粮亦可加入。次方增芍、甘、银、梅，作甲己化土，酸甘敛阴之法，配合适度。妙在终用刘草窗法以收全功，随机应变，可谓活泼泼地矣。

寒湿阴黄案（内科）

陈作仁（住南昌中大街四川会馆）

病者 卢子敬，年四十八岁，湖北人，寓南昌城内。

病名 寒湿阴黄。

原因 时值暑热，喜饮冷水，又常于阴凉处当风而卧，以致湿邪不得由汗而出，困于脾家，蓄蕴日久，致成斯疾。

症候 面目遍体黯黄如嫩绿，小便清白，大便溏泻，不热不渴，倦卧无神，常若离魂者。

诊断 左右六脉沉迟而缓，来去无神。察其平素所好，参合脉症，知系寒湿阴黄证也。

疗法 治宜温通，议以茵陈蒿加附子干姜汤主之。仍以茵陈蒿利湿为君，以附子、干姜回阳温中为臣，以薏苡仁扶土化湿为佐，以云茯苓利水除邪为使。

处方 茵陈蒿八钱　黑附片三钱　川干姜二钱　炒薏苡仁四钱　云茯苓四钱

效果 此方连进二剂，溏泻渐止，黄亦稍退，各证均有转机。仍照原方加焦干术三钱、杭白芍二钱、广陈皮钱半、六一散四钱包煎。又接进三剂，六日后各证痊愈。

廉按：阴黄以茵陈四逆为主方，今去甘草而加苓、苡，亦独具匠心。

第三卷　暑淫病案

伤暑腹痛案（妇科）

陈憩南（住潮安金山脚）

病者 曾仰山之妻，年二十六岁，体素弱，澄海人，住汕头。

病名 伤暑腹痛。

原因 时当盛暑，登楼浇花，至晚头眩，天明无恙，越数日腹痛，适月事后期，医作经治，而不知其有暑邪也。

症候 满床乱滚，时时发昏，四肢发厥，冷汗常流，家人惶骇，惊为不治。

诊断 诊得六脉细涩，沉候数而鼓指有力。询家人曰：畏热乎？大便秘乎？小便数而无多乎？其夫从旁对曰：然。余曰：病系感暑不发，伏于肠胃，阻碍气机，因而作痛。脉症合观，其为暑因误补而腹痛，可无疑矣。其夫曰：最先延误医诊治，谓系停污，服胶艾四物汤加香附，不应；次加红花、桃仁，不应；继再加三棱、莪术，又不应。乃转请秦姓老医，谓是中气大虚，肝风内动，服黄芪建中汤，加入平肝驱风之药，服三剂而痛转甚。遂日夜叫呼，饮食俱废，发昏作厥，病遂日深。更医多人，毫无寸效。不得已恳救于福音医院之洋医（怀医生、莱医生），咸谓周身灰白，乃系血流入腹，非剖视不可。举家商酌，绝对不从。今先生曰伤暑，药必用凉，但内子虚甚，其能胜乎？余曰：语云，急则治其标。西昌喻氏曰："议病勿议药，议药必误病。"诚哉其言乎。且夫人惟体正虚，不能托邪外出，是以真面目不露，率尔操觚者，乃致误耳。《经》曰："暑伤气。"又曰："肺主气。"今肺被暑伤则气虚，气虚不能统血流行，是以脉见细涩，而外形肺虚之本色，周身灰白，西医所以误谓血流入腹也。如果见信，克日呈功。

疗法　主用清热则暑邪自除，通气则腹痛可止，清热通气汤极效。午后三时，水煎取服，翌日再服。

处方　清热通气汤

羚羊角一钱，先煎　金银花二钱　钩藤钱半　滑石粉三钱，包煎　小青皮一钱　全青蒿钱半
陈枳壳一钱　甘菊花钱半　川厚朴一钱　淡竹叶钱半　条黄芩二钱　杭白芍三钱

效果　一剂能眠，二剂思食，适月事通，病良已。

廉按：伤暑腹痛，何至满床乱滚，实因诸医不明因症，漫用成方，误补致剧。此案诊断时，全在一番问答，始得查明其原因，对症发药。药既对症，自能应如桴鼓。故诊断精详，为医家第一之要务。

中暑案（儿科）

梁右斋（住玉山湖塘沿）

病者　汪子仲女孙，两岁，住驿门前。

病名　中暑。

原因　六月三十夜半，发热吐泻，四肢厥冷。医以藿香散合理中汤一剂，病遂大变。

症候　厥逆神昏，面青眼窜，旋转反侧，手足撩乱，躁不能寐，啼不出音，乳入即吐，针不知痛，乳不知食，奄奄一息。

诊断　指纹沉暗散涣，舌紫苔黑。此中暑误作中寒治，火风大动，内陷心包，张仲景所谓一逆尚引日之危候也。

疗法　宜辛凉开泄，故以三黄、羚角、紫雪为君，清熄火风，镇痉醒厥，益元、扁豆花为臣，清络热以消暑，佐以竹茹止吐，使以米仁止泻也。

处方　紫雪丹二分，药汤调下　羚角片四分，先煎　淡竹茹钱半　生锦纹五分　古勇三分　淡条芩六分　生苡仁一钱　蚕沙五分　拌滑石三钱　扁豆花十朵

次诊　两剂即苏，口仍渴饮，大热泄泻。拟以泻黄散合人参白虎汤。

接方　苏沙参钱半，用人参恐滞，故换之　知母钱半　生石膏二钱，研细　防风二分　藿香四分　陈皮三分　甘草四分　焦栀子五分

效果　二剂痊愈。以滋养料与乳母吃，借乳补助，一旬复原。

廉按：此中暑之霍乱证，前医因见其肢厥，遂认为中寒霍乱，误用香燥温补，药证相反，则变证之反应，势必剧烈。幸而救误之法，用古方重剂加减，得庆生全，幸矣，险哉！故病家必以择医为首要，医家当以识证为先务也。

中暑案（妇科）

黄仲权（住宿迁东门口）

病者　吴氏妇，年四十岁，夫业商，住宿迁洋河镇。

病名　中暑。

原因　妊娠六个月，平素阴亏，肝阳易动，中暑风后，两目忽然不见。本镇诸医，只知保胎，不知治病，病遂剧变。

症候　双目如盲，寒热胸痞，继即肝风大动，手足抽搐，不省人事，咬牙嚼舌，面赤吐血。

诊断　脉大无伦，时有促象，舌青。随即警告病家曰：胎已不保，系为邪火灼伤，只能专顾妊妇，但得病势转机，腐胎自落，不足虑也。

疗法　先以毛珀四分，研入六一散四钱中，开水澄清调服，通灵入心，冲开恶血，保存元神。服后肝风即熄，随立标本兼顾之方以挽救之。

处方　磨犀角三分　磨羚羊五分　天竺黄三钱　益元散三钱，包煎　整寸冬三钱　生杭

芍三钱　元武板六钱　生鳖甲六钱　左牡蛎六钱，生打　阿胶珠二钱　鲜石斛四钱

效果　因牙关时开时闭，灌药不易，只能零星时服。次日复诊，热退人省，两目能见，诸恙大减。于前方减犀羚不用，加生地、玄参、麻仁。再服三帖，朽胎已落，产妇无苦。后二日，忽吐鲜血三口，心中嘈辣，神魂摇摇，不能自主。询知因守俗例，产后必服砂糖胡椒水，以下恶血。随告病家，时际长夏，况在阴虚风动之体，厥脱堪虞，不俟终日，改服童便，去瘀生新，清热养阴，随开大定风珠与服，舌上吹以锡类散，接服多剂甘寒，二旬乃痊。

廉按：病因中暑，诸医不知去病以保孕，反因保孕以坏胎。凡专门产科，不通内科感症病理者，此误比比皆然。血热动风，腐毒上冲，陡发子痫，两目如盲，舌色转青，脉促，病势危险极矣。此时急下其腐胎为第一法，当用桃仁承气去桂，加羚角、淮牛膝，直达子宫以急攻之。但用血珀合益元通窍消暑，犹恐缓不济急，惟次方用大剂潜镇清化，标本兼顾，虽尚有效力，然必至三剂而朽胎始落，侥幸成功，病家亦已大受虚惊矣。此案可为专科而不通内科者炯戒。

中暑案（内科）

何拯华（绍兴同善局）

病者　薛福生，年廿三岁，住绍兴昌安门外松林。

病名　中暑。

原因　夏至以后，奔走于长途赤日之中，前一日自觉头目眩晕，鼻孔灼热，次日即发剧烈之病状。

症候　身热自汗，神识昏蒙，不省人事，牙关微紧，状若中风，但无口眼㖞斜等症。

诊断　脉弦数，舌鲜红无苔。此暑热直中脑经，即日医所谓日射病也。前一日头晕目眩，即次日病发昏厥之端倪，前哲谓直中心包者非。

疗法　直清脑热为首要，先以诸葛行军散搐鼻取嚏，继以犀、地、紫雪为君，

桑、丹、益元，引血热下行为臣，佐以银、翘，清神识以通灵，使以荷花露，消暑气以退热也。

处方 犀角尖五分，磨汁，冲　鲜生地六钱　霜桑叶二钱　丹皮二钱　益元散三钱，鲜荷叶包，刺孔　济银花钱半　青连翘三钱，连心　荷花露一两，分冲　紫雪丹五分，药汤调下

效果 一剂即神清，两剂霍然。

廉按：中暑为类中之一，多由猝中炎暑而得，急则忽然闷倒，缓则次日昏蒙，乃动而得之之阳证也。张洁古谓静而得为中暑，李东垣谓避暑乘凉得之者，名曰中暑。余直断之曰：否，不然。此案决定为日射之直中脑经，理由较直中心包为充足，夏令以戴凉帽为必要，防其脑猝中耳。方用犀角地黄汤加减合紫雪，似此急救之古方，当然一剂知，二剂已。

中暑案（妇科）

何拯华（绍兴同善局）

病者 王姓妇，年三十一岁，住南门外渔家舍。

病名 中暑。

原因 素因血虚肝热，外因猝中暑风，一起即头独摇，故世俗称为摇头痧。

症候 手足麻木，甚则瘛疭，不能起立，立即晕倒。

诊断 脉弦小数，舌红兼紫，脉症合参，此暑风直中肝经，张司农所谓暑邪入肝则麻木，甚则手足瘛疭也。

疗法 治风先治血，故以鲜地、归身，清营行血为君，木瓜泄肝舒筋，碧玉清肝消暑为臣，佐以蒺藜、荷梗，祛风活络，使以连芽桑枝清络熄风也。

处方 鲜生地六钱　白归身一钱　宣木瓜一钱　白蒺藜二钱　碧玉散三钱，荷叶包，刺细孔　鲜荷梗七寸　连芽桑枝二尺，切寸

效果 一剂即麻木除，两剂瘛疭亦定。后以鲜莲子汤调理三日而痊。

廉按：暑风直中肝经者，乃中肝藏之交感神经也。病症与暑中头脑筋大致相同。

法从张畹香前哲成方加减，却是清肝熄风之意，惟羚角清泄神经，决不可少。

伏暑案（内科）

病者 马芹甫先生。

病名 伏暑。

原因 暑湿内伏，新凉外袭，伏邪乃乘机触发。

症候 发热凛寒，得汗不畅，三日不解，头重作胀，胸脘作闷，口甜呕恶，渴不喜饮，寐少便闭，溺赤短少。

诊断 舌苔黄腻根厚，脉右濡细数而不扬，左弦数。此暑湿郁伏肠胃，新凉乘袭肌腠，分布表里，病势方张之候也。

疗法 表里双解，故用豆豉、苏梗、薄荷解散外邪，二陈化湿和胃，分治表里为君，厚朴、枳实宽中达下为臣，余药均芳香宣泄，化浊清暑，用以为佐使也。

处方 淡豆豉三钱 带叶苏梗钱半 制川朴一钱 赤茯苓四钱 梗通草一钱 薄荷叶八分，后入 法半夏钱半 生枳实钱半 广陈皮钱半 佩兰叶钱半 广郁金钱半 鲜荷梗一尺，去刺

次诊 昨夜得畅汗后，形凛已和，身热不壮，频转矢气而不大便，小溲短赤，胸痞头胀，口甜干腻，舌苔如昨。外感之新邪虽从汗解，内伏之暑湿正在鸱张，兼之大便四日未行，从中夹食夹滞，所以舌苔根厚，转矢气奇臭，脉右数而不扬，左弦数较大于右。慎防传变，当以疏通肠胃，下达大便为要着，宗达原饮、二陈汤加减治之。

次方 大豆卷三钱 炒黄芩钱半 制半夏钱半 陈皮钱半 佩兰叶钱半 制川朴一钱 生枳实钱半 赤苓四钱 广郁金钱半 花槟榔钱半 瓜蒌仁四钱，打 鲜荷梗一尺，去刺

三诊 前达膜原之结，化表里之邪，大便已通，溏而不爽，津津有汗，溲赤而短，热势暮分较甚，脘痞泛恶稍和，口甜渴不喜饮，舌黄根苔稍化，杳不思食，少寐神烦，肠胃伏邪正盛，垢滞虽达，湿热仍蕴蒸不化，脉左大较平，右部较扬，数则右

甚于左。病情淹缠，一定之理，治再分化，不生传变方妥。

三方 大豆卷三钱 制半夏钱半 姜竹茹钱半 炒苡仁四钱 淡黄芩钱半 赤茯苓四钱 生枳实钱半 环粟子三钱 建兰叶四片 制川朴一钱 陈皮钱半 通草一钱

四诊 伏暑挟湿，湿热酝酿，内恋肠胃，外蒸肌表。今新凉已从汗解，宿垢已由便通，何以身热不解，脘闷泛恶，口甜干腻，不饥少寐，便溏不爽，溺赤不多。良由湿热两邪合并，黏腻重浊，最难分化，舌苔黄腻，脉来右濡数，左弦数。是症既不能表，又不能下，惟有燥湿清热，疏通肠胃，静耐勿躁，方无他变。

四方 姜川连七分 赤茯苓四钱 炒竹茹钱半 梗通草一钱 淡竹叶钱半 制川朴一钱 陈皮钱半 炒苡仁四钱 环粟子三钱 建兰叶四片 法半夏钱半 生枳壳钱半

五诊 表热较淡，夜寐稍安，大便溏行，溺赤略长，伏邪似有化机，口味转淡，渴喜热饮，湿为黏腻之邪，热乃无形之气，交相熏蒸，郁伏已久，无速化之法，脉右濡数，左弦数，脘闷泛恶等亦减于昨，再以清化。

五方 姜川连七分 法半夏钱半 陈皮钱半 生枳壳钱半 通草一钱 制川朴八分 焦山栀钱半 赤苓四钱 炒苡仁四钱 淡竹茹叶各钱半

六诊 病已八日，仍蒸热不解，脘宇痞闷，口淡干腻，所幸舌苔化薄，泛恶已平，湿热淹缠，本意中事。脉来左尚和平，右濡数，不饥不纳，胃病也，溺赤便溏，肠病也，再从肠胃治之。

六方 淡黄芩钱半 法半夏钱半 生枳壳一钱 炒苡仁四钱 淡竹叶钱半 飞滑石四钱，包煎 陈皮钱半 广郁金钱半 炒竹茹钱半 大腹绒三钱 猪赤苓各二钱 通草一钱

七诊 热势下午较甚，湿为阴邪，旺于阴分，舌苔日化，大便今日未行，溺赤脘满，泛恶已平，口淡头重，能寐不酣，能饮不多，湿热邪浊，已有渐次退化之象，脉来右濡数。拟清热不遏，化湿不燥为治。

七方 淡黄芩钱半 猪赤苓各二钱 生苡仁三钱 陈皮钱半 淡竹叶钱半 清水豆卷三钱 生枳壳一钱 大腹皮三钱 炒竹茹钱半 茅根肉三扎，去衣

八诊 种种病机均随热势为进退，热缓则诸恙悉减，热盛则头眩神烦脘满等亦进。所喜者大便通利，邪浊得以下达，舌苔尚黄腻，口渴不多饮，脉右濡数，左部亦现数象。湿热黏腻，惟有逐渐清化，不生他变，可保无虞。

八方　清水豆卷三钱　猪赤苓各二钱　生熟苡仁各三钱　生竹茹叶各钱半　茅根肉三扎，去衣　淡黄芩钱半　生枳壳一钱　陈皮钱半　通草一钱　通天草三钱

九诊　今晨热势已退，午后又来，来势较轻，脘闷神烦头眩等亦见平淡，小溲较长，夜寐较安，大便厚溏，渴喜热饮，皆湿化热退之佳兆也，脉右濡数，舌苔化薄。照此情形，交两候，或可热势解清，治再肃化。

九方　清水豆卷三钱　赤茯苓四钱　炒苡仁四钱　炒竹茹钱半　通草一钱　炒黄芩钱半　广郁金钱半　陈皮钱半　淡竹叶钱半　灯心三扎

十诊　热势又轻于昨，胃纳稍展，邪势日见退机。惟黏腻重浊之邪，一时不易肃清，口淡干腻，溺色深黄，舌苔亦黄，脉来濡数。病经十二日，无非湿热留恋肠胃二经，清以化热，淡以渗湿，佐以宣畅气机，治法大旨如此。

十方　法半夏钱半　陈皮钱半　炒竹茹钱半　泽泻钱半　通天草三钱　赤茯苓四钱　炒苡仁四钱　淡竹叶钱半　通草一钱　灯心三扎

十一诊　暮分肌热，至黎明得微汗而解，夜寐尚安，渴喜热饮，口味作淡，舌根薄黄，胃纳较展，舌苔淡黄，脉右尚濡数。邪势日退，治再清化。惟肠胃之病，饮食由口入胃达肠，最宜谨慎。

十一方　法半夏钱半　陈皮一钱　淡竹叶钱半　通草一钱　泽泻钱半　赤茯苓四钱　生谷芽三钱　炒竹茹钱半　灯心三扎

十二诊　热势已净，诸恙亦随之而退，夜寐颇安，胃纳渐展，脉象右软，左弦细，神倦懒言。邪虽退，正未复，静养调理，以冀早日痊愈。

十二方　川石斛三钱　赤苓三钱　炒竹茹钱半　生谷芽三钱　灯心三扎　宋半夏钱半　陈皮一钱　淡竹叶钱半　通草一钱　鲜稻叶七片

十三诊　大便微溏，胃纳大展，夜寐亦酣，精神较振，溺色淡黄，口不渴饮，脉仍软弱。治再清养和胃。

十三方　川石斛三钱　白茯苓三钱　稽豆衣三钱　炒竹茹钱半　鲜稻叶七片　宋半夏钱半　陈皮一钱　焦谷芽三钱　通草八分　红枣三枚

效果　此方服三剂，后即停药，静养月余而痊。

廉按：伏暑挟湿，病势反较伏暑化火为缠绵，往往一层解后，停一二日再透一

层，且每有后一层之邪，更甚于前者，予曾数见不鲜矣。此案十三诊而始告痊愈，可见伏邪之病势纠葛，药虽对症，断难速效也。

伏暑案（内科）

袁桂生（住镇江京口）

病者 金峙生令堂，年近五旬，住本镇。

病名 伏暑。

原因 夏令叠受暑气，为湿所遏，伏而不发，至深秋感受燥气而发病。

症候 发热身痛，溲热胸闷。

诊断 脉滑，舌苔白腻，此暑为湿遏蕴伏，不能外达之症也。

疗法 开湿透热，以三仁汤加味。

处方 光杏仁三钱　生苡仁四钱　白蔻仁六分，冲　全青蒿钱半　青连翘三钱　焦山栀三钱　佩兰叶钱半　嫩桑梗两尺，切寸

次诊 接服两剂，热愈甚，口渴心烦，舌苔转燥，脉亦转数，此伏热蕴伏甚重也。治以清透伏暑为君，兼顾阴液。

次方 淡黄芩三钱　瓜蒌皮三钱　地骨皮三钱　全青蒿二钱　白知母四钱　鲜生地一两　青连翘三钱　银柴胡二钱　汉木通一钱　水芦根一两，去节　鲜茅根一两，去皮

另加雅梨汁一酒钟，和服。

三诊 一剂热少平。二剂后，病人忽战栗恶寒，震动床帐，盖欲作战汗。病家误会谓药之误，议延他医，幸其弟陶骏声君来告，速余往救。予谓：此战汗也，病退之机，不可妄动。及予至其家，则战栗已止，身出大汗，而脉静身凉，神气亦甚安静，但觉疲倦而已。随用薄粥汤与饮，以扶胃气。

三方 北沙参三钱　原麦冬三钱　苏百合二钱　生苡仁四钱　鲜石斛三钱　天花粉三钱　云茯苓三钱　清炙草五分

效果 调养数日而痊。

廉按：暑为湿遏，初起邪在气分，即当分别湿多热多。湿多者，治以轻开肺气为主，肺主一身之气，气化则湿自化，即有兼邪，亦与之俱化。湿气弥漫，本无形质，宜用体轻而味辛淡者治之，辛如杏仁、蔻仁、半夏、厚朴、藿梗，淡如苡仁、通草、茯苓、猪苓、泽泻之类，启上闸，开支河，导湿下行以为出路，湿去气通，布津于外，自然汗解。此案初用三仁汤加减，即是开湿郁之法。迨至湿开热透，当然以泄热为首要，所难者战汗一关耳。其人正气足，则战汗出而解，不足，虽作战而邪汗不出，非邪闭，即气脱矣。幸而战栗一止，身出大汗而脉静身凉，可用清养胃阴法以善后。

伏暑案（内科）

王经邦（住天台栅门楼）

病者 王士云妻，年四十三岁，住宁海东路王家。

病名 伏暑。

原因 暑邪内伏，至九月初旬遇风而发。

症候 独热无汗，昼夜引饮（吃茶五六壶），唇焦齿槁，舌苔灰燥。

诊断 脉实大。此脉症当兼解肌，方可除根。若有汗，仅用白虎汤，不可再加解肌。

疗法 白虎汤参以解肌。

处方 生石膏八钱　生知母三钱　生甘草八分　粉葛根一钱　桔梗二钱　苏薄荷二钱　净连翘三钱　淡竹叶三钱　天花粉三钱　蝉衣八分

效果 一剂得效，三剂即痊。

廉按：此清透伏热之正法，辨证确，用药当，自然投之辄效。

伏暑案（内科）

周小农（住无锡）

病者 陈姓，忘其年，住沪北珊家园。

病名 伏暑。

原因 当初发身热时，医不知其暑邪内伏，反谓为夹阴，治不应，改延予诊。

症候 热起面赤，口渴喜冷，自汗便通，溺短赤涩。

诊断 脉数苔黄。脉症均属暑热，且探足不冷，询阳未缩，非夹阴也。予遂晓之曰：时当秋暑正酷，窗棂密关，人眠棉褥之上，人多气蒸，闷甚不可耐，即此厚褥扃牖已足增病，无疾之人，尚不可耐，遑问其他。即督令启旁窗，易关席。其家中先人之说，深以夹阴为虑。予又谆谆譬之曰：《内经》谓"治诸热病，以饮之寒水，乃刺之，必寒衣之，居止寒处，身寒而止"云云，饮冷等固不可拘，秽热之衣宜换，闷热之处勿宜，否则必致轻者重，重者危矣。病家当时领会，听余言而履行之。

疗法 清透伏暑为君，展其气机为佐。

处方 青蒿脑钱半 青连翘三钱 银花钱半 焦山栀三钱 广郁金三钱，生打 片黄芩钱半 飞滑石四钱，包煎 川通草一钱 生苡仁三钱 白花一钱

先用活水芦根二两、鲜刮淡竹茹四钱，煎汤代水。

效果 二剂起伏渐轻，三剂即安。

廉按：此伏暑轻证之疗法，妙在开通病家，督令启窗易席，却是一服大清凉散。方亦轻灵清稳，得力于叶法。

伏暑案（内科）

叶鉴清（住上海）

病者 顾左，年三十余，嘉定人，寄寓庆祥里。

病名 伏暑。

原因 痰火体质，新凉引动伏暑。

症候 病经五日，得畅汗后，形寒虽和，热势反灼，身重，渴喜凉饮，口甜腻，脘闷头重，便闭溺赤。

诊断 脉滑大数，舌尖糙，中根灰腻垢厚。体丰痰多，向来湿热亦盛，挟伏邪垢滞，充斥阳明，已有化火之渐，病情险重，防昏陷变端。

疗法 是病暑湿痰食并重，将欲化火，故用苍术白虎两清湿热为君，再以枳实、槟榔、元明粉、蒌、贝、莱菔导滞化痰，峻通大便为臣，郁金开结，佩兰化浊为佐，通草轻扬，荷梗清暑为使。

处方 泗安苍术三钱 肥知母三钱 花槟榔钱半 象贝母四钱 佩兰叶钱半 生石膏八钱，研细 元明粉钱半，同打 瓜蒌仁四钱 小枳实钱半 莱菔子三钱 广郁金钱半 鲜荷梗一尺 通草一钱

次诊 大便连通，先结后溏，舌苔较化，脘闷灼热稍和，尚渴饮口甜，汗多头面，脉大较平，滑数依然。垢滞虽得下达，而肠胃之湿热痰火尚甚，仍防内传昏陷变端。治再清化。

次方 生石膏八钱，研细 生枳实钱半 瓜蒌仁四钱 焦山栀三钱 淡黄芩钱半 广郁金钱半 佩兰叶钱半 生莱菔子三钱 生苡仁五钱 象贝母四钱 陈皮钱半 生竹茹叶各钱半

三诊 热势大衰，大便又行，黏溏颇多，烦闷渴饮，身重头重等症亦悉退三舍，脉来六部一律滑数，尚汗多头面，舌黄根微腻，口淡苦不甜，溺短色赤，伏邪痰火均从大便下达，最为美事。惟体丰痰盛，防其余邪复炽。

三方 生石膏六钱，研细 焦山栀三钱 冬瓜子五钱 广郁金钱半 淡黄芩钱半 象贝母四钱 生苡仁五钱 鲜竹茹叶各钱半 飞滑石四钱，包煎 活水芦根一两，去节 通草一钱 鲜地栗四枚，切

此方服一剂，病又轻减。因申地屋小天热，诸多不便，即回家请医调治，经月余又来寓门诊调理。

第二次第一诊

伏暑大病之后，眠食均安。惟寐醒口气干苦，咳嗽痰多厚稠，大便不调，小溲

淡黄，脉来濡滑，舌黄微腻。胃热熏蒸，肺不清肃，病后液虚，当清化，参以生津治之，宗千金苇茎汤加减。

处方 活水芦根一两，去节　生苡仁三钱　瓜蒌仁四钱　杏仁二钱，去皮　枇杷叶三片，去毛　冬瓜子四钱　原金斛三钱　川贝母二钱，去心　生竹茹二钱　白前钱半

二诊 咳嗽已平，稠痰尚多，大便日行带溏，痰湿体本以溏便为相宜，脉来濡滑，安寐能食，寐醒仍有口气，一切黏腻浓厚酒肉等务宜少食，俾不至生痰助火也。

二方 嫩芦根一两　生苡仁三钱　川贝二钱，去心　赤苓四钱　橘白一钱　冬瓜子四钱　原金斛三钱　蛤壳四钱，生打　生竹茹钱半　竹沥半夏钱半

效果 此方服五剂，痊愈。

廉按：伏暑挟痰化火，病情纠葛，用药颇难。过用辛淡，则伤阴涸液；过与苦寒，则滞气伤中；若先回护其气液，又恐助浊增病。此案第一方，苍术白虎加减，大有力量，以后四方，亦清灵稳健，配合适度，自非老手不办。

伏暑案（内科）

黄仲权（住宿迁东门口）

病者 范重华，年十七岁，高等小学学生，住本城。

病名 伏暑。

原因 于七月间，忽然头晕呕吐，小便涩痛，曾服他医利小便药而愈。九月再发，仍服前医之八正散加芒硝及散药至剧。又易数医，皆作痨治，病更甚，乃延余诊治。

症候 发热咳嗽，痰中带血，耳聋便浊，每溺涩痛难忍，心烦头点，苦状莫名，饮食不进。

诊断 脉象浮滑有似细数。窃思若系痨损，必然耳目聪明，各恙必缓，何至如此其急。前贤王潜斋云："鼻塞治心，耳聋治肺。"溺痛便浊，皆伏暑之变象也，遂断为肺窍伏热。

疗法 以清透肺经伏暑为君，佐以芳凉通窍，辛润消痰，用千金苇茎汤加味。

处方 生薏仁六钱　冬瓜仁五钱　原桃仁三分　飞滑石三钱，包煎　鲜菖蒲一钱　天花粉三钱　川贝母二钱　扁豆衣三钱　厚朴花一钱　白通草钱半　鲜苇茎二十寸，为引

效果 服后各恙均减。转方以泻白散加石苇、冬葵子、瞿麦，再服三剂而愈。

廉按：伏暑，即伏热也，所伏之浅深不一，病状之发现各殊。此案暑伏肺经，误用清补，往往酿成肺痨，吴氏师朗所谓"不虚而做成虚，非痨而做成痨"也。今以千金苇茎汤加味，轻清灵透，用得却好。惟朴花不如易鲜刮淡竹茹，清络热以除痰、又能止血以监制桃仁，较为切当。

伏暑案（内科）

何拯华（绍兴同善局）

病者 王珊卿，年三十四岁，住潞家庄。

病名 伏暑。

原因 夏季吸受暑气，为湿所遏，潜伏膜原，至秋后新凉逗引而发。

症候 初起恶寒发热，午后夜间较重，状似疟疾而不分明，恶心胸闷，口干不喜饮，至晨得汗，身热始退，而胸腹之热不除。日日如是，已有一候。

诊断 脉右缓滞，左浮滞沉数，舌苔白腻而厚。脉症合参，此膜原湿遏热伏，伏邪欲达而不能遽达也。

疗法 仿达原饮加减，故用朴、果、槟榔开湿郁以达原为君，栀、翘、蒿、薷凉透伏暑为臣，然犹恐其遏而不宣，又以芦根、细辛为佐，助其清宣疏达，使以荷梗者，不过取其清芬消暑，通络利溺耳。

处方 薄川朴一钱　草果仁八分　海南子钱半　焦山栀三钱　青连翘三钱　青蒿脑钱半　西香薷一钱　鲜荷梗五寸，切　活水芦笋二两　北细辛五分

先煎清汤，代水。

次诊 叠进两剂，达膜原而解外邪，外邪解而热不除，汗自出，不恶寒，反恶

热，口转渴，便闭溺黄，苔转黄糙，脉右转浮洪，左转浮数。此伏暑发现，邪从阳明经腑而外溃也。法当表里双解，仿凉膈散加减。

处方 焦山栀三钱 青连翘三钱 青子芩钱半 青蒿脑钱半 陆氏润字丸三钱 拌飞滑石六钱，包煎 鲜竹叶卅片 灯心五小帚

三诊 胸腹痞满，按之软而作痛，大便解而不多、或略多而仍觉不爽，溺赤涩、或黄浊。此由浊热黏腻之伏邪，与肠中糟粕相搏，宜用加味小陷胸汤，加陆氏润字丸，宽胸脘以缓通之。

处方 瓜蒌仁五钱，杵 竹沥半夏二钱 小川连一钱 小枳实二钱 陆氏润字丸三钱 拌滑石六钱，包煎

先用鲜冬瓜皮子四两、西瓜翠衣二两，煎汤代水。

四诊 连进两剂，服一煎，大解一次，再服再解，不服不解，如此服四次，大解亦行四次，而伏邪解而不尽，热仍减而不退。惟舌红苔薄而无质地，脉转小数，乃邪少虚多，阴虚火亢之候。法当增液救阴，肃清余热，仿甘露饮加减。

处方 鲜生地六钱 鲜石斛三钱 淡天冬钱半 原麦冬钱半 西洋参钱半 青蔗浆一瓢 雅梨汁两瓢 熟地露一两，三汁同冲

先用炒香枇杷叶一两，去毛筋净、鲜茅根二两，去皮，煎汤代水。

效果 叠服三剂，得育阴垫托，从中下焦血分复还气分，先一日出凉汗，继发白痦而热始全除，胃气渐复而愈。

廉按：《素问》谓："逆夏气则伤心，秋为痎疟，奉收者少，冬至重病。"此即经论伏暑晚发之明文也。故病发于处暑以后者，名曰伏暑，证尚浅而易治。发于霜降后冬至前者，名曰伏暑晚发，病最深而难治。其伏邪往往因新邪引发，如叶香岩先生曰："伏暑内发，新凉外束，秋冬之交，确多是症，或因秋燥，或因冬温，触引而发者，数见不鲜。"此案暑伏膜原，乃腹统膜空隙之处，必先明又可九传之理由，而后能治伏暑。前后四方，于伏暑治法，已略见一斑矣。至若伏暑解期，以候为期，每五日为一候，非若伤寒温邪之七日为期也。如第九日有凉汗，则第十日热解，第十四日有凉汗，则第十五日解，如无凉汗，又须一候矣，以热解之先一日，必有凉汗。此余所历验不爽者也。

伏暑案（内科）

袁桂生（住镇江京口）

病者 陈祝山，年约三十岁，住本镇。

病名 伏暑。

原因 今年七月患伏暑病，延某医诊治，服药四五日不效。

症候 壮热头疼，胸闷，咽喉作燥，口渴溲赤，大便七八日不通。

诊断 脉数，舌绛，苔薄焦燥无津。盖暑热蕴伏肠胃热结之病。

疗法 当先通大便，以解肠胃之焚。

处方 生锦纹二钱 元明粉三钱 生枳壳二钱 淡黄芩二钱 原麦冬二钱 天花粉二钱 生甘草五分

次诊 此药服后，得大便两次，热全退，头痛亦轻，舌苔转白腻，脉缓不数，小便仍红，知饥欲食。乃易方以清润等品，以解余邪。

次方 青连翘三钱 生苡仁三钱 佩兰叶一钱 川贝母二钱 北沙参三钱 天花粉三钱

三诊 越两日，又复发热，口渴胸闷，是余邪欲出也。以小陷胸汤合小柴胡汤加减。

三方 瓜蒌仁四钱，杵 小川连一钱 仙半夏钱半 淡黄芩钱半 青连翘三钱 全青蒿二钱 生甘草五分 川柴胡八分

效果 接服两剂，得汗而安。

说明 大凡应用硝黄之病，决非他药所能代，若畏而不用，必致缠延误事。但须辨认真切，用之有方，不可颟顸孟浪耳。

廉按：此热结胃肠，伏暑实证之治法。故初用调胃承气汤加味直清阳明，仅得大便两次，伏热已退。退而不净，轻用清润，重用苦辛通降，肃清余热而瘥，尚属伏暑之轻浅证。初中两方，皆用汉方加减，可谓得力于《伤寒论》之古方学派者矣。

阳明伏暑案（内科）

钱苏斋（住苏州谢衙前）

病者 杨缠业，年四十余，住苏城装驾桥巷。

病名 阳明伏暑。

原因 忍饥耐寒，操作勤劳，故暑邪内伏而不觉。至岁暮天寒，乃一发而不可遏，时小除夕，风雪严寒，天将薄暮，病起方三日也。

症候 病者袒胸卧，床无帏帐，大渴恶热气粗，遍身汗如雨淋。

诊断 脉洪大而数，舌薄黄无苔垢。此即仲景《伤寒论》之阳明热病也。但病在经而不在腑，邪在气而不在营，风雪严寒中，见此大热大寒之证，其人阳气素盛，邪气向外而欲自解也。

疗法 用竹叶石膏汤加减，以驱阳明经气分之暑邪。虽在天寒，药能对症，毋庸顾虑也。

处方 生石膏三两,研细 生甘草一钱 天花粉三钱 麦冬肉三钱 肥知母三钱 香粳米三钱 大竹叶三钱

效果 二剂后即热退身凉，稀粥调养，未再服药而竟愈。

廉按：阳明伏暑，较之潜伏阴经者易治。今用竹叶石膏汤加减，二剂后即热退身凉者，重用三两石膏之效力也。在医家敢用三两石膏者，不乏其人，而病家敢服三两石膏者，实为罕见。况在深冬之时，苏城之地乎？老朽不敏，窃窃怀疑而莫释焉。惟方系经方，药系良药，如果敢服，效可立见，心虽怀疑，仍选录以表彰之者。有一王良诡遇之巧法，莫妙于在夏令时用生石膏研细，同鲜荷花蒸露，嘱各药肆预备待用。方中但写荷花露若干，代水煎药，此仿前哲马元仪，暗用麻黄之成法耳。

肝经伏暑案（妇科）

何拯华（绍兴同善局）

病者 金姓妇，年二十五岁，住平水镇。

病名 肝经伏暑。

原因 素因肝郁善怒，九月间伏暑感秋燥而发。

症候 初起身热，咳嗽咳痰，黏而不爽，继即手足麻木，瘈疭神昏。

诊断 脉右浮涩沉数，左弦小数，舌鲜红，两边紫。脉症合参，张司农《治暑全书》所谓"暑入肝经则麻木"。余则谓暑冲心包，热极动风，则神昏瘈疭也。

疗法 当先从肝心透出，使仍归肺，肺主皮毛，邪从皮毛而外达，故以羚角、鲜地、银、翘清营熄风为君，木瓜、蒺藜、益元散等舒筋清暑为臣，佐以紫雪芳透，使以鲜石菖蒲辛开，皆欲其伏邪外达之意耳。

处方 羚角片一钱，先煎　鲜生地八钱　济银花二钱　青连翘三钱　陈木瓜一钱　刺蒺藜二钱　益元散三钱，鲜荷叶包　紫雪丹四分，药汤调下　鲜石菖蒲钱半，生冲

次诊 连进两剂，瘈疭除，神识清，身反大热，咳痰韧黄，脉右浮滑搏数，舌红渐淡，起黄燥薄苔，此伏邪从肺胃外溃也。当用辛凉清燥，领邪外出法。

次方 冬桑叶二钱　苏薄荷一钱　生石膏六钱，研细　淡竹沥两瓢，分冲　光杏仁三钱　牛蒡子二钱，杵　青蒿脑钱半　雅梨汁两瓢，分冲

先用野菰根二两、鲜枇杷叶一两，去毛筋净，煎汤代水。

效果 两剂热退，咳痰亦减。终用吴氏五汁饮，调理而痊。

廉按：伏暑晚发，病最缠绵难愈，发表则汗不易出，过清则肢冷呕恶，直攻则便易溏泻，辛散则唇齿燥烈，此用药之难也。其为病也，竟有先发瘄、次发疹、又次发瘰而病始轻者，亦有疹瘰并发，又必先便黑酱、次便红酱、终便淡黄粪而热势始退者。王孟英所谓如剥蕉抽茧，层出不穷，真阅历精深之言也。此案病势虽猛，而方药对症，竟能速效者，以来势愈烈，去势愈捷，乃物极必反之理耳。

伏暑晚发案（内科）

李竹溪（住芜湖米市街）

病者　胡长卿，年十岁，住东寺街。

病名　伏暑晚发。

原因　夏伤于暑，潜伏阴分，复感新邪触发，已逾两候，初经老友胡君馥生治疗，方药清解不谬。

症候　汗出半身，热退复起，耳聋妄语，神志似明似昧，唇茧苔焦，齿燥龈血，口臭喷人，便闭溲赤，子午二时躁扰不安，躁时自言心痛，需人按摩，过此渐安，安则不痛而寐，寐则惊惕。

诊断　两脉数大。此《己任篇》所云："秋时晚发，感症似疟。"即伏暑之症候也。第伏有浅深，邪有轻重，质有强弱之当别耳。此病年稚质薄，元阴未充，先天不足，伏邪深入重围，根深蒂固，所以汗难骤达，邪难骤退，已延两候，邪从火化，累及阴维，水虚火炎，胃成焦土，恐犯温病虚甚死之危候，无怪胡君不肯独任其肩，兹幸脉尚不弱，尚可希冀邪溃。

疗法　新邪当先达表，伏邪当先清里，里清表自解也。此病此时，不独里有伏邪，已觉阴维见症，阴分已伤，法当甘润咸寒，急救阴维，育阴滋水。拟复脉加龟板、玄参，以龟板能通任脉，止心痛，玄参能制浮火上游，更佐至宝丹，清心透邪，安神定魂。

处方　炙甘草一钱　干生地六钱　麦门冬三钱，连心　东阿胶三钱，另炖，冲　杭白芍三钱　火麻仁二钱　龟板一两，生打　黑玄参三钱

河水两盏，文武火煎七味，取一盏，烊胶一半服，渣再如法，服时调下至宝丹两颗。

二诊　夜分觉安，子时仍躁，心痛已减，龈血依然，转多红色，且焦苔未退，口气仍然熏人。转用玉女煎，去熟地之腻守，易生地之滋清，阴维已立，大便可通，仍倍加玄参之柔润，既多矢气，可望更衣。

二方　生石膏六钱，研细　大生地三钱　大麦冬二钱　肥知母钱半　生牛膝二钱　黑玄参五钱

河水煎服，渣再服。

三诊　业已更衣，龈血亦止。热仍不退，日间觉安，夜寐欠逸，躁减烦增，是邪欲溃而阴未复，中土松而心火炎，仍属阴虚阳胜之兆。因与阿胶鸡子黄汤泻南补北，加生草泻火，以驭苦寒，细地凉心，石斛养胃，冀其夜得安眠，始可无虞。

三方　小川连八分　泡黄芩六分　杭白芍三钱　东阿胶三钱，另炖　细生地四钱　金石斛二钱　生甘草七分　鸡子黄一杯，后纳，搅匀

河水先煎六物一盏，复渣再煎一盏，去渣，内砂罐中，先以胶冲入和匀，复纳鸡子黄搅匀，先服一盏，余药隔水炖之，逾六小时再服。

四诊　昨夜安眠，热未全退，焦苔去而转黄，底仍焮红，脉左平静，右寸关仍搏指，乃上焦余邪未净。改以竹叶石膏汤，加细生地、金石斛，义取甘凉，可许来朝热退。

四方　鲜竹叶二十片　生石膏五钱　仙半夏钱半　西洋参一钱　水炙草七分　拣麦冬二钱　细生地四钱　金石斛三钱

米泔水煎服。

五诊　昨服甘凉，正当三候，天明津津汗出，热退，舌红亦淡，苔黄未净，知其内热无多，且知饥啜粥，胃气渐开，一意甘凉。前方再进，当此九仞之功，谨当加意防护。另嘱日啜京腿清汤，借血肉有情之品，食养尽之，再为善后之策。

效果　停药数日，十八潮热又作，口苦，苔复黄厚，耳根发颐，掀硬红肿。此因畏药停诊，失于善后，且连日进谷，正气胜而余热自寻出路也。此时水仙难觅，红肿之处，嘱以醋磨金果榄浓汁搽之，方拟栀豉合温胆，去生姜、橘皮，用生草，加金银花、连翘、赤小豆，仿食复法，兼清上焦而愈。

处方　黑山栀一钱　炒香豉钱半　炒竹茹二钱　云茯苓三钱　鲜半夏二钱　炒枳实钱半　天花粉二钱　生甘草七分　金银花三钱　青连翘二钱　赤小豆三钱，杵

河水煎服。

廉按：此系少阴伏暑，累及阴维，故先实其阴以补不足，继泻其阳以退伏热，仿

长沙少阴篇中猪肤、复脉、黄连阿胶诸方之例，前哲程郊倩辈善用此法，前后五方，亦均清稳。

伏暑春发案（内科）

周小农（住无锡）

病者 华伯范之室，忘其年，住东亭。

病名 伏暑春发。

原因 己亥秋，伏暑内热，忽退忽发，守不服药为中医之戒。至今二月，已经半年，病势较重，始延予诊。

症候 寒热如疟，午后则发，暮汗气秽，饮食渐减。

诊断 脉滑，舌腻厚掯。此由先前未药，伏邪为痰湿阻滞，郁而留恋也。

疗法 以蒿、柴、桂、膏、知、茹等透邪搜络为君，二陈、苓、苡等化痰渗湿以佐之。

处方 青蒿脑钱半　川柴胡八分　川桂枝六分　生石膏六钱，杵　竹沥半夏三钱　广橘皮一钱　广橘络八分　浙茯苓四钱　生苡仁四钱　肥知母三钱　鲜刮淡竹茹三钱　霜桑叶钱半元米汤炒，研末，卧前服。鳖甲煎丸九粒，清晨空心服。

效果 三剂，寒热轻减，汗少。转方去鳖甲煎丸，原方加半贝丸三钱包煎，寒热循止，饮食调养而痊。

廉按：伏暑为病，古书未曾明言，至深秋而发者，始见于叶氏《临证指南》。霜未降者轻，霜既降者重，冬至尤重，然竟有伏至来春始发者。由于秋暑过酷，冬令仍温，收藏之令不行，中气因太泄而伤，邪热因中虚而伏。其绵延淹滞，较《指南》所论更甚，调治之法则尤难，非参芪所能托，非芩连所能清，惟借轻清灵通之品，缓缓拨醒其气机，疏透其血络，始可十救七八。若稍一呆钝，或孟浪，则非火闭，即气脱矣。此案是伏虚化疟，挟有痰湿之治法，故用桂枝白虎合二陈汤加减，参以轻量鳖甲煎丸半贝丸等，则显而易见矣。

伏暑胎疟案（儿科）

何拯华（绍兴同善局）

病者 罗士信之子，年三岁，住岐山。

病名 伏暑胎疟。

原因 暑湿内伏，至秋感凉风而发。

症候 先寒后热，热重寒轻，一日一发。自下午起至半夜，汗出热解，手心脘腹，热不尽退，喉中有痰，一哭必呕，呕即痰出，或眼上泛，或手足掣，一掣出汗，烧热即退，少顷复热。

诊断 脉弦而数，舌苔黄白相兼。此暑为湿遏，伏于膜原，感秋凉而外溃，儿科书称胎疟者，以其出胎之后第一次发疟也。

疗法 仿严氏清脾饮加减，用柴胡、黄芩和解表里为君，然邪伏膜原，非草果不能达，非知母不能清，故以为臣，佐以半、贝，使以姜、茶，一则因无痰不成疟，一则助柴、芩之和解也。

处方 川柴胡五分　青子芩五分　草果仁三分　知母八分　竹沥半夏五分　京川贝八分，去心　鲜生姜一小片　细芽茶一撮

效果 服一剂，汗出津津，疟势即轻。二剂热大减，疟亦渐除。继以荷花露炖水晶糖，两服而胃开，渐复原状。

廉按：胎疟之为病，古无此名，其说始于万氏儿科。前明万密斋曰：凡幼小及壮年初次患疟者，皆为胎疟，当审其因而治之，因于风寒者从风寒治，因于暑湿者从暑湿治，因于痰食者从痰食治。大旨先分寒热之多少，寒多热少者，先与香苏葱豉汤发其表，继与平胃散加草果、炒常山除其疟；热多寒少者，先与柴胡白虎汤解其热，继与白虎汤加常山、草果平其疟，此万氏治胎疟之方法也。此案处方，虽从严氏清脾饮加减，惟严方偏于燥湿，此方注意清热，同一和解，而方则一表一里，一寒一热，尤擅和解之长，宜乎一剂知，二剂即减耳。

伏暑兼孕案（妇科）

严绍岐（住绍兴昌安门外官塘桥）

病者 施双喜之妻，年三十四岁，住昌安门外测水牌。

病名 伏暑兼孕。

原因 孕九个月，霜降后伏暑晚发，前医或作伤寒证治，或作冬温症治。皆不应，而病反转剧，改延予诊。

症候 黄昏寒热，似疟非疟，入口即吐，无物不呕。

诊断 脉右浮大搏数，舌苔微黄薄腻。脉症合参，此胃热移肺，肺胃不和也。

疗法 用川连清胃为君，苏叶宣肺为臣，皆用轻量泡服，轻清以救其肺胃，佐一味狗宝镇降气逆以止呕，使以甜酱油数滴，取其咸能润下也。

处方 小川连四分　苏叶三分

开水泡取清汁，冲入甜酱油一小匙，送服真狗宝二分。

次诊 一剂轻减，再剂呕止，脉转虚数，舌红无苔。予即告辞，以极于上者必反于下，恐胎一堕，即为棘手。病家恳切求治，辞不获已，姑用安胎清暑法以消息之。

次方 青子芩一钱　生白芍三钱　清炙草四分　淡竹茹三钱　丝瓜络三钱　西瓜翠衣一两　银花露一两，分冲　荷花露一两，分冲

三诊 连服四剂，不足月而即产，产后幸而母子均安，惟脉细涩，按之反数，心摇摇如悬镜，恶露点滴全无。予思病将一月，血为伏热消耗，今欲强通其瘀，是向乞丐而逼其焦锅巴也。《内经》谓血主濡之理，当增液濡血为治。

三方 细生地五钱　乌玄参四钱　朱麦冬三钱　苏丹参五钱　茺蔚子三钱　益母膏一小瓢，分冲

效果 二剂恶露虽行，寒热复作。予谓是极于下必反于上，乃伏暑从上焦外溃也。遂将原方去丹参、茺蔚、益母膏三味，加青蒿脑钱半、东白薇三钱、鲜茅根一两、益元散三钱（荷叶包刺十余细孔）、生藕肉二两（去节），叠进三剂而痊。

廉按：胎前伏暑，凡专门产科，无不注重于保胎。然当辨保胎之法，或由元气之

弱者宜补正，或由病气之侵者宜治病，善治其病，正所以保其胎。苟不知其所以然，而徒以俗尚保胎之药投之，若置伏暑而不顾，反致伏热愈盛，消烁胎元，其胎必堕，是保胎适足以堕胎矣。此案诊断，注意上下二焦，别有会心。用药处方，既能清解伏暑，又能安胎保孕，产后又不用强通瘀血之套方，皆有见地，足为胎前产后，挟有伏邪者树一标准。

伏暑夹痰食瘀案（内科）

曹炳章（住绍城和济药局内）

病者　姚幼槎之媳陈氏，住绍兴偏门外快阁。

病名　伏暑夹痰食瘀。

原因　初病时尚食肉品麦面，兼服补品，迫热重胃闭始停。继因热逼血室，经水适来，俄顷未净即止。前医皆遵热入血室例治，多罔效，遂至病势危殆。

症候　一起即身灼热，胸痞便闭，小溲短涩，经来即止，耳聋目闭，神昏谵语，手足瘛疭。

诊断　脉弦数搏指，舌底苔灰黑，黄焦浮铺苔上，且黏厚板实，舌尖深绛，边紫兼青。询其前由，阅其服方，参考现症，为其疏方。

疗法　重用蚕沙、鼠粪，化浊道而通胞门之瘀塞，硝、黄、牙皂，以涤垢攻坚积，地鳖、桃仁，逐瘀通血络，鲜生地、大青叶、羚羊、钩藤清血热而熄肝风，鲜菖蒲、天竺黄，豁痰而开心窍。

处方　晚蚕沙五钱　䗪鼠矢三钱　芒硝三钱　生锦纹三钱　牙皂二钱　地鳖虫五只　原桃仁钱半　鲜生地一两　羚羊角钱半　钩藤四钱　鲜石菖蒲钱半，搓烂，生冲　天竺黄二钱

效果　服一剂，而大便下黑垢瘀块，成团成粒者甚多，瘛疭既定，神志略清。次晨复诊，脉势已平，而舌苔松腐，黑垢满堆，刮去瓢余，未减其半，且逾时又厚。继进桃仁承气汤加减，服至五剂，舌垢始净，身凉胃动，调理而痊。

说明　此症因先病伏暑夹湿，继则夹食，再则阻经停瘀，湿蒸热灼，便闭溲涩，

邪无去路。又值经来，邪热竟入血室，经水被热煎熬，以致凝瘀瘀塞胞门。前医虽当热入血室治，然药性不能直入瘀塞之胞门，故皆罔效。证因夹湿、夹食、夹瘀、夹痰，堆积至重重叠叠。余治以先通胞门瘀塞，其血室内之热，亦可同时引导下出。舌苔因化反厚者，此因积藏过多，如抽蕉剥茧，层出不穷者是也。

廉按：询其前由，阅其服方，为临证时所首要，庶于因证及有无药误，了然于心，而后对症发药，药用当而通神。此案处方，味味着实，精切不浮，可为伏暑之夹症，定一模范。

伏暑阴疟案（内科）

王景祥（住建德）

病者 胡炳火，年二十，住浙江建德城内石板井头。

病名 伏暑阴疟。

原因 素因体质羸瘦，性情懈怠，长夏暑湿内伏，深秋凉气外束，新感引动伏邪而发。

症候 发热恶寒，先寒后热，热多寒少，发作有时，四日一度，发必在暮夜阴盛之际，每至平旦交阳分始退。

诊断 脉象沉弦，参之以证。考《金匮》云："疟脉自弦。"弦而且沉，则为阴疟也。

疗法 阴疟以提邪外出为要务，故用细辛合小柴胡法，从少阴提出少阳为君，然病因伏暑，故又佐桂枝白虎法，则和解剂中含有透发之义也。

处方 嫩桂枝一钱　生石膏八钱，研细　肥知母四钱　炙甘草七分　北细辛五分　川柴胡一钱　淡枯芩八分　姜半夏二钱　鲜生姜三片　大红枣三枚

效果 服二剂，邪从汗解，疟变为间日一度，时间亦提早在日晡时分。遂将原方去细辛，加炒常山钱半、草果六分，二剂而愈。

廉按：阴疟虽属三阴，亦必先查问原因，辨明证之寒热虚实，而应以药之温凉补

泻。如此案病因暑湿内伏，秋凉外束，故用药从阴达阳，仍对因证而处方。若谓阳经轻浅之方治之无益，必以仲景治三阴之法为根蒂，虽属古方学派之高谈，实则刻舟求剑，无济于病也。

伏暑劳疟案（内科）

李翔霄（住无锡浒泗桥）

病者 邓灿鸿，年近弱冠，业纱号，住锡城。

病名 伏暑劳疟。

原因 素因饮食失节，脾胃受戕，现因夏季伏邪留恋，内伤兼外感而发。

症候 寒热有汗，止作无时，肢瘘力乏，遇小劳而即发，得微汗而即解，纳少神惫。

诊断 脉形濡弱，舌淡红，苔薄白。此由营虚卫弱，渐成劳疟之候也。

疗法 仿雷氏营卫双调法，加广皮以醒胃。

处方 川桂枝四分 炒白芍钱半 炒归身钱半 广皮一钱 炙甘草三分 西潞党三钱，土炒 炙绵芪二钱 生姜二片 大枣三枚

效果 连服三剂而疟止。后用归芍异功散调养两旬而愈。

廉按：雷少逸氏营卫双调法，即叶案参芪桂枝汤，虽为治劳疟之正方，然必俟伏暑已清，如案中所叙遇小劳即发，得微汗即解，肢瘘力乏，纳少神疲者，方可引用。

伏暑疟坏病案（内科）

李竹溪（住芜湖米市街）

病者 王乐生，年十八岁，商学生，住东门。

病名 伏暑疟坏病。

原因 伏暑晚发化疟，来在阴分，三次后以金鸡勒霜截止，伏邪内郁，不得外泄。

症候 猝然晕仆，已经四日，据述间日有动静。静之日，则目张齿噤，舌蹇神呆，身不热。动之日，申酉时间身乃壮热，热来则弃衣欲奔，手舞足蹈，见灯则似吴牛喘月，莫可名状，逾三四小时，得小汗乃静，静则如前，口总不言。

诊断 脉来弦数，按之搏指。病势初来，有似卒中证，以日来情形脉象，又为卒中必无之理，前医猜痰猜中，莫衷一是。予独取其母口中之动静二字，偶得其机，兼参脉象，乃问其母病前可曾患疟否。答曰：然。问：愈否？答曰：疟来三次，急欲进店，自以西药止之，到店三日，即发见此病。予曰：是矣。乃告其母曰：此仍是疟也。不过邪伏少阴，重门深锁，少阳木火内横，少阴营液被劫，机枢不灵，以致口噤舌强神呆也。而目独张者，目为火户，邪火尚欲自寻路出，故不问病之动静，目总炯炯而不闭，此疟之变象也，亦即木火披猖，不受禁锢之象也。足见阴分之疟，其势未杀，不宜早截之征。所幸退时尚有小汗，仍可开达，领邪外出。

疗法 伏邪内乱，速宜透解，第邪势鸱张，或进或退，不得不从事养阴透邪。仿青蒿鳖甲汤加减，参以至宝丹，以通灵之品借松机枢。

处方 青蒿梗三钱　生鳖甲五钱　细生地四钱　霜桑叶钱半　粉丹皮二钱　天花粉二钱　肥知母二钱，酒炒　生甘草七分　至宝丹一粒，研细，用药汤调下

阴阳水各一盏，煎成一盏，午前一服。余渣，子前服，煎如前法。

二诊 服两帖，目合能言，舌能伸缩，苔色老黄而焦，津少。惟动日上灯之时，则大呼满房红人，满屋皆火，起欲外奔，总属阴不制阳，火从目泄而眩也。改以加减炙甘草汤，作乙癸同源之治。另加玄参制上游之浮火以制肾，川连泻亢上之丙火以坚肾，亦仿泻南补北之义。

处方 炙甘草一钱　干生地六钱　连心麦冬三钱　陈阿胶三钱，烊冲　杭白芍三钱　生枣仁钱半　猪胆汁拌黑玄参四钱　小川连六分，盐水炒

河水五杯，煎取两杯，顿服，渣再煎服。

效果 一派养阴涤热，十日病全消灭，胃纳日强而愈。

廉按：少阴伏暑，半从阳分外溃而转疟，半从阴分而化火，此时急急开提透达，

使阴分伏热全从阳分而出，病势方有转机。乃遍用味苦性涩之截药，例如关门杀贼，而主人翁未有不大受其害，自然变证蜂起，猝然可危。此案断证，别具新识，处方用药却合成规，非平时素有研究者不办。

伏暑痢案（内科）

刘伦正（住泰安颜张镇）

病者 刘贯如，年四十八岁，住山东泰安东南乡黄道沟，现任河南某县知事。

病名 伏暑痢。

原因 酬应纷繁，夏令吸受暑气，叠次为饮食所遏，潜伏于肠胃膜原之间，至秋积热而变痢。

症候 下痢红白，里急后重，脘腹灼热，滞痛难忍。

诊断 六脉滑数有力，舌苔黄而厚腻。脉症合参，滑为食滞化热，数则伏暑化火，此《内经》所谓"肠澼便脓血"也。脓色白而血色红，故名曰赤白痢。其所以成赤白痢者，热伤气分则下白痢，热伤血分则下赤痢，热伤气血则赤白痢兼作矣。

疗法 无积不成痢，故用莱菔、枳壳、楂肉消食积为君，归、芍、川军行血涤肠为臣，木香、槟榔开降滞气，使淤滞下行，黄芩、车前清利小便，使伏暑下泄，皆以为佐，使甘草配白芍，和腹中以止痛，又和诸药以缓急，仿洁古老人行血则便脓愈，调气则后重除之法也。

处方 莱菔子四钱　花槟榔三钱　炒枳壳二钱　车前子三钱　净楂肉四钱　生甘草八分　生川军二钱,后入　青木香八分　油当归五钱　生白芍八钱　青子芩钱半

水煎服。

效果 初服一剂则痛减，次日又一剂则痢亦减。继用生萝卜汁、生荸荠汁、净白蜜三物，重汤炖十余沸温服，调理三日，痢止胃动而痊。

廉按：此仿张氏芍药汤加减，虽为初痢之常法，然惟体实者相宜，不可一概混用也。

伏暑烟痢案（妇科）

尹榘山（住济南西小王府）

病者 李书田之妻，年逾四旬，住山东省城。

病名 伏暑烟痢。

原因 素嗜鸦片，性善怒，近五六年郁怒更甚，时犯肝气，常有两胁中脘少腹作疼等症。公元1922年秋，感滞下症。

症候 面白微黄，体格不甚瘦弱，大便时中气下陷，腰腹坠痛，里急后重。

诊断 脉左手沉弦而紧，右手虚数，舌苔厚腻，黄白相兼。此内挟肝郁兼受暑湿，感秋凉而发为肠澼也。按《内经》于肠澼一证，辨论生死脉象极详。巢氏《病源》则谓：痢而赤白者，是热乘于血，血渗于肠内则赤；冷气入肠，搏肠间津液凝滞则白；冷热相交，故赤白相杂。或热甚而变脓血，冷甚而变青黑，皆由饮食不节，冷热不调，脾胃虚故变易多。时医惟王损庵一论，最得体要，曰："痢疾不外湿热二字，所受不外阳明一经，阳明为多气多血之府，湿阴邪也，湿胜于热，则伤阳明气分而为白痢，热阳邪也，热胜于湿，则伤阳明血分而为赤痢，湿热俱盛，则赤白俱见。"后之论者，谓夏月畏热贪凉，过食生冷，至大火西流，新凉得气，则伏阴内动，应时而感为痢疾。此特论内伤外感之病因，或如是也。然病属肠胃，乃寒热相搏而成，胃有沉寒，肠有积热，寒气凝结则腹痛，热性急迫则泄泻，乃热欲走而寒复留之，寒既结而热复通之，其里急后重，腹作绞痛，皆血气阴阳不能调和之故。况素嗜鸦片之人，偶感此症更为加剧。日以灯头火熏灼肠胃，津液已耗，大便本难，兹复乘以邪热，而灯火肝火，相助为虐，烈焰肆威，肠胃何堪此苦楚，用轻剂则无效，用重剂则脾胃不堪，杯水车薪，有难乎为理者矣。情难坐视，竭尽绵力谨列治法于后。

疗法 妇人重肝血，以杭芍、当归活血为君，芩、连清热为臣，更用苍术、姜炭之渗湿散寒为佐，神曲、槟榔之治后重，龙骨收散气，木香开滞气以为使，末用升麻者，提清气之下陷，引用米豆者，解寒热之积毒，亦以保胃气也。

处方 生杭芍八钱　归尾五钱　酒条芩钱半　姜连一钱　茅苍术八分　龙骨五分　广木

香五分　神曲钱半　尖槟榔一钱　升麻四分　炮姜炭八分　粳米一撮　黑豆一撮

外用米壳三钱，浸水煎服。

效果　每日二剂，二日后痢有数，渐带粪。又三四日，气不下陷，后重亦除，每日仅三四行。继以理中汤加归、芍，引用陈仓米收功。

廉按：痢之一证，古名肠澼，又名滞下，以肠中先有积滞而后下也。自洋烟输入中国，凡吸洋烟而病痢者，名曰烟痢。病人先自胆怯，必求峻补速止。医者不知病理，每以漫补止涩而坏事。岂知吸烟之大便，每多燥结，平日有五六日一更衣者，有十余日而始一行者，而其所食，未必不与不吸烟者等，则其肠中之积垢，年深月久，可胜道哉，故必缓通润下而始安。但病家皆谓吸烟之体多虚，若再下之，难保其不暴脱。余直断之曰：医家病家之所误者，只在此句。盖积滞在内，脾不能为胃行其津液，胃有陈积未去，势必不能纳新，所以肌肉日削，外现之虚象百出。若得积垢一下，胃即能纳，脾即能运，何脱之有！惟病家见此虚象，一闻宜下，无不吐舌，此烟痢之所以难愈也。医者当委曲开导，得能转危为安，亦是救人之一端，切勿附和人意，漫补以杀人耳。此案宗张洁古芍药汤加减，妙在重用归、芍润肠燥以破阴结，为治烟痢之主药，颇得李冠仙大归芍汤治痢之妙。

伏暑痢夹房劳案（内科）

严绍岐（住绍兴昌安门外官塘桥）

病者　马山虎，年二十五岁，住百舍。

病名　伏暑痢夹房劳。

原因　素体阴虚，秋后伏暑夹食，酿变赤白痢。前胡姓医作脾痢治，用杏仁、广皮、川朴、枳壳、银花炭、香连丸、炒瓜蒌等，服两剂，下积颇多，赤多白少，而小腹大痛。改延王姓医，谓转入肝经，当作肝痢治。用当归、白芍、子芩、炙甘草、酒延胡、川楝子、柏子仁、炒茴香，小腹痛减，而赤痢如前，解出甚难。来邀予诊，已八月终矣。

症候　面现油光，喉痛口渴，少腹中有块顶起，喜人以两手用力按住，而赤痢乃下，肾囊缩入少腹。

诊断　脉弦，左尺独大，舌根黑。予诊毕，谓其祖母曰：凭证参脉，防病中不谨，夹有房劳。其祖母即询孙媳云：此事究竟有否？生命攸关，须实告。其孙媳哭而不答。予遂晓之曰：伏热伤气，房劳伤精，精气夺则虚，虚则防脱，勿谓言之不预也。

疗法　当以育阴潜阳为君，如熟地、归身、玄参、淮药之类，然囊缩为入肝，肝不舒则囊亦不舒，故以吴茱萸温舒其肝为臣，佐以五味从肝纳肾，使以肉桂引火归源也。

处方　大熟地八钱　炙龟板四钱　白归身二钱　淮山药四钱，生　盐水炒吴茱萸一钱　紫猺桂二分　拌捣北五味三十粒

效果　连进两剂，舌黑退而块隐，痢亦大减。继以霍石斛四钱，煎汤送黑地黄丸钱半，一日两次，以双调脾肾法，痢止胃动而痊。

廉按：先因伏暑伤阴，继因下多亡阴，终因房劳直损真阴，症变舌黑囊缩，危险已极。方用大剂育阴潜阳，固属根治之正法，妙在用桂、萸、五味温剂摄纳，导龙入海，此非时手所敢学步也。

伏暑子痢案（妇科）

何拯华（绍兴同善局）

病者　詹姓妇，年三十一岁，住念亩头。

病名　伏暑子痢。

原因　妊娠已七个月，夏季吸受暑气，伏而不发，至仲秋食鸭，积热下郁肠中而化痢。

症候　下痢赤多白少，如酱色紫，腹中滞痛，里急后重，解出颇难，必转矢气，痢即随出，日夜二三十行。

诊断 脉右弦滞，左弦小滑数，舌边紫赤，苔黄薄腻。脉症合参，此《产科心法》所谓子痢也。最防胎动而堕，饮食起居，亦宜谨慎，勿谓言之不豫焉。

疗法 法当凉血安胎，以当归黄芩汤合香、连为君，佐香、砂以运气舒肝，虽不用治痢套方，正所以治孕身之痢也。

处方 油当归二钱　生白芍三钱　青子芩钱半　清炙草五分　青木香六分　小川连七分　制香附钱半　带壳春砂五分，杵

效果 二剂痢即轻减。原方加鲜荷叶一钱、拌炒生谷芽三钱，再进二剂，痢止胃动而愈。

廉按：孕妇患痢，治之极难，古人有三审五禁之法。三审者：一审身之热否，二审胎之动否，三审腰之痛否。五禁者：一禁槟榔、厚朴破其气，气破胎下也；二禁制军破其血，血破胎下也；三禁滑石、通草通其窍，窍通胎下也；四禁苓、泽、车前利其水，过利必伤阴，胎亦难保也；五禁人参、升麻提塞其气，塞则下痢愈滞，提则胎气上冲也。惟以调气凉血为最稳。张石顽所谓调气有三善，一使胃气有常，水谷输运；二使腹满腹痛，里急后重渐除；三使浊气开发，不致侵犯胎元也。其药以四制香附带壳春砂为最良，其次白头翁、白桔梗、炒银花、炒香鲜荷叶，又次佛手片、鲜茉莉、玫瑰瓣、代代花之属，凉血莫妙于芩、芍、连、梅、蒿、柏等品。此案方法，适合调气凉血之作用，既不碍胎，又能除痢，稳健切当，正治孕痢之良剂。

产后伏暑痢案（妇科）

黄仲权（住宿迁东门口）

病者 阎氏妇，年二十四岁，住宿城。

病名 产后伏暑痢。

原因 夏月感受暑湿，至秋后娩时，恶露太多，膜原伏暑，又从下泄而变痢。

症候 痢下红白，里急后重，日夜四十余次，腹痛甚则发厥，口极苦而喜饮，按其胸腹灼手。

诊断 脉息细数，细为阴虚，数则为热。此张仲景所谓"热痢下重者，白头翁汤主之"是也。然此症在产后，本妇又每日厥十余次，证已棘手，严装待毙，偃卧如尸。余遂晓之曰：病势危险极矣，然诊右脉尚有神，或可挽救，姑仿仲景经方以消息之。

疗法 亟命脱去重棉，用湿布覆心部，干则易之。方用大剂白头翁汤加味，苦寒坚阴以清热为君，甘咸增液以润燥为臣，佐以酸苦泄肝，使以清芬透暑，力图挽回于万一。

处方 白头翁四钱 北秦皮二钱 炒黄柏二钱 金银花六钱 川雅连一钱 盐炒生炒杭芍各三钱 益元散三钱 陈阿胶一钱，烊冲 淡条芩二钱 鲜荷叶一张

效果 次日复诊，痛厥已除，痢亦轻减。遂以甘凉濡润，如鲜石斛、鲜生地、鲜藕肉、鲜莲子、甘蔗等味，连服五剂，幸收全功。然此症虽幸治愈，同业者谤声纷起，皆谓产后不当用凉药。噫，是何言欤？皆不读《金匮要略》之妇人方，故执俗见以发此诽议。甚矣，古医学之不讲久矣。

廉按： 胎前伏暑，产后患阴虚下痢者颇多。此案仿《金匮》治产后下治虚极，用白头翁加甘草阿胶汤，合伤寒论黄芩汤增损之，以清解热毒兼滋阴血而痊。足见学有根柢，非精研仲景经方者，不能有此胆识。

暑咳案（内科）

高纪云（住赣州生佛坛前）

病者 魏国安，年二十二岁，工界，福建。

病名 暑咳。

原因 素嗜姜辛味，后因感冒暑气。

症候 头身发热，咳嗽痰黏，气逆胸闷，两手厥冷。

诊断 左关数涩，右寸浮数，余脉亦数，舌边尖红。此暑热犯肺也。夫肺为暑热所烁，而失清降之能，气反上逆，故咳，肺失清肃之职，故胸闷，其手厥冷者，热深

厥亦深也。

疗法 用牛蒡子、连翘、银花、贝母、兜铃清其肺热，杏仁、蒌皮、桔梗宣清肺气，桑叶、菊花平肝清热，防其升逆太过，桑白皮、枇杷叶以降其肺气。

处方 牛蒡子钱半　济银花二钱　青连翘二钱　川贝母一钱　杜兜铃钱半　甜杏仁二钱　瓜蒌皮二钱　桔梗一钱　冬桑叶二钱　滁菊花一钱　桑白皮钱半　鲜枇杷叶一两，去毛，抽筋

效果 二剂热退喘减。原方去杏、桔，加陈阿胶钱半、鲜莲子十粒，三剂两手转温，咳嗽亦止。终用吴氏五汁饮，调理而痊。

廉按： 暑气从鼻吸入，必先犯肺，因之作咳，故用轻清之药，专治上焦，方颇灵稳，惬合时宜。

暑疟案（内科）

丁佑之（住南通东门）

病者 杨国梁，年四十五岁，清江人。

病名 暑疟。

原因 暑热内伏，被新凉外触而发。

症候 先寒后热，每日一发，寒少热多，口渴心烦，汗多气粗。

诊断 脉象洪数，右部尤甚，舌苔黄腻。此由暑热内蕴阳明，新感逗引而外溃也。

疗法 治宜急清暑热以顾津液，延恐津液干枯，变证百出，势已燎原，非辛凉重剂不能见效，拟桂枝白虎汤加味。

处方 川桂枝三分　生石膏一两，研细　肥知母四钱　金银花三钱　大连翘三钱　天花粉三钱　生甘草五分　生粳米一撮

效果 一剂知，二剂效，三剂愈。

廉按： 桂枝白虎为治暑疟之正方。叶氏谓：此方二进必愈，洵不诬也。案中阐明治则，要言不烦。

暑疟案（内科）

钱苏斋（住苏州谢衙前）

病者 王柏南，年二十岁，小学教员，住苏城狮林寺巷。

病名 暑疟。

原因 夏日受暑，伏于足太阴脾经，至秋深疟作，缠绵数月。

症候 寒起四末，冷轻热重，渴饮有汗，食则腹胀，三日一发，神倦肢怠。

诊断 脉弦，舌苔淡黄，断为暑湿脾疟，俗称三阴疟。初起邪尚不甚，而缠绵不愈者，皆数月来所服之方，无一中肯也。今以证因合参，既知病属伏暑，经属太阴，然后有正的，始能望其入彀，否则恐成疟臌矣。

疗法 病属伏暑，故君以玉泉、蒿、知、扁豆、竹等直清其暑，但邪伏足太阴脾经，参以术、苓、草果、腹绒等为臣，佐以谷芽、秫米者，和胃气以快脾也。

处方 漂淡白术皮二钱　草果仁五分　肥知母三钱　大腹绒二钱　玉泉散五钱，夏布包煎　茵陈蒿三钱　青蒿子三钱，炒　谷芽三钱　扁豆衣三钱　大竹叶三钱　白茯苓三钱　北秫米三钱

效果 连服三剂，疟虽减而不止，再服三剂，送下半贝丸截法而痊。

廉按：此案消暑为君，祛湿为佐，妙在知母清阳明独胜之暑热，草果化太阴潜伏之湿滞，故能中病而奏功。

暑风刚痉案（内科）

王经邦（住天台栅门楼）

病者 蒋善桢妻，年三十余，住宁海东路岳井街。

病名 暑风刚痉。

原因 七月初旬，由于外冒暑风，内夹酒湿，更兼胎孕数月，又生腋下疽。

症候 四肢拘挛，角弓反张，咽喉刺痛，言语不明。

诊断 脉弦紧数。《金匮》所谓"痉脉按之紧，如弦直上直下"是也。此与《素问》"诸暴强直，皆属于风；诸痉项强，皆属于湿"，适相符合。

疗法 以防风、天麻、钩藤祛风为君，海桐、白薇舒筋治厥为臣，佐川贝、桔梗、射干、甘草以治咽痛，黄芩、白术以保胎孕，合之为发散，化痰清热，以消腋疽。

处方 北防风一钱　明天麻钱半　双钩藤三钱　海桐皮二钱　东白薇钱半　川贝母二钱 北桔梗二钱　射干根二钱　淡黄芩二钱　台冬术二钱　生甘草一钱

效果 一剂四肢舒展，二剂腋疽渐消。后以健脾保胎药数剂而痊愈。

廉按：断症则学有根柢，选药则双方周到，成如容易却艰辛，堪以移赠斯案。

暑邪入营痉厥案（妇科）

周小农（住无锡西门外）

病者 严横林妻，年约三十岁，住仓浜草蓬。

病名 暑邪入营痉厥。

原因 天暑屋向西晒，感受热邪，床边置行灶，其热尤盛。乃因经来不畅，自服红花煮酒，邪即入于营分，由冲波及藏血之肝经，痉厥陡作。

症候 先腹痛，呕吐血沫，两手搐搦，口噤目斜，不省人事，遗尿不知。

诊断 脉沉弦劲伏，舌不得见。此暑热因酒引入冲脉，其血上冒，引动肝风而发痉厥也。

疗法 清热息风，和营散瘀，以急救之。

处方 粉丹皮三钱　青蛤散五钱，包煎　石决明一两，生打　双钩藤五钱　丹参三钱 益元散五钱　鲜荷叶包明天麻钱半　金银花三钱　生玳瑁钱半　鲜竹茹钱半　鳖胶三钱，蛤 粉拌炒　茜草钱半　光桃仁三钱　童便一杯，冲

另用西血珀五分、上西黄三厘、羚羊尖七厘、参三七三分，研细如霜，开水化下。

效果　嘱用乌梅揩齿，口开。灌药后，口不开，横林用火刀凿去一齿，药方灌入。一剂而醒，诸症顿失。再剂经行，数日旋愈。

廉按：妇人痉厥，多由血热上冲，冲激知觉神经则发厥，冲激运动神经则发痉。方用清热息风，和营散瘀，的是正当疗法。宜其一剂神醒，再剂经行，血热下泄而瘳。

暑厥兼肺痹案（儿科）

周小农（住无锡西门外）

病者　章根泉之女菊蓝，年二岁，住惠山。

病名　暑厥兼肺痹。

原因　暑邪挟风，以致乳痰内壅。其家因兵燹后拮据，不延医，酿变昏厥。

症候　咳嗽身热，热甚昏闭不苏，目干无泪，不啼不乳，已三日。

诊断　脉伏，舌红，此暑热挟痰内闭也。

疗法　清暑宣痹，开降肺气，以泄痰浊。

处方　青连翘三钱　黑山栀三钱　薄荷尖一钱　银花三钱　益元散六钱，鲜荷叶包　光杏仁三钱　葶苈子五分　粉沙参三钱　豆豉三钱　鲜石斛八钱　鲜青蒿六钱　鲜石菖蒲六分　鲜竹叶三十片　紫雪丹四分，另冲

外治方　取意引痰下行。

山栀仁十粒　生矾一钱　光桃仁十粒　蓖麻子仁七粒　回春丹一粒，研细

用干面、鸡子白、葱根，捣和敷脐。

效果　一剂药连哺二日方毕。目方活动，有呻吟声，其父又化服琥珀抱龙丸一粒。又越数日，方出哭声，渐愈。

廉按：夏令受热，昏迷若惊，此为暑厥，即热气闭塞清窍所致。若乳子挟痰者，多兼肺痹，法用清暑开肺，以泄痰浊。方固对症，即所服琥珀抱龙丸，亦有捷效。一经痰开热泄，清窍通而哭声出，其病自瘳。

暑湿案（内科）

钟翊乾（住瑞安鲍田）

病者 项氏，年逾不惑，住瑞安鲍川。

病名 暑湿。

原因 酷暑之日，头时痛，嗜食瓜果，犹强饭作劳。七八月间，忽起飓风，从此饮食减少，神疲乏力。

症候 寒热往来，日作两次，头汗出，寒时欲饮，热反不渴，后目眩口苦作呕，神倦欲寐，热时谵语。

诊断 脉弦濡微数。微数为暑，弦濡为湿，暑湿伏邪，内蕴膜原，乘新凉而外发，故始则懔寒，头痛如破也。《内经·疟论篇》曰："邪气内薄五脏，横连膜原，间日乃作。"后贤薛生白亦云："邪阻膜原，寒热如疟。"夫膜原乃隔膜之称，居表里之间，欲达不果，欲入不能，所以形寒壮热，似疟状也。寒欲热饮，热反不渴者，良以邪欲内入，正气难支，得热饮以助阳御邪故也。身体疲倦者，湿阻气滞也。延及三候，寒热不已，日仍两作，症添口苦、目眩、作呕。乃邪移少阳之见象。《经》云"少阳之为病，口苦、目眩、咽干"也。

疗法 初用茯苓、夏、朴理湿为君，藿梗、蔻仁芳香化浊为臣，滑、芩、连翘解暑为佐，使以竹茹、荷梗清络热以达膜也。继用柴胡升阳达表为君，芩、茹退热和阴为臣，佐以芩、夏祛痰降逆，使以参、草辅正调中。

处方 仙半夏二钱　浙茯苓三钱　川朴八分　杜藿梗钱半　竹茹二钱　白蔻仁二粒,研冲　青连翘三钱　飞滑石三钱,包煎　淡黄芩七分　荷梗一尺,切寸

继方 川柴胡八分　淡黄芩七分　仙半夏二钱　浙茯苓钱半　西党参一钱　炙甘草六分

效果 初方连服数剂，未见进退。继投柴胡一方，复杯即已。

廉按：《经》谓："夏伤于暑，秋必痎疟。"此即暑湿化疟之原因。方用化湿清暑，双方兼顾，亦属正治之法。后用小柴胡汤加减，复杯即已者，益见经方效用之神应。惟柴胡必须川产为妙。

暑湿案（内科）

袁桂生（住镇江京口）

病者 马姓女，年二十岁，住本镇。

病名 暑湿。

原因 今年七月患暑病，初由幼科某君诊治，用青蒿、六一散、瓜蒌、贝母等药三剂，又用大黄等药二剂。大便虽通，而病不退，幼科仍主张用大黄，病家不敢从，乃延予治。

症候 午后发热，胸闷不舒，口燥溲热，胸膈间热，较他处为甚。

诊断 脉滑兼数，舌苔黄薄有裂痕。盖暑湿蕴伏肺经，病在上焦，攻下只通肠胃，与肺无涉也。

疗法 宜轻清开化上焦，则病自愈。

处方 光杏仁二钱　北沙参二钱　瓜蒌皮二钱　桔梗一钱　川贝母二钱，去心　石菖蒲六分　佩兰叶一钱　青连翘三钱　淡黄芩二钱　原麦冬二钱　鲜石斛三钱　鲜枇杷叶一片，去毛筋净

次诊 明日复诊，述昨药服后，夜间能睡，热退，胸闷亦除，但觉饥而欲食耳，遂以原方加减。

次方 北沙参二钱　青连翘二钱　原麦冬二钱　佩兰叶一钱　甘草四分　鲜石斛三钱　天花粉二钱　丝瓜络三钱　鲜枇杷叶一片，去毛

效果 接服两剂而安。

说明 凡病在上焦，皆不可用重药，叶天士言之最详。此即《素问》所谓"其高者因而越之"之义，盖不仅指吐法言也。

廉按：此暑湿未净之伏邪，留在上焦，故胸膈间热，较他处为甚。方用轻清开化以宣上，上焦既清，余热自解。方皆轻灵可喜。

暑湿夹痰案（内科）

袁桂生（住镇江京口）

病者 潘锦文子，两岁，住本镇。

病名 暑湿夹痰。

原因 泻痢数日，经幼科医治之无效，遂延予治。

症候 手冷汗多，精神疲惫，时作嗳气。

诊断 脉息软滑，舌苔薄腻。此暑湿痰滞之病，治不得法，而胃气受伤也。

疗法 宜先固正气，用理中汤加味。

处方 潞党参二钱　生於术二钱　淡干姜五分　炙芪八分　广木香五分

次诊 服后汗渐少，手转温。接服一剂，汗全止，但泄泻发热，口渴欲饮，入暮热甚，舌苔转为黄腻。遂易方，以清暑利湿药消息之。

次方 全青蒿二钱　淡黄芩一钱　苏佩兰一钱　桔梗一钱　生枳壳钱半　生苡仁三钱　飞滑石二钱，包煎　天花粉一钱　焦山栀三钱　赤茯苓三钱

三诊 接服两剂，渴稍平，泄泻止。惟夜仍发热，舌苔厚腻而黄，舌尖红，目睛黄，小便清，盖湿热痰滞，蕴结上焦，病在上而不在下也。仍宜清轻开化。

三方 旋覆花五分，包煎　石菖蒲三分　生苡仁三钱　桔梗八分　生枳壳钱半　青连翘二钱　赤茯苓二钱　西茵陈二钱　白茅根四钱　六一散三钱，包煎

四诊 服后热较轻，舌苔亦退，二便通利，仍以前方增损之。

四方 生苡仁三钱　生枳壳钱半　桔梗八分　西茵陈二钱　白茅根四钱　青连翘二钱　川贝母钱半，去心　焦山栀三钱　丝瓜络三钱　青蒿露一两，分冲　北沙参钱半　鲜枇杷叶两片，去毛筋净

效果 接服两剂，热全退。遂改用沙参、麦冬、百合、花粉、茅根、扁豆、苡仁、茵陈、石斛等药，三日而安。

说明 凡小儿之病，易虚易实，此病本由暑湿乳滞，蕴结上中二焦，致泄泻发热。徒以幼科医家不知此理，犯叶天士之戒，妄以山楂、神曲、黄芩、防风、葛根、

枳实等消导升散之剂，致胃气受伤，故现汗多手冷，得理中汤，而胃气回冷汗止，然病究未去，故复转热渴，而舌上现黄厚苔。得轻清开化之药，则病去而热退。步骤井然，不可稍差铢黍。其舌苔转黄厚，与热渴大作者，实理中汤有以促成之。然非舌苔黄厚，既热且渴，则清化之品亦胡可浪投，相违适相成也。又小儿之病，幼科多严禁乳食，不知乳食过饱固足增病，而过饥亦能伤胃。此病当热渴苔厚之时，则暂禁乳食，热轻苔退及出冷汗之时，则渐与乳饮，但勿使其过饱耳。饮食起居，为看护病人之紧要关键，小儿为尤要焉。盖襁褓之儿饥饱皆不能自言，医家病家尤宜体贴周至也。

廉按：此案病理原因，说明发挥尽致。初方用理中加减，以救药误，次方肃清暑湿，三方消化痰滞，皆属对症发药，药随病变之方法。

暑湿夹痰案（内科）

周小农（住无锡）

病者 王廷椿之室，忘其年龄住址。

病名 暑湿夹痰。

原因 己亥五月中，身热无汗，自服艾叶汤，后即延予诊。

症候 下午发热，口渴喜凉，胸闷肢懈，溲红而涩。

诊断 脉数舌厚而干。数则为暑，舌苔干厚则为湿痰阻气，气不化津而干也。

疗法 宗吴氏三仁汤加减，苦辛芳淡法以开泄之。

处方 光杏仁三钱　生苡仁四钱　蔻末五分　拌滑石六钱，包煎　黑山栀三钱　竹沥半夏二钱　淡竹叶二钱　大豆卷三钱　广郁金三钱，生打

先用活水芦根二两、川通草三钱，煎汤代水。

复诊 热势起伏，胸闷殊甚，旋发疹瘄，略佐甘凉生津，即觉口腻恶心。改用泻心汤加减。

次方 竹沥半夏三钱　青子芩钱半　小枳实钱半　小川连八分　光杏仁三钱　淡竹茹钱半

三诊 口渴不欲热饮，反喜水果，一若病机偏于热重者然，谵语虽剧，苔揩腻白罩黄，稔知中有痰饮，转用温胆汤加减。

三方 淡竹茹三钱　小枳实钱半　法半夏二钱　广皮红一钱　连皮苓四钱　广郁金三钱，生打　天竺黄二钱　鲜石菖蒲一钱，剪碎，冲　淡竹沥两瓢，冲

先用淡海蜇二两、生萝卜二两，煎汤代水。

效果 服两剂后，呕出痰涎盆许，热退神清而愈。

廉按：此暑为湿遏、中挟痰涎之治法，方皆从叶吴两家脱化。阅其案后说明曰：其中渴喜饮凉之际，最难支持者，病人苦求其弟龚泉，欲觅西瓜解渴，虽死不怨也。设泥西法热则执冰，胸前罨冰，能无偾事否？况温病暑湿挟痰水挟气挟食均多，见识不清，断难已病，临证时不可不细审也。其言可谓阅历精深矣。

暑湿夹痰案（内科）

周小农（住无锡）

病者 黄宜亭，忘其年，住虹口。

病名 暑湿夹痰。

原因 己酉秋，先食冷物而卧，形寒肢冷。服西药而寒战气升，目赤脘痛。转延中医，或与柴胡之剂，或用温中之药，病势益剧。

症候 咽痛舌缩，自汗便闭，足厥而冷，脘中似有筋上撑则气逆。

诊断 脉滞不甚数，苔黄，以证参脉，此气积痰湿遏伏暑热之症。病情夹杂，用药层次颇多，断不能如西法一例罨冰取愈也。

疗法 姑以通气清暑，开痰泄降法消息之。

处方 射干一钱　通草一钱　广郁金三钱，生打　银花钱半　玉枢丹三粒，药汤调下青蒿钱半　金铃子二钱　荷梗五寸　旋覆花二钱　拌滑石四钱，包煎　苏噜子三钱，杵　大豆卷三钱　鲜石菖蒲一钱，剪碎，冲

复诊 稍觉气平，形寒略解，脘痛仍作，大便不通，脉舌如前。仿前法加减，参

以外治熨法。

次方 原方去玉枢丹，加更衣丸三钱，先服。外用莱菔子五钱，香附、薄荷、陈皮、生姜、食盐、麸皮各三钱，同炒布包，隔衣熨脘腹间。

三诊 便黑粪一次，寒退足暖，安寐神卓。惟气逆未平，咽痛犹甚，是积去气通，而暑湿夹痰留恋也。治以清暑除痰，汤散并进。

三方 青连翘三钱　焦山栀三钱　片黄芩钱半　知母三钱　淡竹茹三钱　汉木通一钱　旋覆花二钱，包煎　马兜铃钱半　紫菀三钱　瓜蒌仁三钱，杵　淡竹沥两瓢，分冲

先用活水芦根二两、鲜淡竹叶四钱，煎汤代水。

另用石菖蒲、广郁金各一钱，制月石五分，研末，先服，开水送下。

四诊 呕出痰涎甚多，咽痛顿愈。惟脉转数，苔转燥，口渴气升更剧，是痰湿去而伏暑从燥化也。当清暑之中，参以润燥。

四方 青连翘三钱　知母四钱　青子芩钱半　花粉三钱　拌飞滑石三钱，荷叶包煎　焦山栀二钱　绿豆衣三钱　鲜荷梗五寸

另用荷花露、银花露代茶。

先用鲜茅根二两，西瓜翠衣二两，鲜石斛、竹茹各四钱，煎汤代水。

五诊 渴喜冷饮逾于常度，当时审谛毫无别症，纯由暑热烦灼，竟可大剂清凉甘润。

五方 生石膏一两，研细　肥知母五钱　台参叶一钱　花粉四钱　拌滑石四钱，包煎　青连翘三钱　生甘草八分

先用活水芦根三两、鲜竹叶四钱，煎汤代水。

效果 气逆口渴陡定，不数日脉静身凉而痊。

廉按：此暑为湿遏，夹痰挟气之治法，证情庞杂，用药精切对症，层次井然，非经验宏富者不办。看似寻常实奇突，成如容易却艰辛，可以移赠斯案矣，学者宜注意之。

暑湿疟案（内科）

张尧询（住新化南门外）

病者 刘稻耕，年近六旬，住新化荤溪白沙洲。

病名 暑湿疟。

原因 夏五月大水，宅临江，被水倾圮，因受暑湿，积久发疟。截太早，补太过，遂变危象。

症候 形容枯槁，水浆不入，腹胀痛，兼红白痢，肾气亦痛，胸膈闭塞，喘逆而渴，咳白痰，喜热饮，肩背下唇均痛，甚则不能转侧，申酉时发热谵语。

诊断 脉弦洪而滑，按之鼓指有力。合脉参证，断为暑湿疟。《经》曰："夏伤于暑，秋必痎疟。"因夏遇凄沧之水，寒藏于腠理皮肤之中，秋伤于风，则疟病成矣。此时清暑去湿，疏通腠理自愈，乃病家图速，遽希堵截，以致疟邪内陷，腹胀痛则变红白痢，邪气横连膜原，则变胸膈闭塞，肝脉络阴器，病久则变肾气痛，阳盛阴虚，外内皆热，则变喘逆而渴，咳白痰，喜热饮，寒邪化热内陷也。病虽多变，皆由前医不探其源，骤用温补，不知邪愈补而愈陷，气愈补而愈滞，无怪形容枯槁，不能转侧，而变如此危象也。所幸肩背及唇俱痛，外邪尚能鼓动，犹为可治。

疗法 表里双解，用柴、葛、羌活以升举三阳陷下之邪为君，以芩、知、川柏清上中下三焦蕴积之火为臣，以夏、苓降其痰逆为佐，桔梗、枳壳升降诸气为使，又用生鳖甲蠕动之属，青蒿芳香之品，直达肝胆，搜邪外出，再用竹沥涤清痰热。

处方 川柴胡钱半　粉葛根钱半　羌活一钱　青子芩三钱　白知母三钱　生川柏二钱　法半夏钱半　云茯苓三钱　苦桔梗一钱　生枳壳钱半　生鳖甲三钱　全青蒿一钱　淡竹沥一杯，冲

效果 初服胸膈开，再服痢除胀消，肾气痛止，三服遍体汗解，身能转侧。去粉葛、羌活、鳖甲、青蒿四味，柴胡减半，加石膏三钱、小川连一钱、西牛黄一分，肩背唇痛除，谵语亦止。惟咳喘多痰，因过补脉实。再服大承气汤二剂，始陆续下黑白恶色黏臭等物，痰遂除而病愈。

廉按：临证不究病因，妄用温补，遂致变症蜂起，不独暑湿疟为然。此案救误之法，从王肯堂方脱化而来，虽由成方加减，而柴胡、羌活二味亦于外内皆热相背，竟可删却。

暑湿痢案（内科）

陈作仁（住南昌中大街四川会馆）

病者 钱海亭，年三十五岁，直隶人，寓南昌城内。

病名 暑湿痢。

原因 炎暑酷热，纳凉饮冷，停湿内郁，积久化热，伤于阳明血分，致有斯疾。

症候 里急后重，欲便不便，滞下脓血，日数十次，发热畏寒，粒米不进，病势危急。

诊断 右关脉沉滑而数，证与脉象合参，此即《内经》之"肠澼便脓血"也。

疗法 非表里兼治，恐难奏效，议以仲景黄芩汤加味法，以黄芩、白芍加柴胡清解营卫兼升阳为君，黄连、大黄清涤肠积为臣，木香、槟榔、厚朴理滞气为佐，山楂、陈仓米和胃为使，适有荷叶方盛，因加新荷叶以助清解和胃之力也。

处方 细条芩三钱　酒炒杭白芍五钱　竹叶柴胡二钱　川黄连钱半，吴萸水炒　生锦纹三钱，酒洗　花槟榔钱半　广木香八分　川厚朴钱半　山楂炭三钱　陈仓米六钱，炒，新荷叶包煎

效果 此方连进二剂，冷热已愈，痢亦减轻。仍照原方去柴胡、大黄、黄连，加当归身二钱、左金丸二钱，以药汤送下，接进二剂。至五日后，各症逐渐痊愈矣。

廉按：暑湿痢，初多噤口，由湿热郁滞胃脘，证必兼身热口渴，腹灼目黄面垢，舌苔黄浊，或兼寒热如疟，长沙黄芩汤加味却是正治。然其所用药品，仍不出洁古芍药汤之范围。

暑湿痢转休息案（内科）

程文松（住南京上新螺蛳桥大街）

病者 黄大成，年三十八岁，木业，住新河口。

病名 暑湿痢转休息。

原因 上年夏秋，多食瓜果，致秋后暑湿成痢。医经数手，反转时作时止，而成休息久痢。

症候 赤痢时发时止，每逢夏月，大便鲜红，里急后重，时或不禁。

诊断 脉来软而不数。此由久痢伤中，脾不统血，血郁小肠，所以每逢夏月，客邪即乘虚而入，遂便鲜血，里急后重。医者不溯成痢之原因，由于贪食瓜果，仍一味芩、连、归、芍，致使淹缠年余，不能痊愈也。

疗法 欲通大肠之滞，必先开小肠之结。汤丸并进，用《寿世篇》内凤尾草法，用凤尾草清利小肠为君，陈仓米益气补中为臣，佐以煨生姜，使以连须葱白，皆所以消瓜果之陈积，然犹恐其无捷效，故又以叶天士醉乡玉屑丸，药汤送服。

处方 鲜凤尾草四株，洗净　煨生姜三片　陈仓米二百粒　连须葱白三根

又方 醉乡玉屑丸

生苍术一钱　川厚朴一钱　炒陈皮一钱　炙甘草五分　鸡内金钱半　砂仁壳五分　丁香柄四分

米糊丸，每服三钱。

效果 二日便红止，四日里急后重除，七日痢不作而痊。

廉按：恣食瓜果，致痢久不愈而成休息者，余亦数见不鲜。然在小儿为最多，年壮者少。醉乡玉屑，确是对症之验方，见徐春甫《医统》，叶氏曾引用之以奏功，说见陆定圃《冷庐医话》，非叶氏自制验方也。凤尾草方，载前明万密斋《保命歌括》，主治赤白痢，而五色痢实证亦验。总之，医必查晰原因，对症发药，始能奏效，决不可用笼统之套方，贻误病人也。

产后暑湿痢案（产科）

陈在山（住辽阳咸春堂）

病者 刘李氏，年三十三岁，孀居，住辽阳城内。

病名 产后暑湿痢。

原因 其夫殁后将六个月，忧郁成疾。身有妊娠之累，临产时，更受暑气熏蒸，兼之素嗜饮冷水，脾湿久已化热，而产前曾患腹痛泄泻，至产后转泻为痢矣。

症候 里急后重，下痢频频，红白相兼，思饮冷水，干呕恶食，小溲红涩，头汗不止，身热气促。

诊断 脉现弦滑洪大，舌苔黄白相兼而腻。脉症合参，虽谓产后多虚，而证属有余，外邪夹内郁，酿此最危之重证。先哲云：痢不易治者有三，曰产后、疹后、烟后。惟产后为最甚，因用药诸多禁忌，医故难之。今以脉象病形，不避俗说，不拘成法，对症发药可也。

疗法 治病不可执守成方，务在临证变通。古人傅青主，以生化汤加减治产后痢，治血瘀之痢也。薛立斋用胶艾四物等汤治产后痢，治血虚之痢也。其方与暑湿，毫不相涉。今受暑湿夹气郁，当以清暑利湿为主，兼开郁化滞之品。方用藿香天水散（即益元散）、木通清暑解热，苓皮、薏苡、车前利湿快脾，白芍、牡蛎敛阴止汗，木香、厚朴行气开郁，甘草和中，黄连坚肠，竹茹解烦呕，焦楂消宿积，花粉除渴，扁豆止泻。

处方 广藿香钱半　浙苓皮三钱　薏苡仁四钱　车前子四钱　天水散三钱，包煎　汉木通一钱　生白芍三钱　川厚朴二钱　鲜竹茹二钱　炙甘草八分　生牡蛎三钱，打　川黄连一钱

次方 浙苓皮三钱　川厚朴二钱　生薏苡四钱　车前子四钱　生白芍三钱　鲜竹茹二钱　炙甘草八分　广木香八分　焦山楂三钱　生牡蛎三钱，打　天花粉三钱　炒扁豆三钱

效果 服前方三剂，身热退，腹痛止，痢转为泻。再服第二方五剂，诸症皆效。前后共十余日而痊。

廉按：胎前伏邪，娩后陡发，其脉有不即露者，惟舌苔颇有可征，或厚白而腻，

或黄腻黄燥，或有黑点，或微苔舌赤，或口渴，或胸闷，或溲热，或便赤，或热泻转痢，此皆温湿暑热之邪内蕴。世人不察，辄饮以生化汤之类，则轻者重，而重者危。不遇明眼人，亦但知其产亡，而不知其死于何病，误于何药也。我见实多，每为惋惜。此案由暑湿伏邪，先泻后痢，治法注重伏邪，不拘于产后常痢，诊断独具卓识，方亦清稳平和。

暑湿疟痢案（儿科）

黄衮甫（住金山吕巷）

病者 李孩，年五岁，住山塘镇。

病名 暑湿疟痢。

原因 初因暑湿化疟，继因饮食不慎，寒暖失调，由是邪渐深传，致成久痢。

症候 所下或赤或白，或如脓，或如清谷，腹痛后重，寒热时作。

诊断 脉左右弦细且紧，舌边白中黄。症脉并参，显系久痢。仲圣治久痢论方，悉明于厥阴篇。厥阴居六经之末，病则寒热虚实交错，治则温凉酸甘合参，观仲景用乌梅丸以治久痢，则知厥阴之气化矣。

疗法 方用乌梅、当归、黄连、黄柏和其阴，安桂、附子益其阳，人参、扁豆、半夏安其胃，青蒿、葛根以宣其表。

处方 乌梅炭三分　黄柏一钱　姜半夏钱半　煨葛根五分　全当归钱半　黑附块二分　潞党参二钱　青蒿脑一钱　炒黄连三分　青化桂一分　炒扁豆钱半

效果 服药十剂而病愈。

廉按：疟痢并作，当分新久虚实。初起者可用发散，如局方双解饮子、喻氏仓廪汤等，使在腑之邪，提并于经而外解，最为神妙。此案仿仲景乌梅丸例，乃治邪陷厥阴而为阴疟久痢之方法，亦属对症发药之良剂。

暑湿化胀案（内科）

严绍岐（住绍兴昌安门外官塘桥）

病者 潘四鸠，年三十八岁，住鲍渎。

病名 暑湿化胀。

原因 初因受暑挟湿，湿热未清，遽投生地、石斛滋养胃阴，以致湿热胶滞，渐变咳逆胀满。服过五子五皮饮，多剂不效。

症候 先腹胀满，继则咳呕而痰多，胸闷口渴，溺短涩热，便溏不爽。

诊断 脉右软滞，左沉弦数，舌苔黄腻，两边白滑。脉症合参，前哲所谓先胀后咳治在脾，先咳后胀治在肺也。

疗法 古人虽有先治脾后治肺之说，以余实验，总须先治其上焦，越婢加半夏汤增损，而后治其下焦，桂苓甘露饮加减。

处方 带节麻黄一钱　生石膏一两，研细　光杏仁四钱　竹沥半夏五钱　生桑皮五钱　苏子二钱　生姜皮一钱　煨香红枣二枚

次方 川桂枝一钱　浙茯苓六钱　猪苓三钱　泽泻三钱　生於术一钱　卷川朴钱半　寒水石六钱，杵　飞滑石六钱，包煎

效果 初方连进三剂，痰嗽气逆大减，胸闷口渴亦除。继服次方四剂，小溲畅利，腹胀顿消，惟痰尚未除，自觉胸膈气滞。终以香砂二陈汤（青木香、春砂仁各六分、竹沥半夏三钱、广皮钱半、浙茯苓四钱、清炙草四分、生打鸡金二钱、佛手片一钱），调理七日而愈。

廉按：凡治暑湿，先当辨暑重湿重。若暑重于湿者，湿从火化，火必就燥，则生地、石斛却为善后调养之要药。若湿重于暑，暑尚在湿之中，病从水化者多，其气机必滞，早用地斛清滋解热则不足，滞湿则有余，当然气郁化胀，湿热化痰，病势一定之进行也。此案治上治下，两方确切病机，效果自速。惟古法所谓桂苓者，先用紫猺桂钱半，泡浓汁渗入茯苓片一两五钱，晒干，然后对症酌用，分量配入煎剂为君，每剂如是，始有捷效焉。即如腹胀消后，必须忌口，荤油面食尤忌，若咸味虽可不必忌，然亦不可过咸耳。

伏邪阴疟案（内科）

陈作仁（住南昌中大街四川会馆）

病者 方子清，年三十八岁，南昌人，住景德门外。

病名 伏邪阴疟。

原因 素因饮食不节，又因发疟之后，妄投截疟丸，以致邪入愈深，屡止屡发。

症候 病延三年，三日一发，发时寒热相等，形体消瘦，面黄唇白。

诊断 六脉沉细微弦兼滑。察其病因，参合脉症，知其邪陷阴经，根深蒂固，此即俗名三阴疟之候也。

疗法 凡三阴疟，须先将阴邪提至阳分，然后设法和解，始能除根，因用鳖甲首乌常山饮主之。盖首乌、鳖甲皆能养阴，常山可以由阴而达阳，故以之为君，柴胡、黄芩调营卫、除寒热为臣，大当归养血兼扶正气为佐，半夏、陈皮行气化痰，建曲扶脾以助消化，甘草、姜、枣和中兼调和诸药，共成和解之功以为使。

处方 制首乌四钱　炙鳖甲三钱　炒常山二钱　川柴胡一钱　酒条芩一钱　大当归三钱　法半夏二钱　广陈皮钱半　炒建曲三钱　炙甘草一钱　生姜三片　大红枣五枚，剖破

效果 此方连进二剂，即提至一日一发，脉转浮滑。仍照原方加煨草果一钱、云茯苓三钱，又进二剂，疟疾已止。惟正气尚虚，又以八珍汤，微加陈皮、半夏，仍以姜、枣为引，接服数剂，此后永未再发矣。

廉按：三阴疟，为缠绵难愈之痼疾，往往由早服截疟汤丸而成。必先查问其有无疟母，如无疟母，始可用首乌鳖甲常山饮。其方配合适当，君佐合度，妙在常山一味。归安莫枚士《常蜀截疟辨》云：无形之暑气，痹着膈间，蒸痰结固，既非表寒可汗，又非里实可下，必须气烈开提之药，如常山、蜀漆等品，直达病所，追逐其痰，使无形者失所恃而去。奈世俗金谓其截疟酿变，然余目验苏州吴江震泽等处，其俗呼常山为甜茶，遇疟发辄采鲜者一大把，煎服，皆轻者止，重者减，未闻有止后变生者。余踵其法亦然。夫截之为言堵塞也，药之能堵截病由者，必其性涩而壅，足以遏住经络，斯留邪而酿变，非常蜀开提之性所及也。为斯说者，盍观《外台》《圣

济》，各集汉魏以来千余年诸治疟名方几千首，而用常蜀者十之八九，可了然矣。其说与此案发明常山之由阴达阳，大致相同，足见常山为治疟之要药也。

第四卷　湿淫病案

冒湿案（内科）

毛凤冈（住常州）

病者　毛子培，年三十一岁，住漕桥。

病名　冒湿。

原因　初夏淫雨缠绵，晴后湿气上蒸，晨起冒雾而行，遂感其气而发病。

症候　头重如裹，身热无汗，遍体不舒，四肢倦懈。

诊断　脉右浮缓而软，左微弦而滞，舌苔薄白而滑。此湿气蒙于皮毛，而未传经入里，汪讱庵所谓轻则为冒也。

疗法　宣疏表湿为首要，故以苏、藿、苓皮为君，辛散芳淡以取微汗，兰、竹、青箬为臣，清芬淡泄以化湿，佐以桂枝木微辛而淡，达其肢体，使以蔻壳，助茯苓以皮达皮也。

处方　紫苏叶一钱　佩兰叶钱半　淡竹叶钱半　青箬叶钱半　白蔻壳八分　藿香叶钱半

先用浙苓皮八钱、桂枝木八分，煎汤代水。

次诊　一剂而微微汗出，头重肢懈均除，二剂而身热退，遍体舒。惟胸中略痞，口淡胃钝，兼吐稀痰，溺亦短少，脉左弦象虽退，右尚缓滞，舌苔白转微黄。治以辛通淡渗，二陈合四苓汤加减。

次方　姜半夏钱半　浙茯苓四钱　猪苓钱半　杜藿梗二钱　新会皮钱半　生苡仁四钱
泽泻钱半　炒谷芽二钱

效果　连服三剂，胸宽胃健，小便畅利而痊。

廉按：前哲倪松亭曰：治湿之道非一，当细察表里上下，为用药之准的。如湿气在于皮肤者，宜用麻、桂、二术以表其汗，譬如阴晦非雨不晴也，亦有用羌、防、白芷等风药以胜湿者，譬如清风荐爽，湿气自消也；水湿积于胃肠肚腹肿胀者，宜用遂、戟、芫、丑之属以攻其下，譬如水满沟渠，非导之不去也；寒湿在于肌肉筋骨之间，拘挛作痛，或麻木不仁者，宜用姜、附、丁、桂之属以温其经，譬如太阳中天，则湿自干也；湿气在于脏腑之内，肌腠之外，微而不甚者，宜用术、苍、朴、夏之属以健脾燥湿，譬如微湿，以灰掺之则湿自燥也；湿热在于小肠膀胱，或肿或渴，或溺闭不通者，宜用二苓、车、泻之属以渗利之，譬如水溢沟浍，非疏通其窦不达也。学者能于斯理玩熟，则治湿之法，必中鹄矣。此案治冒湿轻症，毋须麻、羌重剂，初方五叶、桂、苓，清稳新颖，接方二陈四苓，刚刚恰好。

伤湿兼寒案（内科）

萧琢如（住湘乡水口山矿局）

病者 黄君，年三十余，住本乡。

病名 伤湿兼寒。

原因 素因体肥多湿，现因受寒而发，医药杂投无效，改延予诊。

症候 手足迟重，遍身疫痛，口中淡，不欲食，懒言语，终日危坐。

诊断 脉右缓左紧，舌苔白腻。此《金匮》所谓"湿家身烦疼，可与麻黄加术汤"也。

疗法 遵经方以表达之，使寒湿悉从微汗而解。

处方 带节麻黄八分　川桂枝七分　光杏仁钱半　炙甘草五分　杜苍术一钱

效果 连投二剂，诸症悉平而愈。

廉按：此为湿之属表无汗者而设，盖麻黄得术，虽发汗而不为多汗，术得麻黄，行里湿而并可行表湿，止此一味加入，所谓方外之神方，法中之良法也，宜其一方即愈。

伏湿发㾦案（内科）

沈奉江（住无锡）

病者 王君，年十八岁，住锡山东大街。

病名 伏湿发㾦。

原因 其母寡孀，只此一子，病寒热起伏，已历三候。病势转剧，特来延诊。

症候 热久不解，骨瘦支离，心胸烦闷，遍体不舒。

诊断 脉细数，苔薄腻，此伏湿未清，防有白㾦郁于卫分也。

疗法 当轻宣气分之湿，使气畅湿开，邪达卫分而解。

处方 薄荷叶八分　净蝉衣八分　牛蒡子钱半　佩兰叶二钱　广郁金二钱，生打　杜藿梗二钱　飞滑石三钱，包煎　猪苓一钱　佛手柑八分　鲜荷叶一钱

次诊 连投两剂，始透白㾦，细粒密布，色如枯骨。前哲谓气液已竭，余以为久病初透而未足也。再宗前法，加鲜茅根、水芦根各二两，煎汤代水。

效果 一剂而遍体透足，粒粒晶珠，二剂而热势大退，二三日能食稀粥，调养旬日而痊。

廉按：白㾦小粒如水晶色者，气液未竭也，其证多吉，若㾦发枯白如骨者，气液已竭也，其症多凶。此案舌苔薄腻，尚属湿郁卫分，汗出不彻使然，其㾦初出虽如枯骨，继加茅芦二根升津增液，续发粒粒晶珠，故能竟奏全功。

湿疟案（妇科）

刘荣年（住济南东流水）

病者 赵媪，年五十余岁，住省城。

病名 湿疟。

原因 夏日恣饮冰水，秋间偶感风寒，致成疟疾。

症候 先寒后热，寒多热少，寒则战栗不已，热则渴不喜饮，心中郁闷，呕吐清水不止。

诊断 脉象沉细，舌苔白腻，脉症合参，此太阴湿疟也。医家不察其源，再三用小柴胡汤治之，徒伤胃气，故愈吐愈渴，愈饮愈吐，而疟疾转剧。

疗法 脾喜燥而恶湿，治宜理脾为主，脾健则疟疾自愈，故用茯苓、薏米健脾为君，佐以泽泻利湿，桂枝、芍药以调理寒热，藿梗、陈皮以芳香利气，半夏、贝母同用，止呕并以治疟，再加枳壳以解郁闷，又恐久呕不能纳药，乃用赭石重镇之药，生姜辛散之品，以为向导，令其于疟前服药，每服少许，顷刻再服，恐急服将药吐出。

处方 连皮茯苓三钱　生薏米二钱　生泽泻二钱　桂枝尖一钱　生杭白芍二钱　杜藿梗二钱　广陈皮钱半　清半夏三钱　川贝母三钱，去心，对擘　生枳壳钱半　煅赭石钱半，研细　生姜一钱

效果 服药后呕吐即止，寒热亦轻。次日原方去赭石，连服三剂，疟遂渐愈。

廉按：湿疟之为病，当辨湿重于热者，藿香正气散加减，热重于湿者，苍术白虎汤加减，其大要也。此案用藿朴二陈汤，参桂苓法加减，亦属湿重热轻之正法。惟案中斥前医屡用小柴胡汤，病反转剧，此由不辨因证，滥用成方之流弊，徐洄溪尚犯此，遑论其他。试援莫枚士说以证明之，莫曰："叶案治疟，不用柴胡，徐评非之。解之者曰：治伤寒少阳正疟用柴胡，治秋间寒热类疟不用柴胡。泉应之曰：否。不然。素疟论以夏伤于暑为端，而余疟附焉，是秋间寒热之为正疟，经有明文。《病源》《千金》，皆本《经》说，《外台》既列《病源》之论，而所集方不下千首，鲜用柴胡者，可见谓秋间之寒热，不用柴胡则是，而指为类则非。仲景于少阳篇，明言往来寒热，形如疟状，如疟二字，正类疟之谓，少阳证之为类疟，出于仲景亲口，今反指为正疟，何耶？但诸医犹止误于论疟，徐氏则并论治亦误，何以言之？伤寒邪从表入，其里无根，以柴胡提之则出；夏秋之病，新凉在外，而蕴暑在中，其里有根，若以柴胡提之，则外邪虽解，而内热即升，横流冲决，不可复制，往往有耳聋目赤，谵语神昏，汗漏体枯，延成不治者，不得不以徐说为淫辞之助也。"

三阴湿疟案（内科）

洪巨卿（住上海虹口）

病者 沈全林，年廿七岁，南翔人，业卖花，居沪上。

病名 三阴湿疟。

原因 夏月常浸在水中，嗜卧于树下，饮食生冷不节，后患疟于暮秋，至次年孟春未止，中西疟药，遍尝无效。

症候 疟发薄暮时，四日必发两次，热微寒多，肢冷腹满，脘闷呕恶，面色萎黄，肌肉瘦削。

诊断 脉左弦缓近迟，右弦短，舌苔白腻带微淡黄。脉症参之，此为牝疟。昔贤虽有邪伏心藏、肾藏之说，今见症属于脾。脾主四肢，故手足不温，脾胃伤生冷，留而不去，故为胀满呕逆，是三阴中之湿疟无疑，由于湿食互阻中焦脾络，邪舍三阴，不能于卫气并出，病深者故发作亦迟。当用东坡姜茶饮加味主之。

疗法 用甜茶以助阴，干姜以助阳，寒热并调为君，常山逐老痰积饮，槟榔下食积痰结，升降阴阳为臣，丁香、干姜宣壅助阳，乌梅敛阴为佐，红枣入营，灯心入卫为使，雄鸡毛直达皮毛为引，水酒各半煎，未发前三时服之，忌食鲜鱼发物。

处方 炒常山三钱 槟榔三钱 甜茶三钱 淡干姜三钱 乌梅七个 公丁香七粒 红枣七个 灯心七根 雄鸡毛七根

效果 一服呕胀平，疟亦减，二服肢温，三服痊瘳。

廉按：三阴湿疟，山乡间务农之辈，患此最多。向传单方丸药，均系半、贝为君，佐以砒、硫、红枣肉为丸，如梧桐子大，每服一粒，多则二粒，用姜、茶各二钱泡汤送下服之，虽极神应，然究属极毒之品，未免冒险。不如此案方药，较为稳健无弊，奏功亦速，但不可用于三阴虚疟耳。

湿泻案（内科）

叶鉴清（住上海）

病者　戴某，年约三旬，湖州人，住南区渔阳里。

病名　湿泻，即濡泻。

原因　因受潮湿，脾胃两伤所致。

症候　泄泻经年，腹中微痛，或竟不痛，胸痞胃困，有时泛恶，小溲赤短，神倦不振。

诊断　脉来右部濡小，左尚和平，舌腻口淡。此湿胜脾胃，病名濡泄。此即《难经》所云"湿多成五泄"者是也。

疗法　际兹霉令，湿热用事，当从胃苓汤法治。方中茅术、厚朴芳香燥湿为君，麦芽、米仁健脾佐运，半夏、陈皮和胃宽胸为臣，腹皮、佩兰泄湿宣通为佐，余均淡渗利溲为使。昔贤云：利小便即是实大便也。服两剂，当大效。

处方　甜茅术一钱，米泔水浸　陈皮钱半　猪苓三钱　焦苡仁四钱　大腹皮三钱　茯苓四钱　制川朴八分　姜半夏钱半　焦麦芽四钱　通草一钱　炒泽泻钱半

次诊　泄泻虽止，大便尚形厚溏，脘闷泛恶较和，溺淡而长，胃纳亦展，此湿邪退舍，中阳渐振之佳兆也。口微作渴，舌腻化，边尖红，良由操劳过度，心营素亏，刚燥不宜过剂，右脉较起。法再和中化湿。

次方　法半夏钱半　陈皮钱半　焦麦芽四钱　焦苡仁四钱　浙茯苓三钱　通草一钱　大腹皮三钱　扁豆衣钱半，炒　佩兰叶钱半　炒泽泻钱半　大红枣三枚，炒

三诊　服三剂，胃纳已展，大便得实，舌苔化，尖亦淡。惟食后运化犹迟，时作嗳气，胃主纳食，脾主运化，脉来濡软有神。治再益气调中。

三方　生於术钱半，炒　淮山药二钱，炒　云茯苓三钱　焦谷芽四钱　大腹皮三钱　小枳实一钱，炒　法半夏钱半　陈皮钱半　扁豆衣钱半，炒　佛手片一钱　红枣三枚

效果　此方服五帖痊愈。

廉按：案亦人所能为，而层次井然，有条不紊，亦是可取。

湿温案（内科）

叶鉴清（住上海）

病者 唐左，年廿四岁，苏州人，住新北门虹桥。

病名 湿温。

原因 内蕴湿滞，新感时令之温气而发。

症候 始而形寒，近则无寒但热，热势早晨较淡，下午暮分则甚，甚则神昏谵语，胸痞呕恶，渴不喜饮，味甜胃困，频咳稠痰，耳袭自汗，溺赤便溏，晶痦稠布，色尚润泽，湿温酿蒸肠胃，已逾两候，既未化火，亦未劫津。

诊断 舌边尖淡红，根苔黄厚，脉右濡滑数，左弦数，寒热表一百零两度半。邪势正在奋兴，且黏腻不易速化，故表有痦汗之宣达，里有溲便之排泄，表里宣通，何以寒热胸痞语并不见退，因湿热为黏腻之邪，其来也渐，其去也迟，再挟痰邪，交相酿蒸，舌苔黄厚，可见肠胃伏邪之盛，淹缠时日，在所不免，但求不至昏陷，幸甚。

疗法 既不能表，又不能下，惟有宣泄清化，故用豆卷、黄芩清宣湿热为君，二陈去甘草之甜腻，加贝母取意半贝，合竹茹、枳壳，即温胆汤以枳实易枳壳，取其宽胸利气为臣，余如郁金、通草、佩兰、米仁，无非通气渗湿利小便，为佐使也。

处方 大豆卷三钱　法半夏钱半　新会皮一钱　生竹茹钱半　生苡仁三钱　淡黄芩钱半　赤茯苓四钱　广郁金钱半，生打　生枳壳钱半　佩兰叶钱半　象贝母四钱　方通草一钱

次诊 下午热甚，状若阴虚，湿温之的症也。热邪熏灼故口渴，湿邪黏腻故不喜多饮，湿闭清阳则胸痞，热邪阻胃则泛呕，浮溢于表，蒸热痦汗，扰及包络，神昏谵语，上蔽清窍，耳聋头重，下注二便，溺赤便溏，无形湿热夹有形痰邪，交相蕴蒸，更难分化，脉右部濡滑，左弦数，热度一百零两度半，舌苔黄腻根厚，胃困口甜。病情淹缠，前案早已齿及，所虑者内传生变，不得不豫为防护。治再宣畅气机，清化湿热痰邪。

次方 清水豆卷三钱　法半夏钱半　赤茯苓四钱　生竹茹二钱　净连翘三钱　淡黄芩钱半　象贝母四钱　广陈皮钱半　生枳壳钱半　梗通草一钱　建兰叶四片，洗

三诊 热势较轻，大便溏，溲热赤，泛呕口甜较和，脘宇稍宽，神识亦清，脉来数象较静，右濡细，左弦细，是日热度一百零一度半，舌淡黄根腻，肠胃之湿热尚盛，恐郁蒸之寒热，正方兴未艾。治再燥湿清热，双管齐下，或可不致昏陷，宗吴氏三仁汤加减法。

三方 白杏仁三钱，勿研 生熟苡仁各三钱 法半夏钱半 淡竹叶钱半 通草一钱 白蔻仁五分，略打，后下 制川朴八分 象贝母四钱 陈皮钱半 建兰叶四片

四诊 舌苔较化，热度一百零一度三分，便溏已止，热势入暮较甚，晶痦随汗出没，热甚时仍胸膈烦闷，略有谵语，头重耳聋，咳痰漾漾欲泛，口味转淡，渴不喜饮。湿温已十八日，蒙蔽清窍，流连肠胃，无速愈之法。用药偏燥，恐化火伤津，偏清又恐助湿遏邪，治再清化，病势不进，就是退机。

四方 制川朴八分 法半夏钱半 陈皮钱半 冬桑叶钱半 生苡仁四钱 淡黄芩钱半 赤茯苓四钱 象贝四钱 生竹茹叶各钱半 生枳壳钱半

五诊 湿为黏腻之邪，热乃无形之气，热为湿遏，湿被热蒸，郁伏肠胃，酿成湿温，其为病也，必淹缠不休。今热势较淡，诸恙亦有减无增，惟胃困口淡，渴饮而不多，舌苔黄腻，中根又布灰滑，蕴伏之邪，层出不尽，脉数而不扬，热度一百零一度。三候之期，就在明日，恐热势未必能和解也，守原意出入之。

五方 制川朴八分 法半夏钱半 陈皮钱半 枳壳钱半 梗通草一钱 淡黄芩钱半 象贝母四钱 生竹茹叶各钱半 生熟苡仁各三钱 泽泻钱半

六诊 今晨热势已退，至午后又凛寒发热，热势颇壮，舌苔灰转深黄，口淡渴喜热饮，溲热色赤，烦闷呕吐亦甚，所幸语不作，脉右滑数，左弦数，热度一百零三度。湿热深重，肠胃接近膜原，得能转疟则松。

六方 淡黄芩钱半，酒炒 法半夏钱半 赤苓四钱 生竹茹叶各钱半 焦山栀二钱 清水豆卷三钱 象贝母四钱 陈皮钱半 炒枳实钱半 通草一钱

七诊 昨夜得畅汗，热势解净，旋即安寐。今晨大便颇爽，胃纳亦展，惟午后寒热又来，烦闷呕吐渴饮等，随寒热接踵而至，脉来数象，右部较甚，热度一百零三度，舌苔深黄。湿从热化，转疟之象已著，前贤王孟英先生论黄连温胆汤治湿热疟疾最宜，今谨遵之。

七方　上川连七分，酒炒　赤苓四钱　生竹茹叶各二钱　生甘草四分　生苡仁四钱　制半夏钱半　陈皮一钱　生枳实钱半　象贝母四钱　通草一钱

阴阳水煎药，服一剂。

八诊　寒热如疟，热重于寒，舌苔较化，耳聋渐亮，口淡干腻，晶㾦尚随汗外布，湿热黏腻，所以淹缠，脉来濡数，热度一百零二。治再和解。

八方　香青蒿钱半　制半夏钱半　青陈皮各一钱　生枳实钱半　肥知母钱半　川黄连七分，酒炒　赤苓四钱　生竹茹二钱　象贝四钱　草果仁八分，同炒

阴阳水煎药，服二剂。

九诊　疟势已轻，大便通畅，胃纳亦展，湿热逐渐退化，舌苔尚黄，脉来濡数，热度一百零三度。治再用清宣泄。

九方　香青蒿一钱　法半夏钱半　陈皮一钱　草果仁七分　生竹茹二钱　淡黄芩钱半　柔白薇一钱　赤苓四钱　肥知母钱半，同炒　象贝四钱

阴阳水煎药，服二剂。

十诊　昨午后微有寒热，经一时余即汗解，口淡，舌根薄黄，邪势日退，正伤未复，脉数已和，来往濡软无力，谷食增旺，大便亦畅。治再和胃，以化余邪。

十方　川石斛三钱　赤苓四钱　陈皮一钱　水炒竹茹钱半　通草一钱　法半夏钱半　川贝母二钱，去心　生谷芽四钱　饭汤炒苡仁四钱　灯心三扎

十一诊　寒热已止，诸恙均安，惟神倦肢怠，脉来濡弱，邪虽退，正未复，性既畏药，不妨暂停，谨慎起居饮食，壮年不难复元。治再和养。

十一方　原金斛三钱　宋半夏钱半　炒川贝二钱　水炒竹茹钱半　冬瓜子三钱　生谷芽四钱　白茯苓三钱　陈皮一钱　通草一钱　红枣三枚

效果　服三剂痊愈。

廉按：东南地气卑湿，天时温暖，真伤寒证极少，除风温证外，最多湿温之证。此案湿滞热郁，久蕴酿痰，痰湿热阻滞三焦。治以开上、疏中、导下、分消法为正治，方亦宗此立法，看似常用药品，却非老手不办。

湿温案（内科）

王子达（住成都上北打金街）

病者　陈华章，年二十二岁，人长而瘦，住省内西顺城街。

病名　湿温。

原因　素喜饮酒，去冬新婚，入春无雨燥甚，二月底偶感咳嗽，头晕口干，而不思饮食，耳鸣无精神。初延刘子初诊治，谓为风温，主以银翘散全方加藁本、白芷，一剂未效。

症候　前症悉在，而加身重，午后即热，天明微汗则退，热时口渴，心烦嗳气，合目则谵语数句，下利不爽，小便短赤，嘿嘿不语，舌苔灰白而腻，耳已聋。

诊断　左手浮滑而大，重按则微，右寸独洪，关尺模糊不清。脉症并参，此温证夹湿，已入阳明。阳明为成温之薮，信然。

疗法　速清阳明之热，透其伏火，消其顽痰，淡渗其湿，期其外达。虑其内陷，少迟则津液再伤，酿成昏不识人，种种危险，更难言矣。

处方　苍术白虎汤加减。

生石膏五钱,研细　苍术一钱　粉葛根钱半　炒知母三钱　苦杏仁二钱　牛蒡子三钱枯芩二钱　浙贝二钱　广皮二钱　茯苓三钱　酒黄连七分　粉草三分

一剂。

次诊　昨夜稍安静，得汗热已少减，惟谵语不休，醒则明白，自言头痛晕重，心慌口腻，脉左寸微洪，与右寸相称，余滑涩兼见，模糊未退，舌心微黑边滑，面垢，苔黑赤，气粗若喘，清涕甚多。伊母忽言曰：血也，非涕，多而黑，快拿凉水止之。予在旁急阻曰：此退病之嘉兆，岂可止乎。彼时头汗亦多，伊岳私谓予曰：非变证乎？何汗血并来？予笑曰：汗与血一耳，何怪乎？数分钟后血少，而病人睡去。予曰：不可高声呼叫，听其睡觉。且请教曰：昨日弟列举各家，先生皆未许可，此病非温病乎？先生所主之苍术白虎汤，甚为佩服，然鄙人不能无疑耳。予曰：我何敢非古人而自作聪明，令坦去岁过酒，不过蕴有湿热耳。《内经》言："冬不藏精，春必病

温。"其"精"字指人身津液而言，并非指男女媾精之精字而言。又《内经》：汗者精气也。出汗亦是出精耳，比如花天酒地之区，冬藏精者几人，则春来人人温个个病矣。因此误解，张石顽之少阴夹阴论；叶氏之温邪上受，首先犯肺，逆传心包。引入阴证，吴氏更引太阳病，发热而渴，不恶寒者为温病，首列桂枝汤治温，尤为大误。

三诊 病人言曰：刻睡去，梦四面火烧房子，将我围住，无路可逃，身烧热难受，大呼救命而醒。此时周身是汗，周身甚痒，头能抬而不晕矣。诊脉两寸已平而缓，模糊已退，滑脉尚有。予命举火照其前后心，见面部皆现红点，细如针沙，周身皆满，惟下臀甚少。予晓之曰：病之危险已过，恐内伏未净耳，臀上如有，则无虑矣。外风要忌，急用椿树皮、葱须煎汤熏洗，下部多洗为要，过三日无碍矣，姑以牛蒡子汤消息之。

处方 牛蒡子钱半 牡丹皮钱半 地骨皮三钱 姜黄片一钱 浙贝一钱 广橘络八分 冬瓜仁三钱 大豆卷三钱 炒建曲三钱 广角参一钱 鲜生地八两，取汁冲服

四诊 昨夜吐胶痰甚多而臭，已服药一剂已。姑仿《千金》法，照原方加苇茎、芦竹根各五钱，栀子、枯芩各三钱。

效果 至第五日，则病人起坐矣，自言下部昨前疹子甚多，奇痒更甚，一身脱皮，臀上如小钱大之痂还未脱尽，惟大解有四日，亦无苦，饮食每餐稀粥两碗，时刻觉饿，闻肉食甚香，微行动即气短心空，余亦无甚病苦。诊得六脉四至而缓，两尺尚欠和平，主以养阴润燥善其后。

处方 西洋参七分 杭白芍三钱 秦当归二钱 鲜石斛四钱 角参二钱 薏苡仁二钱 建莲二钱 柏子仁三钱，不去油 粉草五分 苇茎三钱，为引

切戒醇酒厚味，二三剂后，即以饮食调养而健。

说明 伊岳丈曹子芹，邑文生，喜读医书而未问世者，在彼主医。谓予曰：小婿之病，非冬伤于精而病温，即石顽所谓夹阴病乎？盖小婿去冬，始完婚耳。向来禀赋本弱，又喜饮酒，此时之病形，谵语神昏，全是阴虚，右寸独大，非温邪上受，首先犯肺，逆传心包，似否宗叶氏、喻氏、吴鞠通之法，可乎？予因笑而谓曰：足下欲病愈乎？亦照各家之医书刻剑乎？曹知失言，改容请予救命。予又曰：足下疑弟用白虎之石膏，聊举以证之。《千金》温风之证，脉阴阳俱紧，汗出体重，其息必喘，其形

状不仁，嘿嘿但欲寐一段，《千金》谓为温风，非仲圣之谓风温乎？《千金》石膏用三两。又《千金》所载腑脏温病共有六方，皆用石膏，虽肾脏有温，亦以石膏为治，萎蕤汤之石膏亦治冬温，人患不识病证，不察病机，故少见多怪耳，可怜可叹！

廉按：温为伏气，湿从酒来，许学士苍术白虎汤加减，正合病机。其余方亦清稳，案后说明，历征石膏为清温要药，足见平时研究。

湿温案（内科）

过允文（住宜兴徐舍市）

病者 徐燕仪夫人，年三十七岁，住宜兴洑溪村。

病名 湿温。

原因 湿浊内蕴，又感温邪，前医误认为孕，叠投滋腻，邪湿胶固，迄今五月不解。

症候 寒热似疟，腹胀经停，胸痞泛恶，渴不多饮，便溏溲赤。

诊断 苔白腻，脉弦滞，乃湿郁热遏之候。

疗法 以蒌皮、紫菀开太阴之气，六一、通草通州都之官，覆花、半、枳宣上疏中，腹皮、二苓化气渗湿，炒蒺藜、左秦艽通络利枢。

处方 猪茯苓各三钱　大腹皮钱半　白蒺藜三钱，炒，去刺　瓜蒌皮二钱　旋覆花钱半，包煎　白通草一钱　炙紫菀钱半　江枳壳钱半　制半夏钱半　左秦艽钱半　六一散三钱，荷叶包
三剂。

次方 前方去腹皮、枳壳、六一散，加桂枝五分、枇杷叶五大片刷去毛、赤芍钱半。

三方 前方去桂枝、通草、赤芍，加象贝三钱、淡竹茹钱半、蔻仁五分后入。

效果 前后共服十剂，寒热止，诸症退。惟经尚未行，与调经理气药三剂，经行病愈。

廉按：此治湿重热轻、苦辛开泄之方。惟病既误投滋腻，仅用腹皮、枳壳利气导滞，究嫌力薄，可再加川朴、山楂，则效用较速矣。

湿温兼寒案（内科）

何拯华（绍兴同善局）

病者　徐福生，年三十四岁，业商，住谢墅。

病名　湿温兼寒。

原因　夏末秋初，湿温盛行，适感风寒而触发。

症候　初起恶寒无汗，头痛身重，肢体烦疼，胸膈痞满，渴不欲饮，午后寒热，状若阴虚，便溏不爽，溺短而黄。

诊断　脉右沉细而缓，左弦紧，舌苔白腻而厚，兼带灰滑。此由阴湿伤表，盘踞气分，酝酿成温，适为风寒搏束，伏邪欲达而不能遽达也。

疗法　藿香正气散加减，疏中解表为君，先使风寒从皮腠而排泄，芳淡渗利为佐，续使湿邪从内肾膀胱而排泄，汗利兼行，自然湿开热透，表里双解矣。

处方　紫苏叶钱半　杜苍术一钱　白芷钱半　广皮二钱　羌活一钱　藿香叶钱半　卷川朴钱半　防风钱半　浙苓皮四钱　通草钱半,切丝

次诊　一剂而汗出津津，头身痛减，恶寒亦除。二剂而湿开热透，咳痰不爽，脉转滑搏，神识模糊，状若昏蒙。此由湿热郁蒸过极，挟痰而上蒙清窍，俗称湿蒙是也。急急导湿泄热，豁痰开蒙为要，辛芦白通汤主之。

次方　光杏仁三钱　竹沥半夏三钱　白芥子七分　杜藿梗二钱　生苡仁三钱　鲜石菖蒲一钱,剪碎,冲　广皮红一钱　带皮苓三钱

先用水芦笋一两、北细辛五分、灯心五分，煎汤代水。

三诊　一剂而咳吐稠痰数口，湿蒙即开，神识清醒，大便转闭，溺亦黄热，腹中胀满，口淡微苦，舌苔转黄，脉右滑数。此湿阻气滞，夹有痰食错杂其间也。治以味辛质滑，流行气机，气机一开，则大便自解，溺亦畅利，而湿热积滞，均从二便排泄矣。

三方　白蔻仁三分　拌捣瓜蒌仁五钱　炒蒌皮三钱　干薤白钱半,白酒洗,捣　春砂仁三分　拌捣郁李净仁三钱　小枳实钱半　扣青皮三颗,磨汁,冲

四诊　连服两剂，大便陆续而通，先则黄白相兼，继则色如红酱，终则老黄，臭

秽异常，腹胀顿除，小便渐利，惟口淡胃钝，精神疲倦，脉搏滑数转软，舌黄亦退。治以调中健胃，振其精神以善后。

四方 赤苓二钱 猪苓钱半 泽泻钱半 广皮钱半 生苡仁四钱 黄草斛二钱 鲜荷叶一钱 拌炒生谷芽三钱

效果 二三剂后胃气渐开，能饮稀粥，精神亦振，多言不倦。后用黄草川斛三钱，金橘两枚，煎汤代茶，调理及旬而愈。

廉按：湿兼寒热二者而成，或偏寒，或偏热，不得以阴邪二字括之。观天地之湿，发于夏月，是火蒸水而湿乃发，故湿之中人，有湿挟寒之证，有湿挟热之证，有寒闭于外热郁于内之证。此案湿温兼寒，寒中有湿，湿中有热，较之上列三证，尤为纠缠难愈。案中前后四方，虽不出苦辛淡法，而佐温佐凉恰如其分，可为此症之适当疗法。

湿温夹痰案（内科）

周小农（住无锡）

病者 陈永芳之室，忘其年，住虹口。

病名 湿温夹痰。

原因 首夏身热有汗，口渴喜饮，前医泥其渴饮以为热病，用鲜石斛六钱，石膏、鲜地等称是，服之恶心吐出，转延余诊。

症候 身热面油，胸闷异常，渴喜冷物，溲红而短。

诊断 脉糊细按则数，舌苔揩腻色白。予决湿重于温，中有痰浊停阻也。

疗法 吴氏三仁汤加减，以杏仁、蔻仁、半夏、苡仁、滑石、通草等苦辛开痰，芳淡化湿为君，芦根、知母轻清泄热，透其伏温为臣，佐以玉枢辛香疏气，宽胸泄浊，使以竹茹清润通络，滑以去痰也。

处方 光杏仁三钱 姜半夏三钱 蔻仁六分 拌研滑石六钱，包煎 生苡仁四钱 川通草钱半 知母三钱 玉枢丹五粒，药汤调下先用活水芦笋一两、鲜刮淡竹茹三钱，煎汤代水。

次诊 连服两剂，胸闷顿减，热势起伏，有时厥冷，卧向阴僻，口说妄言，脉舌如前。仍用苦辛淡法以疏达之。

次方 光杏仁三钱　苏叶嫩枝一钱　焦山栀三钱　广郁金三钱，生打　卷川朴一钱　竹沥半夏三钱　淡香豉三钱　青连翘三钱　飞滑石四钱，包煎　川通草钱半　野蔷薇花一钱　鲜石菖蒲一钱，剪碎，冲　生苡仁四钱　淡竹茹三钱

三诊 肢末转暖，胸前遍发疹瘰，胸闷大退，向之渴喜冷饮者转喜热饮，稍温即拒，且涌吐冷涎，喜卧向日暖处，移榻时坐起即厥，目定口噤，四肢转冷，诊时齿震，言塞不清。种种变症，总属痰湿重使然。防变痰迷湿蒙，急进大剂涤痰，参以化湿。

三方 姜半夏三钱　白僵蚕二钱　茯神三钱　淡姜渣八分　广橘红一钱　广郁金三钱，生打　远志一钱　制胆星一钱　生苡仁四钱　赤苓四钱　鲜石菖蒲一钱，剪碎，冲　白蔻末五分，冲

四诊 一剂即痉定，冷涎略少，腹闷，连得矢气。原方加礞石滚痰丸三钱包煎。

效果 服后得便，病减大半。续与化痰理湿热退而安。

廉按：湿温之为病，有湿遏热伏者，有湿重热轻者，有湿轻热重者，有湿热并重者，有湿热俱轻者，且有挟痰、挟水、挟食、挟气、挟瘀者。临证之时，首要辨明湿与温之孰轻孰重，有无兼挟，然后对症发药，随机策应，庶可用药当而确收成效焉。此案湿重热轻，挟有痰浊，湿为黏腻有形之邪，痰为有形之物，病势故多转变，选药处方，亦不得不随证治之，原因疗法，转而为对症疗法也。

湿温转虚案（内科）

袁桂生（住镇江京口）

病者 周君，年约四十岁，住本镇。

病名 湿温转虚。

原因 初患湿温病，由其戚某君用三仁、枳桔及小陷胸加薤白等方，服十余剂，又以泻叶下之，神气遂大疲惫。

症候 心悸不寐，面色黯淡，手指蠕动，两足软弱。

诊断 右脉小弱，左脉虚数，舌燥无津，乃克削过甚，津液元气俱伤之候也。

疗法 急用增液汤加味，生津气以养元神。

处方 细生地一两　玄参八钱　原麦冬六钱　左牡蛎四钱　西洋参钱半　鲜石斛三钱　柏子仁钱半　辰茯神四钱

次诊 翌日复诊，汗出不止，舌燥而现黑色，略有薄苔，口干，病人自谓头重异常。盖元气大虚，前药嫌轻也。乃于前方加减，再进一剂。

次方 细生地一两　玄参八钱　原麦冬六钱　柏子仁钱半　辰茯神四钱　西洋参钱半　潞党参三钱　炙黄芪三钱　五味子五分　东白芍三钱

三诊 次日天甫明，叩门延诊，则汗出愈多，寐则汗出益甚，手冷，神气疲惫，两脉虚细，心肾脉尤不足，势将欲脱矣。急急扶元敛汗以固暴脱，外用止汗药粉扑其周身。

三方 别直参三钱　炙绵芪五钱　生白术四钱　酸枣仁五钱　炙甘草一钱　浮小麦五钱　大红枣五枚　上猺桂八分　大熟地四钱　东白芍三钱　五味子六分

四诊 服后诸症悉退，病家自以为病愈，遂不服药。越数日，复恶寒头痛手冷，时或手足发热，精神疲倦，不思饮食，舌苔少而色白，小便黄，脉仍沉小。乃以理中汤合小建中汤加减。

四方 别直参一钱　炒白术二钱　淡干姜一钱　炙甘草八分　鲜生姜三片　川桂枝八分　炒白芍三钱　姜半夏三钱　大红枣四枚

五诊 服后诸症少退，但时觉虚火上升，则头痛大作，手足亦觉发热，而其身则殊不热。遂师李东垣法。

五方 潞党参二钱　炒白术二钱　紫猺桂五分　升麻一钱　川柴胡一钱　川芎一钱　炙甘草八分　茯苓三钱　姜半夏钱半　鲜生姜三片　大红枣四枚

效果 复杯而头痛止，手足亦不发热，接服一剂而安。

说明 凡老年之病，属虚者多，非偏于阳虚，即偏于阴虚，而亦有阴阳两虚者，医家于此，尤宜加意焉。

廉按：莫枚士云：湿温有两，不可合一。《难经》湿温言脉不言症；《脉经》湿温言症不言脉，何也？盖在《难经》者，既属伤寒，则必有头痛发热等症，又以其脉阳濡弱也，推得先受温，而尺热口渴在其中，阴小急也，推得后受湿，而身疼拘急在其中，不言症而症可知已。其与《脉经》所言先受湿后受热者迥别。后受湿者，其湿浮于表，与寒同法而减等，小急者，紧之减象也。许叔微苍术白虎汤，苍术散湿，白虎治温，最合。缘此湿温，重在温也。先受湿者，其湿沉于里，与凡湿病同法，故胫冷胸腹满，其脉当沉，可以白虎概治之乎？头目痛妄言，是湿甚于里，将与后受之热合化，故禁汗之虚表以甚里，苍术其可用乎？缘此湿温虽属中暍，重在湿也，观其所重，两者悬殊。此案开泄下夺，感证皆平，正亦大伤，故病变甚属虚象。理合双补气液，兼顾阴阳，前后五方，补法渐次加重，幸而虚能受补，故得挽回于末路。此种末期疗法，不可以初病湿温例视也。

湿温坏证案（内科）

孙少培（住南京仓巷）

病者 苏子昂，年三十岁，开设茶庄，住南京南门大街。

病名 湿温坏证。

原因 素有茶癖，面白体瘦，早起咳痰极多，长夏之月患湿温，既已误表化燥，又因凉膈散误下，转为气虚湿甚。

症候 午后发热恶寒，头痛汗多，药入即吐，索水不欲饮，饮亦不多，舌苔粗厚，胸闷发躁，彻夜不眠，十余日不大便。

诊断 脉濡小而滑。断为湿重热轻，气虚多痰，症见恶寒，即经所谓阳虚生外寒也，口干舌燥者，乃阴不升阳不降也。

疗法 用桂枝辛温通阳，厚朴散满平胃为君，更用燥湿健脾之苍术，降逆化痰之半夏为臣，生姜散寒止呕，甘草调中和药为佐，陈皮利气行痰，茯苓淡渗化湿为使。

处方 川桂枝钱半　川厚朴钱半　泔炙苍术二钱　姜半夏二钱　鲜生姜一钱　炙甘草四分　广陈皮二钱　云茯苓三钱

效果 服药后胸中豁然通畅，汗出达于四末，夜半后外热亦退，咳痰极多，自鸡鸣安睡至日始醒。复诊改用六君子汤加佩兰服之，大解亦通，依法调理，渐次就愈。

廉按：湿温一证，首当辨其湿胜热胜，湿胜于热者，藿朴胃苓汤加减，热胜于湿者，苍术白虎汤增损，其大要也。此案虽误治坏证，然亦湿胜痰多，方用姜桂平陈汤燥湿化痰，极有力量，接方用六君子汤加味，益气除痰，亦合病情。

湿热头痛案（内科）

王经邦（住天台栅门楼）

病者 陈训臣，年六十余岁，前清庠生，住天台城内。

病名 湿热头痛。

原因 由于湿热上盛，暴风袭脑。

症候 头重压下如山，痛不可忍。

诊断 脉浮紧数。浮紧虽属冷风，而数为湿热上蒸之候。

疗法 发汗透邪，用清空膏合川芎茶调散意。

处方 北柴胡一钱　淡枯芩一钱　小川连七分　川羌活二钱　北防风一钱　小川芎二钱　生甘草七分　雨前茶叶二钱

效果 煎服一剂，头痛如失，如脱重帽。

廉按：证属外风与湿热相合，故方用清散，从表里两解之法。

湿热痢案（内科）

叶鉴清（住上海）

病者　鲍棠伯先生，年五十余，浙江人，寓庆祥里。

病名　湿热痢。

原因　肠胃郁湿蕴热，又感寒积食致病。

症候　形寒热甚，神志不清，脘闷面红口干，上为呕吐，下为泄泻。

诊断　脉来弦数而促，舌苔满布垢厚，热度一百零四度半。此伏热郁湿互阻肠胃，近因表感新凉，内夹食滞触发，伏邪来势险重，防其昏闭变端。

疗法　表里俱病，肠胃邪滞充满，方中用薄荷、藿香发散表邪，槟榔、枳实、莱菔子、神曲消导里滞为君，半夏、陈皮和胃，楂炭消积为臣，郁金、通草宣泄，佩兰化浊为佐使，服一剂有效。

处方　广藿香二钱　花槟榔钱半　莱菔子三钱　焦楂炭三钱　广郁金钱半，生打　薄荷叶一钱，后下　生枳实钱半　焦建曲三钱　佩兰叶钱半　川通草一钱　制半夏二钱　陈皮钱半

次诊　寒热得汗稍减，便泄转为下痢红白均有，腹痛后重，瀣瀣不爽，口渴烦躁，头胀脘闷，泛恶频作，胃纳杳思，伏邪食滞，交阻肠胃，表里同病，舌苔黄白垢厚，脉促虽和，弦数尚甚，热度一百零三度。邪势奋张，殊难即解，神识虽清，还防昏陷及噤口变端，治再分化。

次方　广藿梗钱半　花槟榔钱半　青陈皮各一钱　焦麦芽四钱　制川朴一钱　生枳实钱半　赤苓四钱　焦楂炭三钱　煨木香八分　广郁金钱半，生打　制半夏钱半　莱菔子三钱

三诊　热势大减，痢下红白转甚，腹痛瀣瀣不爽，泛恶口苦，渴不多饮，舌苔垢厚，汗多头面，表邪较化，里邪正盛，脉来弦数，热度一百零一度三。痢疾古称滞下，即湿热食滞滞着肠胃，气道因之不通，不通则痛。治宜宣通，佐以润滑。

三方　全当归五钱　莱菔子五钱　枳壳二钱　车前子四钱　青皮钱半　西赤芍三钱　花槟榔三钱　生甘草一钱　藿梗钱半　楂炭三钱

四诊　痢下较爽，粪积杂有，腹痛寒热稍和，泛恶亦减，略饮浆粥，口干苦，不

喜多饮，脉数虽静，两关弦劲，舌苔黄厚。新受之表邪食滞渐有化机，蕴积之伏湿郁热尚留肠胃，黏腻之邪一时不易肃清。治再疏化。

四方 全当归五钱 枳壳钱半 车前子四钱 藿梗钱半 焦楂炭三钱 花槟榔二钱 莱菔子四钱 青皮钱半 生甘草八分 扁豆花一钱 马齿苋三钱

五诊 表热已解，下痢腹痛均减，积少粪多，日夜尚有十余次，小溲较利，泛恶已平，皆邪退气通之佳兆也，脉来左弦数，右濡细数，舌苔较化。再以清化肠胃湿热，宜通气机治之。

五方 藿梗钱半 焦麦芽四钱 莱菔子三钱 赤苓四钱 通草一钱 大腹皮三钱 楂炭三钱 青陈皮各一钱 佩兰钱半 生熟苡仁各三钱 扁豆花七钱 马齿苋三钱

六诊 下痢日夜七八次，积少粪多，腹痛大减，肠腑腻邪渐化，邪化气自流通，胃纳日展，脉来左弦较和。尚当清化。

六方 大腹绒三钱 扁豆衣钱半，炒 焦麦芽四钱 赤苓四钱 陈皮钱半 佩兰钱半 银花炭二钱 楂炭三钱 通草一钱 炒竹茹钱半 饭蒸荷叶一角

七诊 下痢尚有四五次，临便腹微痛，积少粪多，脘宇已宽，渴喜热饮，知味能食，运化犹迟，脉来柔软，湿热渐化，气机不健。治再和中，以彻余邪。

七方 川石斛三钱 大腹绒三钱 焦谷芽四钱 陈皮一钱 炒红枣三枚 扁豆衣钱半，炒 饭蒸木香五分 炒夏曲钱半 通草一钱 饭蒸荷叶一角

八诊 痢已止，便厚溏，腹不痛，日行二三次，小溲清长，知味能食，运化尚迟，脉来柔软。再以健脾和胃。

八方 淮山药钱半，焙 焦谷芽四钱 大腹皮二钱 炒竹茹钱半 炒红枣三枚 扁豆衣钱半，炒 饭蒸木香五分 炒夏曲钱半 陈皮一钱 饭蒸荷叶一角

九诊 大便两日未行，诸恙均和，胃纳已展，脉来柔软，饮食宜调匀，静养勿劳神，是病后调理无上妙法。

九方 焙山药二钱 焦谷芽四钱 茯神三钱 陈皮一钱 大红枣三枚 扁豆衣钱半，炒 饭蒸木香五分 糯稻根须三钱 炒竹茹钱半 炒夏曲钱半

十诊 大便干燥，向来肠液不充，近因痢后津伤气弱。宜健脾和胃中，参以润肠。

十方 吉林须五分，另煎，冲 焦谷芽四钱 穭豆衣三钱 炒竹茹三钱 茯神三钱 淮

山药三钱，生打　火麻仁三钱，炒　糯稻根须三钱　橘白一钱　红枣三枚

效果　六剂痊愈。

廉按：湿热积滞，酿成秋痢为最多，夏令亦间有之。此案处方用药虽属寻常，然皆和平切病之品，其宗旨先立于无过，后求有功。江浙之间，其道盛行者，大都如斯。

湿热痢案（内科）

李竹溪（住芜湖米市街）

病者　崔汝槐，年四十二岁，广东人，芜湖某店水客。

病名　湿热痢。《内经》名为肠澼，后贤又名滞下。

原因　体质气虚，入夏多食瓜果，湿久化热，正不运邪，蕴结肠胃。

症候　痢下两旬，始则红白稠黏，继而转为黄积，腹痛下坠，饮食欠纳，形色索然，委顿殊甚。问有几时？曾服药否？答已两旬，出方一帙，简阅一过，纯趋温补一派。收效如何？答云：红白已减，黄积复来，腹痛尤甚，且食减人疲。

诊断　勘脉细滑，按之有力。脉症合参，气质虽惫，脉未动摇，仍主通之，勿以久痢之言所惑。况通之一字，原非专指攻下而言，际此黄积滞下，腹痛尤甚，仍系湿热酝酿于中，中气不足，调剂无方，虽有补剂，其于痰何！上焦痰既不行，下脘热亦不泄，邪反逗留，正愈不立，当先剿而后抚，毋投鼠以忌器。

疗法　通则不痛，因君干姜、川连一开一降，臣以茯苓、半夏化湿祛痰，佐以甘草、扁豆衣、谷芽、六曲调和脾胃，导浊升清，使以滑石，通利水道，俾三焦之湿热，咸得长驱而直决也。

处方　泡淡干姜五分　小雅连五分，吴萸水炒　云茯苓三钱　法半夏二钱　水炙黑草五分白扁豆衣三钱，生　生谷芽三钱　六和曲三钱　西滑石三钱，包煎

河水煎，服两剂。

次诊　前方两服，黄积减半，苔转淡黄且薄，腹痛亦微，小溲赤而且痛，是邪已

化而下寻出路之征，奈中气式微，邪难速走。改以连理汤加味，培中泄邪。

次方 西潞参二钱，米炒 生於术一钱 干姜四分 水炙草四分 小川连五分，盐炒 云茯苓三钱 醋夏二钱 方通草一钱

河水煎，仍投两剂。

三诊 勘得黄积已止，左少腹仍形痛胀，溲短苔化，是湿流就下，热蓄膀胱，气机未化。改开太阳。

三方 瑶桂心四分 云茯苓四钱 猪苓二钱 生茅术一钱 建泽泻二钱 小川连五分，吴萸炒，开水一杯为引

河水煎滚，再下桂心，十余沸服。

四诊 少腹痛斸，溲长苔净，惟余薄白，膈上欠舒，自觉停痰，得谷嗳气，乃邪退而中枢升降仍未调也。改以治中，兼输升降。

四方 西潞参三钱，米炒 焦白术一钱 云茯苓三钱 水炙草五分 广橘皮钱半 佩兰叶一钱 春砂仁四分 炒薏仁三钱 老生姜四分

河水一大盏，煎服。

效果 四服纳谷渐强，胸次豁然矣。

廉按：湿热成痢，前哲谓伤气分则为白痢，又称脾痢，伤血分则为赤痢，又称肝痢。用药之法，白耐刚而赤耐柔。此案红白痢后转黄积，凡湿热痢如此者多，方则用刚远柔，以其多伤气分，故末诊用钱氏异功散加味，纯属扶中健脾矣。

湿热痢转休息案（内科）

严绍岐（住绍兴昌安门外官塘桥）

病者 钱绍荣，年三十七岁，住恂兴。

病名 湿热痢转休息。

原因 仲秋伏暑化痢，屡易多医，虽皆不敢用大黄荡涤肠胃，然俱以枳、朴、蒌仁、麻仁等通套药治痢，痢虽减而湿热未清，遽用生地、霍斛滋养胃阴，从此时发时

止，或止或发，遂酿变休息痢。延余诊时，正次年春分前一日。

症候　下痢日四五行，或六七度，解出甚艰，必多转矢气，积随能出，色如稠痰，休时粪如笔管，溺如米泔，胃虽能食，自觉无味。

诊断　脉弦滞且大，舌前半无苔，后根苔色灰腻。予断为湿热未净，伤及脾脏中气，中气伤则脾不能为胃行其津液，津液郁滞则不能下润于大肠，所以痢则解出甚艰，休时粪如笔管也，然与液枯肠燥者不同。

疗法　当用党参、升麻为君，提补其中气，以宣畅大肠，五苓去桂加川连为臣，祛其湿热，香砂、陈皮为佐，疏利其气，使以绵茵陈通其湿热久郁之陈积也。

处方　升麻五分　拌炒潞党参五钱　川连七分　拌炒泗安苍术八分　赤苓四钱　猪苓二钱　泽泻二钱　青木香八分　带壳春砂八分　陈广皮钱半　绵茵陈三钱

效果　连服三剂，下痢遂畅，大便色转老黄。原方加鲜荷叶一钱、拌炒长须生谷芽一两，煎汤代水，又进三剂，痢止胃健。嗣以东垣调中益气汤加减，调理四剂而痊。

廉按：凡痢成休息者，半由病人贪食油腻，半由医者早投滋阴，以致湿热留连，滞而不去，其中又有在脾在肝之区别。如其下痢多白，则湿热在脾，下痢多赤，则湿热在肝。盖白痢虽属大肠，而内关脾脏，赤痢虽属小肠，而内关肝脏，故用药白耐刚而赤耐柔也。

酒湿休息痢案（内科）

孙少培（住南京仓巷）

病者　王得胜，年三十二岁，士兵，住南京红花地。

病名　酒湿休息痢。

原因　平素嗜酒，劳力后感冒秋邪，不慎口腹，久不大解，服西药蓖麻油得解。表热虽退，大解日数十行，久之腹痛转痢，时作时止。

症候　痢下腹固痛，不痢亦痛甚，畏寒口渴，心悸欲呕，目窠下微肿，纠缠三载不愈。

诊断　审察症象，此为休息痢。惟病延三载，脾气未有不虚，虚则不能制水，目寠下微肿。《内经》谓：水已成矣，腹痛者脾病也。《内经》谓：脾喜温而恶寒。又谓：寒则血凝泣。又谓：寒气客于肠胃，厥逆上出，故痛而呕也。巢氏《病源》言，休息痢者，胃脘有停饮也。本年五六月间霪雨阴寒，逾月不止，人病泄利者居多，推原其故，即《内经》所谓湿多成五泄是也。大泄之后津液随之下行，故渴。渴则饮水多，水停心下，故悸。诊脉两关沉滑，两尺寸俱不应指，舌苔灰黑而厚，断为中焦食积痰饮所致。法当下去肠胃宿垢，惟病久中气已虚，攻下则正气愈虚，恐有顾此失彼之虞，因思古人有补下治下制以急之训，急则气味厚，故用大剂以荡涤之。

疗法　汤丸并用，以温脾汤为法。潞党参性温补气，当归性温补血，用以为君，干姜除胃冷逐寒邪，黑附子补元阳散寒湿，用以为臣，甘草和诸药健脾胃，用以为佐，芒硝开积聚化停痰，大黄走而不守，用以为使。

处方　潞党参五钱　当归三钱　熟附片三钱　干姜一钱　炙甘草一钱

以上五味，先用长流水浓煎两小时后，再加入芒硝二钱、锦纹大黄三钱微煎，见滚即行离火，温服一剂。

效果　服药后约一小时，即觉腹中雷鸣，大泻如倾盆，少顷又泻，至五六次，势渐缓。复诊用理中汤为治，服三剂，昼不泻而夜间仍泻五六次。复以理中汤临卧时，送服四神丸五钱，至十日而愈。

廉按：休息痢多因兜涩太早，积热未尽，加以调摄失宜，不能节食戒欲，所以时止时作。为之医者，但须审其病之新久虚实，或气分受伤，或气血并伤，参酌而治，对症发药可也。此案胃肠中气受伤，陈积留而不去，故用许学士温脾汤例，通补兼施，迫陈积已净，然后用理中合四神丸，纯乎温补摄纳，以奏全功。

湿热痢兼痿案（内科）

陈憩南（住潮安金山脚）

病者 蔡达仁之第三子，年十五岁，住潮安城外。

病名 湿热痢兼痿。

原因 初夏偶感湿热，作红白痢。因医治错误，缠绵不愈，至仲冬两足痿废而成痿。

症候 形销骨立，肚腹坚膨，其热如烙，舌绛红，满口臭气，令人难闻，所下腐秽极黏，日数十行，腹痛甚，粒饮不入，卧床叫苦。

诊断 六脉皆沉细而数，时有弦象（湿热伤阴，肝胆气郁）。据证参脉，初系湿热伏于大小肠而病痢，久之逆传于肺，耗液损津，脾胃受困而病痿，此湿热痢兼痿也。然病何至斯极，想因谬作虚寒，而服参、芪、桂、附之属，以致五脏六腑受其燥烈之气，而营分尤甚焉。所幸童体无亏，下泉之水，足供挹注，不然，早已焦头烂额矣，安得一线之生存乎。其父曰：唯唯，但不识还可治否？余曰：治则可治，恐畏吾药之寒凉，而不敢服耳。其父曰：先生果有确见，虽砒信勿辞也。遂许之。

疗法 连日与调胃承气汤合白头翁汤二剂，后剂加郁李净仁以下肝胆之气，水煎午前十时服。

处方 净朴硝二钱　酒大黄二钱　川黄连钱半　生黄柏钱半　白头翁二钱　北秦皮钱半
粉甘草一钱

次诊 连服三剂，陆续下去垢污甚多，腹膨即消，热亦大减，两寸稍浮，弦象去，六部仍细数。改用专清营分之热，最合通络清营汤三剂，逐日水煎，午前十时服。

处方 通络清营汤（自制验方）

金银花二钱　淡竹叶钱半　大玄参二钱　地骨皮二钱　钩藤钩钱半　杭白芍二钱　川郁金钱半　肥知母二钱　羚角片钱半，先煎　苏麦冬三钱　牡丹皮钱半　白茅根三钱，去皮

三诊 内热全解，便行仅三次，带黏黄粪，腹痛除，脉转浮急，两关俱弦，此

湿热外走触动肝阳也。其父乍喜乍惊曰：数月之痢，先生以数剂药瘳之，何其神也。但小儿起立不能，恐仍成废人耳。余曰：无忧也。《经》曰："肺热叶焦，发为痿躄。"又曰："阳明主润宗筋，束骨而利机关，故治痿独取阳明也。"夫湿热之入，脾先受之。书曰：饮食入胃，输于脾，脾气散精，上归于肺。今脾为湿热所困，不克输精于肺，所以肺热叶焦，而清肃之令不下行也。且太阴与阳明，原属表里，太阴受祸，阳明乏资，故无以束骨而利机关，宗筋因之纵弛而不任地也。由《经》言思之，令郎之病，得无是乎。子既知治痢已获效，余自信治痿必有功。法当清热利湿，抑木和中，甘露饮加减主之，二剂，日各一服。

处方　甘露饮加减。

生熟地各三钱　金钗斛三钱　广青皮一钱　宣木瓜一钱　天麦冬各三钱　薏苡仁三钱　金银花二钱　绵茵陈钱半　杭白芍三钱　尖槟榔钱半　粉甘草八分　生枇杷肉钱半

四诊　便行仍三次，纯黑色者，湿热化也。两足往来走痛者，血气初通，药力到也。脉来和缓，重按稍空，此由血气久亏，端资调养，理宜汤丸并进，方易奏功。拟用当归补血汤，合生脉散加枸杞、茯神，早九时水煎服，午后三时用玉竹五钱，煎汤送下虎潜丸六钱，久服。

处方　当归补血汤合生脉散加枸杞、茯神。

全当归三钱　苏麦冬三钱　五味子十四粒　北黄芪六钱　高丽参三钱　川茯神三钱　枸杞子三钱

效果　饮食日增，肌肉渐充，三星期大便即如常，月余能步履矣。

廉按：痿躄一证，原因有六：一气虚痿，二血虚痿，三阴虚痿，四血瘀痿，五湿痰痿，六食积痿，设不细审致痿之因，未有不偾事者矣。此案因痢后成痿，宗《内经》治痿独取阳明者，以湿热伤及脾胃，脾不输精于肺，肺热叶焦而成痿，乃阴气两亏之痿证也。一二两方专除痢以治标，三方侧重治痿，通补兼施，惟第四方汤丸并进，纯用气血双补，强壮筋骨以收全功，层次井然，非精研内伤杂症者不办。

湿热阳黄证案（内科）

陈作仁（住南昌中大街四川会馆）

病者 万方鼎，年六十四岁，安徽人，就幕南昌。

病名 湿热阳黄。

原因 此人好饮酒，数斤不醉，适至六月湿暑当令，又饮酒过量，致有黄疸重证。

症候 壮热不退，面目遍身色如老橘，口渴思饮，大小便秘，日渐沉重，卧床不起。

诊断 六脉沉实而数，舌苔黄燥。察其致病之由，参以脉症，知系湿热阳黄重证也。

疗法 阳黄证宜清解，因仿仲景茵陈蒿加大黄栀子汤主之。以茵陈蒿利湿清热为君，以大黄、厚朴通大便为臣，以栀子清心肾之热为佐，加木通利水道，使邪由前阴分走不至停滞为使。

处方 茵陈蒿一两　生锦纹三钱　真川朴钱半　炒黑山栀三钱　汉木通钱半

效果 此方连进二剂，二便均通，黄亦稍退，脉象亦较前柔和。仍照原方减去木通，加云茯苓三钱、六一散四钱包煎，续进二剂。至四日黄证已退过半，但年高气弱，不宜过于攻伐，因照原方减去大黄，加薏苡仁四钱。又接服四剂，未十日而黄证逐渐痊愈矣。

廉按： 法遵汉方加味，用药颇见斟酌。

第五卷　燥淫病案

风燥伤卫案（内科）

郑惠中（住杭州）

病者　陈汉山，年二十四岁，住杭县定南乡。

病名　风燥伤卫。

原因　立冬前西风肃杀，燥气流行，感其胜气而发病。

症候　头胀微痛，畏寒无汗，鼻塞咳嗽，气逆胸懑，身热唇燥，肌肤干槁。

诊断　脉右浮滑，左弦涩，舌苔白薄。弦则为风，涩则为燥，滑则为痰。脉症相参，乃感秋凉之燥风，即徐洄溪所谓病有因风而燥者，宜兼治风是也。

疗法　《内经》谓："燥淫所胜，平以苦温，佐以酸辛。"故以杏仁之微苦温润为君，生白芍之微酸，桂枝木之微辛为臣，时至秋燥，每多咳逆，故佐前、桔以宣肺，使蜜枣以润肺，肺气宣畅，则燥气自然外解矣。

处方　光杏仁三钱　生白芍钱半　桂枝木八分　前胡二钱　苦桔梗一钱　蜜枣一枚，擘

次诊　连进两剂，鼻塞通而头痛止，微汗出而寒热除，惟咳嗽胸懑依然，脉左虽柔，右仍浮滑，此燥邪不去，则肺不清，肺不清，则咳闷不止。治以疏肺消痰，仿程氏止嗽散加减。

次方　甜杏仁三钱，去皮　蜜炙橘红一钱　紫菀三钱　蜜枣一枚，擘　炒蒌皮二钱　蜜炙百部钱半　苏子钱半　金橘脯两枚，切片

效果　三剂后，咳嗽大减，胸懑亦除，寝食精神复旧。后以橘红、麦冬泡汤代茶，辛以通气，甘以润肺，忌口一旬，调理而痊。

廉按：沈氏目南谓：燥气属凉，谓之次寒，乃论秋燥之胜气也。胜气多由于冷风，方用桂枝杏仁汤加减，深合《经》旨。接方用止嗽散增损，亦属凉燥犯肺，气逆痰嗽之正方。

凉燥犯肺案（内科）

何拯华（绍兴同善局）

病者　单增康，年三十六岁，业商，住单港。

病名　凉燥犯肺。

原因　秋深初凉，西风肃杀，适感风燥而发病。

症候　初起头痛身热，恶寒无汗，鼻鸣而塞，状类风寒，惟唇燥嗌干，干咳连声，胸满气逆，两胁串疼，皮肤干痛。

诊断　脉右浮涩，左弦紧，舌苔白薄而干，扪之戟手。此《内经》所谓"大凉肃杀，华英改容，胸中不便，嗌塞而咳"是也。

疗法　遵《经》旨以苦温为君，佐以辛甘，香苏葱豉汤去香附，加杏仁、百部、紫菀、前胡、桔梗等，温润以开通上焦，上焦得通则凉燥自解。

处方　光杏仁三钱　苏叶梗钱半　新会皮钱半　紫菀三钱　前胡钱半　鲜葱白四枚　淡香豉三钱　炙百部钱半　桔梗一钱　炙草六分

次诊　两剂后，周身津津微汗，寒热已除，胁痛亦减。惟咳嗽不止，痰多气逆，胸前满闷，大便燥结，脉右浮滑，左手弦紧已除，舌苔转为滑白，此肺气之膹郁，虽已开通，而胸腹之伏邪，尚多闭遏也。治以辛滑通润，流利气机，气机一通，大便自解。用五仁橘皮汤加蒌、薤。

次方　甜杏仁四钱，去皮，杵　柏子仁三钱，杵　生姜四分　拌捣全瓜蒌五钱　松子仁三钱，去皮，杵　瓜蒌仁四钱，杵　干薤白二钱，捣　蜜炙橘红一钱

效果　一剂而便通咳减，再剂而痰少气平。后用清金止嗽膏，日服两瓢，调养数日而痊。

附清金止嗽膏方

藕汁　梨汁各四两　姜汁　萝卜汁　白蜜各三两　巴旦杏仁去皮　川贝去心，各二两

磁瓶内炭火熬膏，不时噙化。

廉按：春月地气动而湿胜，故春分以后风湿暑湿之证多，秋月天气肃而燥胜，故

秋分以后风燥凉燥之证多。若天气晴暖，秋阳以曝，温燥之证反多于凉燥。前哲沈氏目南谓性理大全，燥属次寒，感其气者，遵《内经》"燥淫所胜，平以苦温，佐以辛甘"之法，主用香苏散加味，此治秋伤凉燥之方法也。叶氏香岩谓秋燥一症，初起治肺为急，当以辛凉甘润之方，气燥自平而愈，若果有暴凉外束，只宜葱豉汤加杏仁、苏梗、前胡、桔梗之属。此案初方，悉从叶法加减，接方五仁橘皮汤加蒌、薤，方皆辛润滑降，稳健有效。惟初起虽属凉燥，继则渐从热化，故终用清金止嗽膏以收全功。

温燥伤肺案（内科）

何拯华（绍兴同善局）

病者 王敬贤，年三十五岁，业商，住南街柴场弄。

病名 温燥伤肺。

原因 秋深久晴无雨，天气温燥，遂感其气而发病。

症候 初起头疼身热，干咳无痰，即咳痰多稀而黏，气逆而喘，咽喉干痛，鼻干唇燥，胸薆胁疼，心烦口渴。

诊断 脉右浮数，左弦涩，舌苔白薄而干，边尖俱红。此《内经》所谓"燥化于天，热反胜之"是也。

疗法 遵《经》旨以辛凉为君，佐以苦甘，清燥救肺汤加减。

处方 冬桑叶三钱　生石膏四钱，冰糖水炒　原麦冬钱半　瓜蒌仁四钱，杵　光杏仁二钱　南沙参钱半　生甘草七分　制月石二分　柿霜钱半，分冲

先用鲜枇杷叶一两去毛筋、雅梨皮一两，二味煎汤代水。

次诊 连进辛凉甘润，肃清上焦，上焦虽渐清解，然犹口渴神烦，气逆欲呕，脉右浮大搏数者，此燥热由肺而顺传胃经也。治用竹叶石膏汤加减，甘寒清镇以肃降之。

次方 生石膏六钱，杵　毛西参钱半　生甘草六分　甘蔗浆两瓢，冲　竹沥夏钱半　原麦冬钱半　鲜竹叶卅片　雅梨汁两瓢，冲

先用野菰根二两、鲜茅根二两去皮、鲜刮竹茹三钱，煎汤代水。

三诊 烦渴已除，气平呕止，惟大便燥结，腹满似胀，小溲短涩，脉右浮数沉滞。此由气为燥郁，不能布津下输，故二便不调而秘涩，张石顽所谓燥于下必乘大肠也。治以增液润肠，五汁饮加减。

三方 鲜生地汁两大瓢　雅梨汁两大瓢　生莱菔汁两大瓢　广郁金三支，磨汁，约二小匙
用净白蜜一两，同四汁重汤炖温，以便通为度。

四诊 一剂而频转矢气，二剂而畅解燥矢，先如羊粪，继则夹有稠痰，气平咳止，胃纳渐增，脉转柔软，舌转淡红微干。用清燥养营汤调理以善其后。

四方 白归身一钱　生白芍三钱　肥知母三钱　蔗浆两瓢，冲　细生地三钱　生甘草五分
天花粉二钱　蜜枣两枚，擘

效果 连投四剂，胃渐纳谷，神气复元而愈。

廉按：喻西昌谓：《内经·生气通天论》"秋伤于燥，上逆而咳，发为痿厥"。燥病之要，一言而终，即"诸气膹郁，皆属于肺""诸痿喘呕，皆属于上"。二条指燥病言明甚。至若左胠胁痛不能转侧，嗌干面尘，身无膏泽，足外反热，腰痛筋挛，惊骇，丈夫㿉疝，妇人少腹痛，目眛眦疮，则又燥病之本于肝而散见不一者也，而要皆秋伤于燥之征也。故治秋燥病须分肺肝二脏，遵《内经》"燥化于天，热反胜之"之旨，一以甘寒为主，发明《内经》"燥者润之"之法，自制清燥汤，随症加减，此治秋伤温燥之方法也。此案前后四方，大旨以辛凉甘润为主，对症发药，药随症变，总不越叶氏上燥治气、下燥治血之范围。

燥咳案（内科）

钱存济（住广德城内）

病者 陈周溪，年近四旬，身体强盛，广德屠宰税经理，住本城。

病名 燥咳。

原因 时值秋燥司令，先患房事，后宴会，酒罢当风而卧，醒则发咳。

症候 干咳无痰，胸膺板闷，胃脘拒按，口干喜冷，日晡发热，夜不安寐。

诊断 六脉强直有力，舌苔黄燥。合病因脉象断之，乃肺燥胃实也。先以清燥活痰药投之，不应。继以消导豁痰药治之，转剧。此由时值燥令，胃肠积热化燥，燥火横行，宜其无济也。

疗法 大承气汤合调胃法，君以苦寒荡积之大黄，佐以咸寒润燥之芒硝，臣以苦辛开泄之朴实，少加甘草以缓硝黄之峻为使。

处方 川锦纹一两，酒洗　川卷朴三钱　炒枳实三钱　玄明粉三钱　生甘草钱半

上药先煎，后纳玄明粉，俟玄明粉溶化，去滓顿服。

效果 服一剂，下燥屎数十枚，其病霍然。改用清燥救肺汤二剂，以善其后。

廉按：燥之一证，有由风来者，则十九条内"诸暴强直，皆属于风"是也；有由湿来者，则十九条内"诸痉项强，皆属于湿"是也。风为阳邪，久必化燥，湿为阴邪，久亦化燥，并且寒亦化燥，热亦化燥，燥必由他病转属，非必有一起即燥之证，《内经》所以不言燥者，正令人于他症中求而得之，由是而证以经文，及《伤寒论》各病，则凡六经皆有燥证。嘉言所制清燥救肺汤一方，独指肺金而言，断不足以概之。若言六经之燥，则惟阳明一条最为重候。盖手足阳明之胃大肠正属燥金，为六气之一，而可独指肺金为燥哉？嘉言惟不识十九条之皆可以求燥证，故不知十九条之所以无燥证耳。至补出秋燥一层，自有卓见，不可没也。此案却合胃大肠燥金为病，清燥消滞，其何济乎！断证既明，放胆用三一承气汤，苦温平燥，咸苦达下，攻其胃肠燥实，善后用清燥救肺，先重后轻，处方用药，步骤井然。

燥咳案（内科）

柳贯先（住镇江城外山巷）

病者 郎君，年六十三岁，镇江丹徒县人，住本城内。

病名 燥咳。

原因 中年失偶，身长而瘦，木火体质，适感秋燥而发病。

症候 干咳喉痒，胸胁刺痛，头胀肌热，鼻流浊涕。

诊断 舌红苔干，脉浮而数。乃温燥引动肝热冲肺也。

疗法 润肺清肝，用桑叶、二母、蒌、芦为君以清燥救肺，竹茹、瓜络、夏枯、苏子为臣以清络平肝，佐以薄荷、梨皮之辛凉甘润以疏风燥，使以生甘草调胃和药。

处方 霜桑叶二钱　紫苏子一钱　苏薄荷五分　生甘草五分　夏枯草二钱　瓜蒌皮二钱
肥知母钱半　川贝母三钱　淡竹茹三钱　水芦根一两　雅梨皮五钱　丝瓜络三钱

效果 服二帖，即热退咳减。原方去薄荷、苏子，加鲜石斛三钱，青蔗浆两瓢，增液养胃而痊。嘱其日服藕粉，以调养而善后。

廉按：此外感温燥之咳，故专用清泄以肃肺，方亦轻灵可喜。

孕妇燥咳案（产科）

何拯华（绍兴同善局）

病者 宋宝康之妻吴氏，年三十四岁，住本城南街。

病名 孕妇燥咳。

原因 妊已七月，适逢秋燥司令，首先犯肺而发。

症候 初起背寒干咳，咳甚无痰，喉痒胁疼，甚至气逆音嘶，胎动不安，大便燥结。

诊断 脉右浮滑搏指，左弦滑数，舌边尖红，苔薄白而干。此《内经》所谓"秋伤于燥，上逆而咳"。似子瘖而实非子瘖，子瘖当在九月，今孕七月，乃由燥气犯肺，肺气郁而失音，所以经谓"诸气膹郁，皆属于肺"也。

疗法 当从叶氏上燥治气，辛凉宣上。故用桑、菊、荷、蒡疏肺清燥为君，蒌、贝润肺活痰为臣，佐以鸡子白、雅梨皮开其音，使以嫩苏梗[1]安其胎，庶几肺气舒畅，而痰松音扬，胎气自安矣。

处方 冬桑叶二钱　薄荷叶八分　瓜蒌皮二钱　鸡子白一枚，后入　白池菊二钱　牛蒡

---

[1]嫩苏梗：此药在阐述方义时提及，而处方中未见。

子钱半　川贝母二钱　雅梨皮一两

次诊　连进三剂，音清咳减，咳痰亦松。惟大便五日不通，脘腹胀满，口干喜饮，不能纳谷，脉仍搏数，舌边尖尚红，扪之仍干。法当内外兼治，外用蜜煎导以引之，内用五仁汤加减以通润之。

次方　松子仁四钱，杵　炒麻仁三钱，杵　甜杏仁三钱，去皮　柏子仁三钱，杵　瓜子仁二钱　金橘脯二枚，切片　萝卜汁一瓢，煎汤代水

先用净白蜜一瓢，煎汤代水。

三诊　一剂而频转矢气，再剂而大便通畅，腹胀顿宽，咳痰虽松而咳仍不止，左胁微痛。幸口燥已除，胃能消谷，脉数渐减，舌红渐淡，可进滋燥养营汤，冲润肺雪梨膏，保胎元以除咳。

三方　白归身钱半　生白芍三钱　蜜炙百部钱半　蜜枣一枚，剪　细生地三钱　生甘草五分　蜜炙紫菀三钱　金橘脯一枚，切片　叶氏润肺雪膏一两，分冲

效果　连服四剂，音扬咳止，胃健胎安而愈。

廉按：六气之中，惟燥气难明，盖燥有凉燥温燥上燥下燥之分。凉燥者，燥之胜气也，治以温润，杏苏散主之。温燥者，燥之复气也，治以清润，清燥救肺汤主之。上燥治气，吴氏桑杏汤主之。下燥治血，滋燥养营汤主之。此案孕妇病燥，较男子燥证为难治，初中末三方，皆对症发药，层次井然，且无一犯胎之品，非率尔处方者可比。

燥咳咯血案（妇科）

何拯华（绍兴同善局）

病者　王小毛之妻徐氏，年廿三岁，住琶山村。

病名　燥咳咯血。

原因　肝经素有郁火，秋分后，适被燥热上逼，顿致咯血。前医曾用三黄泻心汤冲京墨汁，送服参三七，两剂不应，特来邀诊。

症候 初起喉痒干咳，气逆胸闷，两胁串疼。继即咯血鲜红，多至两碗，三日不止，头晕目闭，面赤足冷，息粗难卧，神烦少寐。

诊断 脉左沉弦涩，右洪大搏数，舌嫩红微干。予断之曰：此由燥火伤肺。肺络伤则血上溢，病势甚危，最防气随血脱。幸而重按两尺脉尚有根，或可挽回。

疗法 苦寒泻火不应，当易甘寒清燥，冀其宁络止血，和胃保肺，肺气肃降则血自止。借用顾晓澜先生八汁饮意，以救济之。

处方 甘蔗汁一酒杯　鲜芦根汁一酒杯　生莱菔汁半酒杯　生池藕汁一酒杯　雅梨汁一酒杯　鲜荷叶汁三匙　生白果汁二匙　陈京墨汁三匙

先用七汁和匀，重汤炖温，冲入京墨汁，不住口，缓缓灌之。

次诊 昨进八汁，夜间得寐，血亦不来，神亦稍安。惟精神疲倦，懒于语言，状似奄奄一息，脉虽搏数渐减，右仍浮大，按之豁然而空，舌仍红嫩，此由血去过多，防有气随血脱之变。议以益气固脱为君，宁络佐之。

次方 吉林参七分，秋石水拌浸一时许　左牡蛎四钱，生打　北五味七粒，杵　雅梨汁一酒杯，冲　大麦冬钱半，辰砂染匀　花龙骨三钱，生打　甘蔗汁一酒杯，冲　生藕汁一酒杯，冲

三诊 两剂服后，精神渐振，胃喜纳食，脉大渐敛，数象已除。惟咳痰不止，或带血丝，或夹血珠，尚防有肺损之患。再仿顾松园先生法，用八仙玉液以善其后。

三方 生藕汁一酒杯　甘蔗汁一酒杯　清童便一酒杯　真柿霜钱半　雅梨汁一酒杯　芦根汁一酒杯　茅根汁一酒杯　鸡子白三枚

重汤炖温，频频服之。

效果 连服八日，咳痰已除，火平血宁，精神恢复而痊。

廉按：叶香岩先生云：咯血脉右大者，治在气分。今则内因肝火烁肺，外因燥热侵肺，是先由气分热炽，而后劫伤血管，血管破裂，所吐虽是血，其病实在气，故初方一派甘寒润降，气药居多，血药为佐，盖病由气分波及血分，治法自当重气而轻血也。《内经》云："热伤气。"气分热灼之后，焉得不虚，人参在所必需。然恐肺热还伤肺，故用秋石以拌浸之。且有龙、牡、五味之收敛血管，麦冬、三汁之甘凉润降，则人参不患其升动矣。三方八仙玉液，为松园得意之方，谓痨损之咳，择而用之，亦有特效。观此，则是案可为治虚燥咯血之概要矣。

燥咳头晕案（妇科）

何拯华（绍兴同善局）

病者 许姓妇，年三十余岁，住南池。

病名 燥咳头晕。

原因 素体血虚肝热，时逢秋燥，燥气逗引，陡发干呛而兼晕。

症候 燥咳恶心，气逆头眩，鼻中气如火热，咽干神烦，夜寐盗汗，汗出即醒，醒则气咳，咳甚则晕。

诊断 脉右寸浮涩，左关虚数而弦，细按两尺，尚有根气，舌干少津。此由时令之燥气挟肝经之燥火，互相上蒸，冲肺则气逆干咳，冲脑则头晕目眩，病势甚为可虑。幸而脉尚有根，两颧不红，声不嘶而音不哑，不致酿变痨瘵，耐心调养，尚可挽回。

疗法 欲保肺藏之气液，当先清肺经之燥热，泻白散合清燥救肺汤加减。

处方 生桑皮五钱　冬桑叶三钱　生石膏三钱　原麦冬一钱　生甘草五分　地骨皮五钱　甜杏仁三钱，杵　毛西参一钱　枇杷露一两，分冲　雅梨皮一两

次诊 两剂后鼻中气热已除，气逆干咳亦缓。惟夜寐仍有盗汗，神烦头晕依然，脉舌如前。姑用吴氏救逆汤，甘润存津，介潜镇摄。

次方 陈阿胶钱半，烊冲　生白芍五钱　细生地三钱　化龙骨三钱，生打　原麦冬钱半　炙甘草八分　炒麻仁二钱　左牡蛎五钱，生打

三诊 三进甘润介潜，头晕已除，盗汗亦止。惟火升气咳，痰不易出，即强咳出一二口，稀沫稠黏，喉中有血腥气，右寸脉转浮数，左弦软虚数同前，舌两边润，中心仍干，正如绮石所谓肺有伏逆之燥火，膈有胶固之燥痰也。姑仿顾松园先生法，清金保肺汤以消息之。

三方 桑白皮五钱　生甘草七分　野百合钱半　京川贝四钱，去心　地骨皮五钱　原麦冬一钱　款冬花三钱　生薏苡三钱

先用鲜枇杷叶一两去毛筋净、鲜白茅根二两去皮，煎汤代水。

四诊 连投清金润燥，降气化痰，咳虽减而不除，痰已松而易出，血幸不咯，神亦不烦，脉转滑数，舌变嫩红。病者云：恐久呛成痨，何不用人参以益肺气？愚谓：参固为益气正治之药，然今尚肺火炽盛，骤进人参，最防肺热还伤肺。故前投清金润燥之药，清肺热即所以救肺气，亦为益气之法也。仍守前方，加西洋参钱半，鲜石斛三钱。

五诊 四剂后余症均减，仅有早起咳痰，惟不食则，得食则缓，食后咳呛全无。诊脉右关虚弱，左关沉细微数，此由胃阴肝血两亏，中虚无砥柱之权，仿仲圣诸虚不足，先建其中，去过辛过温之品，但用建中之法，而变建中之方，庶不致助肝阳以烁肺津矣。

五方 淮山药三钱，生打　提麦冬钱半　炒白芍二钱　陈南枣二枚　青皮甘蔗两节

川石斛三钱　广皮白一钱　清炙草五分　饴糖三钱　鲜建兰叶三片，后入

效果 六进建中方法，胃健咳止，精神复旧。后用人参固本丸（潞党参、生熟地各四两，天麦冬各二两，蜜丸如小桐子大，玫瑰花三朵，泡汤送下）调补一月而痊。

廉按：此即喻西昌所谓身中之燥与时令之燥互结不解，必缓调至燥金退气，而肺乃得宁，咳可痊愈。案中前后五方，悉本前哲成方脱化而来，无一杜撰之方，殊堪嘉尚。

燥咳似痨案（妇科）

何拯华（绍兴同善局）

病者 室女朱姓，年十五岁，住南门外朱家。

病名 燥咳似痨。

原因 内因肝郁经闭，外因时逢秋燥，遂病干咳不止，专门产科作郁痨治，服过逍遥散加减，已十余剂。病势增剧，来延予治。

症候 面黄肌瘦，唇燥咽干，懒言神倦，便结溲赤，夜间潮热，逢寅卯时，燥咳无痰，胸胁串疼，至天将明，寐时盗汗出而身凉，经停三月，饮食渐减。

诊断 脉右浮涩，左沉弦涩，按之尚有胃气，舌红兼紫。此由肝郁气窒，以致血瘀，瘀血化火，冲肺作咳，似痨嗽而尚非真痨也。

疗法 姑先用解郁养营，以消息之。

处方 瓜蒌仁三钱，炒 干薤白钱半 焦山栀二钱 粉丹皮钱半 真新绛钱半 苏丹参三钱 京川贝三钱，去心 广郁金二钱，磨汁，冲 地骨皮露一两，分冲

次诊 连服三剂，二便通畅，饮食大增，潮热盗汗渐减，脉象亦渐流利，解郁养营，幸中病机。惟咳久不止，恐将成痨。再照前方去蒌、薤，加归身一钱，鲜生地五钱，外用紫菀噙化丸三粒，以通降之。

次定丸方 紫菀五钱 鲜枇杷叶五钱，去毛，炒香 生桑皮三钱 甜杏仁三钱，去皮 款冬花三钱 绛通钱半 醋炒生川军钱半

蜜丸，如樱桃核大，每夜噙化三丸。

三诊 三剂后潮热盗汗已止，干咳十减八九，面黄渐润，精神颇振，脉亦渐起而流利，舌紫亦退，转为红活。仍用前方，煎送当归龙荟丸钱半，仲景䗪虫丸钱半。

四诊 连进四剂，诸恙俱痊，寝食精神复旧。惟少腹隐隐作痛，此经水将通之候，脉象流利，两尺尤滑，其明征也。改用寇氏泽兰汤合柏子仁丸加减。

四方 泽兰叶三钱 生赤芍二钱 延胡索钱半，酒炒 生淮牛膝三钱 全当归三钱，酒洗 柏子仁三钱 陈艾叶二分 鸡血藤膏钱半，烊化，冲 卷柏钱半 广郁金二钱，磨汁，冲

效果 连进四剂，经通脉和，寝食俱增而痊。

廉按：肝郁气窒以致血瘀者，必先疏畅其气，故首用蒌、薤以宣通上焦之气郁。郁久必从火化，内应乎肝，故继入当归龙荟丸合仲景䗪虫丸，直泻肝经之郁火以通其经。迨郁解火清，经水有流动之机，然后用温通消瘀因其势而利导之。前后治法，层次井然，可为似痨非痨者进一解。

燥咳动冲案（内科）

何拯华（绍兴同善局）

病者　许君，年三十二岁，业商，住南门外。

病名　燥咳动冲。

原因　内因肾虚肝旺，外因秋燥司令，一感触而冲动作咳。前医连进清燥救肺汤加减（方中人参用太子参），约八剂，而终归无效，来延予诊。

症候　初起咳逆无痰，喉痒咽干，夜热咳甚，动引百骸。继则脐旁冲脉，动跃震手，自觉气从脐下逆冲而上，连声顿咳，似喘非喘。

诊断　脉左细涩，右反浮大，按之虚数，舌红胖嫩。此喻嘉言所谓时至秋燥，人多病咳，而阴虚津枯之体，受伤独猛，亦即王孟英所谓肺气失降，肾气失纳之冲咳也。

疗法　首当潜阳镇冲，故以三甲、石英为君，其次育阴滋燥，故以胶、麦、地、芍为臣，佐以款冬，使以冰糖，为专治干咳而设，庶几潜镇摄纳，纳气归原，则气纳冲平，不专治咳而咳自止矣。

处方　左牡蛎四钱，生打　龟甲心四钱，生打　生鳖甲四钱，打　生款冬三钱　陈阿胶钱半，烊冲　生白芍五钱　原麦冬二钱　奎冰糖三钱

先用大熟地八钱切丝、秋冰三分，开水泡四汤碗，同紫石英一两，煎取清汤，代水煎药。

次诊　每日两煎，连投四剂，使水升而火降，故咽干喉痒均除，俾气纳而冲底，故顿咳连声大减。惟脉仍虚数，舌尚胖嫩，此伏燥之所以难滋，而阴虚之所以难复也。仍守原方，重加石斛，耐心调补，以静养之。

次方　原方去石英，加鲜石斛五钱，同切丝大熟地，煎汤代水。

三诊　连进六剂，冲动已平，夜热亦退，胃纳大增，精神颇振，晨起略有单声咳，脉虽虚而不数，舌虽红而不胖。病势幸有转机，药饵尚需调补，议以六味地黄汤加减，善其后以复原。

三方　春砂仁二分　拌捣大熟地五钱　野百合二钱　大蜜枣两枚，擘　山萸肉三钱　生淮山药三钱，打　原麦冬三钱　金橘脯两枚，切片

效果　连服十剂，单声咳止，饮食精神，恢复原状而痊。

廉按：燥咳动冲，梦隐谓之冲咳。凡水亏木旺者，一逢秋燥司令，每发此病，予恒数见不鲜，仿王氏治冲咳方（如牡蛎、龟板、鳖甲、紫石英、苁蓉、茯苓、熟地、归身、牛膝、冬虫夏草、胡桃肉等品，或用西洋参、熟地、苁蓉、二冬、茯苓、龟板、牡蛎、紫石英、玉竹、枇杷叶、橘皮等品），屡投辄验。此案从吴氏三甲复脉汤加减，大旨相同，竟奏全功。此叶吴王三家学派之所以盛行，到今不衰也。

燥咳兼泻案（儿科）

萧琢如（住湘乡水口山矿局）

病者　刘君令郎，年六岁，住本乡。

病名　燥咳兼泻。

原因　时值夏历八月，先患寒热，医者杂治未愈，始来邀余过诊。

症候　身热咳嗽，无痰口渴，兼以下利清谷，舌色红而苔白。

诊断　脉浮大，此正喻嘉言所谓：肺热无从宣泄，急奔大肠也。

疗法　以清肺热而兼润大肠，即与泻白散加减。

处方　黄芩一钱　地骨皮三钱　光杏仁钱半，勿研　陈阿胶一钱，烊冲　生甘草四分

效果　一剂泻即少止，二剂而热渴俱除，再二剂而咳嗽全瘥矣。

廉按：肺与大肠相表里，肺热无处可宣，即奔大肠，此为顺传，每见食入则不待运化而直出，食不入则肠中之垢污亦随气奔而出，是以泻利无休也。此案悉遵喻法，以润肺之药兼润其肠，则源流俱清。连投四剂，身热咳嗽泄泻一齐俱止，可为治燥咳兼泻之特效新法。

秋燥泄泻案（内科）

萧琢如（住湘乡水口山矿局）

病者 黄君，年三十岁，住本乡。

病名 秋燥泄泻。

原因 秋病燥泄，日数十度，身热微咳。以粗阅医书，初服消散药，不应。继进疏利，亦不应。易以温补升提，病势愈剧，特来延诊。

症候 形容惨晦，焦急不堪，舌苔淡白而薄，杂露红点。

诊断 脉浮而虚。余曰：此等症候，从前名家，惟喻嘉言知之，有案可稽。若时医则无从问津，服药不对，宜其愈治愈乖也。

疗法 仿喻治吴吉长乃室救误之方，病者犹疑信参半，乃命家人就邻舍取喻氏书，请为指示。余为检出受阅，并告以屡试屡验，切勿疑阻自误。

处方 陈阿胶三钱，烊冲　生桑皮五钱　地骨皮五钱　苦桔梗钱半　青子芩二钱　生甘草一钱

效果 连服七剂，平复如初。

廉按：肺为时令燥气所伤，初但身热微咳，消散疏利，劫伤肺气，已为非法，温补升提，更谬，反使肺气闭锢，则肺中之燥热无处可宣，势必下移于大肠，肠胃之津液随泻而泄，故形容惨晦，焦急不堪。今以清金润燥之剂洁流清源，上下兼治，不止泻而泻反自止。方从喻案脱化而来，故前哲验案，不可不悉心研究也。

秋燥化痢案（内科）

何拯华（绍兴同善局）

病者 赵君，年三十四岁，业商，住华舍。

病名 秋燥化痢。

原因 素禀阴亏，夏月炎蒸，液为暗耗，里气已燥，适逢秋燥司令，以燥感燥，下侵于腹，初则燥泻，继变燥痢。

症候 下痢赤白，昼夜二十余次，肠中切痛，痛而后行，里急后重，艰涩不通，行后稍止，气机终觉不利，身体燠燥，口涩咽干。

诊断 脉右沉弦细涩，左浮涩沉数，舌干红，苔薄白少津。此石芾南所谓肺燥直逼大肠，而成肠澼。燥郁气机，则肠垢下而色白，燥伤血络，则血渗大肠而色红也。

疗法 下燥治血，故重用地、芍、胶、黄，大剂养营滋燥为君，瓜蒌滑利气机为臣，佐以桔梗开提肺气，宣其壅而举其陷，使以甘草，扶助白芍缓其急以止其痛。

处方 细生地六钱　生白芍一两　陈阿胶二钱，烊冲　瓜蒌仁五钱，炒香　白桔梗钱半生甘草一钱　鸡子黄两枚，煎汤代水

次诊 下痢次数渐减，惟少腹切痛，心烦口燥，夜甚不寐，脉同前，舌稍润，防有糟粕结为燥粪。用加味雪羹煎滋阴润燥，兼清余积。

次方 陈阿胶三钱，烊冲　生白芍一两　生甘草一钱　净楂肉二钱　荠菜干五钱
先用淡海蜇四两、大地栗四枚，煎汤代水。

三诊 连投两剂，果下燥粪六七枚，下痢十减六七，肠中切痛渐减。惟身体因病羸弱，自觉气虚下陷，小溲短赤且少，甚至点滴而来，脉象渐转流利，沉细数而不弦涩，舌红转润。当于滋阴清燥药中，特加潞党参以助其生机，取其性平而润，于燥痢尤相宜也。用天水涤肠汤加石斛、茅根。

三方 淮山药六钱，生打　生白芍六钱　鲜石斛四钱　天水散三钱，荷叶包煎　潞党参三钱白头翁三钱
先用鲜茅根二两去皮，煎汤代水。

四诊 腹痛已止，痢亦见愈，小溲畅利，胃气渐动，夜能安寐，脉尚微数。原方去白头翁、天水散，加细生地四钱，原麦冬二钱。

效果 连投四剂，病愈十之八九，嘱其用北沙参四钱，光燕条一钱，奎冰糖三钱，每日一服，调养旬余而瘥。

廉按：舒驰远曰：痢之为病，其纲凡四：曰陷邪，曰秋燥，曰时毒，曰滑脱。四者痢门之大纲也。若秋燥化痢，肺气为燥气壅遏，陷入腹中，搏结作痛，故但清其

燥，无所往而不得之矣。石芾南曰：习俗遇有肠澼，不辨燥湿，辄用败毒散升阳，芍药汤通里。其在风湿致痢，用败毒散升阳转气，逆流挽舟，自可获效。湿热致痢，用芍药汤酸苦泄热，苦辛通降，亦可获效。若是燥邪，治以辛燥苦燥，必致伤及血液，剥尽肠膏而毙。此案前后三方，一以滋燥养营为主，随症加减，竟收全功，可为深得舒石两家之心传矣。

秋燥呃逆案（内科）

袁桂生（住镇江京口）

病者 李善门，年四十余，住城内磨刀巷。

病名 秋燥呃逆。

原因 先是李君病，经某医屡用汗药，微有呃逆。嗣又改延某医诊治，断为湿温病，用大承气汤。云非下则呃不能止，病家信之。讵知承气汤服后，不惟呃逆加甚，且不能坐不能言矣。

症候 呃逆不止，声震床帐。

诊断 按其脉尚有胃气，视其舌质焦燥无津。此肺胃津液因误下而大伤也。

疗法 甘凉轻降，非专为治呃也，不过以其津枯气弱，命在垂危，姑以此药救其津液耳。

处方 北沙参三钱 原麦冬三钱 生玉竹三钱 鲜石斛三钱 干地黄三钱 川贝母钱半 清炙草一钱 湘莲肉十粒

次诊 此药服后，安睡两小时，呃声顿止，特醒后则呃又作。予因戒其家人，今日之药服后，宜任其熟睡，不可频频呼唤，扰其元神，俟其自醒则自然不呃矣。

次方 北沙参三钱 原麦冬三钱 生玉竹三钱 鲜石斛三钱 淡竹茹二钱 干地黄三钱 川贝母钱半 清炙草一钱 湘莲肉十粒 枇杷叶五钱,炒香

效果 第三日复诊，果如予言，呃全止，且能进粥矣。惟神气呆滞，状若痴愚，其家甚以为忧，且恐予药之误。予曰：无恐也。再过半月，即不痴矣。因以六君子汤

养胃汤出入，培养胃气，接服数日而起。

说明 据近世生理学家谓：呃逆由于横膈膜之痉挛，麦冬、地黄为补液制痉之圣药，故能止呃，特未见前人发明及此。惟痰滞壅阻人实证之呃，则当先豁其痰，未可骤用此药也。

廉按： 呃逆一证，有因热因寒，因痰因食，因瘀血，因大虚之不同，须以别症相参施治。如因胃中痰饮所阻气逆而呃者，二陈汤加旋覆、代赭石治之；若因胃中饮食所阻气逆而呃者，沉、砂、枳、橘、青皮、槟榔之属；若因胃中实热失下而呃，大便不通，脉来有力者，当用承气汤下之；若因胃中热瘀而呃者，犀角地黄汤加降香、郁金、桃仁、羚羊角之属；如阴寒伤胃而呃，或冷气逆上者，丁香、柿蒂、沉、砂、吴茱萸之属，甚者加桂、附，挟虚者再加人参；若因吐下后，及久病产后，老人虚人，阴气大亏，阳气暴逆，自脐下直冲至胸嗌间而呃者，最凶之兆；在热病中，大概属实热者居多，或清或下，随宜用药。凡呃声轻者不治。《经》曰：病深者，其声哕是也。此案用生地、麦冬，推为治燥证呃逆之特效药，可谓新发明矣。然予鉴别其方药，初方一派甘润，呃暂止而复作，次方加竹茹、枇杷叶清降止呃，二剂后呃乃全止。由是观之，则胸膈膜因燥而痉挛，必甘润与清降并用，始奏全功也明矣。

肺燥脾湿案（内科）

何拯华（绍兴同善局）

病者 罗守谦，年三十八岁，业商，住偏门外徐山村。

病名 肺燥脾湿。

原因 凉燥外搏，暑湿内伏，时至深秋而晚发。

症候 一起即洒淅恶寒，寒已发热，鼻唇先干，咽喉燥痛，气逆干咳，肢懈身疼，胸胁串疼，脘腹灼热，便泄不爽，溺短赤热。

诊断 脉右浮涩，关尺弦滞，舌苔粗如积粉，两边白滑。此喻嘉言所谓秋伤燥湿，乃肺燥脾湿之候，即俗称燥包湿，湿遏热伏是也。

疗法 先与苦温发表，轻清化气，葱豉桔梗汤加减，辛润利肺以宣上，使上焦得宣，气化湿开。

处方 光杏仁三钱　苦桔梗一钱　前胡钱半　紫菀三钱　鲜葱白四枚　牛蒡子钱半,杵　苏薄荷一钱　炙甘草五分　瓜蒌皮二钱　淡香豉三钱

次诊 连进苦温辛润，开达气机，周身津津微汗，恶寒胸胁痛除。惟灼热口渴，心烦恶热，咳痰稠黏，便溏溺赤，脉转洪数，舌苔粗糙，此凉燥外解，湿开热透之候。法当芳透清化，吴氏三仁汤加减。

次方 光杏仁三钱　牛蒡子钱半,杵　丝通草一钱　淡竹叶二钱　焦栀皮二钱　生苡仁三钱　青连翘三钱　香连丸一钱　拌飞滑石五钱　瓜蒌皮二钱

先用活水芦笋二两、灯心五分、北细辛二分、煎汤代水。

三诊 两进芳透清化，胸背头项，红疹白㾦齐发，心烦恶热渐减。惟仍咳稠痰，口仍燥渴，腹尚灼热，大便反秘，溺仍赤涩，脉转沉数，舌赤苔黄而糙，此下焦湿热伏邪，依附糟粕而胶结也。治以苦辛通降，宣白承气汤加减，使伏邪从大便而解。

三方 生石膏四钱,打　光杏仁四钱　小枳实钱半　鲜石菖蒲汁一小匙,冲　生川军二钱　瓜蒌仁五钱,杵　汉木通一钱　广郁金汁两小匙,冲

四诊 一剂而大便先燥后溏，色如红酱，二剂而燥渴腹热均轻，舌苔黄糙大退，脉转软而小数，此伏邪渐从大便下泄也。下虽不净，姑复其阴，叶氏养胃汤加减以消息之。

四方 北沙参二钱　鲜生地汁两瓢,冲　鲜石斛钱半　原麦冬一钱　雅梨肉汁两瓢,冲　建兰叶三片,切寸,后入

五诊 咳嗽大减，稠痰亦少，溺涩渐利，大便复秘，频转极臭矢气，腹热如前，脉仍小数，按之坚实，此浊热黏腻之伏邪尚多，与肠中糟粕相拎，必俟宿垢下至四五次，叠解色如红酱极其臭秽之溏粪而伏邪始尽，姑用缓下法以追逐之。

五方 野菱白根一两　童桑枝一两

煎汤送陆氏润字丸，每吞钱半，上下午及晚间，各服一次。

六诊 据述每服一次丸药，大便一次，色如红酱而秽，然不甚多，便至四次色转酱黄，五次色转老黄，六次色转淡黄，腹热已除，胃亦思食，诊脉软而不数，舌转嫩

红，扪之微干，此胃肠津液两亏也。与七鲜育阴汤以善后。

六方 鲜生地五钱　鲜石斛四钱　鲜茅根一两　鲜枇杷叶五钱，炒香

四味煎汤，临服冲入鲜稻穗露、蔗浆、梨汁各两瓢。

效果 连进四剂，胃纳大增，津液精神复旧。后用燕窝冰糖汤，调理旬余而瘥。

廉按：秋日暑湿踞于内，新凉燥气加于外，燥湿兼至，最难界限清楚，稍不确当，其败坏不可胜言。盖燥有寒化热化，先将暑湿燥分开，再将寒热辨明，自有准的。此案先用苦温发表，辛润宣上，以解凉燥外搏之新邪，俟凉燥外解，湿开热透，然后肃清其伏热，或用芳透清化，或用缓下清利，必俟伏邪去净，津液两亏，改用增液育阴以善后。先后六方，层次颇清，为治燥夹伏暑之正法。

燥痉案（儿科）

张锡纯（住天津）

病者 陈秀山之幼子，年三岁，住奉天小西边门外。

病名 燥痉。

原因 外感燥热而发。

症候 周身壮热，四肢拘挛，有抽掣之状，渴嗜饮水，大便干燥。

诊断 婴儿脉不足凭，当舍脉从症，知系燥热引动其肝经风火，上冲脑部，致脑气筋妄行，失其主宰之常也。

疗法 直清阳明为主，佐以熄风舒筋。

处方 生石膏一两　生甘草一钱　薄荷叶一钱　全蜈蚣二条　肥知母三钱　生粳米二钱
钩藤钩三钱

煎汤一钟，分两次温饮下。

效果 一剂而抽掣止，拘挛舒。遂去蜈蚣，又服一剂，热亦退净而愈。

廉按：《内经》谓："阳明之上，燥气治之。"故凡燥热致痉，即《伤寒论》阳明热盛，习习风动之候。此案直清阳明为主，佐以熄风舒筋，却是正治。惟蜈蚣性

温微毒，病家每不敢服，然据张氏《药学讲义》云：蜈蚣性有微毒，而转善解毒。凡一切疮疡诸毒皆能消之，其性尤善搜风，内治肝风萌动，癫眩晕，抽掣瘛疭，小儿脐风；外治经络中风，口眼歪斜，手足麻木。用时宜带头足，去之则减力，且其性原无大毒，故不妨全用也。

燥痉案（儿科）

张锡纯（住天津）

病者　那姓乳子，生月余，住奉天北陵旁。

病名　燥痉。

原因　闻邻家艾姓幼子前有抽风，经愚治愈，遂抱之来院求治。

症候　周身壮热抽掣，两日之间，不食乳，不啼哭，奄奄一息。

诊断　指纹不足凭，但凭现症。知系燥热动风，上激脑筋，卒发痉厥之危候也。

疗法　辛凉复甘寒法，为其系婴孩，拟用前白虎汤方减半，为其抽掣甚剧，薄荷叶、钩藤钩、全蜈蚣仍旧，又加全蝎。

处方　生石膏五钱，杵　肥知母钱半　生甘草五分　生粳米三十粒　薄荷叶一钱　钩藤钩三钱　全蜈蚣二钱　制全蝎三个

煎药一钟，不分次数，徐徐温灌之。

效果　历十二小时，药灌已，而抽掣愈，食乳知啼哭矣。翌日又为疏散风清热镇肝之药，一剂痉愈。隔两日，其同族又有三岁幼童，其病状与陈姓子相似，即治以陈姓子所服药，亦一剂而愈。

廉按：乳子燥热动风，每多发痉。此案辛凉复甘寒法，却为清热润燥熄风镇痉之正治。惟全蝎与蜈蚣并用，病家多畏不敢服。然据张氏《药学讲义》云：蝎子色青味咸（本无咸味，因皆腌以盐水故咸），性微温，其腹有小黄点两行，数皆八，始可入药。夫青者木色，八者木数，原具厥阴风木之气化，故善入肝经，搜风发汗，治痉痫抽掣，中风口眼歪斜，或周身麻痹，其性虽毒，转善解毒，消除一切疮疡，为蜈蚣之

伍药，其力相得益彰也。

燥痉昏厥案（产科）

沈奉江（住无锡）

病者　陈姓媳，年二十余，住北门贝巷。

病名　燥痉昏厥。

原因　怀妊足月，腹中素有伏热，因感秋令温燥，陡然病剧，午前特来邀诊。

症候　头面四肢浮肿，两目陡然失明。继以痉厥，痰涎上涌，面色青惨，目珠直视，唇紫口噤，手足鼓动不止，神识昏糊。

诊断　脉伏身冷，舌红兼紫。此热深厥深，燥热引动肝火，风自火生，挟痰刺激神经，恐其胎元不保。

疗法　清热熄风，潜阳涤痰，以急救之。

处方　羚羊角四分　珍珠母二两，生打　滁菊花三钱　川贝母三钱，去心，擘　双钩藤三钱　石决明二两，生打　制胆星七分　淡竹沥四两

晚间，再服猴枣一分、月石三分、郁金三分、羚羊角三分，共研细末，用竹沥二两调服。

次诊　明晨复诊，风痉已定，神识时糊时清，牙关时开时闭，腹中大痛，恐其即产，而羚羊角凉肝之药不合，惟濂珠虽寒，书有下死胎胞衣之说，故可用之。

次方　濂珠三分　川贝母三分　天竺黄三分　制胆星三分

共研细末，用双钩藤、淡竹茹各三钱，泡汤调服。

三诊　服后神识已清，神倦嗜卧，呼吸有度，两脉起而不伏，腹痛亦止。惟舌红唇燥，两颧转赤，显然阳明之燥热也。治以清润泄热，兼佐熄风。

三方　小川连五分　青子芩钱半　川贝母三钱　水芦根七钱　黄杨脑七个　青连翘三钱　肥知母三钱　竹卷心三十支　鲜茅根七钱　双钩藤三钱

四诊　明日复诊，腹中又痛，胎儿下堕，已经腐烂，而邪热未清，瘀不得下。改

用通瘀以泄浊。

四方 苏丹参二钱　川郁金二钱，打　当归尾钱半　桃仁泥二钱　泽兰叶二钱　炒川贝一钱　芫蔚子三钱　藏红花五分　西血珀五分，入煎，取气而不取味　清童便一小杯，冲服

五诊 明日又去诊视，瘀行不多，脉右数而左郁，舌苔深绛，面色仍红，微热不扬，咳不畅达，口渴咽干。用泄肺去瘀法。

五方 枇杷叶五钱　芫蔚子二钱　广郁金三钱，打　炒蒌皮三钱　川贝母三钱　苏丹参三钱　桃仁泥二钱　炒牛蒡钱半　焦山楂二钱　制僵蚕钱半　光杏仁二钱

六诊 服后咳止，瘀血盛下，大便干结。治以通瘀润肠。

六方 苏丹参三钱　生川甲三钱　桃仁泥二钱　炒山楂二钱　泽兰叶三钱　广郁金三钱　广橘络一钱　炒麻仁三钱　全瓜蒌四钱，杵

益母草一两，煎汤代水。

效果 服二剂，诸恙皆平，能饮稀粥，调理数日而愈。

廉按：此由燥热动风，风火挟痰，刺激脑筋，陡发神经病状，即产科书中之子痫症也。就予所验，凡临产发子痫者，势轻而缓，母子均可两全。若势急而重，胎儿固多抽坏，其胎多腐，即产母寿亦立倾。幸而对症发药，急救得法，胎虽不保，母得幸全，似此佳案，可谓后学师范。

燥痉昏厥案（儿科）

何拯华（绍兴同善局）

病者 金阿生，年三岁，住绍城市门阁。

病名 燥痉昏厥。

原因 素因胎热，现因秋令久晴，新感燥热而发。

症候 头痛身热，唇焦齿干，神烦惊啼，继则脊强肢瘛，气升痰壅，甚则昏厥。

诊断 指纹青紫，直窜命关，舌干苔焦。此吴鞠通所谓燥气化火，消烁津液，亦能致痉也。

疗法 首当清热熄风，故以翘、竹、桑、菊、钩藤为君，其次润燥舒筋，故以鲜地、玄参为臣，木瓜为使。然痉厥兼臻，肝风挟痰，直冲神经，故佐以至宝丹之开窍清神，以定昏厥也。

处方 青连翘一钱　冬桑叶一钱　双钩藤二钱　鲜生地钱半　鲜竹叶一钱　滁菊花一钱　宣木瓜七分　乌玄参钱半

局方至宝丹一粒，研细，药汤调下。

次诊 神气虽清，常欲烦躁，肢瘈虽静，尚多痰喘，时而鼻煽，时而惊啼，此皆燥火烁肺，肺气欲痹之危候。急宜五汁饮调猴枣，以润降之。

次方 生莱菔汁一瓢　荸荠汁半瓢　杏仁精十滴　鲜雅梨汁一瓢　淡竹沥一瓢　真猴枣一分

上用五汁饮，重汤炖温，调下猴枣，缓缓与服。

三诊 痰喘已平，咳逆大减，惟昏昏欲睡，懒于语言，气怯神弱，身不转动，幸而指纹已隐，燥去津回。用樊氏五汁饮，甘润育阴，和中养胃，复其神气以善后。

三方 鲜石斛二钱　鲜生地汁两瓢　鲜梨汁两瓢　青蔗浆两瓢　生藕汁一瓢　佛手花一分

先将鲜石斛煎百余沸，滤取清汁一杯，再将鲜生地等四汁，煎十余沸，冲入佛手花，乘热即服。

效果 调养四日，诸症悉平，胃动纳谷而痊。

廉按：燥与火不同，火为实证，热盛阳亢，身热多汗，法宜苦寒夺其实而泻其热；燥为虚证，阴亏失润，肌肤燥燥，法宜甘寒养其阴而润其燥。此案燥热发痉，痉而兼厥，病势不可谓不急矣。幸而初次两方，清凉甘润，对症发药，药用当而效捷，故能转危为安。

第六卷　火淫病案

温病案（内科）

袁桂生（住镇江京口）

病者　史汉泉君，年约三十余岁，住本镇。

病名　温病。

原因　庚戌四月，吸受温热，病已多日，病家出前医之方示予，盖皆不出银翘散、三仁汤、增液汤之范围，病势日渐增剧。

症候　昏沉不语，面垢目赤，鼻孔如烟煤，壮热烁手，汗渍渍然，手臂搐搦，溲赤。

诊断　两手脉数疾，舌苔黑燥。问不能言几日矣？曰：昨犹谵语，今始不能言，然大声唤之，犹瞠目视人。问近日大便通否？曰：始病曾泄泻，今不大便已三日矣。予谓：此热病未用清药，阳明热极，胃家实之病也，非下不可。

疗法　与调胃承气汤合三黄石膏汤加味。

处方　生锦纹三钱　元明粉三钱　炙甘草八分　瓜蒌仁四钱　焦山栀三钱　黑犀角一钱　淡黄芩二钱　小川连一钱　生川柏一钱　生石膏一两

次诊　接服两剂，竟未得下，惟矢气极臭，溲色若血，神识较清，而身热舌黑如故。

次方　瓜蒌仁六钱，杵　焦山栀三钱　淡黄芩二钱　小川连一钱　生川柏一钱　黑犀角一钱　生石膏一两，研细　炙甘草八分　鲜生地一两　雅梨汁一两　莱菔汁五钱，同冲

三诊　热减神清，黑苔渐退，脉息亦较平，时吐黏痰，目睛转黄。遂改用小陷胸汤加芦根、菖蒲等芳香清冽之品，以分消膈中痰热。

三方　瓜蒌仁四钱　小川连六分　仙露夏二钱　淡竹茹二钱　冬瓜仁四钱　全青蒿钱半　川贝母二钱，去心　石菖蒲钱半　汉木通一钱

鲜茅根一两，去衣活水芦根二两，以上二味，煎汤代水。

四诊 接服四剂，胸部颈项间遍出白㾦，如水晶珠，腹部腿畔亦发白㾦，于是身热全清，知饥进粥，但精神疲弱耳。

四方 西洋参钱半 原麦冬二钱 鲜石斛三钱 生苡仁三钱 川贝母钱半，去心 淡竹茹二钱 鲜枇杷叶三片，去毛，抽筋

效果 调养数日，始解黑燥屎数次。当时两进大黄而不下者，盖其戚友中有知医者，潜将大黄减去一钱，每剂只用二钱，故但有解毒之功，而无攻下之力，而奏效亦较缓也。然究胜于粗工之滥用硝黄而偾事者矣。

廉按： 此为温病实证，治法初用寒泻，继用清润，终用清养，选药处方，层次一丝不乱，药皆极有力量，似此佳案，堪为后学之师范。

温病案（内科）

袁桂生（住镇江京口）

病者 袁尧宽君，忘其年，住本镇。

病名 温病。

原因 庚戌四月患温病，初由章绥卿君诊治，服药数剂，病未大减。嗣章君往江北放赈，转荐予治。

症候 壮热谵语，见人则笑，口渴溲赤，体胖多湿，每日只能进薄粥汤少许。

诊断 脉息滑数，右部尤甚，舌苔黄薄，而干燥无津。盖温病也。热邪蕴伏日久，蓄之久而发之暴，故病情危重若是。

疗法 当以解热为主，而佐以豁痰润燥，方用三黄石膏汤合小陷胸汤加减。

处方 青子芩二钱 小川连一钱 生川柏一钱 生石膏一两，研细 焦栀子三钱 瓜蒌仁四钱，杵 细芽茶一撮 川贝母三钱 青连翘三钱 全青蒿二钱 梨头汁一两，冲

次诊 接服二日，热未大退，至第三剂后，乃作战汗而解。但余热未清，复以前方去石膏、芩、连、瓜蒌等品。

次方 焦栀子三钱　青连翘三钱　全青蒿二钱　川贝母三钱　细芽茶一撮　生川柏一钱　生苡仁三钱　天花粉三钱　北沙参三钱　飞滑石六钱,包煎　活水芦根二两　雅梨汁一两,冲

效果 连服数剂，清化余邪，热清胃健而瘥。

说明 凡温病之解，多从战汗，刘河间、吴又可发之于前，叶天士、王九峰畅之于后。证以予所经历，洵精确不易之学说也。盖前人于此，皆从经验中得来，惟必俟服药多剂始能奏功，而作汗之时，必先战栗，其状可骇，医家当此，何可无定识定力耶。

廉按：伏气温病，其邪始终在气分流连者，多从战汗而解。若在血分盘踞者，或从疹㾦而解，或从疮疡而解。惟将欲战汗之时，其人或四肢厥冷，或爪甲青紫，脉象忽然双伏，或单伏，此时非但病家彷徨，即医家每为病所欺，无所措手矣。且汗解之后，胃气空虚，当肤冷一昼夜，待气还自温暖如常矣。盖战汗而解，邪退正虚，阳从汗泄，故肤渐冷，未必即成脱证。此时宜令病者安舒静卧，以养阳气来复，旁人切勿惊惶，频频呼唤，扰其元神，使其烦躁。但诊其脉，若虚软和缓，虽倦卧不语，汗出肤冷，却非脱症；若脉急疾，躁扰不卧，肤冷汗出，便为气脱之证矣。故医必从几经阅历，乃有定见于平时，始有定识于俄顷。此案大剂清解，竟得热达腠开，邪从战汗而解，尚属温病之实证。若病久胃虚，不能送邪外达，必须补托，而伏邪始从战汗而出者，亦不可不知。昔王九峰治一人，年及中衰，体素羸弱，始得病，不恶寒，惟发热而渴，溲赤不寐，发表消导，汗不出，热不退，延至四十余日，形容枯削，肢体振掉，苔色灰黑，前后大解共三十次，酱黑色，逐次渐淡至于黄，溲亦浑黄不赤，昼夜进数十粒薄粥四五次，夜来倏寐倏醒，力不能转侧，言不足以听，脉微数，按之不鼓，用扶阴敛气、辅正驱邪法，以生地、人参、麦冬、五味、当归、茯神、枣仁、远志、芦根为剂，服后竟得战汗。寒战逾时，厥回身热，汗出如浴，从朝至暮，寝汗不收，鼻息几无，真元几脱。王仍以前方连进二服，汗收症退，调理而安。

温病案（内科）

周小农（住无锡）

病者　陈席珍，年六十余，住无锡。

病名　温病。

原因　素体液亏无苔，花甲之年，倒账折阅，郁气不舒，肝失调畅为内因，丙午夏病温为外因。

症候　身热自汗，渴不恶寒，神烦恶热，时时懊憹。

诊断　脉左小数，右洪搏数，舌红而绛。遂断为温邪郁火交蒸，最防热盛动风，骤变痉厥。

疗法　用栀、翘、芦、竹、知、茹、郁、桔急疏清解为君，兼顾胃津，花粉、石斛以佐之。

处方　黑山栀三钱　青连翘三钱　广郁金三钱，生打　桔梗一钱　淡竹茹三钱　天花粉三钱　肥知母四钱　鲜石斛三钱

先用活水芦根二两、鲜淡竹叶四钱，煎汤代水。

复诊　病势不衰，陈素信乩方，云：年周花甲，元阳大亏，若再投凉剂，必致生机骤绝。乩示附子理中汤，高丽参、炮姜、附子均重用，陈不敢服。至三候遍发黑紫癍，大显温热明证，热恋阴伤，舌至绛紫而干。始同意复诊，因议大剂化癍，双清气营。

复方　生石膏一两，研细　肥知母五钱　生甘草八分　生粳米三钱，荷叶包　玄参五钱　犀角粉一钱，药汤调下

效果　继以甘凉频投，如吴氏五汁饮之类，至四候热退净而愈，然亦险矣。噫，治病最虞有人中伤，若假神妄评，更为阴刻也。

廉按：此治伏气温病之正法。凡温病有汗者，清热兼保胃津，当然之理，然犹病势不衰，必须大剂化癍清营，频投甘凉生津，至四候热退而愈。可见伏气温病与新感风温，其病势之轻重，治法之难易，迥不相同，但用银翘桑菊两方者，焉能济事，势

必耽误而贻人夭殃也。噫！

温病案（内科）

张锡纯（住盐山西门内）

病者 王义源之女，年十四五，住盐山城东牛留里。

病名 温病。

原因 仲春中旬，感受春温。医者诊治失宜，迁延十余日，病益增剧，医者诿为不治。

症候 心下胀满甚剧，喘不能卧，自言心中干甚，似难支持，其舌苔白而微黄，小便赤少，大便从前滑泻，此时虽不滑泻，仍每日下行。

诊断 脉搏一呼吸五至，左脉似弦而有力，右脉似大而有力，然皆不堪重按。知其温病之热本不甚剧，因病久真阴亏损，致小便不利，所饮之水停于肠胃则胀满，迫于心下则作喘，其心中干甚，亦真阴亏损之征也。

疗法 当滋其真阴，利其小便，阴足则心不觉干，便利则胀消，而喘亦可定，至于一些温病之余热，亦不治自愈也。

处方 鲜白茅根（去净皮与节间细根剉碎）六两，用水三大碗煎一沸，俟半句钟，视其茅根，若不沉水底，再煎一沸，至茅根皆沉水底，其汤即成。去渣当茶，数次温饮之。

效果 饮茅根汤两日，其病霍然痊愈。盖白茅根凉润滋阴，又善治肾阴有热，小便不利，且具有发表之性，能透温病之热外出，一药而三善备，故单用之而能立建奇功也。然必剖取鲜者用之，且复如此煎法（过煎则性变），方能有效。

廉按：发明茅根功用，较徐洄溪尤为详明。方虽简单，药用周到，可谓温病善后之一种简效法。惟症既喘不得卧，拟仿《外台》法，再加鲜枇杷叶二两，轻降肺气何如？

温病晚发案（内科）

过允文（住宜兴徐舍）

病者 潘伯石令郎，年十四岁，住宜兴南大街。

病名 温病晚发。

原因 素质阴亏，冬伤于寒，潜伏至春未发，夏初乃发。

症候 壮热无汗，神昏谵语，便泄溺赤，舌干懊恼。

诊断 脉浮数沉滑。沉滑为伏温将发，浮数乃邪已外溃，惟时已初交夏令，故断为伏温晚发。

疗法 生津托邪，使邪透汗出为首要。

处方 黑膏一两　前胡二钱　连翘三钱　天冬三钱　薄荷钱半，后入　知母三钱　玄参五钱　赤芍一钱　银花五钱　东垣凉膈散三钱，开水先下

白茅根四两，去心，煎汤代水。

服三剂，接服后方。

二方 淡豆豉拌捣鲜生地二两　知母三钱　前胡二钱　生石膏一两，研细　玄参五钱　鲜竹叶三十片　薄荷头二钱，与石膏同打　天冬五钱　银花五钱

鲜茅根四两去心，煎汤代水。

五剂便泄止而汗不出。接服后方。

三方 冬桑叶二钱　川贝母三钱　川石斛三钱　前胡二钱　鲜枇杷叶五片，刷净　北沙参三钱　苏薄荷钱半　蔻仁五分，同打，后入　豆豉五钱　旋覆花钱半，包煎

白茅根四两，去心，煎汤代水。

效果 服三剂，得战汗而解。

廉按：前后三方，均属生津托邪法，于伏气温病大致亦合。拟去凉膈散，再加活水芦笋之清透，则见效当更速矣。

温病发瘢案（内科）

袁桂生（住镇江京口）

病者 潘君，年约三十岁，住本镇德兴衣庄内。

病名 温病发瘢。

原因 暮春伏气内发，新凉外束，然当时尚未现有热证。

症候 发热恶寒，头疼身痛，胸闷不思饮食，握其手臂，其热烁手。

诊断 脉右浮滑，左弦紧，舌边尖红，苔薄白滑。知其病重，非寻常之感冒也。

疗法 姑以葱豉汤合二陈汤加蒡、翘、枳、桔等，先行疏解新邪。

处方 鲜葱白三枚　淡香豉三钱　仙半夏钱半　广橘红一钱　生枳壳钱半　苦桔梗一钱　青连翘三钱　炒牛蒡二钱

次诊 服后恶寒退，而心烦不得寐，胸闷作恶，脉滑舌燥，数日不大便。踌躇久之，乃毅然以大柴胡汤，重用大黄急下之。

次方 川柴胡一钱　淡黄芩钱半　仙半夏二钱　小枳实二钱　生锦纹三钱　生白芍二钱　鲜生姜二片　大红枣二枚

三诊 服后下稀粪水五六次，前症尽退，但不思食而已。越两日，复发热谵语，烦躁不宁，舌苔黄，脉滑，唇红，口内破裂，大便溏。复以小陷胸汤加大黄下之。

三方 瓜蒌仁四钱，杵　小川连六分　仙半夏二钱　生锦纹三钱

四诊 翌日复诊，则胸部脊背手臂等处均发现瘢疹，其色红赤，烦躁定，神识清，咳嗽多痰，舌苔黄燥，大便溏泻，脉不数。遂改用小陷胸汤去半夏，加贝母等平剂以治之。

四方 瓜蒌仁四钱，杵　小川连六分　川贝母二钱，去心　白知母三钱

五诊 接服两日，赤瘢发现愈多，手足胸背均满布，而脊背中尤为稠密，其色红赤鲜明，言语时清时乱，目赤唇红，兼有呃逆。仍以原方接服一剂，以觇进退。

六诊 讵次日复诊，则神昏不能识人，谵语呃逆，舌苔黑燥，脉息滑数，头汗出时，或手动唇动，盖伏热尚重，病势正在凶猛之时。仍当清凉攻下，双方并进，庶足

以杀其凶猛之势。幸病家坚信不疑，得以放手用药，乃以白虎、小承气、小陷胸三方合用，去厚朴，加梨汁以清降之。

六方 生石膏一两，研细　肥知母四钱　生粳米一撮　生甘草五分　生锦纹三钱　小枳实二钱　瓜蒌仁四钱，杵　仙半夏二钱　小川连六分　雅梨汁一两，分冲

效果 此药服后，神气转清，呃逆谵语亦渐定。遂以前方去大黄、石膏，接服三剂，病大退。乃以清凉和平之方，调理半月而瘳。

说明 大凡温病之重者，多从瘀解，而尤必借大黄之力，盖腑气通则伏邪始能外发也。

廉按：伏温之邪由春夏温热之气蒸动而出，此其常也。亦有当春夏之间感冒风寒，邪郁营卫而为寒热，因寒热而引动伏气，初起一二日，第见新感之象，意其一汗即解，乃得汗后，表证略减而里热转甚，昧者眩其病状，几若无可把握，不知此新邪引动伏邪之证，随时皆有，治之者须审其伏邪与新感孰轻孰重。若新感重者，先撤新邪，兼顾伏邪，伏邪重者，则专治伏邪，而新感自解。若中焦挟有形食积浊痰，则邪热蒸蕴，每每乘机入胃，热结于中，而为可攻之症。盖胃为五脏六腑之海，位居中焦，最善容纳，邪热入胃，则不复他传，故温热病热结胃腑，得攻下而解者，十居六七。陆九芝谓：温病热自内燔，其最重者只有阳明经腑两证，经证用白虎汤，腑证用承气汤，有此两法，无不可治之温病矣。其意专重阳明，若温病决不涉及别经者，其言亦未免太偏。总之温病邪热蒸郁，入于阳明者居多，热在于经，犹属无形之热，其证烦渴多汗，狂谵脉洪，此白虎证也；若热结于腑，则齿垢，唇焦，晡热，舌苔焦黄，神昏谵语，脉沉实，此承气证也。只要认证清楚，确系热在于胃，则白虎承气，依法投之，可以取效反掌，切勿因疑生怯，反致因循贻误也。即温病发瘀之际，用清营透络，解毒化瘀，而瘀仍不透，往往用攻下逐毒，腑气一通，而瘀始大透。伏邪从瘀而解者，亦常见之。此案初用《肘后》葱豉汤加味，辛散发表，使新感先从外解，继即审定温病实证，叠用寒泻，直攻胃结，逐次发瘀，而伏邪始得肃清，所用药品皆用汉方以奏效，学古有获，确是佳案。

温病发瘢案（妇科）

严绍岐（住绍兴昌安门外官塘桥）

病者 王氏妇，年三十余，住昌安门外。

病名 温病发瘢。

原因 素因血虚肝旺，适五月间病温，五日后始延予诊。

症候 面红热盛，神昏烦躁，口虽干，不喜饮，间有呃逆。

诊断 脉沉小数，舌鲜红无苔。予断为邪在血分，将发瘢也。

疗法 以犀、羚、生地、大青清营透瘢为君，桑、丹、芦、竹、杷叶宣络达邪为臣，佐二蒂以止呃也。

处方 犀角片五分，先煎　鲜生地八钱　冬桑叶二钱　鲜竹茹三钱　羚角片一钱，先煎　鲜大青五钱　丹皮钱半　真柿蒂三十个

先用鲜水芦根一两、青箬蒂十个、鲜枇杷叶一两，去毛，抽筋、鲜竹叶心四钱，四味煎汤代水。

效果 两剂瘢出神清，呃除身凉。继以鲜石斛三钱、鲜生地五钱、甜梨肉一两、青甘蔗一两、佛手片一钱、金橘两枚，养胃阴而醒胃气，三服即胃动而痊。

廉按： 血分病温瘢未出而神昏呃逆，病势已危，犀羚五鲜汤加味虽属正治，然近今犀羚价昂，贫者不易购服，可用生玳瑁三钱、草犀三钱以代犀角，羖羊角一钱（俗称黑羚羊）以代羚角，功用亦大致相同，请医者一试便知，当信迂叟之言，非妄谈以欺同道也。

肾虚温病案（内科）

张锡纯（住盐山西门内）

病者 高姓，年二十五六岁，业农，住盐山城东北张马村。

病名 肾虚温病。

原因 仲夏初旬，麦秋将至，远出办事，又欲急回收麦，长途趋行烈日之中，辛苦殊甚，因得温病。其叔高鲁轩，及其表叔毛仙阁皆医士，又皆善治温病，二人共治旬日无效。盖因其劳力过甚，体虚不能托病外出也。

症候 愚诊视时，其两目清白，竟无所见，两手循衣摸床，乱动不休，语无伦，分毫不省人事，其大便从前滑泻，此时虽不滑泻，每日仍溏便一两次。

诊断 脉象浮而无力，右寸之浮尤甚，两尺按之即无，一分钟数至一百二十至，舌苔薄黄，中心干而微黑。细思此症，其两目清白无见者，肾阴将竭也，其两手乱动不休者，肝风已动也，病势至此，危险已至极点。幸喜脉浮为病还太阳，右寸浮尤甚，有将汗之势。其所以将汗而不汗者，人身之有汗如天地之有雨，天地阴阳和而后雨，人身亦阴阳和而后汗，此症尺脉甚弱，阳升而阴不应，是以不能作汗也。

疗法 此症若欲其出汗，不可分毫用发汗之药，当用大润之品，峻补其真阴，济阴以应其阳，必能自汗，汗解则病愈矣。

处方 大怀熟地二两　生怀山药三钱　玄参一两　甘枸杞一两　真阿胶四钱,烊冲　甘草三钱

煎汤一大碗，徐徐分数次，温饮下。

效果 上方如法煎服，一日连进二剂，汗出统体而愈。

廉按：《内经》谓：温病虚甚死。此症诚虚极矣。方用大剂滋补，一日两剂，通体汗出而愈，幸哉！亦奇哉！若骤疑其伪，张君为信用卓著之名医，著有《衷中参西录》三集行世，非闭门造车、出门合辙者比。若竟信其真，则阴竭动风，往往一厥即脱，迫不及救。即使因病致虚，虚属骤变，药虽对症，恐无如此速愈之理。惟方药极有力量，爰为选录，以待后来之实验。

产后温病案（妇科）

严绍岐（住绍兴昌安门外官塘桥）

病者　张氏妇，年三十二岁，住鲍渎。

病名　产后温病。

原因　时交暮春，产后三日，自服生化汤，腹痛除而恶露行，伏温遂乘机外溃。

症候　一起即身灼热，汗自出，不恶寒，反恶热，咳嗽气逆，渴喜凉饮。

诊断　脉右浮滑，左小数，舌红苔黄薄腻。据证参脉，此产后伏温，从血分转出气分也。前哲石顽老人虽云：凡遇胎前产后所患，不拘何病，总以胎产为本，以病为标，若产后当理血分，然亦当随机应变。余遂断之曰，此伏热证，虽在产后，亦当轻清透达为首要。

疗法　以桑、杏、甘、桔轻宣其肺为君，茅根、青篛清透其伏热为臣，生地、白薇凉其血为佐，赤芍、丹参通其血为使，遵《内经》急则治标之法。

处方　冬桑叶二钱　白桔梗一钱　光杏仁三钱　青篛叶三钱，切寸　赤芍钱半　根生地四钱　生炙甘草各三分　东白薇三钱　苏丹参三钱　鲜茅根五钱，去皮

效果　两剂即灼热咳逆大减，原方去桑、桔，加鲜斛、归身养胃和营，再进三剂，诸疴尽却，胃能纳谷而痊。

廉按：胎前宜凉，产后宜温，虽皆熟在人口，然亦一偏之见，总要查悉原因，辨明症候为第一。前哲徐洄溪曰：近人有胎前宜凉之说，颇为近理。至于产后则阴血尽脱，孤阳独立，脏腑如焚，经脉如沸，故仲景专以养血消瘀为主，而石膏、竹茹亦不禁用，余每遵之，无不立效。乃近人造为产后宜温之邪说，以姜、桂为主药。夫果阴阳俱脱，脉迟畏寒，血水淋漓，面青舌白，姜、桂亦有用时。乃血干火燥，纯现热证，亦用热药，则经枯脉绝，顷刻而毙，我见以百计。更有恶露未净，身热气塞，烦躁不寐，心烦腹痛，皆由败血为患，亦用姜、桂助其火而坚其瘀，重则即死，轻则变成蓐劳。造为此等邪说者，九死不足以蔽其辜。由此类推，凡胎前伏温产后陡发，对症用药，虽犀角、石膏亦不必忌，何况其次如此案之轻清透达乎。但方虽清稳，尚属

伏温轻症之疗法，与张氏寿甫之滋阴清胃汤（玄参两半、当归三钱、生白芍四钱、生甘草钱半、鲜茅根二钱），异曲同工。

温病鼻衄案（内科）

王经邦（住天台栅门楼）

病者　李忠荣，年三十余岁，业商，住宁海东路李家庄。

病名　温病鼻衄。

原因　由于阳明郁热，迫血妄行，而上冲于脑，脑通于鼻，故衄。

症候　独热无寒，面赤沸红，衄如涌泉。

诊断　温证如遇脉象洪大浮芤，必发鼻衄。先用解肌清热，可无后患。若用辛温燥湿等物，立时衄血。欲止其血，当用此方为妥，虽有余邪，不致贻害。切不可用参、芪、地、芍等补气敛血滋阴之药，其衄血虽止，恐余邪未清，至后变端百出。亲睹数人，致成不治，皆因余邪未清之故。

疗法　青蒿、竹叶、连翘清其表热，黄连、黄芩、丹皮、山栀清其里热，荷叶凉血而消瘀，木通、茅根驱邪而达下。

处方　青蒿脑二钱　淡竹叶钱半　青连翘钱半　小川连七分　黄芩一钱　粉丹皮二钱　焦山栀二钱　鲜荷叶一钱　汉木通一钱　茅根四十支

效果　一服衄即止，不劳他药而痊。

廉按：温热逆升清窍而衄，其衄后热势必衰，故用清泄之法，亦与前证不同。是方加鲜生地五钱、捣生锦纹五分，效更捷。

温病咯血案（内科）

何绍彭（住永修正街）

病者　淦祖照，年二十余岁，耕种为业，住廖坊区。

病名　温病咯血。

原因　温邪劫伤肺络，咯血已经半月，后因初夏劳力，病乃愈甚。

症候　不时咯血，甚则呕血，身热脘痞。

诊断　舌边尖红，苔薄白，脉浮数微弦。此由邪伤肺络，肺气失于清肃，致阳络伤，血从上溢也。劳力病甚者，有所用力，则气血之行疾，而上涌愈甚也。及失血过多，则虚而生热，是以又有身热脘痞之症也。

疗法　以桑叶、白茅花、苡仁畅肺分之气，百草霜、黑姜、紫菀理肺分之血，皆有宁络之功，生地、芝麻、西参、阿胶补络损以平虚热。

处方　白茅花钱半　冬桑叶钱半　生苡仁三钱　百草霜一钱　黑炮姜二分　鲜生地三钱　黑芝麻钱半　毛西参一钱二分　陈阿胶一钱二分　紫菀钱半

效果　四剂热退血少。于前方去炮姜、桑叶，加生白芍，又六剂而血止。仍于方内去白茅花、百草霜，加霍斛、杞子各一钱，调理而痊。

廉按：咯血较吐血为难治。方用清肺宁络，参以濡血，亦属寻常疗法，妙在白茅花、百草霜二味，气清质轻，善止肺血，炮姜亦反佐得力，使诸药无阴凝之流弊也。

温病兼喉疼案（内科）

张锡纯（住天津）

病者　前察哈尔道尹胡珍簠，年五十四岁，原籍云南，寓天津英租界。

病名　温病兼喉疼。

原因　建筑楼房十余所，自初春开工，一切事务，皆自经管，费心劳神，暗生内热。又日饮牛乳两次作点心，亦能助热。内热上潮，遂觉咽喉不利，至仲秋又感受温病，其咽喉陡然作疼。

症候　表里俱觉发热，咽喉疼痛，妨碍饮食，心中之热，时觉上冲，则咽喉之疼痛益甚，周身疲懒无力，大便干燥。

诊断　脉象浮滑而长，右关尤重按有力，舌上白苔满布。此温病之热已入阳明，与内伤之热相并而为病也。

疗法　此症原初得两日，表证未罢，因内有蕴热，所以阳明之腑热已实，而脉象犹浮，舌苔犹白也。宜用重剂清其胃腑之热，而少佐以解表之品，表解里清，喉疼亦当自愈。

处方　生石膏细末四两，煎汤一大钟，乘热将西药阿斯必林三分弱融化其中服之。因阿斯必林之原质存于杨柳皮液之中，实为辛凉解肌之妙品也。服后若得微汗，诸病自退。

效果　服药后约半点钟，肌肤似欲汗而未能透出，迟一点钟，觉心中之热不复上冲，咽喉疼痛轻减，时在下午一点钟。至晚间临睡时，仍照原方再服一剂，周身皆得透汗，安睡一夜，翌晨诸病若失矣。

廉按：温病兼喉疼，多属胃家燥热上蒸咽喉，故重用善清咽喉之石膏清凉解热，配以阿斯必林者，以其性最善发汗，又善透痧疹，使伏热从表外达也。方法虽新，仍是清凉解热之旧例。

温病兼冲气上冲案（内科）

张锡纯（住天津）

病者　郑伯恕，年五十二岁，奉天裕盛铭印书局经理。

病名　温病兼冲气上冲。

原因　其人素有痰饮，偶有拂意之事，肝火内动，其冲气即挟痰饮上涌，连连呕吐痰水。季春之时，因受感冒成温病，温热内传，触动冲气，又复上冲。

症候 表里壮热，渴嗜饮水，痰水上泛，屡屡咳吐，呃逆哕气，连连不除，两胁作胀，大便三日未行。

诊断 脉象左部弦长，右部洪滑而长，重按皆甚实，舌苔白厚，中心微黄。此温病之热已入阳明之腑，又兼肝火挟冲气上冲也。

疗法 当重用白虎汤以清阳明之热，而以降冲兼镇肝之品辅之。

处方 生石膏三两,研细 生赭石一两,研细 生龙骨八钱 生牡蛎八钱 白知母八钱 生杭芍六钱 清半夏三钱 厚朴钱半 甘草二钱

煎汤三茶钟，分三次温饮下。

效果 将药三次服完后，热退气平，脉亦较前和平。其大便仍未通下，遂将石膏、龙骨、牡蛎各减半，再煎服一剂，大便通下痊愈。

说明 医家用石膏，未有与赭石并用者。即愚生平用石膏，亦未尝与赭石并用，恐其寒凉之性直侵下焦也。然遇有当用之病而用之，则病当之，非人当之。如此症，不重用石膏则阳明之大热不除，不重用赭石则上逆之冲气莫制，此所以并用之而无妨碍也。

廉按：冲属于胃，又隶于肝，凡有痰饮者，每兼肝郁，肝火内动，挟冲气上冲，势必连呕痰水，甚则呃逆噫气，若感温病，其势更甚。此案方用清降潜镇，确是对症发药，案后说明理亦充足。

春温案（内科）

严执中（住泰兴东门外殷家庄）

病者 张东楼之妹，年十九岁，住常州陈巷。

病名 春温。

原因 去岁暮略受寒邪，寒郁化热，至今春复新感风寒而发。前医令服解表药数帖，汗出而热不退。

症候 初病头疼身痛，胸闷食少，口渴引饮，晚间热重，时或呢喃。一星期后，

经行忽停，因而少腹痛，连夜语，咳嗽黏痰，用力而不得出，齿焦舌刺，索茶而不多饮，屈指已廿七日。

诊断 六脉弦数，尺部细候则促。症属春温而邪入阴分，蓄血胞宫也明矣。幸喜二九之年，真阴尚未消烁，如急救得法，犹可转危为安。

疗法 治病必求于本，故重用黑原参、原麦冬、鲜生地、肥知母、粉丹皮滋阴清热为主，川贝母、牛蒡子、广陈皮理气豁痰为辅。又思蓄血下焦，大便燥结，扬汤止沸莫若釜底抽薪，因用桃仁泥、广箱黄前后通行合治，而丹皮佐桃仁，甘草佐大黄，意在一则防缓，一则恐急。余若芦根、茅根、银翘与川贝、牛蒡等，不过邪由外入者，仍使之由外而出，所以吴鞠通、叶天士、陈平伯、王孟英诸先生谓为温邪发表之要药也。

处方 肥知母三钱　川贝母三钱　桃仁泥三钱　生甘草五分　净连翘三钱　黑玄参五钱　粉丹皮三钱　广箱黄三钱　金银花三钱　广陈皮一钱　鲜生地五钱　原麦冬三钱　牛蒡子二钱

鲜芦根三钱、鲜茅根一两去衣，二味先煎代水。

效果 予方一出，当时诸医议论纷纷，谓死期将临，尚用大黄三钱，怂恿病家莫服。予见胶柱派反对，乃大声曰：倘病者服余方而死，余愿出大银百元，为之棺椁丧葬。于是病家使病者连服两煎，果月信复来，腥臭难闻，夜不谵语，日不糊涂，身热亦退，颇思饮食。延余复诊，苔腻黄已化，脉弦数已缓，惟咳嗽稠痰，比前尤多。予乃于前方去大黄、桃仁，加杏仁泥、全瓜蒌，连服四剂而愈。

廉按：病属冲任伏热，桃仁承气加减正合病机，然非素有胆识者，不敢担任。

春温案（内科）

杨燧熙（住镇江西城内）

病者 陈济川，年五十五，镇江商人，住镇江西门城外。

病名 春温。

原因 幼年完婚太早，后伤酒色而患淋浊，服止涩药过早，毒逼于内，致腿缝生鱼口之症数月。显系内因阴虚，外因温邪而发。

症候 头痛恶寒发热，浑身骨疼，大便数日不行，小溲赤，口不渴，腹部拒按，唇齿干燥，咳嗽不爽，脘闷不舒。

诊断 脉浮滑数，两关较大，舌苔淡黄，朱点甚多。脉症合参，断为温病，此《内经》所谓"冬不藏精，春必病温"也。

疗法 先进桑菊饮加减以清热，继投调胃承气汤加味以下积。

处方 霜桑叶三钱　苦桔梗二钱　净连翘二钱　炒黄芩钱半　杭白菊三钱　薄荷叶八分
瓜蒌皮三钱　京赤芍钱半　光杏仁二钱　生甘草五分　大贝母三钱　枇杷叶二钱，去毛筋净

接方 金银花三钱　瓜蒌皮三钱　生甘草一钱　净连翘三钱　生箱黄二钱　黑山栀三钱
川石斛三钱　元明粉钱半，冲服　毛知母钱半　荸荠三枚

效果 初剂热解，二剂便行，三剂即能起立，可吃稀糜饮少许。后以滋养法，调理二三剂而康健。

廉按： 初用辛凉轻剂以宣上，继用苦寒重剂以攻里，此注重肺胃之治法，是得力于《温病条辨》者。

春温案（内科）

陈作仁（住南昌中大街四川会馆）

病者 陈其义，三十六岁，南昌人，住城内。

病名 春温。

原因 失偶续弦，时当客冬，房事过劳，真阴亏损，又兼冬令严寒。《经》云："冬伤于寒，春必病温。"又云："冬不藏精，春必病温。"其斯之谓欤？

症候 初起症似伤寒，惟热多寒少，常有汗出，汗后而热不稍减，且口渴引饮，此与伤寒病状，大不相同。

诊断 两寸脉浮大而数，右寸脉尤洪。脉症合参，断为春温，乃热邪伤阴之候也。

疗法 但春温症而恶寒，微兼表证，不能骤用纯阴之剂，宜仿仲景麻杏甘石汤主之，但麻黄春夏宜慎用，兹以薄荷代麻黄为君，杏仁宣表为臣，石膏质重泻火，气轻解肌为佐，甘草和中为使。但温必有毒，有浊气，加银翘芳香化浊，泄热解毒，以助石膏之清解。

处方 苏薄荷一钱二分　叭嗒杏仁三钱，去皮尖　生石膏八钱，杵　生甘草一钱　净银花三钱　青连翘三钱

效果 此方连进二剂，各症均减过半，惟咳嗽热渴，尚未痊愈。易以桑菊饮加减续进。

冬桑叶三钱　白菊花二钱　苦杏仁二钱，去皮尖　桔梗钱半　贝母钱半　鲜芦根三钱　淡竹叶钱半　苏薄荷四分　生甘草一钱

此方又接进三剂，未七日而各证逐渐就痊矣。

廉按：辨证清切，选药惬当，妙在初起即用荷、杏、石、甘加银翘，而为辛凉之重剂，较吴氏银翘散力量尤大，真得叶氏薪传也。

春温发瘀案（内科）

叶鉴清（住上海）

病者 杨左，年三十余，宁波人。

病名 春温发瘀。

原因 邪陷入胃，化火劫津，致热蒸发瘀。

症候 温邪已逾一候，身不恶寒，蒸蒸发热，瘀如锦纹，头面胸背四肢均有，色尚红活，大渴饮冷，头额汗多，烦躁气闷，甚则神昏谵语，溺赤如血，便闭三日，舌干绛，根苔黑，唇焦，前板齿燥。

诊断 脉来右洪数，左弦数。脉症合参，显是阳明热盛之候，上蒸包络，则时有语，熏蒸肌表，则灼热发瘀，邪势方张，津液已伤，诚恐骤变痉厥，勿谓言之不豫也。

疗法　阳明经腑气血皆热，故用膏、知、地、斛双清气血生津救液为君，大青叶、生草化瘀解毒为臣，竹叶清泄膈上之热，茅根清宣血分之热，玄参专泻浮游之火，味咸色黑，且能养阴，以清心肾之热，合银翘清解为佐使。服一剂。

处方　生石膏二两　鲜生地二两　生甘草一钱　大青叶三钱　大竹叶三钱　连翘四钱　肥知母四钱　鲜石斛八钱　润玄参四钱　金银花四钱　茅根肉五扎，去心衣

二诊　热灼较和，赤瘟更多，昨夜谵语较少，寐亦稍安。醒后烦闷渴饮尚甚，舌根黑苔已化，干绛无津，唇焦便闭，溺赤茎痛，种种火盛劫津之象，未见少减。病已九日，右脉洪数，左脉弦数，仍防昏痉变端。再以大剂生津清热法治。

二方　生石膏二两　鲜生地二两　生甘草一钱　大青叶三钱　净连翘四钱　肥知母三钱　鲜石斛三钱　肥玄参四钱　天花粉四钱　金银花四钱　茅根肉五扎，去心衣　鲜竹叶三钱　黑犀角四分，磨冲

另用鲜石斛三钱，炖汤代茶。

三诊　热势渐减，赤瘟渐淡，有汗津津，谵语已止，舌绛有液，脉来洪数稍静，烦闷渴饮尚甚，大便未行，小溲赤痛，邪恋阳明，慎防昏痉变端。守原法治。

三方　生石膏一两五钱　鲜石斛八钱　京玄参四钱　净连翘四钱　焦山栀三钱　鲜生地一两五钱　生草梢一钱　天花粉四钱　金银花四钱　竹叶心三钱　茅根肉五扎，去心　灯心三扎　犀角三分，磨冲

另炖鲜石斛代茶。

四诊　瘟渐回，热较退，烦躁气闷渴饮等亦有减无增，夜寐较安，谵语不作，脉右尚形浮数，左弦数，便畅不痛，色深黄，舌苔红润，胃纳渐展，病情已有转机。治再生津清化，然必须加意谨慎，勿变为上。

四方　生石膏一两　鲜石斛五钱　京玄参三钱　净连翘三钱　大竹叶三钱　鲜生地一两　天花粉四钱　焦山栀三钱　金银花三钱　嫩芦根一两，去节　灯心三扎

鲜石斛汤代茶。

五诊　身热解而不彻，诸恙悉退，三部脉象，数而不大，舌胎红润，微有薄苔，烦闷已平，渴饮渐和，赤瘟循序而回，小溲黄。邪势已退六七，不生他变，可保无虞。

五方 鲜石斛四钱　净连翘三钱　绿豆皮四钱　鲜竹叶三钱　甘蔗皮五钱，塘西产　冬桑叶钱半　金银花三钱　嫩芦根一两，去节　生竹茹钱半　灯心三扎

六诊 瘢虽回净，肌热犹未解清，易汗口干，舌红润，根生薄苔，脉象弦数，右甚于左。今日频转矢气，大便欲解而未行，大邪虽退，余烬尚存。治再清胃养津，参以润肠。

六方 西洋参一钱　生扁豆衣钱半　火麻仁四钱，研　大竹叶三钱　绿豆衣四钱　鲜金斛四钱　净连翘三钱　瓜蒌仁四钱，研　嫩芦根八钱，去节　甘蔗皮五钱，塘西

七诊 交两候热退身凉，脉来静软，大便亦行，干燥异常，温病后津虚肠燥，往往如此。

七方 西洋参一钱　生扁豆衣钱半　净连翘三钱　火麻仁四钱，研　生谷芽三钱　鲜金斛三钱　稽豆衣三钱　嫩芦根八钱，去节　松子仁三钱，研　淡竹叶钱半

八诊 胃纳颇旺，脉来濡而有神，溺长色淡，皆邪去正复之佳象也。前方既合，毋庸更章。

八方 西洋参一钱　南沙参三钱　稽豆衣三钱　橘白一钱　淡竹叶钱半　川石斛三钱　扁豆衣钱半　生谷芽三钱　生竹茹钱半　灯心三扎

九诊 大病之后，全恃胃气健旺。今寝食均安，大便又行不时，津液来复，即脾家运化之力亦健，所以神采颇好，脉象有神。治再和养，惟怡情静摄，调匀饮食，较服药尤为紧要。

九方 米炒洋参钱半　川石斛三钱　生谷芽三钱　水炒竹茹钱半　灯心三扎　南沙参钱半　稽豆衣三钱　橘白一钱　抱木茯神三钱　红枣三枚

效果 服四剂痊愈。

廉按：肝胆为发温之源，阳明为成温之薮，诚以肝主回血，血中含有炭素，每从火化，故厥阴经最多伏火，每挟春温时气而暴发。其发也，阳明首当其冲，故身灼热而发瘢，与新感风温病势，轻重悬殊。此案辨证有识，处方有胆，非学验兼优确有把握者不办，惟方中再加羚角为尤妙。

春温误治案（内科）

陈作仁（住南昌中大街四川会馆）

病者 杨春芳，年四十八岁，南昌人，住广润门外。

病名 春温误治。

原因 无子而新娶一妾，甚宠爱，未免房事过劳，时届春令，无以应生发之气，致发春温重症。误服辛温发表等剂，病日加重，延误旬日。

症候 壮热不退，汗多口渴，大便旬余不通，舌苔黑生芒刺，病势危险已极。

诊断 脉左右俱洪数鼓指。合参病势现象，察其前服各方，知系春温误药所致。证已至此，非大剂滋阴兼涤肠，不及挽救。

疗法 议以增液承气法，重用玄参、生地、麦冬为君以滋水养阴，合大承气汤以急下存津，此亦破釜沉舟之意也。

处方 润玄参六钱　鲜生地六钱　杭麦冬五钱，去心　生川军三钱　川厚朴二钱　炒枳实二钱　元明粉二钱，冲

次诊 一剂大便即通，热渴俱减，险象已除。遂改以复脉汤去姜、桂续进。

细生地六钱　杭麦冬五钱　杭白芍三钱　阿胶珠三钱　生甘草二钱　火麻仁三钱，去壳，捣

效果 服二剂，热渴均愈，惟胃阴不足，正气尚亏。又进益胃汤加减，以为善后调理。

北沙参四钱　润玉竹三钱　细生地四钱　杭麦冬三钱　抱木茯神三钱　粉甘草二钱　鲜青果四枚，剖破。若无青果时不用亦可

煎成后去渣，加上冰糖五钱烊化，频频服之，服四剂而痊愈。

廉按：春温误治，至舌黑而生芒刺，症势已险，方用增液承气法救误，确有巨功。惟续进减味复脉汤，稍嫌太骤。当先进益胃汤为合法，俟胃阴复而胃气健，然后用复脉法滋填收功，较为适当。

春温夹食案（内科）

钱存济（住广德城内）

病者 张修臣子，年十二岁，住广德北乡。

病名 春温夹食。

原因 初因伤风发热，头痛自汗，不寒而渴，余投以麻杏甘石汤加薄荷、银花，一剂即愈。后因误食鲫鱼半碗，其症复作，他医进以辛燥，病转剧。

症候 目肿如桃，头痛如劈，烦躁谵语，大渴引饮，潮热自汗，小便短数，大便不通，胃胀拒按。

诊断 脉象滑实，舌绛苔燥，合病因脉症参之，此胃实证也。夫外邪初解，胃气必虚，正宜清淡滋养，以生津液，乃不戒于口，恣食荤腥，停滞于胃，复进辛燥，助阳耗液，食积得阳明燥化，致胃经所统属之地，皆结实不通。故目肿头痛者，阳明燥火上冲也。烦躁谵语者，胃热上蒸神经也。大渴引饮者，胃津竭而求救于水也。潮热者，阳明旺于申酉，实则得旺而剧也。自汗者，津液外泄也。小便短数者，津液下逼也。大便不通者，肠有燥屎也。病既内外皆实，自宜急下，以泻悍热之气，而救将绝之阴也。

疗法 以大承气汤原方，先煎枳、朴，继纳大黄，次入芒硝，盖取生者气锐而先行，熟者气钝而和缓之义，欲使芒硝先化燥屎，大黄继通地道，而枳、朴除其积滞，皆所以通泄大肠而逐热也。

处方 厚朴五钱　枳实四钱　大黄四钱　芒硝三钱

以水三碗，先煮枳、朴取二碗，去滓，纳大黄，煮取一碗，去滓，纳芒硝熔化，顿服。

效果 服一剂，下燥屎数十枚，诸恙霍然，即占勿药。令以米饮调之，一周而愈。

廉按： 案语多所发明，选方极为确切，非精研《伤寒论》，胆识兼全者不办。

春温夹痰案（内科）

叶鉴清（住上海）

病者 席锡蕃先生令姪润身兄，年廿余岁，洞庭山人，住爱文义路。

病名 春温夹痰。

原因 新感风温，素蕴痰热。

症候 但热不寒，有汗不解，咳嗽气逆，痰厚若胶，咯吐维艰，病已逾候。表分之风邪虽从汗达，里分之痰热正在熏蒸，蒸于胃，则脘闷渴饮，发热不已，熏于肺，则咳嗽痰厚，气急不平，便闭溺赤，烦躁少寐。

诊断 脉来右寸关浮滑数，左弦数，舌尖边红，根中黄苔。津液已经受伤，最恐上痹肺气为痰厥，内陷包络为神迷，不可不预防也。

疗法 初方，用鲜斛清胃生津，苏、葶、桑皮、白前泻肺开降为君，芦根、苡仁、冬瓜子（即千金苇茎汤去桃仁），清肃肺胃为臣，余如杏仁利肺，蒌、贝化痰，连翘清热，枇杷叶顺气，用为佐使，各尽其清肃上中两焦之功能也。

处方 鲜石斛四钱　炙苏子三钱　象贝钱半　连翘四钱　生苡仁四钱　水炙桑皮四钱
甜葶苈一钱　瓜蒌仁五钱　杏仁三钱　冬瓜子四钱　白前钱半　枇杷叶三片，去毛

嫩芦根二两，煎汤代水。服一剂。

次诊 大便先清后溏，痰浊下达，气急较平，熏灼势缓，身热稍和，惟咳嗽尚甚，稠痰咳吐尚艰，烦闷渴饮，饮又不多，小溲短赤，赤而且浑，脉右数大于左，舌红苔黄腻。种种胃热上蒸，肺不清肃，痰与热熏灼，津与液受伤。热无形也，痰有质也，宜清无形之热，化有质之痰，清理肺胃，顺气生津。病已经旬，慎防昏喘变端。

次方 霍石斛三钱，另煎　炙苏子钱半　象贝钱半　杏仁二钱，去尖　广郁金钱半，生打
生桑皮四钱　甜葶苈一钱　瓜蒌皮四钱　连翘四钱　枇杷叶三片，去毛　嫩芦根一两，去节
生苡仁四钱　冬瓜子四钱

一剂。

三诊 昨夜寐颇安，气分逐渐平降，惟咳嗽依然，咳痰尚利，身热较轻，烦闷亦

减，大便又行，微带溏薄，病势日见退机，全赖痰从上出，热从下达。今日诊脉，右部浮大虽平，滑数尚甚，左尚弦数，舌苔化薄。当再清化肺胃痰热。

三方　水炙桑皮三钱　杏仁二钱，去尖　象贝一钱　冬瓜子四钱　赤苓四钱　芦根一两，去节　白前钱半　连翘四钱　瓜蒌皮三钱　生苡仁四钱　通草一钱　枇杷叶三片，去毛

一剂。

四诊　身热乍盛乍衰，咳嗽或平或作，所幸咳痰颇爽，气逆已和，肺气不至有升无降，痰热亦不至有入无出，舌质既淡，苔亦化薄，小溲较长，色尚深黄，脘闷口渴均减，右脉仍形滑数。再拟清胃肃降，顺气化痰，不加昏喘变端，可保无虞。

四方　嫩芦根一两，去节　生苡仁四钱　杏仁二钱，去尖　川象贝各一钱　生竹茹钱半　冬瓜子四钱　桑叶皮各钱半　连翘三钱　瓜蒌皮三钱　广郁金钱半，生打　枇杷叶三片，去毛　通草一钱　鲜地栗三枚

一剂。

五诊　身热大减，大便又行，脘闷气逆等次第就轻，咳嗽亦不若前日之剧作，咳痰较薄，肺气渐得清降，痰热日见退化，溺色仍黄，脉来右部滑数，左尚和平，舌苔薄黄。病势已松，再以清化。

五方　嫩芦根一两，去节　生苡仁三钱　川象贝各钱半　鲜竹茹三钱　赤苓四钱　冬瓜子四钱　青连翘三钱　全瓜蒌四钱　生蛤壳四钱，打　通草一钱　淡竹叶三钱　枇杷叶三片，去毛

一剂。

六诊　身热交两候退净，诸恙均平，胃纳亦展，惟咳嗽未已，咳痰厚薄不一，余热挟痰尚恋肺胃，清肃下降，不能如常，脉来数象已和，右濡滑，左小弦，舌淡红，根苔薄黄。火邪已退，仍从肺胃治之。

六方　嫩芦根六钱，去节　生苡仁三钱　川贝二钱　橘白一钱　生竹茹钱半　冬瓜子四钱　川石斛三钱　蒌皮三钱　生扁豆衣钱半　淡竹叶钱半

二剂。

七诊　昨食粥稍多，脘中微闷，时欲作嗳，大病小愈，胃虚消化力薄，所以每每能食运迟，咳嗽有痰，肺邪亦未清肃，舌根薄黄，溺色渐淡，大便三日未行，脉右濡

细带滑。治再清化，务宜调匀饮食，安养怡情，当此九仞，幸加意留神为上。

七方 宋公夏钱半 广郁金钱半 橘皮一钱 炒扁豆衣钱半 冬瓜子三钱 川贝母钱半 炒蒌皮三钱 炒竹茹钱半 旋覆花钱半，包煎 通草一钱 枇杷叶三片，去毛 玫瑰花五分，后下

二剂。

八诊 和胃清肺，顺气化痰，乃病后清理之法。

八方 川石斛三钱 宋公夏钱半 橘白一钱 茯苓三钱 冬瓜子三钱 甜杏仁三钱 川贝母钱半 炒竹茹钱半 炒蒌皮三钱 枇杷叶三片 灯心三扎

三剂。

九诊 便通溺长，胃纳亦展，惟稍有咳嗽，晨起尚有稠痰，脉濡有神，胃腑湿热已化，肺家痰邪未清。

九方 甜杏仁三钱 宋公夏钱半 川石斛三钱 橘白一钱 冬瓜子三钱 茯苓三钱 川贝钱半 蒌皮三钱 炒竹茹钱半 枇杷叶三片，去毛

四剂。

十诊 诸恙均平，咳嗽已和，舌苔亦化，脉来柔软，邪虽去，正未复。治再清养。

十方 西洋参一钱 宋公夏钱半 甜杏仁三钱 橘白一钱 茯苓三钱 川石斛三钱 川贝母钱半 冬瓜子三钱 炒竹茹钱半 稽豆衣三钱 红枣三枚

四剂。

十一诊 胃热已清，肺痰亦化，平素食后，时欲作嗳，胃气不和所致，脉来较振。治再清养，饮食尤宜谨慎。

十一方 西洋参一钱 川贝钱半 杏仁二钱，去尖 旋覆花钱半，包煎 炒竹茹钱半 原金斛三钱，另煎 瓜蒌皮三钱，炒 橘白一钱 绿萼梅一钱 枇杷叶三片，去毛

效果 服六剂痊愈。

廉按：新感风温，素蕴痰热，为春季最多之候。叙证详明，处方轻稳，先清化，后清养，治则井然。似此佳案，堪为后学法程。

春温夹痰喘案（儿科）

叶鉴清（住上海）

病者　陈女孩，年二岁，苏州人。

病名　春温夹痰喘（俗名肺风痰喘，实则肺闭，西医名肺炎）。

原因　痰热内蕴，又感风温。

症候　壮热有汗，神识昏蒙，微咳喘急，喉有痰声辘辘，便溏溺少。

诊断　纹淡紫，舌苔厚白，脉来细数。已服过麻杏甘膏汤，无效。风痰热交结上焦，肺气将闭，襁褓肺弱，防涌塞骤变，勉拟轻清开泄，以尽医力。

疗法　肺位最高而司呼吸，喉为肺之外候，射干、牛蒡、甘、桔利肺开喉为君，苏、葶、莱菔子豁痰宣降为臣，更以杏仁、枳壳、前胡、郁金宽胸宣郁为佐使也。病在上焦，药用轻清，仿徐之才"轻可去实"之义。

处方　炒牛蒡三钱　生甘草四分　广郁金钱半　莱菔子三钱　甜葶苈一钱　前胡钱半　泡射干八分　苦桔梗五分　白杏仁二钱　炙苏子钱半　生枳壳钱半

次诊　喘势较平，小溲稍长，热灼之势亦缓，咳嗽痰多，便溏甚黏，痰邪已由肺入胃肠而下行，脉细较扬，右部濡滑数，关纹隐而不显，痰热尚充斥肺胃。质小病重，防喘塞骤变，治再清宣。

次方　炒牛蒡三钱　生甘草四分　广郁金钱半　炙苏子钱半　泡射干八分　苦桔梗五分　白杏仁二钱，勿研　甜葶苈一钱　生枳壳一钱　嫩前胡钱半　白通草一钱　广橘白一钱

三诊　喘平，咳声亦松，肺气已得宣利，热退身凉，微微自汗，大便溏薄，溺多而黄，舌苔腻薄，脉象濡滑数。病情已入坦途，治再清肺，顺气化痰。

三方　熟牛蒡二钱　象贝三钱　炙苏子钱半　冬瓜子四钱　囫囵杏仁二钱，去皮尖　炒蒌皮三钱　连翘壳三钱　通草一钱　生枳壳一钱　前胡钱半　莱菔子三钱

效果　服二剂后诸恙均和，惟尚咳嗽有痰。仍宜清肺化痰，又服二剂痊愈。

廉按：邪闭在肺，势极危险，而对症发药，不旬日已痊者，因小儿脏腑嫩薄，易入亦易出，所以效力神速也。

春温夹痰热案（内科）

魏树森（住兴化后街）

病者 高尔昌，年四十余，业商，住泰县。

病名 春温夹痰热。

原因 素因嗜食厚味，内积痰热，又外感时邪而起。

症候 头痛身热，胸脘痞闷，烦躁不安，舌苔黄，且渴，已延一候。

诊断 诊脉浮滑且数。浮脉主表，滑脉主痰，数脉主热，以脉合症，此春温夹痰热病也。方书论温病，有伏气外感之分。此症因素嗜厚味，痰热内蕴，又值时令温暖，腠理开泄，外感时邪，肺先受病，故见头痛身热、胸脘痞闷、烦躁不安等症。前医进辛凉解表之剂，如荆芥、豆豉、薄荷、牛蒡、银翘、甘、桔等味，服后胸烦如故，而表热亦未尽解。考《临证指南》温热门结论云：此病夹有痰热者，用温胆汤。盖夹有痰热之人，痰热熏蒸于外，亦足以致身热而有余，必须清其痰热，则身热胸烦始解，其理甚明。

疗法 用蒌贝温胆汤加味，以清其痰热，兼宣通气分，则诸病自除。

处方 瓜蒌霜钱半 瓜蒌皮三钱 法半夏钱半 粉丹皮钱半 小枳实钱半 川通草一钱 川贝母三钱 茯神三钱 茯苓三钱 焦山栀三钱 淡竹茹钱半 六一散四钱 广橘红一钱 冬桑叶三钱 广郁金钱半 射干钱半

效果 服两帖，身热胸烦尽解。更用清养胃阴之药，调理数日而瘥。

廉按：辨证既明，方亦清稳，是得力于叶法者。

春温晚发误治坏症案（内科）

李竹溪（住芜湖米市街）

病者 张维翰，年三十七岁，浙江人，芜湖常关吏。

病名 春温晚发，误治坏症。

原因 冬伤于寒，潜伏营分，偶触新感而发。据述初起寒热无汗头痛，医以麻黄、杏仁等暨开泄之品，服后逾时即汗，头晕舌干，服梨一枚，稍定。更医，桂枝温胆诸汤，毫无效果。

症候 汗不能收，热不肯退，起坐憎寒，卧又汗泄，神疲气索，颧赤懒言，舌干绛，苔薄焦，齿板目合，寐则呓语郑声，循衣摸床，略触即醒，醒后仍能了了，咳嗽痰红，日倾三盏，左胁疼痛，一派阴液就亡正气将残之象。

诊断 左脉细数，右细滑无力。查问此病之初，正当谷雨，乃少阴君火司令，阳气大升之时，虽当时有寒热无汗头痛之新邪，法宜清解，微透其汗为先。前医麻黄分量尚轻，而开泄之品过多，脱营之体，力不能胜，以致变症蜂起，坏象丛生。及扶起坐憎寒，卧又汗泄，亦当仿白芍、甘草汤法。更医又误以桂枝温胆等汤，肌不解而痰反多，且营络更沸，痰红胁痛频增。脉症如斯，危机显露，请先留命，慢言治病。

疗法 先贤有云：存得一分阴，退得一分热。此时门户洞开，藩篱尽撤，首当育阴救本，仿集灵膏法，作滋苗灌根之策。本方加入二至，斡旋阴阳，牡蛎存阴止汗，阿胶补坎填离，鲜石斛得水石之精清滋胃肾而益脾阴，梨汁、蔗浆纯含天然真液，生津降火，功冠草木，人乳汁血液所成，借充营络而有殊功，日夜频进勿辍。

处方 别直参一钱 生熟地各四钱 天冬连心一钱 麦冬三钱 女贞子二钱 旱莲草三钱 鲜石斛三钱 左牡蛎四钱 东阿胶三钱 甘蔗浆一杯 雪梨汁一杯 鲜人乳一杯

河水煎成，另冲浆、汁、乳三味。

二诊 夜分稍静，呓语郑声均减，而汗仍未收，津仍未复，苔黑略退，舌绛依然，红痰减半，胁痛犹存，是方不为无效，不过救阴较补阳本难，水到渠成，稳持勿变。仍于原方之中，参加生鳖甲三钱、生龟板三钱、五味子五分，以灵介潜滋肝肾，较草木事半而功倍，更借五味之力，滋肝肾而敛肺止汗，又精不足者补之以味，此品独有之矣。

三诊 力挽颓波，诸恙均减，险象悉平，谅无枝节横生之患。惟是质虚，骤难复元，余烬仍嫌未熄。乃于原方去二至鳖甲，专以养正涤邪，渐次转危为安。

效果 三候热已退净，汗亦全收，而精神委顿，起坐殊难，动则心悬欲脱。则参加至三钱，牡蛎、龟板用至一两。幸能饮食，嘱早晚以冰糖炖熟藕熟梨作点心食之。匝月始离床褥，讵料久卧之人，足力顿减，立则需人，嘱以靠椅铺褥坐之，以足践地，如移步状。依法行之，日渐有力，而复原状矣。

廉按：伏气春温，偶感新寒而晚发，折衷张长沙《伤寒论》者，每以麻杏甘膏汤为正治药。然就余实验，苟非其时、非其经、非其人之质，足以当之，鲜不为害，未可拘执古方而轻试也。历见温热病误服麻黄，或汗出不止而死，或咯血不止而死，或目赤唇焦、裸体不顾而死，或两颐暴肿溃烂而死，骤变坏证不治者多多矣。此案用集灵膏加味解救，幸而得生，然亦侥幸成功，不可尽信其一概得效也。

春温兼寒案（内科）

袁桂生（住镇江京口）

病者 姚某子，年十五岁，在校肄业，住本镇。

病名 春温兼寒。

原因 三月间由学校归家，自觉外寒夹内热而发。

症候 恶寒欲睡，旋即发热，头痛身痛，谵语不能识人，口渴溲赤。

诊断 脉滑数，苔白腻。此内热为外寒所束也。

疗法 辛凉轻透，以银翘散合栀豉汤加减。

处方 金银花三钱　青连翘三钱　焦山栀三钱　淡豆豉三钱　苏薄荷钱半　苏叶梗钱半　牛蒡子钱半　苦桔梗一钱　生甘草五分

先用活水芦根一两，煎汤代水。

次诊 下午四时复诊，神昏谵语如故，身热自汗溅溅然不止，面赤口渴欲饮水，脉息滑而不数，舌苔薄腻，不黄不燥。因思《伤寒论》云：阳明病发热汗多者，急下之。而面赤神昏，又皆当下之症，遂改用小承气汤加味。

次方 生锦纹三钱　川厚朴五分　生枳壳二钱　淡黄芩二钱　青连翘二钱　白知母二钱

三诊 服后，解大便两次，神清安睡，汗止热解，自能起坐，知饥欲食。其家以为病愈，不复延诊。越三日复发热，有汗口渴，脉滑数。与白虎合小陷胸汤。

三方 生石膏三钱，研细　白知母三钱　生粳米三钱　生甘草五分　瓜蒌仁四钱，杵　小川连四分　仙露夏二钱

效果 服后热退神清，惟咳嗽痰中带血而已。复与泻白散加黄芩、知母、茅根等，二剂痊愈。

廉按：冬时伏气，随春令温热之气而发，但所发之因不同，有感非时暴寒而发者，有饥饱劳役而发者，有房室不慎而发者。此案春温兼寒，俗名冷温，或称客寒包火。张路玉谓：怫郁之热，乘春温之气而发，虽有非时暴寒，止宜辛平之剂发散。初方用银翘散合栀豉汤加减，微发以解其新邪。迨新邪解后，而伏邪外达，见有下症，放胆用小承气加味，非熟读《伤寒论》者不办。第三方白虎合小陷胸汤亦有力量。惟咳痰带血，肺经尚有伏热，故用二皮、芩、知以清肺经之伏火，佐以茅根凉血宁络，甘草、粳米调养胃气，刚刚恰好。

秋温夹湿案（内科）

过允文（住宜兴徐舍）

病者 蒋一清之子，年三十二岁，住蛟爪圩。

病名 秋温夹湿。

原因 素有痰湿，又感秋凉，郁伏化热。

症候 发热谵语，胸痞便溏，苔厚黄腻，渴不多饮。

诊断 脉不宣扬。乃湿遏热郁之候。本当辛开苦泄，奈一误于香燥，再误于凉遏，香燥则热炽，凉遏则枢窒。故热绵三月，呓语神昏，其胶固不解之情，皆药误有以致之也。

疗法 辛以宣之，芳以开之，苦以泄之。

处方 石菖蒲一钱　前胡二钱　苏薄荷钱半，后入　陈胆星钱半　广郁金钱半　象贝母

三钱　玉枢丹五分，研，冲　枳壳一钱　鲜枇杷叶五片，刷净　白蔻仁五分，后入　瓜蒌皮二钱

效果　二剂湿开热透，神清除。继用轻清淡渗法收功。

廉按：湿遏热郁，自以苦辛开泄为首要。方中既有玉枢丹，特长于芳透，则蔻仁可以去之。

冬温战汗案（内科）

张际春（住泰兴北城外）

病者　徐天华，年二十六岁，业楹桷，住泰兴燕头。

病名　冬温战汗。

原因　冬旱气温，劳苦受之即发。

症候　两候身热不解，头眩夜烦，便实溺黄，咳嗽少痰，大汗淋漓，形色若有脱象。

诊断　早诊苔黄中绛，脉象滑数。系冬温自口鼻入肺，不得外解，则里急而顺传于胃也。肺为娇脏，胃为阳土，宜清宜降，谁知药服便行，忽然发战，大汗如雨，似有急不可缓之险象。病家疑余误汗致脱，即邀复诊，其脉似和，右部不静，此邪久羁气分，得清解之力，大便之后，邪与正争，以作战汗，非阴阳离决之脱汗，一战不清，恐至再战。今正气未至大虚，邪气未得清楚，吴氏鞠通所谓但当听其自然，勿事骚扰可耳。

疗法　方取桑叶、杏仁、连翘、栀皮、薄荷以清肺，枳壳、瓜蒌皮以降胃，贝母、茯苓、薏苡、甘草以清肺胃热化之痰，又加枇杷叶清降之品为佐使。次日又诊，汗后热不清，咳有黏痰，即以参叶养阴为主，茯苓、甘草、薏苡以和胃气，贝母、瓜蒌皮以去未清之痰，少佐连翘、栀皮、丹皮、荷叶络以清气分之余热，仍守先贤战汗后身复温，亦不可骤用补药，恐余邪未净复炽之训。

处方　冬桑叶一钱　青连翘二钱　光杏仁二钱　山栀皮钱半　生枳壳钱半　苏薄荷一钱　象贝母三钱　瓜蒌皮三钱　云茯苓三钱　薏苡仁三钱　生甘草八分　枇杷叶二张，去毛

又方　参叶二钱　云茯苓三钱　粉甘草五分　生薏苡三钱　瓜蒌皮钱半　川贝母一钱
连翘一钱　山栀皮一钱　粉丹皮一钱　荷叶络二钱

效果　翌日汗止热减咳缓，食粥碗许。复一二诊，热净咳已而痊。

廉按：邪与正争，战而汗出病必解，战而不汗病即加，其常也。今因便后而发战
大汗，乃内热外溃之佳兆，既非脱汗，自不宜补。故仍用清肃余邪为治，方皆清稳。

温疟案（内科）

王经邦（住天台栅门楼）

病者　陈逢年，年五十岁，商人，住天台城内东门。

病名　温疟。

原因　前医误作湿温症治。

症候　日晡潮热无汗，渴喜冷饮，饮食不进，身尚恶风。

诊断　脉象弦数。此因风发之伏气温疟也。

疗法　宜柴、葛以解表热，知、芩以退里热，半夏以和阴阳，参、甘以扶元气，
加葱白、竹叶引里热以达表，仿柴葛解肌汤之意。

处方　川柴胡一钱　生葛根一钱　肥知母三钱　淡黄芩钱半　生甘草八分　法半夏二钱
海南参二钱　鲜竹叶三十片　鲜葱白三个

效果　服一剂，骤然战栗，遍体大汗，不省人事，病家惊惶。余曰：此伏邪外
达之象也，俗称发溅，正虚邪胜，不能相敌之故。即时神清能言，原方去柴、葛、葱
白，加生石膏、水芦根，专清伏热，连服二剂而痊。

廉按：陶氏柴葛解肌汤加减，虽为伏温化疟之初方，然必因风发者，始堪暂用以
发表。其柴胡一味，必须川产，乃有轻清疏达之妙用，否则易青蒿脑可也。

温疟案（内科）

吴宗熙（住汕头永平马路）

病者 陈御花，年五十岁，业农，住澄海浦乡。

病名 温疟。

原因 内有伏暑，外感秋凉，两邪相搏，遂变疟疾。

症候 初感秋凉，发热恶寒，数日后忽变疟疾，先热后寒，热多寒少，逐日增剧，已延月余。入夜即发谵语，心神烦躁，口渴引饮，小便短少。

诊断 脉左右手寸关两部俱弦数，尺部反浮大，重按而虚，舌绛津干。此久疟伤阴之症也。《素问·疟论篇》曰："夏伤于暑，秋必疟疾。"又曰："先热后寒，名为温疟。"盖由凉风外袭，郁火内发，表里交争，故往来寒热。缠绵日久，正气已虚，其邪已由少阳延及厥阴矣。热迫心包故谵语烦躁，热劫真阴则舌绛津干，此时非大救津液，安能遏其燎原乎。

疗法 喻嘉言曰："治温疟当知壮水以救阴，恐十数发而阴精尽，尽则真火自焚而死。"此论甚中窾要，宜宗其意以治之。故用生地、玄参、麦冬为君以壮水救阴，地骨、知母、莲子心为臣以退少阴之热，羚角、鳖甲为佐以泄厥阴之热，银胡、青蒿为使以解少阳之标。

处方 生地黄四钱　玄参三钱　原麦冬四钱　地骨皮四钱　知母三钱　生鳖甲三钱　羚角一钱，先煎　银胡八分　莲子心一钱　青蒿八分

上药煎汤，早晚各服一剂。

效果 服药二日而谵语平，三日而寒热止。始终以此方加减，再服三剂而愈矣。计共服药八剂，调治一星期而平复。

廉按：温疟有二：一得之冬中于风，寒气藏于骨髓之中，至春则阳气大发，邪气不能自出，因遇大暑，脑髓烁，肌肉消，腠理发泄，或有所用力，邪气与汗皆出，此病藏于肾，其气先从内出之于外也。如是者阴虚而阳盛，阳盛则热矣，衰则气复反入，入则阳虚，阳虚则寒矣。故先热而后寒，名曰温疟。二其脉如平，身无寒但热，

骨节烦疼时呕，白虎加桂枝汤主之。此案即《内经》所论之温疟，方从孟英医案中脱化而来，确系实验疗法，非向壁虚造者比。

温疟兼痰厥案（内科）

过允文（住宜兴徐舍）

病者　吴氏妇，年二十八岁，住屺亭桥。

病名　温疟兼痰厥。

原因　肺素有热，先伤于寒，后伤于风。

症候　先微寒，后大热，寒时则厥，神昏肢冰，半时许吐痰数口，则厥回而热，大渴大汗，气促便赤。

诊断　《金匮》论温疟与《内经》互异，然阴气伤为瘅疟，肺有热为温疟，乃是定论，不必拘于微寒与不寒也。此症先微寒，后大热，脉右洪，苔白薄者，温疟也。然来时则厥，吐痰则醒，明有宿痰内蕴，乘疟窃发，互相为患，故断为温疟兼痰厥。

疗法　桂枝白虎汤加减，以膏、知、芦根清透伏热为君，花粉、石菖蒲、玉枢丹豁痰开窍为臣，佐桂枝以辛散外寒，使甘草以调和诸药也。

处方　川桂枝四分　天花粉三钱　鲜石菖一钱，剪碎，生冲　活水芦根一两，去节　生石膏五钱，研　肥知母三钱　玉枢丹二钟，磨汁，研冲　生粉甘草五分

效果　一剂知，二剂已。惟痰未尽除，用外台竹沥饮加减（淡竹沥两瓢，生姜汁二三滴，梨汁两瓢，加水略滚，温服），调理以善后，服三剂，痰除胃动而愈。

廉按：温疟兼痰厥，在老年往往一厥不醒，内闭外脱而毙。此案幸在壮年，犹可辛寒泄热，豁痰开窍而苏，然亦险矣。药从汉方加减，切合病情，故能效如桴鼓，可见古方学派，不可不悉心研究也。

热病案（内科）

阳贯之（住华阳县南打金街）

病者 张心源，年二十四岁，古董铺，住会府东街。

病名 热病。

原因 夏月病热，医者不知辛凉解肌之法，妄用表散，使伏火上逼，鼻血长流不止。复用犀角、羚羊、黄连等药以清热，将阳邪引入少阴心经。变症尤恶，举家忙乱。又更医，投承气汤亦不效。

症候 舌生芒刺，谵语不休，发热燥渴，白昼稍轻，晚间加剧。服承气汤数剂，大便亦不通。迁延十余日，仅存一息于床褥矣。

诊断 察其脉两寸俱无，两关之脉，时而紧疾，时而迟细，有不可捉摸之状。此热邪陷入三阴者也。当善下之，庶可转危为安。

疗法 病家曰：芒硝、大黄已食之多矣。余曰：阳邪传入阳分，则芒硝、大黄可以破其坚垒，阳邪陷入阴分，则芒硝不能为力。盖芒硝咸寒凝血，反使阴经之瘀热不能转出阳分而下泄也，法当佐热药下之。凡病在阳分，以寒药下之，在阴分以热药下之。借阳药为导引，直入阴分，非用阳药以去病也。通利之后，急与养阴退阳，扶脾助胃，不惟热药不可用，即稍带辛燥之药，亦不可用也。

处方 生大黄五钱　小枳实三钱　鲜生地六钱　生甘草八分　黑附片五分，同煎极熟

效果 一剂而即通利。随用人参白虎汤出入加减，即能起床。迨舌苔退尽，始改用清补之药，四剂获愈。

廉按：热结阳明，用石膏、大黄以清降之，热陷少阴，用犀角、羚、地以清透之，此热病分经用药之大要也。若大黄与附子并用，仲景方亦曾载之，不读古医书者茫然耳，骤见之反诋为方药杂糅，甚矣，此事之难知也。此案颇有发明，学者宜注意之。

热病兼寒案（内科）

张锡纯（住天津）

病者　于君，年四十余，住邑北境于常庄。

病名　热病兼寒。

原因　伏热初起，为风寒所束，不得汗。医者治以苏子降气汤，兼散风清火之品，数剂病益进，改延予诊。

症候　壮热无汗，胸中烦热，又兼喘促，口渴喜饮，头犹觉疼，周身犹有拘束之意。

诊断　脉洪滑而浮，舌苔白滑微黄。此外寒束内热也。

疗法　投以拙拟寒解汤，处方毕，或问此汤为发表之剂，而重用石膏、知母，微用连翘、蝉退，何以能得汗？答曰：用此方者，特恐其诊脉不真，审证不确耳。果能真确，则服之覆杯可汗，勿庸虑此方之不效也。

处方　生石膏一两，捣细　肥知母八钱　青连翘钱半　蝉退钱半，去足土

效果　连服两剂后，须臾上半身即出汗，又须臾觉药力下行，其下焦及腿亦皆出汗，其病若失。

廉按：伏气热病为时邪引动而发者，当看其兼夹之邪轻重如何。轻者可以兼治，重者即当在初起时着意先撤新邪，俟新邪既解，再治伏邪，方不碍手。此须权其轻重缓急，以定其治法，不可豫设成见也。此案热病兼寒，方中重用石膏、知母以清胃腑之热，而复少用连翘、蝉退之善达表者，引胃中化而欲散之热，仍还太阳作汗而解。斯乃调剂阴阳，听其自汗，非强发其汗也，虽非强发其汗，而复杯之顷，须臾汗出而愈。审是则寒解汤，不但宜于热病，即春温现此脉症者，投之亦必效也。

瘅热兼寒案（内科）

郑惠中（住杭县定南乡）

病者 何郑氏，年三十二岁，住杭县定南乡何家埠。

病名 瘅热兼寒。

原因 由伏热内发，新凉外搏所致。

症候 头痛背寒，身热无汗，口渴神烦，脘腹尤灼，便闭溺赤，两足独冷。

诊断 脉右洪数，左浮弦，舌赤，苔白兼黄。此外寒束内热，热由伏气，即《灵枢》所谓"冬伤于寒，春生瘅热"是也。

疗法 仿叶氏辛凉重剂，故用荷、杏、石、甘发表解热为君，佐以栀、豉、蒡、翘之轻宣，芦笋、灯心之凉透。

处方 薄荷叶一钱　生石膏六钱，研细　焦山栀三钱　炒牛蒡钱半　光杏仁三钱　生甘草六分　淡香豉三钱　青连翘四钱

先用活水芦笋一两、灯心五分，煎汤代水。

次诊 一剂而微微似汗，再剂而壮热大渴，大汗淋漓，神烦谵语，两足转温，频转矢气，脉右洪大搏数，左转数实，舌苔黄糙，此热结胃肠之实火证也。实则泻之，与白虎承气汤急下存津。

次方 生石膏一两，杵　生川军三钱　小枳实钱半　肥知母四钱　元明粉二钱，分冲　生甘草七分

三诊 一剂而腹中努胀，欲便不便，二剂而大便通畅，热渴顿除，谵止神静，惟小溲赤热涩痛，黄苔退而舌干，干不喜饮，脉转小数，按之无力，此伏热去而津液已亏也。议保津以清余热。

三方 鲜生地五钱　天花粉二钱　济银花钱半　鲜茅根一两，去皮　鲜石斛四钱　毛西参一钱　青连翘二钱　鲜荷梗一尺，切寸

效果 连服三剂，溺利热净，胃纳稀粥。后用白茅根一两，鲜石斛三钱，煎汤代茶，调理旬日而瘳。

廉按：瘅热多发于暮春，正立夏阳气升发之时，伏气自内而出，发于阳明者多，膏、知放胆可用。若挟新寒搏束，亦当兼发其表，表邪先解，然后辨其为燥热则用膏、知，为实热则用硝、黄，一意肃清伏热，其病自愈。只要认证清楚，确系热在于胃，则白虎承气依法投之，可以取效反掌，切勿因疑生怯，反致因循贻误也。无如不明医理者，见方中有大黄一味，即谓之承气，即谓之攻积，因而疑忌多端，当用不用，坐此贻误者多矣。

热病化燥案（内科）

毛凤冈（住常州）

病者 王珊卿，年三十二岁，住漕桥。

病名 热病化燥。

原因 立夏后多食米糕，食积化火，触动伏热而暴发。前医用消导药二剂，病势反剧。

症候 身灼热，汗自出，不恶寒，反恶热，口渴引饮，谵语发狂，便闭溺涩，苔厚焦黑。

诊断 脉洪数实而有力。脉症合参，此伏热化燥，《伤寒论》所谓"阳明之为病，胃家实""表里皆热，热结在里"是也。

疗法 仿喻西昌硝黄甘膏汤，急下存阴例，以救济之。

处方 元明粉三钱，后冲　生川军四钱　生石膏一两，研细　生甘草五分

次诊 一剂而略便燥矢，狂热渐减，再剂而燥便甚多，热退不渴，神疲嗜卧。醒后神识转清，舌红微干，脉虚数。改用吴氏五汁饮，养胃阴以善后。

次方 甘蔗汁、雅梨汁、鲜芦根汁各两大瓢　生荸荠汁、生藕汁各一大瓢

重汤炖温服。

效果 连服三日，诸症皆平而瘥。

廉按：热病者，纯热无寒之伏气也，发于春者为瘅热，发于夏者为热病。热化

火，火就燥，理当急下存阴。方用喻氏硝、黄、甘、膏，药虽四味，泻火清燥，面面圆到，一击而中。此素有定见于中，乃不为临歧所炫。

伏热咳血案（内科）

陈作仁（住南昌大街四川会馆）

病者 陈仁获，年五十五岁，河南人，寓南昌城内。

病名 伏热咳血。

原因 冬令严寒，晨起院中散步，寒气外迫，伏热内郁，烁肺咳嗽。延绵旬余，愈咳愈甚。一日吸卷烟，偶呛入肺，咳嗽尤甚，以致血随痰涌。

症候 咳嗽日久，肺已受伤，又兼伏火内扰，逼血妄行，不得归经。一日呛咳太甚，血随肺气上涌，大吐倾盆，殊属危险。

诊断 左右六脉，弦数鼓指。此人虽年逾五旬，而身体康强，察其致病原因，参合症象脉候，虽视之危险，尚不难于疗救也。

疗法 非重剂滋水养肝，以平伏火不可。于是重用鲜生地、白芍以凉血清火为君，以麦冬、栀子、海石清金降痰为臣，以川贝母化痰解郁为佐，以茅根、藕节消瘀止血为使。

处方 鲜生地一两　杭白芍五钱　杭麦冬五钱　黑山栀三钱　海浮石三钱　川贝母三钱，打碎　白茅根一两，去衣　藕节一两

效果 此方连进二剂，大吐遂止。惟咳痰尚带血丝，仍照原方加瓜蒌仁三钱杵、诃子肉三钱煨，接服三剂。至六日后，不但吐血痊愈，而咳嗽亦因之俱愈矣。

廉按：此治热伤肺络之清降方法，颇有力量。惟偶吸卷烟呛喉，以致咳呕狂血，可为喜吸纸烟者炯戒。

热冲头脑案（内科）

张锡纯（住天津）

病者 尉之凤，年二十余，住安东。

病名 热冲头脑。

原因 时觉有热起自下焦，上冲脑部。

症候 头巅有似肿胀，时作眩晕，心中亦时发热，大便干燥，小便黄涩，饮食照常，身体亦不软弱。

诊断 脉象洪实。其脑部为热冲激，伏有外感热邪，下陷于奇经冲脉中，其热不从外发，随奇经之冲脉，由胃而上升巅顶也。

疗法 因其身体不弱，俾日用生石膏细末四两，煮水当茶饮之，若觉凉时，即停服。

次诊 据述服石膏六七斤，上冲之热见轻，而大便微溏。因停药不服。诊其脉仍然有力，问其心中仍然发热，大便自停药后，即不溏矣。为开白虎加人参汤，方中生石膏重用三两，以生淮山药代粳米。

处方 生石膏三两,捣细　肥知母一两　野台参六钱　生山药六钱,生打　粉甘草三钱

效果 连服六七剂，上冲之热大减。因出院还家，嘱其至家按原方服五六剂，病当除根矣。

廉按：《内经》谓：胃为十二经之海，其清气上注于目，其悍气上冲于头，循咽喉，上走空窍，循眼系，入络脑。此案热冲脑部，由胃挟冲脉伏热，上走空窍使然。初方重用石膏，清胃热以镇冲气。接方人参白虎汤加减，既降实火，又清虚热，功用较一味石膏尤为周到，病当除根，信非虚语。凡能用仲景方法者，无不皆然。所惜者，病家不明医理，往往以对症之经方，疑而生畏，不敢信用，因循贻误，虽有良医，亦莫如之何也矣。

热伏膈膜案（内科）

张锡纯（住天津）

病者 赵君，年四十许，住奉天小南关。

病名 热伏膈膜。

原因 伏气为病，不从外溃，转从上蒸。

症候 始则发热懒食，继则咳嗽，吐痰腥臭，大便数日一行。

诊断 脉象滑实，右脉尤甚，舌有黄苔。此由伏气伏于膈膜之下，逼近胃口，久而化热，不外发为热病，转上透膈膜，熏蒸肺脏，致成肺病者也。

疗法 投以大剂白虎汤，以生山药代粳米，又加利痰解毒之品。

处方 生石膏三两，捣细　肥知母一两　生山药六钱，杵　粉甘草三钱　法半夏六钱　瓜蒌仁八钱，杵　青竹茹四钱　青连翘三钱

效果 三剂后病愈强半。又即其方加减，服至十余剂痊愈。

说明 石膏之质，中含硫养，是以凉而能散，有透表解肌之力，外感有实热者放胆用之，直胜金丹。其性，一善清头面之热，二善清咽喉之热，三善清瘟疹之热，四善清痰喘之热。《神农本经》谓其微寒，则性非大寒可知。且谓其宜于产乳，其性尤纯良可知。故用生石膏以退外感之实热，诚为有一无二之良药。其用量，石膏之质甚重，七八钱不过一大撮耳。以微寒之药，欲用一大撮，扑灭寒温燎原之热，又何能有大效，是以愚用生石膏以治外感实热，轻症亦必至两许。若实热炽盛，又恒重用至四五两，或七八两。或单用，或与他药同用，必煎汤三四茶杯，分四五次，徐徐温饮下，热退不必尽剂。如此多煎徐服者，欲以免病家之疑惧，且欲其药力常在上焦中焦，而寒凉不至下侵致滑泻也。特是药房轧细之石膏多系煅者，即方中明开生石膏，亦恒以煅者充之，因煅者为其所素备，且又自觉慎重也。故凡用生石膏者，宜买其整块明亮者，自监视轧细（凡石质之药不轧细则煎不透）方的，若购自药肆中，难辨其煅与不煅。追将药煎成，石膏凝结药壶之底倾之不出者，必系煅石膏，其药汤即断不可服。

廉按：伏邪化热，火必克金，则肺脏本为邪热所当犯之地，其或热壅于胃，上熏于膈，则热邪由胃而炎及于肺，更为病势所应有。近时烟草盛行，肺中津液熏灼成痰阻窒肺隧，平日每多痰咳。更值伏热上蒸，痰得热而痰更胶黏，热附痰而热愈留恋，其为咳为喘，意中事也。肺络不通，则胸胁刺痛，热郁日甚，则痰秽如脓，甚或咳红带血，无非热灼肺伤所致。此时苟伏邪已一律外透，则治之者只须清泄肺胃。夫病在肺，而何以治者必兼及胃？盖肺中之热，悉由胃腑上熏，清肺而不先清胃，则热之来路不清，非釜底抽薪之道也。此案热伏膈膜，方用白虎汤加减，重用生石膏，诚见及于此耳。案后发明生石膏之性质功用，阅历精深，的是名论。

孕妇热窜隧络案（妇科）

严继春（住绍兴安昌瑞安桥）

病者 徐氏妇，年三十一岁，住本镇徐家溇。

病名 热窜隧络。

原因 孕已五月，时值夏令，手足初觉麻木，继则剧痛。专科恐其胎陨，用四物汤加减以安胎，四剂不应，来延予诊。

症候 腹热口干，四肢串痛，不可屈伸，小溲短数。

诊断 脉两尺弦滑，右关洪数，舌红苔黄。予断之曰：此伏热横窜隧络也。

疗法 清宣络热以除痛，痛止则胎自安。

处方 鲜竹茹三钱　焦山栀三钱　白知母三钱　大豆卷三钱　冬桑叶二钱　青子芩钱半
东白薇钱半　鲜荷梗五寸

先用丝瓜络一两、嫩桑枝一两，煎汤代水。

效果 连服二剂，痛止胎安，不劳他药而瘥。

廉按：伏热横窜隧络，病从旁枝而出，乘其势而宣通之，通则不痛，两剂而瘥，信然。

胃肠实热案（内科）

郑叔渔　庄虞卿（住丽水第十一中学）

病者　刘式聪乃室，年逾四稔，体强，住西乡石牛。

病名　胃肠实热。

原因　初患温热，又复生产，邪热乘虚而陷入阳明，遂成实热之症。

症候　单热不寒，舌黑口渴，两耳无闻，腹痛胸满，大便旬余不解。

诊断　脉左手沉数，右手沉实。脉症合参，此手足阳明实热证也。口渴舌黑，邪火内焚者，火极似水也。大便闭、耳无闻者，热蒸清窍也。夫胃气以下行为顺，今为邪热蕴结，失其下行之效用，遂致腹痛胸满。病已结热在里，非下夺决无生理，勿守丹溪产后以大补气血为主之诫，宜遵景岳产后有火，不得不清，有内伤停滞，不得不开通之训。俟下后病退，再服调补之剂。

疗法　急则治标，仿仲景治产后实热例，用大承气汤以夺其邪。下后，即用归、芍、地以养其血，元、麦、生草以滋其液，治分标本先后，庶无实实虚虚之弊。

处方　生锦纹三钱　芒硝钱半　川朴一钱　枳实一钱

水六杯，先煮枳、朴，后纳硝、黄，煮取三杯，分二次服，一剂知，即勿服。

又方　当归身三钱　大生地四钱　生白芍三钱　玄参钱半　破麦冬三钱　生甘草八分

效果　一日大便利，耳能闻，舌黑退，胸腹舒。改服次方，旬余就痊。

廉按：辨证处方，殊有卓识，非精研《金匮》妇人方者不敢用。

热郁腹痛症案（内科）

陈务斋（住梧州四方井街）

病者　封其光，年三十余岁，广西容县，住梧州市，军政界。

病名　热郁腹痛证。

原因 劳心过度，思虑抑郁。诱因饮食不节，过饱过醉，食积停滞，消化不良。素因肠胃积郁，腹中膨胀，湿蓄气聚。

症候 胸腹胀满，隐隐疼痛，食则呕吐。继则腹中绞痛，大小便不通，辗转反侧，眠睡不能，坐立更甚。历旬余之久，昼夜痛剧欲死，肢表厥冷，绝粒不食，肌肉消瘦，面唇指甲青白，精神已失，奄奄一息。

诊断 诊左右六脉沉伏，验诊热度升腾，听诊中左呈高音，兼带水泡音。以脉参证，定为热郁腹痛证。由食积停滞，中气不畅，脾不运则胃逆；尤复过饱过醉，伤及脾胃，助湿生热；且烦劳抑郁，肝木不能下行疏泄，木横助火，连合君火升提，烁肺刑金。金不生水，水干木郁，脾土益受其克，消运之官能尽失，清阳不能上升，浊气糟粕不能降泄，以致二便不通，气聚热生，湿郁火动，肝气一陷，痛遂立发。前医谓湿寒之症，用附桂理中汤治之，致热伏心肝，血热凝瘀，则肝气更郁，而痛更剧。再以温中治之，则外象愈寒，脉愈沉细。再以温中理气治之，而热愈深，则脉伏肢厥，至成危而欲绝。

疗法 急救汤剂，用大承气汤加减。方取生军、芒硝、桃仁推荡大肠，去宿清热为君，白芍、黄芩、红花平肝泻火，去旧生新为臣，厚朴、枳实、郁金宽中下气而开郁结为佐，竹沥水、丝瓜络通关化痰，疏通经络为使。一服后，痛则略减，惟大便仍不通。用手术洗涤大肠，始得立下燥粪数次，而痛立除，肢表不厥，面唇已新，能眠能睡，食量略思。诊脉左右弦数，又用清热逐湿化气汤，取厚朴、扁豆、苍术、川连、茯苓、延胡、郁金、木通、生军、白芍、青皮、土薏理气开郁，运脾土湿，清热降火，通经利水。三服后，大小便如常，腹中舒畅，食量已进。诊脉已缓，惟元气已弱，又用补气运脾逐湿汤，取其补气生津，健脾和胃，利水渗湿，活络宁神。

处方 大承气汤加减方

生军四钱　厚朴三钱　芒硝四钱　桃仁三钱　白芍三钱　黄芩四钱　红花二钱　郁金三钱

枳实三钱　丝瓜络五钱

煎后，加竹沥水一钟和服。

又方 清热逐湿化气汤方

厚朴二钱　扁豆四钱，炒　苍术一钱　黄连二钱　茯苓五钱　延胡二钱　郁金三钱　木

通钱半　生军三钱　白芍三钱　青皮二钱　土薏六钱，炒

煎服。

三方　补气运脾逐湿汤方

防党五钱　五味钱半　黄芪二钱　白术钱半　淮山药五钱　茯苓五钱　麦冬三钱　土薏五钱，炒　枣仁二钱　桑寄生三钱

煎服。

效果　五日腹痛已除，肢表不厥，十日食量已进，二十日元气已复。

廉按：辨证既明，处方亦有条理。

热伏肝冲案（妇科）

何拯华（绍兴同善局）

病者　许寿山君夫人，年三十四岁，住南池。

病名　热伏肝冲。

原因　内因肝郁络瘀，外因立夏后天气暴热，伏热自内而发。

症候　一起即壮热自汗，渴不恶寒，两胁串疼，少腹尤灼，气上冲心，心中痛热，饥不欲食，食即呕酸。

诊断　脉左弦涩，右弦数，舌紫黯。此热伏于冲脉血室之中，而瘀留于肝膜孙络之间也。

疗法　通络化瘀，理冲泄热，仿曹仁伯清宣瘀热汤加减。

处方　真新绛二钱　广郁金三钱，原支磨汁，分冲　冬桑叶二钱　盐水炒丹皮钱半　旋覆花二钱　拌左金丸一钱，包煎

先用活水芦笋一两、鲜茅根二两、鲜葱须二分，三味煎汤代水。

次诊　两剂后气冲、胁疼、自汗、呕酸渐止，而外凉内热，少腹尤炽，神呆少语，或妄见如狂，脉仍如前，舌转紫干。此由伏热与瘀互结，血得热而愈形胶固，热附血而愈觉缠绵。辗转筹思，惟有仿喻西昌进退法，进则前方加光桃仁二钱，醋炒生

川军钱半，退则前方加白薇三钱，归须一钱，姑服各一剂，以消息之。

三诊　先服进法一剂，即行大便一次，其色或黄或黑，或溏或结，神识转清，狂妄即止。次日续服退法一剂，神识渐昏，间发狂妄，脐旁冲脉按之动跃而坚，脉舌尚无更变。再将进法原方，加酒炒生川军钱半，鲜生地汁二大瓢（分冲）。

四诊　一剂后，腹中大痛，宿瘀畅行，其色紫黑如酱。大便后，自汗肢冷，晕厥一次。脉转沉弦而软，舌转淡紫而润，腹灼渐轻，冲动亦底。姑仿三甲复脉意，潜阳育阴之中，加人参以扶正气，珠粉以镇心神。

四方　生鳖甲四钱，打　左牡蛎四钱，生打　细生地三钱　太子参一钱，秋石水炒　生龟甲四钱，打　陈阿胶一钱，烊，冲　生白芍四钱　原麦冬二钱，辰砂染　清炙草八分　茄楠香二分，冲　清童便二瓢，冲　珍珠粉二分，药汤调服

五诊　连投三剂，晕厥即止，冲亦不动。惟少腹灼热，减而不净，两胁似胀非胀，两腰似痠非痠，胃能渐进米汤，脉转弦软微数，舌色渐转嫩红，此血液虽已大亏，而冲脉尚有余热未清也。治以育阴养血为君，略佐活络清冲以调理之。

五方　陈阿胶钱半，烊，冲　白归身一钱　东白薇三钱　真新绛一钱　细生地四钱　生白芍四钱　紫葳花二钱　生橘络七分

先用鲜藕肉四两、小京枣四枚，煎汤代水。

六诊　四剂忽然宿瘀畅行二三次，少腹两旁发现紫黑细疹，然后积瘀伏热始得一律肃清。胃已日进稀粥，神气渐振，脉来虚小，舌亦红活。当于养阴之中，兼扶正气以善后。

六方　大生地三钱　生白芍三钱　潞党参二钱，米炒　霍石斛一钱，白毛，先煎　白归身钱半　陈阿胶钱半，烊，冲　北沙参三钱　广橘白络各五分　生藕肉四两　青皮甘蔗四节，切碎

效果　连服八剂，胃健消谷，精神复原而愈。

廉按：瘀热留于肝冲血络之中，则孙络蚕丛，在细微曲折之处，药力不易于疏通，而又不宜于猛剂攻消，只有通络化瘀、理冲泄热之法，缓缓图功。如曹仁伯清宣瘀热汤例，虽为中窾，然必仿喻氏进退法，相机而进，渐次递加，而瘀热始能畅解。益见肝络奇经之证，最为淹缠，治法虽合，难奏速效。第四五六三方，亦皆稳健适度。

热结膀胱案（内科）

萧琢如（住湘乡水口山矿局）

病者 李君，年二十余岁，住湘乡。

病名 热结膀胱。

原因 先患外感热病，诸医杂治，症屡变，医者却走，其父不远数十里踵门求诊。

症候 面色微黄，少腹满胀，身无寒热，坐片刻，即怒目注人，手拳紧握伸张，如欲击人状，有顷即止，嗣复如初。

诊断 脉沉涩，舌苔黄暗，底面露鲜红色。诊毕，主人促疏方，并询病因。答曰：病已入血分，前医但知用气分药，宜其不效。《内经》云：血在上善忘，血在下如狂。此症即《伤寒论》"热结膀胱，其人如狂"也。

疗法 当用桃仁承气汤速通其瘀。

处方 光桃仁三钱　生锦纹三钱，酒洗　元明粉二钱，分冲　紫猺桂五分　清炙草七分

效果 一剂知，二剂已。嗣以逍遥散加丹、栀、生地，调理而安。

说明 《伤寒论》云："太阳病不解，热结膀胱，其人如狂，血自下，下者愈。"按热结膀胱，即热入血室之变文。以血室与膀胱相连也。其曰"其人如狂"者，即包括小柴胡证谵语妄见在内。又曰："外解已但少腹急结者，桃仁承气汤主之。"所谓急结，即兼有抵当汤证之硬满在内。病变不一，古文简略，读者当扼定病源，即其常以通其变，断不可死于句下，所谓知其要者，一言而终，不知其要，流散无穷也。

廉按：膀胱在小腹之间，近血海之所。膀胱有津液而无血，而与胞中之血海相连，热干之，阴不胜阳则动胞中之血，血结为死魄，魄乱其魂，是以如狂也。此案方用桃仁承气汤，桃得阳春之生气，其仁微苦而涌泄，为行血之缓药。得大黄以推陈致新，得芒硝以清热消瘀，得甘草以主持于中，俾诸药遂其左宜右有之势。佐以肉桂者，辛能行气，气行而血乃行也。惟舒驰远谓膀胱蓄血，与大肠蓄血有别，血蓄膀胱

者，少腹硬满、小便自利，大肠蓄血者，屎虽鞕而大便反易，其色必黑。桃仁承气，为大肠蓄血者宜之。若太阳蓄血，乃为热结膀胱，其去路自应趋前阴而出，当用红花、小蓟、生地、归尾、万年霜之类，加入五苓散中，从小便以逐其邪，庶几有当。其言亦颇有理，后之遇此症者，对症酌用可也。

热入血室案（妇科）

萧琢如（住湘乡水口山矿局）

病者　黄氏妇，年三十余岁，住湘乡。

病名　热入血室。

原因　适月事来，因感寒中断，舁数十里至余馆求诊。

症候　往来寒热，少腹及胁下疼痛如被杖，手不可近。

诊断　脉弦数，舌苔白而暗。即《伤寒论》热入血室，其血必结，故使如疟状也。

疗法　与小柴胡加归、芍、桃仁、红花、荆芥炭，活血通瘀。

处方　川柴胡钱半　青子芩一钱,酒炒　姜半夏钱半　清炙草六分　当归须二钱　赤芍一钱　光桃仁三钱　片红花一钱　荆芥炭一钱　鲜生姜一钱　大红枣两枚

效果　连服两剂，大便下黑粪而瘥。

廉按：叶氏谓：热邪陷入血室，与血相结，必少腹满痛，身体亦重，身之侧旁气痹，及胸背皆拘束不遂。轻者刺期门，重者小柴胡汤去甘药，加延胡、归尾、桃仁，挟寒加肉桂心，气滞者加香附、陈皮、枳壳等，去邪通络，正合其病。此案对症处方，虽从经方加减，而却与叶法大旨相同。

热入血室案（妇科）

萧琢如（住湘乡水口山矿局）

病者　邓君之妻，年二十四岁，住湘乡。

病名　热入血室。

原因　小产后患伏热，杂治不痊。检阅前方，皆与症反，势已濒危，其夫仓皇乞诊。

症候　身大热多汗，少腹硬痛，痛处手不可近，溲便皆不通利。

诊断　脉弦数，舌色红而苔白。此瘀血停蓄为患也。

疗法　本宜桃仁承气汤，以病久人困，虑其难于胜受，乃变通用四物汤去地黄，加桃仁、红花、肉桂、醋炒大黄以缓通之。

处方　归尾钱半　赤芍三钱　川芎一钱　光桃仁二钱　片红花一钱　紫猺桂五分　醋炒生川军钱半

效果　一剂下黑粪甚多，痛减七八，再剂而愈。

廉按：王孟英谓热入血室有三证：如经水适来，因热邪陷入而搏结不行者，此宜破其血结；若经水适断，而邪乘血舍之空虚以袭之者，宜养营以清热；其邪热传营，逼血妄行，致经未当期而至者，宜清热以安营。此案热入血室，由瘀热互结不行，自应活血通络以破其结。方用四物汤加减，较之桃仁承气虽为和缓，而桃、红、桂、军等四味，通瘀亦颇着力，宜其投之辄效也。

热入血室变子宫炎案（妇科）

张锡纯（住天津）

病者　张文襄公第十八子温卿之夫人，年三十余，住南皮。

病名　热入血室，变子宫炎。

原因 据述前因恒觉少腹切疼，英医谓系子宫炎症，用药数次无效。继乃谓此病如欲除根，须用手术剖割，将生炎之处，其腐烂者去净，然后敷药能愈。病人惧而辞之。后至奉又延日医治疗，用坐药兼内服药，稍愈。至壬戌夏令，病浸增剧，时时疼痛，间下脓血。至癸亥正初，延愚诊治。

症候 疼处觉热，以凉手熨之稍愈，上焦亦时觉烦躁。

诊断 脉弦而有力，尺脉尤甚。此系曾受外感，热入血室。医者不知，治以小柴胡汤加石膏。外感虽解，而血室之热未清，下陷子宫，阻塞气化，以致子宫生炎，浸至溃烂，脓血下注。

疗法 用金银花、乳香、没药、甘草以解其毒，天花粉、知母、玄参以清其热，复本小柴胡汤方义，少加柴胡提其下陷之热上出，诸药煎汤，送服三七细末二钱，以化腐生新。

处方 银花三钱 乳香一钱 天花粉三钱 玄参六钱 甘草钱半 没药一钱 肥知母四钱 川柴胡一钱 参三七二钱，研细，药汤送服

次诊 疼似稍轻，其热仍不少退。因思此症原系外感稽留之热，非石膏不能解也，遂于原方中加生石膏一两，后渐加至二两。

效果 连服三剂，热退强半，疼亦大减。遂去石膏，服数剂，渐将凉药减少，复少加健胃之品，共服药三十剂痊愈。

廉按：子宫生炎，患处必红肿热痛，延久则溃烂，亦必兼下脓血。现今专科，多从淫毒证治，外用洗法，内用龙胆泻肝汤，重加土茯苓为主。此案悟到热入血室，血聚成炎，熏灼既久，浸至溃烂流脓。方用解毒清热，化腐生新，痛虽稍减，而外感稽留之热仍不稍退，必加生石膏一二两，伏热大退而痛亦大减，益见热入血室之原因，确有特征。

热病发狂案（妇科）

严继春（住绍兴安昌瑞安桥）

病者 沈氏妇，年二十一岁，住蓬山。

病名 热病发狂。

原因 素因肝郁多痰，现因今年夏令，伏热内发，猝惊发狂。

症候 初起壮热心跳，头晕目眩，继即狂症陡发，或笑或骂，不避亲疏，甚则毁器登高。

诊断 脉弦滑而数，舌红苔白。此丹溪所谓热生痰，痰生风，风阳内鼓，激动心神而为阳狂也。

疗法 清伏热以安神，息风阳以涤痰。

处方 生石膏一两，杵，先煎　白知母三钱　陈胆星一钱　老竺黄二钱　辰砂一钱　拌碧玉散三钱，包煎　川楝子三钱　淡竹沥两瓢，冲

先用生铁落一两、滚痰丸四钱包煎，煎汤代水。

次诊 一剂而脉之弦滑略减，苔色转黄，而狂莫可制。二剂而腹痛，大便色如红酱，兼有白色胶痰，而狂势顿平。惟气上冲心，心筑筑然动，肢冷自汗，眩晕欲厥。此痰热下泄，而风阳未平，前则入阳则狂，今则入阴欲厥也。治以潜镇清熄，平定风阳。

次方 左牡蛎四钱，生打　青龙齿三钱，生打　桑麻丸四钱　拌磁砟丸六钱，包煎　真珠母八钱，生打　生鳖甲四钱，打　小川连六分，盐水炒　川楝子钱半　宣木瓜钱半　淡竹茹三钱

先用鲜茅根、童桑枝各一两、灯心五分，三味煎汤代水。

三诊 厥虽止而脘中疼，肢微温而汗仍出，口苦便涩，小溲短黄，脉弦兼数，舌苔黄薄。此虽热微厥亦微，而肝阳上犯胃脘也。当以柔肝和胃治其本，润肠利溺治其标。

三方 左牡蛎四钱，生打　生白芍三钱　蜜炙延胡钱半　冬桑叶二钱　乌贼骨三钱　清炙草五分　川楝子钱半　淡竹茹三钱

先用漂淡陈海蜇四两、大地栗四个，煎汤代水。

效果　连进三剂，便润溺利，诸症皆平。后用黄草石斛三钱，淮小麦三钱，生藕肉四两，大红枣四枚，煎汤代茶，调养旬余而瘳。

廉按：发狂虽有阴阳虚实经络脏腑新久之异，要皆必经心肝两脏而发，以心藏神，主知识，肝藏魂，主行为，未有神魂清醒，而昏狂迷妄至于此极者也。此案胃热蒸心，阳盛发狂，其主因也。而肝郁挟痰，其素因也。猝然受惊，其诱因也。初方用加减铁落饮，泻肝火以涤胶痰；接方用潜镇清熄，以定风阳；三方柔肝和胃，润肠利溺，标本兼顾，法皆中的，宜其所投辄效，诸症悉平。

热病子痫案（妇科）

严继春（住绍兴安昌瑞安桥）

病者　胡陈氏，年三十四岁，住马回桥。

病名　热病痫厥。

原因　孕已七月，腹中早有伏热，时时心烦，不为之医治。适因与夫反目，号哭半日，怒火上冲，陡发痫厥。

症候　初则语不已，两手发痉，目窜上视，不省人事，约半时许，口吐涎沫，神识即醒。继则手足瘛疭，神昏发厥，问之不语。

诊断　脉六部弦洪有力，舌红带紫。此陈良甫所谓子痫。由心肝热盛鼓风，气升痰升，刺激脑筋，顿失知觉运动之常，所以痫而且厥也。似此脉症，胎防抽坏，姑以急救母命为首要。

疗法　急急大泻心肝之火，故以连、芩、芍、胆为君，然火假风威，风助火势，故以羚、麻、桑、菊为臣，使火息风平，则脑筋自安，脑筋安而痫厥自止，佐以马宝、西黄异类灵动之品以开痰清神，使以竹茹清肝络以舒筋也。

处方　小川连一钱　生白芍五钱　明天麻钱半　白池菊二钱　青子芩三钱　龙胆草一钱，盐水炒　冬桑叶二钱　淡竹茹三钱先用羚角片八分、真马宝一分、西牛黄一分，煎汤调下。

次诊 据述先进羚角煎，调马宝散二服，昏厥已醒，痫愈其半。继服汤药两煎，犹觉胎热上冲，时欲眩晕。诊脉寸大于关，关大于尺，均兼弦数。此肝风尚未尽息，挟痰火与胎热，同逆而上，即产科书所谓子悬证也。议以潜镇清熄，使肝阳潜而风息，风息则火降痰平，痰平则诸症悉除矣。

次方 石决明八钱，生打　冬桑叶三钱　明天麻钱半　盐水炒川连七分　青龙齿三钱，打　白池菊二钱　辰茯神四钱　陈木瓜一钱

先用金银戒指各一枚、灯心三小帚，煎汤代水。

三诊 眩晕大减，胎上冲心亦轻。惟腹中自觉内热，胎动不安，便秘溺涩。幸而脉弦转柔，数象渐缓，舌红润，略现薄苔，此心肝火平而伏热未清也。议清伏热以安胎。

三方 青子芩钱半　东白薇三钱　冬桑叶二钱　丝瓜络三钱，带子　生白芍三钱　生甘草五分　淡竹茹三钱　肥知母三钱

先用淡海蜇四两、大地栗四个，煎汤代水。

四诊 一剂而胎动渐安，二剂而大便已通，色如红酱，溺虽利而尚热，脉两尺滑搏，此胎未抽坏可知。议养胃阴为君，兼清余热。

四方 鲜石斛三钱　原麦冬钱半　冬桑叶二钱　青皮甘蔗四节，切碎　北沙参三钱　生白芍三钱　淡竹茹二钱　雅梨肉一两，一片

效果 连服四剂，胃纳日增，精神渐复而瘥。

廉按：妊妇热病痫厥，较但病风痉者尤重。方用龙胆泻肝合黄连泻心加味，前哲陆肖愚曾用此法而效。妙在先用羚角汤送服马宝西黄，较之陆氏方法更为着力。惟就余所验，马宝虽为子痫之特效药，服后往往痫厥即除，隔二三日或四五日，胎亦随落。此案幸而保全，殆由孕妇素禀尚强，胎元亦足之故欤。

伏热痉厥案（内科）

周小农（住无锡）

病者 殷寿根妻，年近而立，住上俞巷。先因其夫足蹩，情志抑郁。继因感受伏热而发病。

病名 伏热痉厥。

原因 首夏天时暴热，引动伏邪，挟素有之肝郁，一起即痉且厥。至明日，乡愚以为鬼所祟，先延巫禳，继请余诊。

症候 先发大寒，复厚被二副，热不外扬，而从内窜，两手痉动，呻吟烦躁，大叫呼热，随即口噤，昏厥不省，已一日夜矣。

诊断 据初病时，脉躁疾异常，兹则肢痉强直，脉右数左伏，口噤，以竹箸抉齿，视苔白，知其气闭，邪陷厥阴也。

疗法 初以卧龙丹吹鼻，不嚏。继以逼迫瓶射薄荷精，并以大指掐右手背威灵穴，目睁，得嚏七八次，顿觉汗出遍体，苏来连声难过，口渴呼饮。再诊左脉已起，药拟清热解郁，化痰息风。

处方 泡射干一钱　广郁金三钱，生打　淡豆豉三钱　黑山栀三钱　丹皮三钱　双钩藤五钱　珍珠母一两，生打　石决明八钱，生打　淡竹茹二钱　竺黄钱半　青连翘三钱　济银花三钱　滁菊花三钱　九节石菖蒲七分

先用茅根一两、薄荷一钱，化服至宝丹一丸，后服汤药。

效果 服药后，神清痉定，惟胸脘窒闷。续与清热调气即愈。

廉按：伏热而兼挟外感者，则以新邪引动伏气为病。若伏热而兼内伤者，则因内伤而留滞伏热，不得爽达。治之不得其法，每有因此淹缠，致成坏证者。即如平时有气郁之病，则肝气不畅，络气郁滞，热邪窜入肝络，即有胸板胁刺咳逆等证。邪郁不达，久而化火，即蒙冒厥阴，而有昏痉之变。此案伏热痉厥，即邪窜厥阴之明证。盖足厥阴肝脉，上达巅顶，巅顶即神经中枢，伏热挟肝火刺激神经，故一起即痉且厥。法用逼迫瓶射薄荷精，大指掐右手背威灵穴，却为开闭醒厥之要诀。方用清热解郁，

化痰熄风，固属正治，妙在至宝丹，用异类灵动之品直清神经，故服后神清痉定，速奏肤功。此等内外并治，后学当注意之。

热病殒胎案（妇科）

严继春（住绍兴安昌瑞安桥）

病者 范蔚卿之侄媳陈氏，年三十余，住范家埭。

病名 热病殒胎。

原因 仲夏热自内发，身不甚热。晋城就产科钱某诊视，用四物汤去芎，加子芩、白术、苏梗、砂壳、阿胶、杜仲、川断等出入为方，专以补血安胎。旬日势已垂危，不克坐船，改延予诊。

症候 面红齿燥，斜目弄舌，神识昏厥，口秽喷人，手足瘛疭，腹热如烙，舌伸出口，约有半寸，便秘溺无。

诊断 脉两寸关洪数，两尺如无，舌青紫而燥，边尖鲜红如硃。予断之曰：此伏热盘踞腹中，内蒸殒胎，胎已早腐。欲保胎而胎反不保者，由不知清透伏热，徒以滋补助其热，热遏久灼，则胎自腐也。

疗法 宜急下之，或可冀幸。若犹欲保胎，非但胎不可保，即孕妇生命亦可立倾。其家力恳堕胎方，遂以调胃承气合犀角地黄汤加味。

处方 生川军四钱　元明粉三钱，后入　生赤芍三钱　毛西参三钱　黑犀角五分，磨冲　鲜生地八钱　粉丹皮三钱　生甘草一钱

先用生淮牛膝一两、益母草一两、灯心五分，煎汤代水。

次诊 连服两煎，胎落果已臭烂，形色青紫，而神气即清，诸症大减，腹热亦轻，舌红而青亦退，尺脉已起，余亦小数。当通络瘀以清余热。

次方 益母草五钱　苏丹参三钱　丹皮三钱　鲜生地三钱　童便一杯，冲　真西珀八分拌研飞滑石四钱，包煎　净楂肉三钱　鲜茅根八钱，去皮

效果 三剂后瘀行胃动，粥食日加。后以生藕肉四两，红枣四枚，煎汤代茶，调

理旬余而瘳。

廉按：昝氏《产宝》谓："面赤舌青，则其子必死，面青舌赤，则其母必亡，若面舌俱见青色，口角两边流涎沫者，则子母二命俱不能保也。"就余所验，亦不尽然。此案热病系实邪，误补则助热殒胎，必然之势。所云急下，或可冀幸，语亦圆活。往往所见胎下之后，母命随之而殒者亦甚多。必腐胎下后，热退神清，别无变症，方可许入坦途。虽然，凡一应殇胎、子死腹中者，须当急下，勿使上奔心胸，然必验其舌青面赤，肚腹胀大，腹冷如冰，口中有秽气出者，方可议下。然犹必审其人之虚实寒热，或宜寒下，或宜温下，或宜峻下，或宜轻下，随其宜而施之，方免贻误。

上热下寒案（内科）

萧琢如（住湘乡水口山矿局）

病者　宁乡王生，年近二十，肄业长郡中学。

病名　上热下寒。

原因　得外感数月，屡变不愈。取视前所服方，皆时俗清利搔不着痒之品。

症候　胸满，上身热而汗出，腰以下恶风，时夏历六月，以被围绕。

诊断　脉弦，舌苔淡黄。此上热下寒症。时医不能知之，余遵张仲景古方治之，不必疑阻，保无他虞。

疗法　与附子泻心汤，清上温下。

处方　黑附块一钱，煮取汁　生川军一钱　小川连六分　片黄芩六分

上三黄以麻沸汤渍之，须臾绞去滓，纳附子汁，分温再服。

效果　阅二日复诊，云药完二剂，疾如失矣，为疏善后方而归。

廉按：《伤寒论》太阳篇下："心下痞，而复恶寒汗出者，附子泻心汤主之。"此案症虽与《伤寒论》所载同中有异，而其为上热下寒则一也，故借用附子泻心汤正合。妙在附子专煮，扶阳暖下，欲其熟而性重；三黄汤渍，开痞清上，欲其生而性轻也。

真热假寒案（内科）

陈务斋（住梧州四方井街）

病者　何仲西，年三十岁，广东番禺县，住广西梧州，商业，体壮。

病名　真热假寒。

原因　不究卫生，过饱过醉，复食生果，以致消化不良，物质停留肠胃，蓄湿郁而生热。又因冷水洗浴，寒邪外束，火热内郁，正气不畅，血凝不运。

症候　恶寒战栗，四肢厥冷，腹中胀满，大便不行。继则人事不省，面青唇白，目直口开，脉厥气微，全体俱厥，指甲青白，舌白微涩。

诊断　诊既无脉，四肢厥直，体亦冻冷，胸间微暖，气息似绝，以手按口鼻，亦无气息动静，以鹅绒按鼻门，始见微动，断是假死。以手探其舌微涩，定是真热假寒之证。谅因醉饱太过，正气不运，消化不良，脾胃郁结，二便不通，蕴聚上逼入心，适遇冷水洗浴，外寒一束，血气顿停不运，则昏懵无知。前医谓：中寒之症，以重剂附桂理中汤治之，过为燥逼，热邪攻心，关窍闭塞，而心之英灵尽丧，故为昏倒，肢体俱厥，气脉俱绝。外面所现寒凝，内则实热之证，当急急救治，缓则无效矣。

疗法　汤剂用羚犀莲珀汤，取羚、犀、莲心、竹沥清心攻热，通窍化痰为君，生军、木通、元明粉推荡大肠而通小水为臣，白芍、黄芩、钗斛泻火平肝，润胃生津为佐，茯神、琥珀镇心宁神而挽英灵为使。急煎频频灌下，待数时药尽后，四肢渐软，竟刻而脉始隐隐微微。再将方连二服频灌，次日则脉起而弦数，面唇红润，目已转晴，肢体不厥，小便已得点滴，略能言语。又用大承气汤，加犀角、莲心、竹沥、茯神，取其清心宁神，通关化痰，推荡肠胃，泄其郁热。服后则精神略好，惟燥渴连连，诊脉仍数。又用平胃润燥汤，取其生津清热，降火利水。

处方　羚犀莲珀汤方

羚羊角钱半　磨犀尖三钱　莲子心一钱　生大黄四钱　淮木通二钱　元明粉四钱　生白芍二钱　黄芩肉三钱　钗石斛三钱　云茯神四钱　血琥珀二钱，末冲

煎后，加竹沥一大碗冲和服。

次方 大承气汤加犀莲竹沥茯神方

生大黄五钱　川厚朴二钱　川枳实三钱　元明粉四钱　磨犀尖三钱　莲心八钱　云茯神五钱

煎后，加竹沥一小碗冲和服。

三方 平胃润燥汤

钗石斛三钱　肥知母三钱　生石膏五钱　淡竹叶钱半　天花粉三钱　破麦冬四钱　生地黄三钱　生白芍二钱　川厚朴二钱　云茯苓四钱

煎服。

效果 三日，人事已醒，肢体厥除，脉复能言；五日，大小便如常，食量略进；十日，元气已复。

廉按：此案之真热，实因前医用附桂理中所酿而致，故以犀、羚、莲、珀投之，遂能见效，后二方亦用之得法。

热泻案（内科）

张尧询（住新化南门外）

病者 欧阳晏氏，年逾五旬，住新化县城向化街。

病名 热泻。

原因 体素虚寒，喜服温补。缘去秋朝香南岳，途中炎热，日饮冷水解渴。及归遂得泻病，迄今秋历岁有余矣。

症候 每夜二鼓，腹痛即泻，泻后痛止，三四五鼓，每鼓辄痛，每痛辄泻，痛不喜按，每夜五六次，日三四次，口苦渴，咳多痰，小便短，卧不安，气息欲绝。

诊断 脉细滑而数，按之鼓指。以脉参证，为热泻也。《经》曰：时感于寒则受病，微则为咳，甚者为泻为痛。形寒饮冷则伤肺。夫饮冷即内伤寒，伤肺病微为咳，伤脾病甚为泻为痛。以肺主咳嗽，脾主飧泄也。此指初受寒即病泻痛者，其为寒泻寒痛可知。迨寒积久化为热湿，脾恶湿，传入大肠即泻，当脐而痛，其为热泻热痛亦可知。乃医因年老体素虚寒，辄用温补，理虽近似，殊不知愈补愈泻，愈温愈热，为大谬也。若再误治，则阴将亡而命立倾矣。

疗法 养阴止泻，因用白芍、甘草为君，救阴缓中而除痛，用阿胶、川贝、瓜蒌为臣，养血润燥而豁痰，用茯神、苡米、芡实为佐，去湿利水而补脾，用伏龙肝、灯草为使，涩肠和胃而清水道，然不补气无以生津，用洋参以长精神而辅正气，并用气血冲和之人乳冲服之。

处方 东白芍五钱 甘草二钱 真阿胶二钱，烊，冲 川贝母三钱 瓜蒌根三钱 南芡实三钱 薏苡三钱 辰茯神三钱 西洋参五分 伏龙肝一撮 灯草一握 人乳二小瓢，冲服

效果 二剂泻痛减，三剂心神安，咳痰亦少，调养半月，病遂如失。

廉按：热泻兼痛，乃肝阳乘脾之候。方用芍、草为君，遵《内经》酸泄甘缓之法，余药亦面面顾到，看似平常，实则颇费心机。

积热化泻案（儿科）

吴宗熙（住汕头永平马路）

病者 郑友嘉，年十二岁，住汕头。

病名 积热化泻。

原因 初因伤暑发热，腹痛水泻。服济众水而泻止，热与痛更甚。继服香薷饮，病益增剧。改服白虎汤等药，亦不觉其效，病延七八天。

症候 午后热甚，夜分谵语，舌苔黄厚焦燥，口渴引饮，脐腹绞痛。

诊断 脉沉滑数，右手重按实而有力。此阳明实证，化为痛泻也。《伤寒论》曰："阳明病，谵语有潮热，反不能食者，肠中有燥屎五六枚也。"盖胃有支络上通于心，故热盛蒸心则为谵语，燥屎在大肠则腹痛，夜分潮热者，阳明旺于申酉之时也。初因伤暑自泻，邪有去路，乃其吉兆。反遽止之，留于肠胃，劫烁津液。苟非急下救阴，则燎原之势，安能遏乎。

疗法 仿三一承气汤加减，《经》云："热淫于内，治以咸寒，火淫于内，治以

苦寒。"故君大黄之苦寒以泻热，臣芒硝之咸寒以软坚，更佐甘草之和，以缓硝黄直下之性，俾肠胃积热，皆得从容下行，复使以枳实行气宽中，直达幽门，俾积热速从大肠排泄也。

处方 生大黄三钱 粉甘草钱半 芒硝四钱 枳实一钱

上药三味，先煎去滓，再纳芒硝，更上火微煎令沸，分二次温服。

次诊 服后三小时，大便下坚粪数枚。再服余药，少顷秽粕杂下，腹痛顿止，是夜谵语不作。余热未净，改用甘寒退热法。

复方 生石膏三钱 白知母二钱 半甘草五分 粳米一百粒 淡竹叶二钱 生芦根三钱 原麦冬三钱

煎汤，日服一剂。

效果 三日而痊。稀粥淡养数天，平复如常。

廉按：积热化泻，夏令最多，必先通因通用，此为自然疗法。若反其道而行之，变症百出，病势之常也。此案辨证处方，颇有胆识，学者深可为则。

伏热痢案（内科）

张锡纯（住天津）

病者 王剑秋，年四十，陆军团长，住奉天铁岭。

病名 伏热痢。

原因 己未春远戍郑州，北人居南，夏日不堪溽暑，至孟秋病痢还奉。先入日人所设南满医院，医治旬日无效，遂来院求为诊治。

症候 其病先泄泻旬日，继变痢疾，赤白稠黏，腹疼重坠，一日夜十五六次，且自觉腹凉，恒用热水囊熨之。

诊断 脉弦有力，左部尤甚。知其下久阴虚，肝胆犹蕴有实热也。

疗法 因晓之曰：此症原无寒，不必熨以热水囊，投以滋阴清肝之品，病当立愈。

处方 怀山药一两，生　白头翁四钱　生白芍四钱　北秦皮三钱　生地榆三钱　生甘草二钱　旱三七三钱，细末　鸦胆子六十粒，去皮，拣成实者

药共八味，先用白糖水送服三七鸦胆子（此药须囫囵吞不可嚼破）各一半，即将余六味煎汤服。当日煎渣再服，亦先服所余之三七及鸦胆子。（此方载拙著《衷中参西录》，名通变白头翁方，后论所以通变经方之义甚详，宜参观。）

效果 如法服药一剂，其痢即愈，又变为泻，日四五次。自言腹中凉甚，熨以热水囊则稍愈，急欲服温补之药。然其脉仍无寒象，乃为其再三恳求，心稍游移，少为开温补之品。服后仍变为痢，下坠腹疼如故，至斯，病者亦自知决非寒凉，遂又急服第一方一剂，痢又愈。继用调补脾胃，兼消食利水之品数剂，其泻亦愈。

廉按：厥阴热痢，丹溪谓之肝痢。此案用白头翁汤加减，清解热毒，兼滋阴血，确为稳健有效之良方。与《金匮》治产后下痢，虚极用白头翁加甘草阿胶汤，理法相同。

热痢伤阴案（妇科）

何拯华（绍兴同善局）

病者 施天宝之妻，年三十五岁，住侧水牌。

病名 热痢伤阴。

原因 素因血虚肝旺，秋患热痢多日，所服皆枳、朴、楂、曲、木香、槟榔、蒌仁、导滞丸等，一派消导攻痢等药，病遂伤及肝肾而大变。

症候 五色杂下，频频虚坐，呃逆不食，腹中空痛。

诊断 脉两尺独大，余弦小数，舌起雪花。脉症合参，此久痢伤及肝肾，张仲景所谓："五液注下，脐中筑痛，命将难全也。"

疗法 当用熟地、归、芍、阿胶补其肝肾为君，牡蛎、龟甲降其冲逆为臣，佐以旋覆、刀豆除其呃，使以鲜斛、炙草调其胃，以胃为肾之关，仿张会卿胃关煎之意，力图挽救于什一。

处方 春砂仁_{三分} 拌捣大熟地_{五钱} 白归身_{钱半} 生白芍_{三钱} 陈阿胶_{钱半，烊，冲} 生打左牡蛎_{四钱} 龟甲心_{四钱，生打} 旋覆花_{钱半，绢包煎} 刀豆子_{四钱，盐水煅} 鲜石斛_{四钱} 清炙粉甘草_{八分}

效果 连服四剂，呃逆止，雪花苔退，惟下痢虚坐不减。原方加鲜稻穗、炒香鲜荷叶、赤石脂、禹余粮，去旋覆、刀豆，再进四剂，虚痢已止。原方再加米炒潞党参钱半、小京枣四枚，叠进四剂，胃动复元而愈。

廉按：热痢伤阴，直至呃逆不食，舌苔雪花，病势危险已达极点。方用大剂育阴潜阳，镇纳肝冲，虽属对症发药，然病势至此，不效者多，此妇幸获痊愈，已侥幸万分矣。惟为医者心存济世，志在救人，虽遇百难一活之证，亦当作万有一生之想，岂可见危而不受命哉。如果知难即退，在医者自为计则得矣，其如病人之生命何！

伏热五色痢案（内科）

陈憩南（住潮安金山脚）

病者 林兆臣，年三十六岁，面粉商，揭阳人[1]，住汕头。

病名 伏热五色痢。

原因 七月中旬，偕友登山涉水，满携香蕉龙眼借以充饥，归途遇雨，入夜即发热恶寒，天明病痢，辗转误治，致动五脏郁火。

症候 四肢厥冷，身热腹痛，右脐旁跳动，一分钟约行二三次，青白黄红，臭秽令人欲呕，合目谵语，奄奄一息。

诊断 六脉细数带弦，沉分有神。余谓病家曰：冤哉此症也！书曰：大实有羸状，其是之谓乎。核原证内伤生冷，外感风寒，当时若照夹食伤寒例治之，愈矣。乃细阅前医诸方，类皆实实，妄企邀功，今畏虚虚，争先卸手。查近世治痢专书，列入死症者五条：一曰发热不休，亡阴也；二曰饮食不入，邪伤胃也；三曰发呕，毒上攻也；四曰状如豚肝，大小肠烂也；五曰下血如屋漏，脾气败也。今发热虽不休，而有

[1] 面粉商，揭阳人：原作"面粉商揭阳"，今按文义加"人"字。

时畏冷，饮食虽不入，然啖生梨尚能知味，至于呕则无之，粪杂五色，原非豚肝，更衣纵频，岂曰屋漏，倘能施医缓之妙术，犹可延晋景以尝新。

疗法 主"热淫于内，治以咸寒"之旨，先用犀角一钱，生磨开水冲，次用鲜金银花带叶一撮，荸荠十四粒，生萝卜一两，青皮梨留皮去心一个捣取汁，令少沸温服。继用汤药，专以清宣五脏郁火，清热宣郁汤主之。

处方 清热宣郁汤（自制验方）

羚角片钱半，先煎　苏麦冬二钱　生石膏四钱，研细　元明粉钱半，冲　钩藤钩钱半　淡竹叶钱半　牡丹皮钱半　地骨皮四钱　白头翁三钱　金银花三钱　肥知母三钱　杭白芍三钱

效果 一剂积秽尽下，神识稍清；再一剂诸恙大减；三剂能食。嗣养阴和胃，病遂霍然。

廉按：五色痢者，即青黄赤白黑杂下也。青者胆汁，黄者粪，赤者血，白者脓，黑者宿垢，最重难治。症虽有实有虚，毕竟虚多而实少，实证属毒火，虚证属阴亏。此案本属伏火与积热互结不解，由前医误治，以致毒火下逼而痢成五色。故纯用清透润降而痊，究较阴亏证为易治。

二集　八大传染病案

第七卷　时行温疫病案

温毒发瘢案

曾月根（住五华周潭）

病者　张少卿，年二十二岁，法政学生，住广东五华大田。

病名　温毒发瘢。

原因　感染温毒时行而发。

症候　面赤唇红，一身手足壮热，血毒外渍，神烦而躁，发出红瘢。

诊断　六脉洪大，右甚于左，舌鲜红，阳明血热无疑。血为阴，气为阳，阳盛则烁血，血热则发瘢矣。

疗法　凉血解毒，以泄络热，故以生地、犀角之大寒为君，以清君火，佐以芍药、丹皮之微寒，以平相火，火熄则瘢黄阳毒皆净尽矣。

处方　鲜生地一两　犀角尖二钱　赤芍药六钱　丹皮二钱五分

效果　一服热清瘢透，继用清养法调理而痊。

廉按：温毒发瘢，犀角地黄汤却是正治。故《千金》古方，平时不可不研究也。

温疫发瘢案

胡剑华（住景德镇毕家衖）

病者 孙云山，年三十一岁，酱园柜员，住景德镇。

病名 温疫发瘢。

原因 夏历八月，瘢症流行，平素嗜酒，起居不慎，故易于传染。

症候 面部浮肿，四肢酥麻，恶寒发热，脊强无汗，口渴嗜茶，腹内不安，荐骨痛甚，瘢发隐隐。

诊断 舌根淡黄少津，脉浮而数，浮为外越之象，数主高热之征。脉症合参，断为阳明热郁发瘢之候。

疗法 瘢宜外达，必汗先泄而瘢随之出，故用麻杏甘石汤鼓其外出，仍虑力薄，复加防风、独活，助其发汗排泄之力也。

处方 净麻黄八分　防风一钱　生甘草六分　生石膏八钱　独活八分　苦杏仁二钱

效果 服一剂，汗出而寒热退，二剂身痒瘢出，三剂荐骨痛止，四剂痊愈。

廉按：麻杏甘石汤开表清里，却为透发瘢疹之良剂。惟时当夏月，麻黄宜易香薷，李氏时珍所谓：夏月之用香薷，犹冬月之用麻黄也。仿其法，勿执其药，是亦化而裁之之妙用欤。

温疫内陷证案

陈务斋（住梧州四方井街）

病者 陈梁氏，年二十五岁，广西容县，住乡，体壮，农业。

病名 温疫内陷。

原因 素因食物不节，消化不良，宿滞化热。诱因温疫流行，传染菌毒而发，又因药误而内陷。

症候 初起恶寒发热，头痛项强，腰脊疼胀，肢倦口渴，由午至酉，起立即仆，不省人事，牙关紧闭，肢冷至肘，脘腹灼热，气粗喘急，唇缩而焦，齿黑而干，目赤面青，经昼夜不醒。

诊断 左右脉伏，舌紫而苔罩白腻，热度达一百零四度，此吴又可所谓体厥脉厥也。由疫毒将发，新凉外束，伏邪欲达而不能遽达，遂致脉伏不见，热极而厥，厥深热亦深。故前医叠用辛散通关方法，竟一昼夜不效。病势甚凶，危在顷刻。惟脉伏多系实症，虽见昏厥，开达得法，或可挽救于什一。

疗法 初用竹沥合童便，重加紫雪一钱，频频灌下，以豁痰宣窍，清热降火。服后神识略醒。再用刘氏双解散，去防、术、芎、归、芍等，加红花、中白、牙皂、磨犀，取荆、薄、麻黄速解肌表，以辛散外寒，犀角、翘、栀速透上焦，以清宣里热，硝、黄、芩、膏荡涤肠胃，以凉泻伏火。然病至内陷昏厥，必有有形之痰火瘀热，蒙闭心与脑神气出入之清窍，故用牙皂、桔梗以开痰，红花、中白以涤瘀。君、臣、佐既经配合，而使以益元散者，解热毒以调和诸药也。一服后，则肢表厥减，面唇略润，诊脉略见沉弦数。再二服后，人事略醒，牙关缓软，四肢厥除，惟手足麻挛，口甚燥渴，体中发热，心常惊悸，起卧无常，诊脉起而洪弦数。又用犀羚钩藤汤加人中白，取其直清心肝，泻火熄风，泄热通络，化痰利水。一服后，热退体和，肢表麻挛已除，惟咽干口渴，烦躁不眠，诊脉弦数略减。又用人参白虎合犀角地黄汤，双清气血两燔，润津燥以救阴液。

处方 防风通圣散加减方

荆芥穗一钱　苏薄荷一钱　带节麻黄三分　生大黄四钱　生山栀三钱　犀角尖二钱，磨冲
净朴硝三钱，冲　益元散三钱，包煎　西红花二钱　人中白二钱　生石膏六钱，研细　青连
翘四钱　青子芩三钱　小牙皂一钱　津桔梗一钱

次方 犀羚钩藤汤加人中白方

犀角尖一钱，磨冲　羚羊角二钱，先煎　钩藤钩五钱　人中白三钱　牙皂角一钱　生石
膏六钱　知母三钱　莲子心四钱　川木瓜三钱　龙胆草二钱　淮木通二钱

三方 人参白虎合犀角地黄汤

西洋参三钱　生石膏三钱　肥知母四钱　粉甘草一钱　陈粳米六钱　黑犀角三钱　鲜生

地四钱　生赤芍三钱　牡丹皮钱半

　　煎服。

　　效果　五日牙关不闭，四肢厥除，人事已醒。十日热退体和，食量略进。二十日烦躁已除，食量大进，元气回复而痊。

　　廉按：凡疫病目赤面青，昏厥如尸，四肢逆冷，六脉沉伏者，此为闷疫。闷疫者，疫毒深伏于内而不能发越于外也。渐伏渐深，入脏而死，不俟终日也。至于急救之法，先刺少商、中冲、曲池、委中等穴以宣泄其血毒，再灌以紫雪合玉枢丹清透伏邪，使其外达，或可挽回。此案方法，大旨近是，惟少一刺法，则未免缺点矣。

温疫闭证案

丁佑之（住南通东门）

　　病者　赵大兴，年四十二岁，商界，住县城。

　　病名　温疫闭证。

　　原因　疫毒内伏血分。

　　症候　面色清淡，四肢逆冷，呕泻兼作，昏聩如迷。

　　诊断　六脉细数沉伏，舌色紫赤。良由热伏于内而不发露于外，渐伏渐深，入脏即死，不俟终日，此温疫之最烈者。

　　疗法　宜内外兼治，先刺曲池、委中以泄营分之毒，再以紫雪清透伏邪，使其外越。

　　处方　紫雪丹五分，新汲水调下。

　　效果　一剂知，二剂效。如斯大症，不十日而痊。后治多人，均应手而愈，虽不敢夸验案，然亦不敢自秘。

　　廉按：仿孟英治闷疫例，却是救急之捷法。妙在先用刺法放血，使疫毒从血分排泄，然后用紫雪使穿经入脏之疫毒，从内达外而消解，故其效如神。

温疫昏厥案

姜德清（住平度北七里河）

病者 官忠学，年五十岁，住平度城北花园。

病名 温疫昏厥。

原因 辛酉年八月染疫，前医叠次攻下而无效。

症候 初起恶寒头痛，四肢疲疼，叠经误治，遂致舌胀满口，不能言语，昏不识人，呼之不应，小便自遗，便闭，旬余大小腹胀，按之板硬。

诊断 六脉洪大，齿垢紫如干漆。脉症合参，此极重之温疫昏厥也。医者不明病源，发表数次，大耗其液，温补药多，更助其火，火炽液伤，上蒸心脑，下烁胃肠，病之所以酿成坏象也。

疗法 汤丸并进，因重用生石膏直清阳明，使其敷布十二经，退其淫热为君，犀角、川连、黄芩、连翘泄心肺之火为臣，玄参、生地、知母抑阳扶阴，泄其亢甚之火而救欲绝之水为佐，丹皮、赤芍、栀子泄肝经之火为使。令其先用利便糖衣丸五粒，接服蓖麻油一两。服后约一时许，大便自下，大小腹俱软。速进汤药两剂头煎，调服安宫牛黄丸两颗。

处方 生石膏八两,研细 真犀角四钱 小川连四钱 黄芩四钱 青连翘三钱 玄参一两 鲜生地一两 知母八钱 丹皮三钱 赤芍三钱 焦栀子三钱 生绿豆二两

鲜竹叶五钱，煎汤代水。

安宫牛黄丸方

犀角末一两 小川连一两 黄芩一两 焦栀子一两 广郁金一两,生打 明雄黄一两 飞辰砂一两 珍珠五钱 台麝香二钱 半真冰片二钱半

共为细末，炼蜜为丸，赤金为衣，每丸重三分，金银花、薄荷煎水送。

次诊 六脉和而略大，齿垢净尽，舌尚干，能言语，惟昏谵未净除，是余热未清。原方减其用量，再进两服，间用安宫牛黄丸一颗，药汤调服。

次方 生石膏四两,研细 真犀角二钱 小川连二钱 黄芩二钱 青连翘三钱 玄参六钱

鲜生地八钱　知母六钱　粉丹皮三钱　赤芍二钱　焦山栀三钱　生绿豆一两　鲜竹叶三钱

安宫牛黄丸一颗，研细，药汤调服。

三诊　六脉和平，舌苔退而微干，时有错语。仿增液汤意，令其连进两剂，间用万氏牛黄丸一颗，药汤调下。

三方　仿增液汤意

生石膏二两，研细　细生地八钱　知母六钱　连心麦冬四钱　万氏牛黄丸一颗，研细，药汤调下

万氏牛黄丸方

西牛黄五分　小川连一两　黄芩二钱　广郁金四钱　生山栀六钱　飞辰砂三钱

共为细末，神曲糊丸。

效果　八日即能起坐，旬余胃健而愈。

廉按：病则温疫昏厥，药则中西并进，方则从余氏师愚、吴氏鞠通两家择用，清矫雄健，卓尔不群，真胆识兼全之验案也。

时疫温毒案

钟翊乾（住瑞安鲍田）

病者　戴女，年十五岁，住清泰乡。

病名　时疫温毒。

原因　冬寒潜伏膜原，至首夏外感时毒而发。

症候　身热口渴，两足痠痛，不能起立，神昏谵语，面青晦浊。

诊断　脉沉细似伏。由病机遏不能达，故阳症而见阴脉，刘河间所谓：蓄热内甚，脉道不利，反致沉细欲绝也。

疗法　泄热解毒，以两石、芩、连、山栀为君，银花、连翘为臣，但清凉无涤秽之功，故佐以玉枢丹芳香辟秽，陈金汁以浊泄浊，使以茹、络、冬藤疏通脉络。

处方　生石膏五钱，研细　飞滑石四钱，包煎　焦山栀二钱　银花三钱　连翘三钱　淡

黄芩钱半,酒炒　小川连四分,酒炒　淡竹茹三钱　丝瓜络三钱　金汁一两,冲　鲜忍冬藤四钱
玉枢丹五粒,研细,药汤调下

效果　初方连服二剂,足痛瘥,谵语减。于原方减石膏、金汁,加番泻叶钱半、人中黄二钱、板蓝根二钱。服后便溏,色黑如酱,头面反肿,口不能开,咽微痛。又将番泻叶加足三钱、鲜大青叶五钱、鲜生地六钱、金果榄二钱,服后再解黑溏粪颇多,夹有燥矢,病遂愈。

廉按：断语引证确凿,处方清芬灵通,妙在玉枢丹善解温毒,惟人中黄一味,不如仍用金汁为是。

时疫温毒案

陈在山（住辽阳咸春堂）

病者　郭麟阁之子,年二十三岁,住奉天牛庄城。

病名　时疫温毒。

原因　素多嗜欲,体瘦阴虚,外感时毒而发病。

症候　咽喉骤然肿痛,气喘声哑,舌黄口渴,皮肤热,头项痛,心烦谵语,小水黄涩,大便燥结。

诊断　脉沉细数。证与脉不相符者,由素嗜烟色之人,津亏血燥,龙雷之火动于内,温热之邪袭于外,内外交迫,表里不通,故脉现似阴非阴,理应舍脉从证,不必为脉理所泥也。

疗法　重用鲜生地救阴凉血为君,花粉、石膏生津止渴为臣,犀角、薄荷、双花解毒退热为佐,枳壳、蒌仁通畅气分为使,加山豆根、牛蒡子清咽利膈,解毒散热,滑石、竹叶渗利水道,引热下行。

处方　鲜生地八钱　生石膏一两　天花粉四钱　二宝花三钱　牛蒡子三钱　枳壳二钱
山豆根二钱　薄荷叶一钱　黑犀角一钱　瓜蒌仁四钱　淡竹叶钱半

又方　鲜生地五钱　生石膏六钱　天花粉二钱　二宝花二钱　生枳壳一钱　广犀角八分

滑石粉三钱，包煎　　淡竹叶钱半　　陈金汁二两，冲

效果　服前方一帖，表热解而咽喉清，稍进饮食，惟内热未退。又服后方两帖，大便一次，热退身凉。终以养阴健胃法而愈。

廉按：温毒较温病尤重，自以清解血毒，宣畅气机，为第一要义。方亦宗此立法，当然有效。诊断时舍脉从症，确有见地。盖温毒温热，不比内伤杂症，往往脉难全恃，必须详审舌苔，按其胸腹，诘其二便，汇而参之，庶可得其真谛也。

温毒发颐案

严绍岐（住绍兴昌安门外官塘桥）

病者　张三义，年二十五岁，住塘湾。

病名　温毒发颐。

原因　暮春病温，感染时毒，病经五日由于失下。

症候　耳下两颐肿硬且痛，连面皆肿，喉赤肿疼，壮热口渴，便闭四日。

诊断　脉数且大，按之浮沉俱盛，舌苔黄厚。脉症合参，此由温热时毒挟少阳相火，阳明燥火，势如燎原而上攻，刘松峰《说疫》所谓疙瘩瘟也。

疗法　内外并治，外敷三黄二香合水仙膏，内服普济消毒饮加减，使在上焦之温毒，疏而逐之，在中焦之温毒，攻而逐之，皆速为消解之意，恐缓则成脓而为害。

处方　苏薄荷钱半　　牛蒡子二钱，杵　　济银花三钱　　青连翘三钱　　鲜大青五钱　　粉重楼二钱　　玄参三钱　　白芷一钱　　生川军三钱，酒洗　　陈金汁二两，分冲　　漏芦钱半　　鲜荷钱一枚

外治方　三黄二香散。

川黄连一两　　川黄柏一两　　生大黄一两　　明乳香五钱　　净没药五钱

上为极细末，初用细茶汁调敷，干则易之，继则用香油调敷。

水仙膏方　水仙花根不拘多少，剥去老赤皮与根须，入石臼捣如膏，敷肿处，中留一孔出热气，干则易之，以肌肤上生黍米大小黄疮为度。

效果　连服两头煎不应。原方生川军改为五钱，又加元明精三钱，泻血两次，

诸症大减，惟口渴引饮，小便不通。改用白虎汤（生石膏八钱、知母四钱、生甘细梢八分）去粳米，加瓜蒌皮五钱、鲜车前草二两、鲜茅根二两、鲜荸荠草一两，小溲如注，而诸症遂解。

廉按：吾国所谓温毒发颐，即西医所谓耳下腺炎也。东垣普济消毒饮加减，确是对之良方。直至三头煎，始大泻血而毒解。可见消解时毒，总以速清血毒为首要。西医叠次注射清血针，良有以也。

温毒喉痈案

袁桂生（住镇江京口）

病者 张文卿夫人，年三十岁，住本镇。

病名 温毒喉痈。

原因 吸受温毒，因循失治，或误治而致剧。于五月初十日，始来求诊。

症候 咽喉两旁肿塞，汤水不能下咽，虽口津亦不能咽，胀塞非常，口有秽气，两旁既肿塞，而其下复溃烂，身热口渴。

诊断 脉息滑数有力，舌苔白腻。盖温毒痰热，蓄积上焦，污血壅阻而成喉痈。治不得法，致肿势日盛，将成喉闭而死矣。

疗法 救急之法，当先放血以开其闭。否则牙关拘急，口不能张，呼吸闭塞，神丹莫救矣。乃以刀刺喉内肿处，出紫黑血块甚多，盖皆毒血也。随之蓬莱雪吹之。

处方 金银花三钱　紫花地丁三钱　淡黄芩三钱　川贝母三钱　瓜蒌皮三钱　金果榄三钱　鲜生地八钱　干生地四钱　小川连八分　广橘皮一钱

另加雅梨汁一酒钟和服。

次诊 下午复诊，喉内见黏有稠脓。乃以毛笔蘸水洗涤，洗出稠脓甚多，喉肿觉松。复于两臂曲池穴针刺出血，以分毒血上行之势。仍以原方再进一剂，明日大雨倾盆，未及来诊。

三诊 第三日来复诊，则热全退，喉肿大消，能进薄粥两碗，舌苔亦退，又得大便，脉息亦转软滑矣。

三方 金银花三钱 川贝母三钱 天花粉三钱 生苡仁三钱 浙茯苓三钱 佩兰叶一钱 干生地三钱 玄参二钱 原麦冬二钱

效果 接服二剂痊愈。

说明 凡喉痈肿势过甚者，皆由污血为患，急宜刀刺放血，万万不可姑息也。

廉按：喉风不吐痰，喉痈不放血，皆非其治也。然其间有必须刺者，有不必刺者。沙耀宗《经验方治》云：咽喉痛肿者，紫艳未溃，或已溃而未深，而项外漫肿坚硬，痰气壅闭，汤水难容者，急用喉针在喉之两旁高肿处，刺入分许二三下，咯去紫黑毒血，随时吹药，大致大溃。或用衣针刺两手大指内侧爪甲根分许，即少商穴也，刺入分许，挤尽紫血，泄肺经热毒。然喉烂可进汤水，或色淡不艳，溃烂过深者，皆不必刺。脉细神昏，毒已内陷者，亦不必刺。此案内外兼治，竟收全功者，由开刀放血之效力也。故专门喉科者，必先熟悉外治诸法，试为节述其要：一要备撑嘴钳。凡牙关紧闭之时，若用金铁之器硬撬其口，必伤其齿。用乌梅、冰片搽擦之法，若又不开，则必用撑嘴钳，缓缓撑开其口，牙环宽而齿不受伤，最为灵妙。

二要备压舌片。凡看喉之际，将舌压住，则喉关内容之形色，一目了然。

三要备杏仁核弯刀。凡杏仁核肿大，势必涨塞喉关，药食难下，必用弯刀于杏仁核上，放出脓血，则喉关宽而药食可下，且无误伤蒂丁之弊，较喉枪喉刀，尤为便利。

四要备照喉镜。察看喉关之内容，能隐微毕显，以补助目力所不及。

五要备皮肤针。以便射入血清，急解喉痧之毒微生物，奏功最捷，此名血清疗法。据上海工部局报告，凡治喉痧初起，历试辄验。

六要提疱以泄毒。用异功散（斑蝥四钱去翅足，糯米炒黄去米不用，血竭、没药、乳香、全蝎、玄参各六分，麝香、冰片各三分，共研细末）如蚕豆大，放膏药上，贴患处喉处两旁，一周时起疱，夏日贴二三时即能起疱，不必久贴。起疱后，速即挑破，挤出黄水，倘紫色或深黄色，宜用药贴于疱之左右，仍照前挑看，以出淡黄水为度。再用大蒜头捣烂如蚕豆大，敷经渠穴（在大指下手腕处寸口动脉陷中），男左女右，用蚬壳盖上扎住，数时起疱，挑破揩干以去毒气。

七要漱喉以去毒涎。取鲜土牛膝根叶，捣汁一碗，重汤炖温，不时漱喉。漱毕，即低头流去毒涎，再漱再流，须耐心流十余次，毒涎方净。此品为治喉圣药，善能消肿散血，止痛化痰，无论何种喉证，用之皆效，以其能去风痰毒涎也。凡喉证以去风痰毒涎为第一要义。倘红肿白腐，用紫金锭三钱，热水冲化，俟冷，含漱患处，吐出，再含再漱。此法不独能去喉腐，且能导吐风痰。

八要吹鼻以通气吐痰。凡喉痧肺气无不窒塞，首用吹鼻一字散（猪牙皂七钱，雄黄二钱，生矾、藜芦各一钱，蝎尾七枚，共为细末），吹少许入鼻孔，即喷嚏出，而吐毒痰。若鼻塞喉闭，必用喉闭塞鼻枣（蟾酥七分、细辛四分、辰砂三分、麝香二分五厘、冰片二分五厘、猪牙皂四分、半夏三分、辛夷四分、巴豆四分去油、牛黄二分、雄黄四分，研极细末。用红枣切破一头，去核，将药少许纳入枣内，用线扎封枣口）左痛塞右鼻，右痛塞左鼻。若小孩鼻小，枣不能塞，或用棉花包药扎塞，亦可。但不能令药靠肉，以免肿疤之患。若喉闭势重者，用两枣将两鼻齐塞。治喉痧喉闭，气息不通，命在垂危者，有起死回生之功。较之用卧龙丹、紫金丹、开关各法，不能得嚏百无一生者，不若此枣一塞，痰气渐松，人事转醒，洵多神效也。

九要吹喉以解毒去腐退炎止痛。首用烂喉去腐药（用杜牛膝根叶汁之晒干净末一两、苏薄荷末五分、浣花青黛五分、梅花冰片三分，共研匀，磁瓶密藏，不可泄气受潮，如潮但可晒干再研，不可火烘），以流去毒涎。接吹锡类散（象牙屑焙、珍珠粉各三分、飞青黛六分、梅花冰片三厘、壁蟢窠二十枚，墙上者佳、西牛黄、人指甲焙各五厘，将各焙黄之药，置地上出火气，研极细粉，密装于磁瓶内，勿使泄气，专治烂喉时症及乳蛾、牙疳、口舌腐烂，凡属外淫为患诸药不效者，吹入患处，濒死可活），以去腐止烂。末用珠黄散（珍珠粉六分，西牛黄三分，京川贝、煅龙骨各四分，煅青果核三枚，共研细末，磁瓶密藏），以清余毒而生肌。

十要刮后颈以散毒。于颈窝处搽真薄荷油少许，用钱一文，如刮痧样往下顺刮，须千余刮，显出块点，用磁片锋刺破，即以蜞口吮出恶血，无蜞时则用小吸气筒以吸出之，散毒最为神效。此治喉痧、喉痹、喉痈、喉蛾及各种风火喉证之第一妙法也。

温毒牙疳案

杨孕灵（住泰县）

病者 朱姓，年约二旬，业商，住泰县娄庄。

病名 温毒牙疳。

原因 温病月余，热毒未净，杂进食物厚味，挟热毒熏蒸脾胃而成。

症候 牙龈肿痛，溃烂流血，色黑味臭，齿摇身热。

诊断 脉两手浮数，寸关尤甚，舌苔厚腻而灰，此温毒病变之走马牙疳证也。牙疳而名之走马，言患之迅速也。

疗法 内服外搽漱口之药并用。内服则用石膏、知母、石斛、山栀清热为君。然不滋阴，无以清热，又用地黄、玄参[1]、白芍、人中白为臣，少加银胡、桔梗、升麻引经为佐，用鲜芦芽、竹叶为使。外搽之药，乃以赤砒、大枣、人中白、冰片。又漱口之方，用白芷、细辛、乌附尖、蒲黄者，取其引热邪外达也。每日煎药两剂，日夜搽药八九次，漱口均在搽药之前施之。

处方 生石膏八钱，研细　鲜石斛三钱　知母四钱　生山栀三钱　人中白钱半　银胡二钱　生杭芍三钱　苦桔梗六分　升麻五分　鲜芦芽八寸　鲜淡竹叶二十片

次方 香白芷一钱　北细辛一钱　乌附尖一钱　生蒲黄二钱

此漱口方。

三方 赤砒霜一两　人中白二两　真冰片一钱　大黑枣五十枚　黑枣五十枚，去核

制法 将赤砒一两匀为五十份，安放于枣内，以线扎之，置炭火上煅炼，俟出尽白烟，成炭形为度。取起为末，后入漂煅之人中白、真冰片，共研为极细末，磁瓶收贮，以备外搽。搽时用毛笔蘸药，轻轻拍在患处。

效果 一二日腐脱臭少，三四日肉红热清，旬日则齿固肉生矣。

廉按：温毒牙疳，虽挟积热而变，然亦急症。治稍因循，则齿牙尽落。外治砒枣散，确系对症验方。内服大剂清胃消疳，方亦切病，可加胡连、贯众，则杀虫蚀之力量更足矣。

---

〔1〕地黄、玄参：地黄、玄参两味药在方义中提及，而其后处方中未见列入。原书如此。

秋瘟痉厥案

姜德清（住平度北七里河）

病者　张成文，年六十岁，住公沙屯。

病名　秋瘟痉厥。

原因　癸亥年八月杪，天时火热，秋瘟盛行，初染不以为病，后至九月中旬而发病。

症候　初起恶寒头痛，周身拘挛，项脊俱强，陡变痉厥，牙关紧闭。

诊断　六脉沉细而数，舌紫赤，脉症合参，此秋瘟痉厥症也。乘入阳明之络则口紧，走入太阳之经则拘挛，外窜筋脉则成痉，上蒸心包则为厥。《内经》所谓"血之与气，并走于上，则为大厥"也。

疗法　先用手术，以灯照前后心、两胁及大小腹，有小红点隐隐，用毫针挑七八个，噤开能言，再挑七八个，周身活动知痛，大叫拒挑，继即神迷复厥。遂用汤丸并进，安宫牛黄丸通心包以清神，清瘟败毒饮加减，透伏火以逐疫毒。

处方　黑犀角三钱　小川连四钱　青子芩三钱　青连翘三钱　玄参三钱　生石膏一两，研细　鲜生地一两　粉丹皮二钱　焦栀子三钱　赤芍二钱　鲜大青五钱　肥知母四钱　鲜竹叶四十片　鲜石菖蒲一钱，剪碎，搓熟，生冲

安宫牛黄丸两颗，分两次，药汤调下。

效果　一剂病轻。第二日又诊，脉洪大，自言觉一气块流走不定，走胁胁痛，走腰腰痛，走至足指、痛不敢屈伸，走至肾囊、疼不可忍。余晓之曰：由当时挑的太少，致经络之热毒流注走痛。原方加石膏一倍，生川柏钱半，丝瓜络一枚，先煎代水。第三日抽惕若惊，筋属肝，由热毒流于肝经，不能外溃而出，筋络受其冲激，故发瘈疭，状如惊痫，又加石膏一两、龙胆草钱半、双钩藤六钱，日服二剂，诸症轻减，痉厥亦止。终用竹叶石膏汤去人参、半夏，加西洋参、鲜石斛、梨汁等肃清余热，以养胃阴，连进四剂，胃动而愈。

廉按：断证悉宗《经》旨，处方极合病机，是得力于余师愚《疫疹一得》[1]者。惟用毫针挑其痧点，却是放血泄毒之外治良法。病至痉厥，疫毒已直窜脑与脊髓，刺激其神经而发，吴鞠通安宫牛黄丸，不如用紫雪合厥症返魂丹，清镇泄化，平其神经，以定痉厥，其效果尤为神速。

时行冬瘟案

吴兴南（住辽阳城内戴二屯）

病者 刘姓女，年二十岁，辽阳县人，住玉嘉沟。

病名 时行冬瘟。

原因 民国六年八月望后至二十三等日，天气似烟非烟，似雾非雾，昏迷岚瘴，日为之赤，昼为之暝，别有一种气氛。是女为人拾棉，早出暮归，感染斯疫，伏至冬初病作。

症候 四肢痿软，头目昏眩，目眦如血，胸满气喘，神昏谵语，甚则抽搐，两目天吊，牙关紧闭。

诊断 脉来洪大有力，人迎气口尤盛，呼吸之间，脉约八至，满舌浊苔。直断为时行冬瘟，不可误认作伤寒。

疗法 先用双甲重按其少商两穴，抽搐顿止，以通关散通其肺窍，少时得嚏。次用芒针，量病人中指中节横纹为度，刺其左右两鼻孔，令血盈盂；又刺颊车、曲池，泻合谷，病者能言矣；次泻廉泉、玉英、手之三里，并中冲、劳宫，心包络经得开；刺左期门，泻肝经邪热；刺右章门，劫肺窍温毒。又次用刮法，顺刮其两胁与两尺泽，如刮痧状，均令黑紫，两腿犹言紧急。又取承山、鱼腹、委中等穴刺之，病觉稍安。此急则治标之法。用药以解毒活血，新加羚羊角汤，方用羚羊角为君，性善解毒，直清肺肝，安神定魄，镇风定抽，双花重用解毒，红花、桃仁专行破血，菊花为清洁之品，得秋肃之气，花开于顶，其香清馨，不杂浊味，能清头风，人共知之，能

---

[1] 余师愚《疫疹一得》：原刻作"疫证一得"，今按余师愚原书名改。

辟瘟毒，人鲜知焉，重用三钱以清温解毒，根朴、榔片、枳壳，吴又可达原饮曾用之，其槟榔一名劫瘴丹，生于热带烟岚之地，治瘟疫生用，大得效力。土瓜根即天花粉，能荡平胸中实热，性擅解毒，尤专止渴。

处方　羚羊角二钱，磨服　金银花五钱　南红花三钱　甘菊花三钱　土瓜根三钱　生桃仁二钱，去皮　钩藤钩三钱　坚榔片三钱　川根朴二钱　炒枳壳二钱　生甘草一钱　净连翘二钱

效果　服二帖，诸症大减，惟尚有谵语。又与自配牛黄安宫丸二丸，服之神清。嗣用清养法调理月余而痊，然已发落甲脱，自己尝言重生也。

廉按：症既明辨，法宗清任，况解毒活血汤。本治热疫之良方，能对症而加减善用之，自然应手奏功。

大头瘟案

叶馨庭（住黟县南屏）

病者　叶绍芹，年十二岁，住安徽黟县，小学肄业。

病名　大头瘟。

原因　冬令感寒，伏而不发，至春三月，地气上升，复感时行温毒，上攻头部而始发，发即病势剧烈。

症候　咳嗽气喘，口渴舌燥，壮热便结，神识昏迷，头痛难举，红肿一周，若戴箍焉，箍之内外，红肿成块，游走不定，红块之上，细泡无数。

诊断　脉象浮数，风温热毒显然。今头痛难举，红肿一周，风热上迫也。红肿成块，游走不定，风之善行数变也。壮热不退，神识昏迷，风火内扰也。火乘所胜以侮所不胜，而肺金受烁，故咳嗽气喘，口渴舌燥，由是而来。

疗法　因用羚角、钩藤以熄风，银花、甘草以解毒，连翘、贝母清心肺，菊花、白芷散头面，人中黄、黑山栀、酒炒生军以泻火，芦根、石斛以清胃。每日煎药两次。

处方　羚羊角五分，剉末，炖冲　鲜芦根三钱　金银花四钱　连翘心三钱　双钩藤五钱

鲜石斛_{三钱}　生甘草节_{一钱}　川贝母_{二钱，去心}　黑山栀_{二钱}　人中黄_{三钱}　香白芷_{一钱}
酒炒生军_{一钱}　甘菊_{钱半}

效果　上方服三剂，风热渐解，头肿见消。减去羚角、钩藤、生军三味，加冬桑叶三钱、紫马勃一钱包、玄参心二钱五分，再服四剂而痊。

廉按：大头瘟证，当以东垣普济消毒饮为正治。今仿其法而略为加减，宜乎应手奏功。若病势尤重者，砭法外治，亦当相助以求速效。

疙瘩瘟案

沈奉江（住无锡）

病者　拙荆张氏，年五十余，住本宅。

病名　疙瘩瘟。

原因　素禀阴虚，每交冬令，喜用脚炉。春时易生温病。一日陡发疫证，困苦莫可言状，另延他医，惊而却走。

症候　遍体奇痒，渐发无数之块，大者如盘，小者如碗不等，肿而微红，攻于头面则目红，攻于胸肺则气逆，神识模糊。瘙痒不止，几欲挖去其肉，日夜不寐，呼号三日。

诊断　脉洪弦搏数，舌紫赤。脉症合参，此疙瘩瘟也。由热毒蕴于营分，外发肌肤，防其毒陷心包，则大险重矣。

疗法　急急清营解毒以透发之。

处方　黑犀角_{一钱}　鲜大青_{五钱}　鲜生地_{一两}　蜜银花_{三钱}　青连翘_{三钱}　黑山栀_{三钱}
粉丹皮_{二钱}　炒牛蒡_{二钱}　人中黄_{钱半}

先用生绿豆二两、鲜茅根二两，煎取清汤，代水煎药。

效果　连服三四剂，而块渐小渐减，痒亦渐止，调理六七剂而愈。

廉按：疙瘩瘟者，遍身红肿，发块如瘤者是也。症由血毒外溃，故连投清血解毒而痊，无他巧妙。

软脚瘟案

严绍岐（住绍兴昌安门外官塘桥）

病者 薛三二，年三十五岁，住松林。

病名 软脚瘟。

原因 素患湿热脚气，时愈时发，今春染时行温邪而发。

症候 一起即两脚大痛，不能起立，立即足软欲仆，身发壮热。

诊断 脉两关尺弦数，左甚于右，舌紫赤。脉症合参，此《松峰说疫》所谓软脚瘟也。总由肾水先亏，不能养肝，肝经血分之湿热下注两足。余遂断之曰：此为险证，今因素患脚气，病在壮年，犹可挽回。

疗法 以芩、芍、川楝直清肝热为君，二妙化湿滋水，以治脚软为臣，佐以延胡、小茴、淡竹根清通其络以止痛，使以碧玉散，导其湿热从小便而泄也。

处方 青子芩二钱 生赤芍五钱 川楝子三钱 酒炒延胡钱半 二妙丸钱半 拌碧玉散三钱，包煎 炒小茴香五分 淡竹根三钱

效果 两剂足痛轻减。原方加炒香桑枝二两、青松针一两，煎汤代水。再进两剂，足痛既除，温邪亦渐瘥。嗣以竹根、桑枝、松针、丝瓜络煎汤代茶，调理四日而痊。

廉按： 喻氏嘉言谓"软脚瘟者，便清泄白，足重难移者"是也。刘氏《松峰说疫》谓："病因湿瘟，宜苍术白虎汤。"此案病名同，而因症不同，断非直钞苍术白虎汤可愈。辨症从肾水先亏，不能养肝，肝经血分湿热，下注两足而断，颇有见地，故另选对症之药以奏功。可见医者临证，必以探源审症为首要。

伤风时疫证案

陈务斋（住梧州四方井街）

病者 陈典常，年二十九岁，广西容县，住乡，体壮，业农。

病名 伤风时疫证。西医名急性肺炎病。

原因 素因不究卫生，过食生冷果实，以致脾难运化，蓄湿生热。诱因风疫流行，菌毒由口鼻吸入，直接传染。

症候 初起恶寒发热，头目俱痛，腰脊硬疼，四肢痛倦，咳嗽气喘，咽干口燥，痰涎胶黏，咳则困难，间或咯血。继则全体大热，昼夜大休，烦躁已极，痰涎上壅，咳更困难，声破而嘎，不能语言。神识乍醒乍昏，面色紧黑，目白现赤血丝，唇赤黑肿，便结数日不行，溺短赤涩。

诊断 左寸关尺沉伏，右寸浮大而促，关尺洪滑数有力，热度达一百零六度，舌卷苔黑燥，深红起刺。脉症合参，此伤风时疫之危症也。由天时不正，夏应热而反凉，秋应凉而反热，实非其时而有其气，疬疫为殃，长幼如是，互相传染。是年仲夏，雨水太盛，湿气最旺，仲秋丽日太炎，燥气最猛，疫气一触，即如爆发。检阅前医诸方，皆用风药，耗津助火，症殊危险，幸右关尺尚存不散，或可救治。

疗法 先用羚犀杏石解毒汤，取杏仁、石膏、知母、桑皮、花粉、钗斛、竹沥润肺降逆，化痰生津为君，羚角、磨犀清心平肝，凉透伏火为臣，中白、银花、红花凉血败毒，去瘀生新为佐，芦笋、茅根清宣透解为使。连进三服，体热略退，形容略润，日则醒而不昏，夜仍谵语昏迷，诊脉数而有力。继用大承气汤，加黄柏、桃仁、红花、生地、石膏、莲心、花粉、麦冬等[1]，取其荡涤胃肠，清其燥以救津。再进三服，始下燥粪数次，人事已醒，昼夜不昏，谵语已除，津液已复，舌苔黑退，转为粗涩。惟咳嗽声破尚不能除，脉数无力，又用百合固金汤，加石膏、知母、钗斛、洋参，取其润肺生津，活血助气，清肺平胃，滋阴降火，连进二十余服，咳嗽已减，声清不破，略能进食，诊脉微见燥涩。用补肺阿胶汤加生脉散，取其润燥生津，助气活

---

[1] 加黄柏……麦冬等：此处所提及的部分药味，在其后处方中未见。原书如此。

血，补肺化痰，滋降虚火。

处方 羚犀杏石解毒汤

羚羊角三钱，先煎　犀角尖二钱，磨冲　北杏仁五钱　生石膏二两，研细　肥知母六钱　鲜钗斛四钱　金银花四钱　生桑皮五钱　人中白四钱　天花粉五钱　西红花二钱

先用活水芦笋四两、鲜茅根三两，煎汤代水，煎成，加竹沥一杯，冲服。

次方 大承气汤加减方

生大黄五钱　小枳实四钱　生石膏一两，研细　川黄柏五钱　芒硝三钱　天花粉六钱　西红花二钱　莲子心四钱　原桃仁三钱

煎服。

三方 百合固金汤加减方

野百合二钱　大玄参五钱　川贝母三钱，去心　大生地四钱　津桔梗一钱　破麦冬三钱　生白芍四钱　生石膏四钱，研细　肥知母三钱　粉甘草一钱　西洋参钱半　鲜钗斛三钱　白归身钱半　熟地露十两

枇杷露六两，代水煎药。

四方 补肺阿胶汤加生脉散

贡阿胶三钱，烊，冲　马兜铃钱半　炒牛蒡钱半　北杏仁四钱　粉甘草一钱　东西洋参各钱半　破麦冬三钱　北五味三分　陈糯米三钱

煎服。

效果 五日热退体和，谵语已除，人事亦醒。直至三十日，咳嗽始减，声清不破，食量略进。四十日，咳嗽全除，食量大进，元气恢复而痊。

说明 是年戊午秋末冬初，气候温燥，乡村市镇，时疫大为流行，各家长幼，互相传染者十之八九，几至路无行人，医药不效，死亡甚众，惨不可忍。余是役诊治数千人，其症大略相同，药方俱照案内，按症之轻重，用药之加减。倘年老及幼孩，或标本不同，用量须加详察，胎前产后尤当酌量调治。经余手者，十愈七八，特录数证，就正有道。

廉按：疫必有毒，毒必有菌。菌毒吸自口鼻，由气管达于血管，将血气凝结，壅塞津门（即淋巴腺总汇管之口），津郁为痰，阻滞气机，故见种种肺病。内陷心包，

以致心筋质炎，故见种种神经病。此案初方，使疫毒由血分转出气分，妙在犀羚合西藏红花，透解血毒，行散血瘀，膏、知、桑皮，合芦茅二根，清宣气热，使其速转出气分而解。第二方，使疫毒瘀积，由胃肠排泄而出。三方、四方，辛凉合甘寒法，清滋互用，为风燥热疫善后之正法。非素有经验，能负重任者不办。

妊娠兼风燥时疫证案

陈务斋（住梧州四方井街）

病者　陈韦，年二十二岁，广西容县，住乡，学界，体瘦弱。

病名　妊娠兼风燥时疫证。

原因　素因受孕后，气血不充，神烦少睡。诱因秋后风燥时疫流行，菌毒飞扬，由口鼻吸受，直接传染。

症候　初起头痛目眩，恶寒发热，咳嗽痰黏，肢倦神烦，口渴胃钝。继则气喘声嗄，咳痰甚艰，咳则咯咯有声，胸膈胀满，食则呕难下咽，肌肉脱落，形体枯瘦，不能起立，起则昏仆，神识乍醒乍昏，谵言妄语，唇缩齿枯，咽干口燥。

诊断　六脉弦数微浮，数则七至有奇，舌苔枯黑而涩，边尖深赤起刺。脉症合参，此妊娠兼风燥时疫症也。余晓之曰：病势危险极矣，辗转思维，只有竭力以救母，不能兼顾其胎儿。若犹欲保胎，恐母命一亡，而胎儿之命亦随之俱亡，请君择于斯二者。病家遂谓照此病势，当然急救母命为首要，请竭力设法，放胆用药可也。予对之曰：脉虽浮数已极，幸未散乱，或能挽救，以图侥幸。

疗法　先用凉膈散合犀角地黄汤去丹皮，加花粉、银花、人中白，取硝、黄、栀、芩荡涤肠胃，降火救阴为君，地、芍、花粉凉血安胎，生津润燥为臣，犀角、连翘、竹叶、薄荷清心肝伏火，凉散风燥为佐，银胡、银花、人中白和解表里，散郁败毒为使。连进二服不应，直至五服后，始得泻数次黑燥结粪，而燥热略平，舌苔略润，谵语已除，人事亦醒。仍见燥渴不眠，食量不思，咳嗽如前。又用人参白虎合百合固金汤加减，取其润肺生津，平胃降逆，活血安胎，养阴滋水。连进十余服，则咳嗽已除，声清不嗄，燥渴已止，食量已进，睡眠已安，身体已和，舌黑苔已退，转现微白微涩。惟元气衰弱，声低气微，软而无力，诊脉微弱。又用四物汤合生脉散，加茯神、枣仁、於术、山药，取其补气生津，养阴活血，安胎宁神，运脾健胃。连进十余服，则元气略强，食量大进，起居步履，稍能支持。惟肢体皮肤，微现浮肿，诊脉缓滑。又用四君子汤合五皮饮，取其补气运脾，去湿消肿也。

处方　凉膈散合犀角地黄汤加减方

元明粉三钱，分冲　生大黄四钱　焦山栀三钱　青连翘三钱　青子芩三钱　薄荷叶钱半　鲜竹叶二钱　生白芍三钱　鲜生地一两　粉甘草一钱　犀角尖三钱，磨冲　银柴胡二钱　天花粉四钱　金银花三钱　人中白钱半

次方　人参白虎合百合固金汤

西潞党三钱　生石膏四钱，研细　肥知母三钱　陈粳米五钱　粉甘草一钱　野百合二钱　鲜生地四钱　川贝母钱半　生白芍二钱　津桔梗二钱　原麦冬三钱　当归身钱半　大玄参二钱

熟地露一斤，代水煎药。

三方　四物汤合生脉散加减方

大熟地四钱　生白芍二钱　白归身三钱　川芎一钱　西潞党四钱　五味子钱半　破麦冬三钱　云茯神二钱　酸枣仁二钱　贡於术三钱　淮山药五钱，生打

又方　四君子汤合五皮饮

西潞党四钱　贡白术六钱　云茯苓四钱　粉甘草一钱　生桑皮五钱　五加皮四钱　大腹皮三钱　老陈皮二钱　生姜皮二钱

煎服。

效果　五日人事已醒。二十日咳止燥平，食量已进。三十日百病俱除，食量大进，元气已复。后一月，胎儿产下，母子俱全。

廉按：风燥酿疫，秋冬为甚。就余所见，去年深秋至冬，有发白喉时疫者，有发喉痧时疫者，有发疫痘疫瘄者，直至今春，疫势渐衰。其症虽变状万端，而原因总归于风燥热毒，气血两燔。医者不究病因，见喉治喉，见痘治痘，见瘄治瘄，辄用通套成方，以致枉死载途，良可悲也。此案注重伏火就燥，气血两燔，开首即用凉膈合犀角地黄加减，表里双解，三焦分消，投剂果决，自然效如桴鼓。然非有学识有胆量，

经验宏富者，不敢负此重任。

妊娠燥疫证案

陈务斋（住梧州四方井街）

病者 梁陈氏，年二十六岁，广西容县，住乡，体壮，业农。

病名 妊娠燥疫证。

原因 素因性躁而暴，劳苦过度，受娠数月，适染燥热时疫而发病。

症候 初起头目骨节皆疼，全体大热，昼夜不休，皮干无汗，咳嗽气逆，咽干口渴声嘎，谵语狂躁，神识昏迷，唇焦齿黑，舌黑而卷，叠起芒刺，不能言语。甚至皮枯甲错，状如蛇将脱壳，以手击之，全体皮肤，响声咯咯。

诊断 皮壳硬浮，不能诊脉，只得舍脉从症。查问病原，断为妊娠兼燥疫证。检阅前方，尚用耗散药以劫阴，血液垂涸，势难挽救，实因病家再三乞援，不得不勉图救济之法。

疗法 先用犀角地黄汤凉血清营为君，合人参白虎汤生津润燥为臣，子芩、莲心、银花凉血安胎，清热解毒为佐，使以竹沥，清肺燥以活络痰也。连进二服后，始能其声噫噫，舌苔略润。再进三服，能言能咳，声尚未清，舌始能伸，黑苔已退。五服后，人事已醒，言语亦清，思食薄粥。六七日间，全体皮壳脱落，大者尺许一片，小者数寸，形如蛇退，毫毛尽脱，全体焕然一新，粉白微红，然后始能切脉。诊左右细数而涩，咳嗽痰胶，咽干口燥，睡眠不安。次用人参白虎汤，加归、地、芍、薇、玄参、柏子仁，以滋阴宁神，凉血养胎，清热降火，生津润燥。十余服后，精神略好，食渐进，咳嗽已除，咽喉不干，睡眠已安。惟元气未复，肌肉未长，诊脉微弱，终用参芪归术汤，以补气生津，养血安胎，补脾健胃，降火宁神以善后。

处方 犀角地黄汤合人参白虎汤加减方

黑犀角二钱，磨汁　鲜生地一两　青连翘四钱　生白芍四钱　生甘草一钱　生石膏八钱，研细　白知母四钱　西洋参三钱　青子芩三钱　生粳米三钱　银花蕊三钱　生莲心三钱煎后，加竹沥一钟和服。

次方　人参白虎汤加味方

生石膏五钱，研细　鲜生地六钱　肥知母四钱　东白薇三钱　生白芍五钱　乌玄参四钱　西洋参钱半　大归身钱半　柏子仁三钱　生甘草七分

三方　参芪术归汤

西洋参二钱　北黄芪钱半　天生术钱半　大归身二钱　大生地四钱　生白芍三钱　淮山药五钱，生打　酸枣仁钱半　破麦冬三钱　肥知母三钱　云茯神三钱　川黄柏一钱

效果　五日能语言，人事醒，食量略进，皮肤壳脱。调养至三十日，食量大进，肌肉已长，元气亦复，人皆称奇，谓今古罕闻之证。愈后两月分娩，母子双全。

廉按：燥疫一证，前哲吴氏鞠通虽有发明，方载吴氏医案，然系寒燥阴毒。今此案娠妇兼患燥热时疫，殊属棘手重证。立法注重气血两燔，烁涸津液，故用人参白虎清滋气分之燥热，犀角地黄清解血分之燥毒，双方兼顾，用得恰好，泂救燥疫之良剂。厥后两方，一则清滋气液，一则双补气血，亦为善后所必需，真精心结撰之佳案也。

第八卷　时疫喉痧病案

疫喉痧案

丁甘仁（住上海）

病者　顾君，年十余岁，在上海南市，开设水果行。

病名　疫喉痧。

原因　从时疫传染而得，患已七天。

症候　寒热无汗，咽喉肿痛，牙关拘紧，痧麻布而隐约，甚则梦语如谶。

诊断　脉郁数不扬，舌苔薄腻而黄。余曰：此疫邪失表，将欲内陷之候也。

疗法 非麻黄不足以发表，非石膏不足以清里，急进麻杏甘膏汤主之。

处方 净麻黄四分　生石膏四钱，研细　光杏仁三钱　生甘草六分

效果 连服两头煎，得畅汗，痧麻满布，热解神清，咽喉红肿亦退，数日而安。

廉按：疫喉痧一证，不外乎风寒温热瘟疠之气而已。其症初起，凛凛恶寒，身热不甚，并有壮热而仍兼憎寒者，斯时虽咽痛烦渴，先须解毒透痧为宜，即或宜兼清散，总以散字为重，所谓火郁则发之也，俾汗畅则邪达，邪达则痧透，痧透则喉烂自止，此即是案用麻杏甘膏汤之原理也。惟麻黄用于喉痧之理由，曹氏心怡阐发最详。其《喉痧正的》云：瘟疠之邪，郁之深而发之暴，不能自出于表，以至上窜咽喉，苟非洞开毛窍，何以泄其毒而杀其势，此开手所以必用麻黄也。用麻黄之法，有独用者，有炙入豆豉内者（吴人称过桥麻黄）。凡时令严寒，或证起数日，表邪郁极，当急与解散者，可独用，分量少只三分，多至五分，不过取其轻扬之性以达毛窍，非若西北正伤寒之需重汗也。或时令温暖，邪郁不甚者，可炙入豆豉内用之，分量亦少至三分，用豆豉三四钱，同水炙透，去麻黄，煎服，仿佛仲圣麻沸汤之法。然亦不可拘。若时令虽暖，而表邪甚急者，仍当专用为捷。若在暑月，可用桑白皮监之。或其人素有痰血，或病中曾见衄血者，俱宜兼用桑白皮，此《局方》华盖散之遗制也。至于救逆诸法，则有麻黄与白膏同用者，如邪郁数日，已从火化，苔黄口渴者，以麻黄、豆豉、鲜石斛同用，舌尖微绛者尚可用。有与黑膏同用者，如误治在前，表邪未达，痧透不畅，而舌色绛赤者，麻黄可与豆豉、生地同用。手足瘛疭者，可参用羚羊角，并有与石膏同用者。如发于暑月，而复误治，痧火与暑邪交并，热甚生风，手足瘛疭，神识瞀乱，而邪仍未达，舌焦黑口渴者，不得已可试用之。即非暑月，但见以上诸证者，亦可参用。活法在人，是在临证者审体之。其言之详明如此。奈近世病家，辄畏麻黄、石膏而不敢服。医者迎合其意，随改用薄荷、蝉衣、牛蒡、银花、连翘、细辛、芦笋、玉枢丹等，或用葱白、豆豉、紫背浮萍、青蒿脑、紫草、丹皮、青箬叶、鲜茅根、太乙紫金丹等，皆轻清芳烈之品，仿洄溪治温疫之法，服之，虽亦能发汗透痧，然总不及麻杏甘膏汤之速效。曹氏心怡所谓：喉痧一证，历来鲜善治者，以不敢用麻黄畅发其表也。丁君在沪，行道数十余年，医名甚盛，乃敢用数千余年历劫不磨之经方，可谓医林之铮铮者矣。

疫喉痧案

丁甘仁（住上海）

病者 周童，年十四岁，住中法学堂后面。

病名 疫喉痧。

原因 今春天时不正，喉痧盛行，传染而患者八天。

症候 痧虽布而未透足，热势不退，喉关肿腐，颈项左右肿硬疼痛，欲成痧毒，大便泄泻。

诊断 脉滑数，舌苔黄。脉症合参，风毒欲达而不能遽达，已有内陷之象也。

疗法 先进葛根芩连汤加味，以止便泄。继投败毒汤去牛蒡加玄参，以消痧毒。

处方 生葛根钱半　净蝉衣八分　青连翘三钱　苏薄荷钱半　片黄芩一钱，酒汁　小川连七分，酒洗　生甘草五分　炙僵蚕二钱

接方 荆芥穗钱半　薄荷叶一钱　炙僵蚕三钱　板蓝根钱半　青连翘三钱　象贝母二钱　生蒲黄三钱，包煎　京赤芍三钱　益母草三钱　玄参三钱　生甘草六分　生石膏四钱，研细

效果 初方一剂，服后即得汗热减，泄泻即止。惟痧毒肿硬益甚，喉关肿腐不脱，汤饮难进。继投接方，并外敷药，痧毒即消，咽喉肿腐亦去，数日而安。

廉按：风毒喉痧，初起即当用荆防败毒汤加减，以表散开达，苦寒清滋等味，一味不可兼杂，使其痧从汗透，病毒自然不留。毒既外泄，喉疫当然轻减，直待痧回肿退，鼻有清涕，遍身作瘰蜕皮，方进凉血清解之味，靡不应手速效。此案亦同此意，稍嫌芩、连苦泄，用得太骤，致有肿硬甚益，汤饮难进之反应。幸而改进败毒，犹得挽回于中道，否则殆矣。故曹心怡《喉痧正的》谓："凡遇风毒喉痧，先以得畅汗为第一要义"，旨哉言乎。

疫喉痧案

叶鉴清（住上海）

病者 钱左，年八岁，苏州人，寓唐家巷。

病名 疫喉痧。

原因 传染时疠致病。

症候 喉痛红肿有腐，凛寒壮热，面赤肤红如锦纹，胸头手肢稍见点粒，杂有白色细点，烦闷大渴，时有谵语，便闭溺赤，头面有汗，阳明热甚，气血两燔。

诊断 脉来洪数，右部尤甚，舌鲜绛，苔黏浊，热度一百零四度半，来势速而且险，此疫疠传染极重之喉痧也。幼稚质弱，抵抗力薄，防津涸陷闭骤变。

疗法 宜以大剂清解，生津败毒，冀其转机，速请高明酌进为妥。喉痧是疫毒最危之候，余师愚有清瘟败毒饮，重用石膏，直入胃经，退其淫热，生地、石斛保其津液为君，羚羊角、丹皮、赤芍清泄气血之热，参以凉肝为臣，银翘、甘中黄之解毒，兼玄参之清喉养阴为佐，葛根、蝉衣、茅根转扬宣透为使也。

处方 生石膏二两，研细　鲜石斛一两，先煎　牡丹皮三钱　甘中黄八分　净连翘五钱　鲜生地一两　羚羊片钱半，先煎　赤芍二钱　板蓝根四钱　金银花五钱　粉葛根一钱　润玄参四钱　蝉衣一钱

茅根四两，去心衣，煎汤代水。另用茅根、芦根，煎汤代茶。

次诊 红痧较透，壮热汗多，喉腐红痛，而有稠痰，渴思生冷，脘闷烦躁，间有谵语，舌绛苔黏浊，便闭，溺赤如血，脉数大，热度一百零四度二。此时疠传染，直入阳明，气血均受燔灼，病仅三日，津液已经大伤，症势危险，变迁极速，与寻常感冒风痧不同。今拟生津凉胃，清解热毒。

次方 生石膏二两，研细　鲜石斛一两　大青叶三钱　甘中黄八分　牡丹皮三钱　鲜生地一两　玄参五钱　天花粉四钱　川贝四钱　黑山栀三钱　金银花五钱　净连翘五钱　茅根肉五扎，去心衣　犀角四分，磨冲

三诊 红痧稠布，神识尚清，仍壮热汗多，大渴大饮，喉痛红腐，舌干绛，苔垢

厚，烦躁气闷，未见轻减。大便五日未行，溲赤茎痛热甚，为毒充斥阳明，津液灼伤殊甚，致肠腑宿垢，不得下行，频转矢气奇臭，即是明证。脉来六部一律数大，热度一百零四度半，病势正在险途。今日仍议清胃生津，通利大便。

三方　生石膏二两，研细　鲜石斛一两　瓜蒌仁五钱　生草梢七分　黑山栀三钱　鲜生地一两　肥玄参五钱　元明粉一钱，与瓜蒌仁同打　生大黄三钱　丹皮三钱　青连翘五钱　金银花五钱　犀角四分，磨冲

四诊　大便两次，先燥屎，后微溏，解后热势较和，烦躁气闷渴饮亦稍缓，红痧稠密，喉腐已化，红痛略减，溺赤茎痛，脉来数大稍静，热度一百零三度，舌干绛，津伤热甚。稚年阴分不充，病虽小愈，不足恃也。治再清胃，生津解毒。

四方　生石膏一两半　鲜石斛八钱　生草梢七分　牡丹皮三钱　净连翘四钱　鲜生地八钱　玄参四钱　细木通四分　焦山栀三钱　金银花四钱　大竹叶三钱　茅根肉五扎，去心衣

五诊　红痧稍回，蒸热有汗，喉痛较和，而有稠痰，夜寐稍安，烦躁渴饮等亦较平，溺赤茎痛，脉大虽似稍敛，数象尚甚，舌质绛，苔已化，热度一百零二度。阳明邪热有余，津液不足，慎防生变，治守原意。

五方　生石膏一两，研细　鲜石斛七钱　天花粉四钱　净连翘四钱　竹叶心三十根　鲜生地八钱　川贝母三钱，去心　玄参四钱　金银花四钱　灯心三扎　生草梢七分　塘西甘蔗皮五钱

六诊　红痧渐回，身痒，表热较淡，内热烦闷渴饮等亦较和，种种邪退之象。邪既退化，津液即可保全，舌绛稍淡而润，喉痛已和，溺赤茎痛，脉来弦数，热度一百零一度半。邪疬虽退，蕴热尚盛，童年阴未充足，须加意谨慎，勿变方妥。今日仍议生津清化。

六方　生石膏七钱，研细　玄参三钱　生草梢五分　净连翘四钱　竹叶心三十根　鲜石斛七钱　天花粉四钱　绿豆衣五钱　金银花四钱　灯心三扎　嫩芦根一两，去节　塘西甘蔗皮五钱

七诊　热势大衰，红痧循序而回，诸恙悉见和平，脉来右弦数，左尚和平，舌红润，根薄，热度一百零一度。邪势日退，津液日回，胃纳亦展，种种逢凶转吉，化险为夷，治再清养。

七方　西洋参一钱　玄参三钱　净连翘三钱　大竹叶二钱　灯心三扎　鲜石斛四钱
嫩芦根八钱，去节　金银花三钱　绿豆衣四钱　甘蔗皮四钱，塘西

八诊　痧回热减，惟寐醒后，嗌燥口干苦，须饮汤水，方能言语。喉痧乃疫毒之病，极伤津液，大便欲行而不解，肠燥有留热也。脉来右尚弦数，热度一百度。治守原法，参以润肠。

八方　西洋参一钱　玄参三钱　净连翘三钱　瓜蒌仁四钱　大竹叶三钱　鲜石斛四钱
大麻仁四钱，研　金银花三钱　松子仁三钱　嫩芦根八钱，去节

九诊　大便仍欲解不行。后用洋蜜锭纳谷道中，逾时始得下行，尚畅，即古人蜜煎导法，最稳妥效速。暮分尚形肌热口干，津液不复，余热未清。所幸粥饮渐加，夜寐顿安，热度一百度。静养调理，自可复元。

九方　西洋参一钱　玄参三钱　净连翘三钱　绿豆衣四钱　原金斛三钱　东白薇钱半
金银花三钱　嫩芦根八钱，去节　甘蔗皮四钱，塘西

十诊　表热已解，大便又行，溺黄，邪热已退，津液来复，脉至数象已和。病后调理，贵乎平淡。

十方　西洋参一钱　稽豆衣三钱　绿豆衣三钱　淡竹叶钱半　甘蔗皮四钱　原金斛三钱
生谷芽三钱　嫩芦根四钱　灯心三扎

十一诊　诸恙皆和，脉来和软有神，安谷甜睡，再以平淡调理。

十一方　西洋参一钱　川石斛三钱　稽豆衣三钱　淡竹叶钱半　橘白一钱　南沙参三钱
生谷芽三钱　绿豆衣三钱　灯心三扎

效果　服三剂痊愈。

廉按：治喉痧之法，宜辛凉横开，以陈氏《疫痧草》、《喉疫浅说》两书，最为善本，其次余氏《疫疹一得》。此案亦守是法，首尾十一方，随机应变，法稳方妥，可为后人效法，诚有功于世之佳案也。

温疫喉痧案

丁甘仁（住上海）

病者 李氏，年四十余岁，南京人，住上海老北门内。

病名 温疫喉痧。

原因 由侍他人之喉痧，遂致传染。前数医谓此妇素体阴亏，仅用薄荷、玄参、桑、丹、茅芦根等，方药平淡而不效。

症候 发热五六天，麻痧布而不匀，咽喉肿痛欲闭，牙关拘紧，喉中痰声辘辘，滴水难下，便闭数日。

诊断 脉郁数不扬，舌不出关，苔薄腻黄。余断之曰：此温疫之邪，为外寒所束，痰热交阻膈中，壅塞肺胃之间，危在旦夕也。

疗法 急投透痧解毒汤，加六神丸、凉膈散、竹沥、萝卜汁等，解其表邪，通其腑气，以挽救之。

处方 荆芥穗钱半　粉葛根二钱，生　炒牛蒡二钱　嫩射干二钱　前胡钱半　净蝉衣八分　紫背浮萍三钱　青连翘二钱　淡香豉三钱　白僵蚕三钱　淡竹茹三钱　生甘草五分　桔梗一钱　六神丸七粒，先吞　凉膈散三钱，包煎　淡竹沥　萝卜汁各一瓢，冲

效果 一日两剂，服后得汗与便。外以香菜煎水，揩其肌肤，以去外束之寒。次日痧布，喉关渐开，数日而愈。

廉按：风温时毒，酿成喉痧，近今发现为最多。此案疗法，表里双解，合解肌透痧、涤痰通肠等药，使疫毒半从汗出，半从便出，双方兼顾，面面周到。惟方中生甘草一味，凉膈散内已备，可删。症既喉肿欲闭，痰声辘辘，葛根太升，亦可减去。

温毒喉痧案

丁甘仁（住上海）

病者　夏君，年二十余，扬州人，住上海陈大弄。

病名　温毒喉痧。

原因　患时疫喉痧五天，痧虽已密布，独头面鼻部俱无，俗云"白鼻痧"，最为凶险。曾经服过疏解药数帖，病势转重。

症候　壮热如焚，烦躁谵语，起坐狂妄，如见鬼状。（病家以为有祟为患），咽喉内外关均已腐烂，滴水难咽，唇焦齿燥。

诊断　脉实大而数，舌深红。余曰：此疫邪化火，胃热熏蒸心包，逼乱神明，非鬼祟也。

疗法　头面鼻部，痧虽不显，然非升葛等但用升散可治。急投犀角地黄汤解血毒以清营，白虎汤泄胃热以生津，二方为君，佐以硝黄之咸苦达下，釜底抽薪。

处方　黑犀角六分，磨汁，冲　鲜生地一两　赤芍二钱　丹皮二钱　风化硝三钱，分冲　生石膏一两，研细　白知母四钱　生甘草六分　生锦纹四钱

效果　服后，过数时得大便，即能安睡。次日去硝、黄，照原方加金汁、竹油、珠黄散，服数剂，即热退神清，咽喉腐烂亦去。不数日而神爽矣。

廉按：同一喉痧，有时喉痧、疫喉痧之别。无传染性者为时喉痧，因于风温者最多，暑风及秋燥亦间有之，其症喉虽红肿且痛，而不腐烂，痧虽发而不兼痹；有传染性者为疫喉痧，因于风毒者多，因于温毒者亦不鲜，其症喉关腐烂，而不甚痛，一起即痹痧并发，则成片，痧则成粒。丁君自制解肌透痧汤，为治风毒喉痧之正方；凉营清气汤为治温毒喉痧之主方，各有攸宜，慎毋混用。若不辨而误用，无不起剧烈之反应，而其寿立倾。临证之时，必先注意而慎重之。

温毒喉痧案

陈务斋（住梧州四方井街）

病者 黄云之，年四十岁。

病名 温毒喉痧。

原因 素因嗜酒无量，并食辛热太过，以致肠胃积热，适秋感温燥厉气而发。

症候 初起发热，痧疹并见，咳嗽音哑，喉头痒痛。继则目赤面青，大热昏狂。延旬日间，焦躁异常，更见昏迷，手常撕其喉腭，不能制止，鲜血常流，形枯体瘦，唇焦面黑，不能语言。

诊断 左脉洪弦，右则浮大而数，舌苔黑燥，边尖深赤起刺。脉症合参，此喉痧危证也。查阅前医方法，太遵修园禁令，绝无清凉，纯用温散，耗津助火，则毒火升炎，胃腑热燥，津液将竭，厉邪与气血交混，达之不得，清之亦不易，势甚危急。今所幸者，脉尚有根未散，或可救治。

疗法 先用卧龙丹搐鼻通关，开窍通气。紫雪消解邪火，透毒清神。继用羚羊黑膏汤加减，取羚角、莲心、生地、玄参、紫草清心平肝，凉血润燥为君，桑叶、蒺藜、麦冬、贝母润肺清热，降逆化痰为臣，生军、元明粉败毒荡下，釜底抽薪为佐，淡香豉、人中黄泄浊解毒为使。连进二服后，人事已醒，手不撕喉，血出已止，体热亦减。诊其左脉略静，右仍躁数。又用桑丹泻白散为汤加减，取其润肺降逆，平胃清热，凉血养阴，化痰败毒。连进十余服后，食量已进，喉中不痛。惟有微咳微燥，不能安眠，诊脉左则缓静，右关略数。又用石斛玄参汤加减，取其润肺降逆，清热养胃。

处方 卧龙丹方

西牛黄一分　麝香肉一分　梅冰片一分　蟾酥一分　半猪牙皂二分　羊踯躅三分，即闹羊花
北细辛二分　灯草灰一钱　金箔十张

共研末，飞过，瓶贮，用一分吹鼻，用五厘冲。后方服紫雪八分用竹叶心五十支、灯心五分，煎汤调下。

又方 羚羊黑膏汤方

羚羊角二钱　　淡豆豉钱半　　鲜生地五钱　　冬桑叶二钱　　白蒺藜钱半　　黑玄参四钱　　破麦冬三钱　　老紫草钱半　　莲子心四钱　　杏仁三钱　　生大黄三钱　　元明粉钱半　　川贝母二钱　　人中黄钱半

三方　桑丹泻白散为汤加减方

冬桑叶五钱　　牡丹皮二钱　　玄参四钱　　天花粉三钱　　杏仁四钱　　川贝母二钱　　桑白皮四钱　地骨皮四钱　　甘草一钱　　鲜生地三钱　　知母三钱　　大黄三钱

四方　石斛玄参汤加减方

鲜石斛四钱　　黑玄参三钱　　杏仁五钱　　瓜蒌仁三钱　　鲜生地四钱　　破麦冬三钱　　生甘草钱半

煎服。

效果　五日人事已醒，喉痧亦减，血止热退。十五日食量已进，喉症亦除。二十日食进体健，元气已复。

廉按：此仿曹心怡《喉痧正的》之方法，妙在先用卧龙丹开窍宣气，紫雪芳透清神。惟人中黄不如用金汁，泄热逐毒，较有肤功。

瘟毒喉痧案

尹榘山（住济南西小王府）

病者　郑继功，年逾三旬，平阴县自治员，住城北郑家庄。

病名　瘟毒喉痧。

原因　本年正月下旬赴诸城，路经济南，与友人盘桓多日。家人专丁送信报告云：阖家俱染瘟证，已殇一幼女矣。闻耗变欢乐为忧伤，匆匆旋归，见家人皆病，非常忧闷，不但殇女之悲也，因之己亦感染。

症候　初得时，喉疼咽干而呛，满嗓色白腐烂，水难下咽，目赤唇焦，全身现疹，危险已极。经医生张某，用刀割三次，病势益剧。

诊断　六脉洪数，惟尺浮大有力，舌白而尖绛，干燥少津液。予向家人曰：此瘟毒喉痧也。乃阳明三焦郁火炽盛，上干肺脏之病。其喉生肿疼者，皆挟热为之。若风毒结于喉间，其热盛则肿塞不通，而水浆不入，俗名"狼掐脖"，症势险而速。按世医疗此症者，尽知忌发表，诚恐用荆防等品因风吹火，酿成燎原之势，因执定养阴清肺汤以为主方。不知此症，若专系燥热在内，但现白喉，养阴药犹可重用；既兼痧疹，必有表邪，当痧疹将现未现之际，经络贵乎透泄，而用地冬滋腻等品以填补之，反将瘟毒遏住，大非所宜，当用竹叶石膏化毒汤为治。

疗法　先服紫雪丹以救急，次服银翘散以透解热毒，又次加减竹叶石膏汤，而以生石膏直清胃热为君，金汁、银翘、玄参以解火毒为臣，竹叶、木通、人中白等以泄小肠之积热为佐使，末用粉草，引用苇根者，所以和中气而使邪热透出肌表也。

处方　生石膏四钱,研细　金银花二钱　净连翘二钱　大玄参四钱　淡竹叶一钱　细木通一钱　鲜生地五钱　甘中黄钱半　粉甘草八分　鲜苇根二两　鲜茅根一两,去衣,二味煎汤代水　金汁二两,分冲

又方　生石膏三钱,研细　犀角一钱　金汁二两,冲　川贝母三钱,去心　细木通一钱　竹叶一钱　粳米一大撮

效果　调服丹散后，继服前汤药方三剂，后汤药方三剂，病遂痊愈。

廉按：喉痧与白喉，医者辄多误治。今揭其异点于下，俾学者一览了然。

喉痧由于风温时毒，或湿热秽浊之毒；白喉由于风燥煤毒，或煎炒辛热之毒，其异点一。

喉痧初起，即憎寒壮热，或乍寒乍热；白喉初起，即浑身发热，或身反不热，其异点二。

喉痧初起，即痧点隐约，甚或密布，肌红且多，发于邪盛火旺之时，其色鲜红而紫艳；白喉初起，并不发痧点，即或见痧点，亦多发于邪退毒轻之际，其色淡红而枯燥，其异点三。

喉痧初起，喉红肿黏涎，继即色现深紫，或紫黑黄腐灰白不等；白喉初起，喉微痛，或不痛，有随发而白随现者，有至二三日而白始见者，有白腐假膜成片者，有白点白条白块不等者，甚至有满喉皆白者，其异点四。

喉痧初起，皆毒盛火亢，初陷则耳前后肿，颊车不开，再陷则神昏谵语，痉厥

立至，鼻煽音哑，肺阴告竭而毙；白喉初起，即毒烁阴虚，初溃则白块自落，鼻孔流血，再溃则两目直视，肢厥神倦，黏汗自出，肺气上脱而毙。其异点五。而其所殊途同轨者，同为喉烂，同为疫毒，同为传染，同为毒盛血热，同为气液两伤，阴津枯涸耳。惟治疗之法，喉痧繁杂，白喉简单。喉痧之繁，繁在初治，初治之杂，杂在新邪。盖因喉痧一证，虽由疫毒内伏，其发也，往往伏邪因新邪引动而出，或因风寒，或因瘟毒，或因风热风燥，或因湿热秽浊，皆当查明原因，对症发药。此案系瘟毒喉痧，初用紫雪、银翘二方，芳透解毒于前，继以竹叶石膏汤加减，清凉透解为后盾，处方步骤井然，宜其应手奏效。堪为温毒喉痧之独树一帜。

风毒喉痧案

丁甘仁（住上海）

病者 傅君，年廿余岁，住上海塘山路。

病名 风毒喉痧。

原因 传染而得，已有八天。前医之方，皆是养阴清肺汤等类。

症候 壮热无汗，微有畏寒，痧麻隐约，布而不显，面色紫暗，咽喉肿腐，滴水难咽，烦躁泛恶，日夜不安。

诊断 脉郁数不扬，舌苔黄腻。余曰：此喉痧误认白喉也。傅氏数房，仅此一子，老母少妻，哭泣求救。余对之曰：症虽凶险，正气未败，尚可挽回。

疗法 随投透痧解毒汤，加枳实、竹茹疏达开豁，兼刺少商出血，开闭泄火。

处方 荆芥穗钱半　净蝉衣八分　粉葛根二钱　青连翘二钱　紫背浮萍三钱　炒牛蒡二钱　炙僵蚕三钱　淡香豉三钱　嫩射干一钱　轻马勃八分，包煎　小枳实钱半　鲜竹茹二钱　生甘草五分　前胡钱半

效果 一日夜服两剂后即得畅汗，麻痧渐布，面色转红，咽喉肿腐亦减。连进数剂，三四日即愈。喉痧之证，有汗则生，验之信然。

廉按： 治病必先其所因。凡烂喉痧原因，都由瘟毒吸入肺胃，又遇暴寒折郁，

内伏肠胃膜原，复触时令之厉风而发。其发也，蕴蒸之毒，弥漫三焦。幸而获治，则毒散而气化，不致牵连传染。不幸失治，则毒聚成疫，触之即病，以次递传，甚至累年不已，如近日沪绍情形，愈发愈盛，迄今未之或息也。陈氏所谓疫痧，余氏所谓疫疹，信矣。其症重在痧子，不重咽喉。初起治法，必先急与开达，轻则如蝉衣、牛蒡，重则如麻黄、葱白之类。其次驱风，荆、薄在所必需，若已从火化者，桑、菊、银翘亦可参用。又次开肺，肺气开则皮毛亦开，自无壅滞不透之患，故前、桔、射干亦为要药。又次解毒，玉枢丹、太乙紫金丹等又当兼用。其他如杏仁、橘红之化痰，青箬、柽柳之循经速达，皆为此症辅佐之良品。此初起一二日之大概情形也。至于二三日间，外束之风寒已解，内蕴之毒火方张，凉泻攻毒，急急宜投，如犀角、鲜地、川连、生大黄、风化硝、金汁等，尤为釜底抽薪之妙法，腑气通畅，痧火自熄，咽喉亦渐愈矣。若仍执辛散开透之方，则火势愈炽，肿势方增，腐亦滋蔓，必至滴水下咽，痛如刀割，炎势燎原，杀人最暴。遇有议用凉泻者，反以郁遏诽谤之，此偏于发散开达之为害亦巨也。总而言之，要惟于先后次第之间，随机权变，对症发药，斯为中其矣。此案但用解肌透痧汤即愈者，特其病势之轻浅者耳。

春温喉痧案

袁桂生（住镇江京口）

病者　牛瑞堂先生令媳牛筱兄夫人，忘其年，住本镇。

病名　春温喉痧。

原因　今年二月患喉痧症，服药不效，遂邀予诊。

症候　痧出鲜红，咽喉右边破烂，色红而兼有白腐，并不大肿，颧红唇红，身热作恶，汤水不能下咽。

诊断　脉数，舌前半红赤无苔。此阴液素亏，感受温热为病。

疗法　先宜养阴清热解毒，外吹锡类散。

处方　细生地三钱　原麦冬三钱　金银花三钱　紫花地丁三钱　川贝母三钱　白知

母二钱　生甘草五分　青连翘三钱　西藏橄榄三枚

作煎剂。

次诊　次日上午九时复诊，述昨药服后，夜间能安睡两小时，热减恶定。能进茶汤，仍用原方。

三诊　下午十时复诊，诸恙无大进退，惟舌光红无津，片刻不饮茶，则燥硬不柔，身微热，不能寐。盖日间亲戚问病者多，言语劳神，以阴亏之病，骤然劳神，则津液益亏，脑力益衰，而虚火亦益炽，此所以舌本燥硬，而光赤无津，不能寐也。非大剂养液安神之法，断难有济，乃以大剂增液汤为主。

三方　干地黄八钱　原麦冬四钱　玄参六钱　朱拌茯神四钱　百合三钱　鲜石斛三钱　炒枣仁四钱　甘草五分　莲子心四分

四诊　第三日复诊，诸恙悉减，喉烂亦退，惟精神疲弱，夜间不能多寐。仍以原方减轻其剂，并加茅根、沙参、地骨皮等药。

五诊　接服两剂，喉烂全平，身热亦退，痧亦脱皮。但不思饮食，舌淡无苔，脉息软小而兼有滑象。盖津液虽复，胃气尚虚，乃以四君子汤加味。

五方　潞党参三钱　生於术钱半　云茯苓三钱　清炙草五分　干地黄三钱　炒熟地炭四钱　生谷芽二钱　炒扁豆三钱　湘莲七枚

效果　调补旬日而痊。

廉按：喉痧有轻有重，轻则温邪仅在经络，疏而达之，则痧透而喉痛即解；重则疫火灼伤脏腑，虽用疏达，而痧出鲜红，喉烂起腐者，以阴液素亏，不耐疫火之熏蒸也。余曾数见不鲜矣。此案初方，即用养阴清热为君，参以解毒，继用大剂增液安神，终用益气滋阴，双补阴气以收全功，纯为阴虚者患春温喉痧而设。陈继宣谓喉痧阴虚者，灼热无汗，喉烂神昏，痧红成片，舌绛且光，阴液燥涸，其毙甚速，故其方不得不注重养阴清喉也。

冬温喉痧案

叶馨庭（住黟县南屏）

病者 程崇和，年逾弱冠，住安徽黟县，业商。

病名 冬温喉痧。

原因 腠理不密，冬温上受，袭入肺胃。

症候 咽喉上腭，白点满布，有胶黏痰，势将溃烂，饮食难下，呕吐口渴，身热便结，肌红发疹。

诊断 脉象弦数，舌红苔黄燥。此冬令严寒，寒极生热，袭入肺胃，肺胃之火上冲即吐，熏咽成痰，阻碍咽喉，故肿腐疼痛焉。盖手太阴之脉，上从肺系，足阳明之脉，上循喉咙故耳。

疗法 喉痧一证，虽由肺胃之火上升，而诸经之热有以助之，故用犀角、石斛泻心胃火，牛蒡、浙贝、桔梗、万年青清肺利咽于上，山栀、元明粉推泻于下，生地、丹皮、川连清心肝，马勃、人中黄消热毒，牛黄化热痰。每日煎药两次，外治用冰硼散和紫雪丹，频吹喉内。

处方 犀角尖八分，锉末　牛蒡子一钱　苦桔梗八分　焦山栀二钱　鲜生地二钱　鲜石斛三钱　浙贝母二钱　万年青二片　元明粉二钱　粉丹皮一钱　马勃一钱　人中黄二钱　真牛黄三分，末，冲

次方 冰硼散和紫雪丹，频吹喉内。

效果 上方服二剂，喉痧见松，呕吐得止，身热已退，大便亦解。减去犀角、牛黄、丹皮、元明粉等味，加鲜芦根五钱，金银花二钱，甘草五分。再服三剂，则安然无恙矣。

廉按：夏春农曰：疫喉痧，以三焦相火为发源，以肺胃二经为战场，以吸受疫厉之气为贼渠。其证初起，咽喉即腐，或左或右，或左右全腐，其色或白或黄，或红或紫，其痛或重或轻，或不痛，遍身热如火燎，皮肤红晕如癍，苔色或白或黄，或灰黑，或黏厚，脉象或浮数，或弦数，或洪大，或沉伏，呕吐气喘，神烦昏冒，自利溲

赤，口干唇红，躁乱惊惕，或微恶寒，面垢肢凉，谵言撮搊。轻者犹可救疗，重者多不逾三日而死，何也？缘手少阳三焦经与手厥阴心包络经相为表里，三焦相火沸腾，直犯心包，故神糊不识人也。前贤谓温病首先犯肺，逆传心包。予谓：疫喉痧三焦火炎，直犯心包，同一危疴，奈病来仓猝，成法无稽，以致治者聚讼纷纭。或谓先治其喉、禁用寒凉，或谓首重瘫痧、当宜升托，然总难获效。不知疫厉之气，充斥三焦，猝然而发，咽喉一腐，遍身皮肤紫赤，如瘫如痧，并无颗粒可分，世所谓烂喉痧是也。考前贤以伤寒胃热失下，合君相二火，尚为瘫疹，何况疫喉痧本是君相二火为害乎？此疫喉痧之不宜升托也明矣。且予历验之于患疫喉痧者，疫痧一回，无不皮肤甲错，可见营血亢害已极。每见投风药升散过度者，或幸不致毙，然皮肤蒸热逗留总不易清，必须凉营清热救阴之品，日夜频进，大作汤液，直待营阴来复，而外热始清，是疫喉痧亦当以清透化毒，凉营泄热之法为正治。不必分治喉治痧之先后也，又明矣。此案内外方法，悉宗夏氏薪传，故能特收敏效。

烂喉疫痧案

袁桂生（住镇江京口）

病者　金平卿哲嗣，年八岁，住本镇。

病名　烂喉疫痧。

原因　体质素瘦，今年三月出痧，痧后又生泡疮，至六月初旬，又病喉痧，发热咽痛。初由西医蒋某治之，用冷水浸毛巾罨颈项，又用水浴法，及服安知必林，与盐剥水漱喉等法，均无效。病势益剧，其岳家童姓荐予治，时六月十五日也。

症候　身热，咽喉两旁上下，皆溃烂腐秽，口渴溲黄。

诊断　脉息软数，舌红无苔。盖阴液大亏，热邪燔灼于上焦也。热不难解，惟咽喉全部腐烂，而阴液亏耗，断非实证可比，危险已极。幸神不昏，呼吸不促，不烦躁，尚可挽救。

疗法　内服以加味增液汤为主，外以吹喉锡类散频频吹之。先用淡盐汤漱喉，漱后吹药。金君自以体温计，置病人口中验热度，已有一百零五度之高。予谓：体温计虽能验热度之高下，然不能分虚实，万不可泥以论病。若只准体温计所验之热度以定治法，则当用三黄白虎。然就脉象舌色而论，则不独三黄白虎，不可误投，即西药中之退热剂，亦非所宜。否则危亡立见，噬脐无及矣。金君韪之，遂以予方煎服焉。

处方 鲜生地一两 原麦冬三钱 玄参三钱 金银花三钱 肥知母一钱 鲜石斛三钱 天花粉二钱 黄芩一钱 青连翘三钱 生甘草六分

次诊 十六日复诊，四肢不热，身热亦轻，舌色红艳而光，毫无苔垢，大便通利，溲色黄浊，言语多，口不渴，彻夜不寐，喉烂如故，脉息虚数。原方去黄芩、花粉、知母、鲜生地，加西洋参、枣仁、茯神、百合等品。

次方 西洋参钱半 炒枣仁三钱 朱拌茯神三钱 原麦冬三钱 干地黄五钱 鲜石斛三钱 玄参三钱 青连翘三钱 生甘草六分 金银花三钱

先用百合一枚，煎汤代水煎药。

三诊 十七日复诊，舌上红色转淡，夜间能睡一二时，谵语亦减，咽喉上部腐烂较退。惟下部及隔帘等处仍然腐烂，精神疲惫，脉息虚细无神，是气血大虚之候也。急宜培补，拟方以大补元煎合增液汤法。惟吹药仍用锡类散，日吹数次。

三方 西洋参二钱 炒熟地炭四钱 干地黄四钱 怀山药三钱 玄参二钱 鲜石斛二钱 朱染茯神四钱 麦门冬二钱 人中黄四分

四诊 十八日复诊，夜寐甚安，谵语亦止，稍能进粥汤，喉烂减退大半，脉息仍细弱无神。仍用原方加味。

四方 西洋参二钱 炒熟地四钱 干地黄四钱 朱茯神四钱 怀山药三钱 玄参二钱 鲜石斛二钱 原麦冬二钱 人中黄四分 湘莲三钱 女贞子三钱

五诊 十九日复诊，喉烂全退。用毛笔蘸水拭之，腐物随笔而出，全部皆现好肉，不比前数日之黏韧难拭矣。脉息亦较有神而现滑象，舌色仍淡无苔，小便清，能进薄粥。仍用原方加减。

五方 西洋参二钱 炒熟地三钱 干地黄四钱 朱茯神四钱 玄参二钱 湘莲三钱 原麦冬二钱 怀山药三钱 人中黄四分 女贞子三钱 扁豆三钱

六诊 二十日复诊，饮食较多，乃以原方减轻其剂。接服两日，眠食俱安。但忽又发热，或轻或重，而热之时间又不一致。金君复以体温计验之，仍在一百零五度及零三四度之间，甚以为忧。予曰：无恐也，此气血未能复原，营卫未能调和，而邪热之内伏者，仍不免有余蕴耳。且现在喉烂痊愈，眠食俱安，种种生机，与七日以前之危险现状，相去不啻天渊。乃以前方去熟地，酌加青蒿、佩兰、苡仁、地骨皮等药。接服两剂，遍身发出白痦，如水晶，如粟米，而热遂退，饮食亦渐多。但仍不能起床行立，嘱以饮食培养，如鸡鸭汤粥饭之类，尽量食之，自是遂不服药。

效果 越数日为其祖母诊病。此儿犹未能起床，但饮食甚多，每日夜须食六七餐。至半月后，始稍能行动，一月后，始能出卧室。可以想见其病之危，体之虚矣。当其未能出卧室之时，亦间有发热便秘，面目浮肿诸现状，皆未以药治之。此为病后应有之现象，一俟气血精神恢复原状，则自痊矣。此病得瘥，固由病家始终坚信，旁无掣肘之人，而夏君子雨赞助之力亦足多焉。予用熟地时，病家不敢服，虑其补也，赖夏君为之解说。盖夏与金固旧交，而亦精于医者也。

廉按：疫痧时气，吸从口鼻，并入肺经气分者则烂喉，并入胃经血分者则发痧。故烂喉者色多白，病在肺而属气；发痧者色多赤，病在胃而属血，其疫则一也，一发于咽喉之地，一达于肌表之间。在肺则曰烂喉，在胃则曰发痧，是以名烂喉痧。喉痧气血同病，内外异形，其病根不外热毒，热胜则肿，毒胜则烂，热非清凉不解，毒非芳香不除，清凉解毒，芳香逐秽，治疫要领，再视其气质之虚实何如，随症而变通之。此案为救误而设，纯仿阴虚烂喉例治，故以救阴为主，略参解毒，乃治烂喉疫痧之变法也。

烂喉痧案

刘荣年（住济南东流水）

病者 许童，年十余岁，住省城。

病名 烂喉痧。

原因 外感风热时毒而成。

症候 喉中肿烂白腐，顽涎甚多，浑身大热，兼有疹子，烦渴饮冷，昏迷不识人，大便闭结，小溲短赤。

诊断 脉象浮洪，舌红苔黄腻。合参各症，确系烂喉痧。此缘外受风温入于阳明，上蒸于肺，故咽喉溃烂，兼有疹子，正是温热欲出不得所致。与白喉证之喉中干燥，五心烦热者，迥乎不同。医家泥于《白喉忌表抉微》一书，以白喉法治烂喉痧，专用滋阴之药，闭塞外邪，使不得出，故致神昏不识人。夫风寒温散，风温凉散，凡是外感，自无不用表散之理，喉痧乃温症最重之一端，非用大剂清解，何以驱此温邪也。

疗法 内服汤药，外用吹药，葛根主身大热烦渴，用以为君，佐以薄荷、菊花以解其表，再用石膏以清其里，板蓝根、贝母、土牛膝以清理咽喉，鲜苇根以透发疹子，双花、丹皮、芍药以为之使。又因过服滋腻之药，再加瓜蒌以治胸结。又恐喉间肿甚，不能下药，先用《圣惠》方地龙、鸡子白法，以开喉闭，外吹锡类散，以治腐烂。

处方 生葛根五钱　白菊花二钱　板蓝根三钱　土牛膝三钱　金银花二钱　苏薄荷二钱　生石膏三钱，捣　川贝母三钱　鲜苇根五钱　粉丹皮二钱　生白芍二钱　全瓜蒌三钱　粉甘草一钱

用水六茶碗，单煮葛根成五茶碗，再纳诸药煮成三碗，分三次服。

又方 《圣惠》方治喉闭法，用鲜地龙（一名蚯蚓，俗名曲鳝）一条，研烂，以鸡子白（即鸡蛋清，去黄用）搅和，灌入即通。

又方 锡类散见尤在泾《金匮翼》、王孟英《温热经纬》二书，故不赘录。

效果 服地龙后喉肿渐消，饮水即不再呛。服药后身热渐退，疹子渐消。吹锡类散后，白腐即随涎而出。次日即将原方减去葛根、菊花、薄荷，共服药三剂，即行痊愈。

说明 余愤时医以白喉法治烂喉痧，枉死者众，因将二症异点细心分辨，征之历年经验，著有《烂喉痧证治辨异》[1]一书，分赠亲友。外埠同人有欲索阅者，可邮票三分，即可赠寄。

---

〔1〕《烂喉痧证治辨异》：现存刘荣年（华封）编，1933年济南商会印刷部铅印本。

廉按：辨证明晰，用药切当。惟此属普通治法，如现舌绛，咽喉红肿，肌红如锦，音哑口干，灼热神昏，亦须大剂滋营增液，清热解毒之法，不可执守成法为妥。

烂喉痧疹案

丁甘仁（住上海）

病者 王君，年二十岁，本丹阳人，客居沪上。

病名 烂喉痧疹。

原因 新婚之后，阴液早伤，适因喉疫盛行，遂传染而甚重。

症候 痧疹虽布，壮热不退，烦躁不寐，汤饮难咽。

诊断 延余诊治，病已七天。切脉弦洪而数，舌鲜红起刺。余曰：此温疫之邪，化火入营，劫津伤阴，内风欲动，势将痰涌气喘，危在旦夕间矣。

疗法 急投犀角地黄汤清营解毒为君，竹叶石膏汤清气达邪为臣，佐以金汁珠黄散清喉制腐，使以竹沥清润涤痰。

处方 磨犀粉五分　赤芍二钱　青竹叶三十片　金银花三钱　鲜生地八钱　丹皮二钱　生石膏八钱，研细　青连翘三钱　金汁二两，分冲　淡竹沥一两，分冲　珠黄散珠黄琥珀各七分　西黄五分　西瓜霜一钱

药汤调下。先用活水芦笋二两，同生石膏煎汤代水。

效果 叠进二剂，诸症大减，调理数日而痊。

廉按：丁君案后自注云：行道数十年，诊治烂喉痧疹，不下万余人，方不外汗清下三法。其汗法约有四方：一为解肌透痧汤（荆芥穗钱半、净蝉衣八分、嫩射干一钱、生甘草五分、粉葛根二钱、炒牛蒡二钱、轻马勃八分、苦桔梗一钱、前胡钱半、连翘壳二钱、炙僵蚕三钱、淡豆豉三钱、鲜竹茹二钱、紫背浮萍三钱。如呕恶甚，舌白腻，加玉枢丹四分冲服）。专治痧麻初起，恶寒发热，咽喉肿痛，妨碍咽饮，遍体疲痛，烦闷泛恶等证（痧麻见咳嗽为轻，无咳嗽为重）。

二为加减麻杏甘膏汤（净麻黄四分、生石膏四钱、象贝母三钱、鲜竹叶三十张、

光杏仁三钱、射干八分、炙僵蚕三钱、白萝卜汁一两、生甘草六分、连翘壳二钱、薄荷叶一钱、京玄参钱半）。专治痧麻不透，憎寒发热，咽喉肿痛，或内关白腐，或咳嗽气逆之重证。

三为加减升麻葛根汤（川升麻五分、生甘草五分、连翘壳二钱、炙僵蚕三钱、粉葛根钱半、苦桔梗一钱、金银花三钱、鲜荷叶一角、薄荷叶八分、京赤芍二钱、净蝉衣八分、萝卜缨三钱）。专治痧麻虽布，而头面鼻独无，身热泄泻，咽痛不腐之症。

四为败毒汤（荆芥穗钱半、薄荷叶一钱、连翘壳三钱、生蒲黄三钱、生石膏四钱、炒牛蒡二钱、象贝母三钱、益母草三钱、生甘草六分、京赤芍三钱、炙僵蚕三钱、板蓝根钱半。如大便泄泻，去牛蒡、石膏，加葛根、黄芩、黄连）。专治痧麻未曾透足，项颈结成痧毒，肿硬疼痛，身热无汗之症。

其清法亦有四：一为加减黑膏汤（淡豆豉三钱，薄荷叶八分、连翘壳三钱、炙僵蚕三钱、鲜生地四钱、生石膏四钱、京赤芍二钱、净蝉衣八分、鲜石斛四钱、生甘草六分、象贝母三钱、浮萍草三钱、鲜竹叶三十张、茅芦根各一两）。专治疫邪不达，消烁阴液，痧麻布而不透，发热无汗，咽喉肿红，焮痛白腐，口渴烦躁，舌红绛起刺，或舌黑糙无津之重证。

二为凉营清气汤（犀角尖五分磨冲、鲜石斛八钱、黑山栀二钱、牡丹皮二钱、鲜生地八钱、薄荷叶八分、川雅连五分、京赤芍二钱、京玄参三钱、生石膏八钱、生甘草八分、连翘壳三钱、鲜竹叶三十张、茅芦根各一两、金汁一两冲服。如痰多，加竹沥一两冲服，珠黄散每日服二分）。专治痧麻虽布，壮热烦躁，渴欲冷饮，甚则谵语妄言，咽喉肿痛腐烂，脉洪数，舌红绛，或黑糙无津之重症。

三为加减滋阴清肺汤（鲜生地六钱、细木通八分、薄荷叶八分、金银花三钱、京玄参三钱、川雅连五分、冬桑叶三十张、连翘壳三钱、鲜石斛四钱、甘中黄八分、川贝母三钱、鲜竹叶三十张、活芦根一两去节。如便闭，加生川军三钱，开水泡，绞汁冲服）。专治疫喉、白喉，内外腐烂，身热苔黄，或舌质红绛，不可发表之症。

四为加减竹叶石膏汤（青竹叶三十张、桑叶皮各钱半、金银花三钱、鲜苇茎一两去节、生石膏六钱、光杏仁三钱、连翘壳三钱、白萝卜汁一两、生甘草六分、象贝母三钱、冬瓜子四钱）。专治痧麻之后有汗，身热不退，口干欲饮，或咽痛蒂坠，咳嗽痰多等症。

其下法亦有四：或单用生川军汁苦寒直泻；或并用硝、黄，咸苦达下；或兼用凉膈散，发表攻里，肃清三焦之邪热；或重用陈金汁，以浊泄浊，且有防腐止烂之效能。究其来历，大都从陈氏《疫痧草》、夏氏《疫喉浅说》、曹氏《喉痧正的》三书脱化而出，已扼喉痧证治之大要矣。

喉痧兼热入血室案

丁甘仁（住上海）

病者 刘妇，年二十岁，住虹口靶子路。

病名 喉痧兼热入血室。

原因 肝络伏热，感染喉痧，适值经行之际。前医以其壮热神糊，早投鲜生地、鲜石斛、芦茅根等甘寒凉遏而病转内陷。

症候 初起痧麻虽布，麻色紫暗，发热烦躁，梦语如谵，咽喉肿腐，不能咽饮，继则腹中绞痛，少腹结块，大便溏泄，壮热即衰，痧点即隐，谵语撮空，牙关拘紧，痰多气粗。

诊断 脉空数无神，亦不能视其舌色。余断之曰：此温疫之邪，已陷入三阴，血凝毒滞，残阳欲绝，无药可救。

效果 于是晚而殁。噫！前哲谓早投寒凉，百无一生，过用疏散，尚可挽回，益信然矣。

廉按： 此因伏热内发，疫毒外激，遂致血热妄行，而经水适来。此时救济之法，当然以疏达透毒，活血通络为首要，遵《内经》"火郁则发之"例。乃反以阴凝清滋之鲜地、鲜斛，逼疫毒内陷三阴，势必血凝毒滞，内闭外脱，酿成必死之逆候，虽有卢扁，亦望而却走矣。此案可为擅用鲜地、鲜斛者炯戒。

烂喉丹毒案

姜德清（住平度北七里河）

病者 乔升礼，年四十余，住东北乡乔家屯。

病名 烂喉丹毒。

原因 平素无病，因多食炙煿辛热，致肺胃热盛，骤感风热而病发。

症候 身发灼热，神气怯弱，四肢沉重，胸膈板闷，不欲饮食，胸胁大小腹内夹核如杏核，大小长短不一，约十数个，按之不痛，咽喉微烂。

诊断 六脉沉数，舌红苔黄。脉症合参，此烂喉丹毒也。其病之发原由于胃，胃居膈下，而胃之食管在膈上，与喉管相近，因而累及于肺，肺有毒则发痧，胃有毒则发瘟，肺胃二经毒火炽，则外露丹痧。此胃毒甚，故只见丹不见痧。

疗法 外敷汤丸并进。令其先吞六神丸一次，再用清瘟败毒饮，以生石膏为君，重清胃热，犀角、川连、黄芩、连翘、玄参泄心肺之火为臣，丹皮、赤芍、栀子、生地、知母凉血行瘀，泄肝经之火为佐，僵蚕、牛蒡子、丝瓜络通十二经为使，外用鲜丝瓜捣敷。

处方 牛蒡子三钱，杵　白僵蚕二钱　丝瓜络三钱　知母六钱　鲜生地八两，捣汁
焦栀子三钱　赤芍三钱　丹皮三钱　连翘三钱　玄参八钱　黄芩三钱　小川连四钱　犀角一钱
生石膏二两

水煎，日服二次。外吹锡类散。

效果 一诊稍轻，二诊大减，三诊将原方加鲜石斛、鲜大青各三钱，去蒡、蚕、芩、连、石膏，六日痊愈。

廉按：名虽烂喉丹毒，实系核疫之一种，与西医所称腺百斯笃相类。方用余师愚清瘟败毒饮，吹锡类散，内外并治，却有效力。方中再加调玉枢丹，芳透解毒，则效当更速矣。

喉痧变烂喉案

丁甘仁（住上海）

病者 叶妇，年二十余岁，住上海澄衷学校。

病名 喉痧变烂喉。

原因 侍其夫喉痧而得此疾。前医恐其亦出痧麻，连进辛凉透解，未敢骤用滋阴清降，毫无应效，病反转重。

症候 身热甚壮，咽喉腐烂，汤饮难进，烦闷口渴。继则发热更甚，躁扰不安，起坐如狂，甚至谵语妄言，咽喉间满腐，蒂丁去其大半，口唇焦燥。

诊断 脉洪数有力，舌灰黄。此疫毒由口鼻直入肺胃，悉从火化，由气入营，伤津劫液，内风欲动，势将痉厥也。

疗法 急投犀角地黄汤凉营解毒为君，佐竹叶石膏汤清燥救肺，加减数味，合而为凉营清气之剂。

处方 犀角尖五分，磨汁，冲 鲜生地八钱 京赤芍二钱 粉丹皮二钱 川连五分 鲜石斛八钱 京玄参三钱 生石膏八钱 焦山栀二钱 薄荷叶八分 青连翘三钱 生甘草八分 鲜竹叶三十片 陈金汁一两，冲

先用鲜茅根、芦根各一两，煎汤代水，每日服珠黄散二分。

效果 一日夜连进四剂，即热退神清，咽喉腐烂亦退，三四日即愈。似此危险重证，得庆更生，亦可谓幸矣。可见有痧麻而喉不腐者有之，喉腐而不出痧麻者亦有之。

廉按：此因喉痧遗毒，以致血毒内溃，肺叶受灼，而喉乃白烂。凉营清气，治法适当。似此佳案，足为后学师范，惟犀角、石膏、金汁等三味，尚可酌加用量，力图速效。否则杯水车薪，药虽对症，尚恐不足以胜病。虽然，此际之调剂全在医者诊断之精确，用药之胆识也。

第九卷　时疫白喉病案

燥疫白喉案

丁甘仁（住上海）

病者　叶女，年十余岁，住上海白克路。

病名　燥疫白喉。

原因　素因阴虚肝热，现因染燥疫时气，与内蕴伏热相应为患，病已四天。

症候　喉旁左右两关腐烂，蒂丁亦去其半，身热不壮，四日粒米不进。

诊断　脉象濡数，舌质淡红，中后薄黄。余曰："此疫疠之邪熏蒸肺胃，而心肝之火内炽也。"

疗法　郑梅涧《重楼玉钥》续集云："白喉遇燥气流行而发，用药以养阴清肺为主。"今仿其法而加减之。

处方　鲜生地六钱　京玄参三钱　冬桑叶三十张　金银花三钱　汉木通八分　鲜石斛四钱　甘中黄八分　川贝母三钱，去心　青连翘三钱　薄荷叶八分　川雅连五分　鲜竹叶三十片　活水芦根一两，去节

效果　一剂即咽喉腐烂渐脱，反觉焮痛。此由腐烂虽去，新肉未生，故焮痛。仍用原方加花粉三钱。因未大便，加生川军三钱，开水泡绞汁冲服，得大便甚畅，胃热下行，白喉随愈。肺与大肠相表里，腑热下达，肺火亦从下降，病遂就痊。

廉按：郑氏养阴清肺汤专为燥疫白喉而设，虽属正治，然就余所验，江浙患真白喉症少，染烂喉痧者多，若不明辨而误用，每致贻人夭札。吾友杜君同甲，所以著"白喉抉微驳议"，叮咛以警告病家也。

燥疫白喉案

袁桂生（住镇江京口）

病者　家嫂，年四十岁，住京口。

病名　燥疫白喉。

原因　今年九月间疫喉盛行，感染而陡患喉证。

症候　初起时仅咽喉两旁红肿，继起白点，发热、恶寒、头疼。

诊断　脉滑，舌苔淡黄而腻。此燥挟湿热，痰滞酝酿为患。

疗法　辛凉甘润，以泄热解毒。豁痰清喉。外治吹蓬莱雪。

处方　苏薄荷四分　冬桑叶一钱　青连翘四钱　瓜蒌皮三钱　金银花三钱　川贝母三钱，去心　鲜生地六钱　金果榄二钱，杵

次诊　次日寒热退，而咽喉两旁则破烂，汤水难下。舌苔淡黄厚腻，右脉滑数。乃痰伏上焦也。仍以前方加减，再进一剂。

次方　金银花三钱　青连翘四钱　川贝母三钱，去心　金果榄二钱，杵　鲜生地六钱　淡黄芩二钱　光杏仁三钱　冬瓜仁四钱　石菖蒲四分　丝瓜络四钱　汉木通一钱　雅梨汁一酒钟，和服

三诊　第三日复诊，喉部溃烂未至蔓延，咽内常觉痰阻，舌苔黄腻，痰浊甚重，轻剂不能治也。

三方　旋覆花二钱，包煎　川贝母四钱，去心　海浮石三钱　瓜蒌仁三钱　半夏曲三钱　原麦冬三钱　鲜生地三钱　小川连五分　广橘皮钱半　雅梨汁一酒钟　莱菔汁一酒钟，和服

并另用梨汁、莱菔汁与饮。

四诊　痰渐活动，能稍稍咳出矣。然舌苔则满布黏腻，口黏而干，大便数日未通，右脉滑数。乃以原方去海浮石，加滚痰丸三钱同煎，盖欲通其大便，使痰浊下降也。

五诊　此药服后，夜间能睡一二时，知饥欲食，而病势遂大退矣。然并未大便，惟吐痰则甚多，舌苔尚腻，仍以前方去滚痰丸。服后，诸恙俱退。家嫂以药太苦，遂

不服药。

效果　但以薄粥调养，越日大便始通，而起居如常矣。

廉按：过玉书曰：白色喉蛾、白色喉痹、白色喉风、白色虚喉、白色喉痛、痨症白喉，以及喉疳之白腐、喉痧之白点，皆南方常有之症，均非北方之时疫白喉也。此案虽系燥疫白喉，然挟湿热痰滞，故初用辛凉甘润、解毒豁痰，继因痰浊甚重、注重开痰为君，佐以清润，终加滚痰丸消降痰火，尤为着力，故服后诸恙悉退而瘥。惟生地、麦冬阴凝滞气，究与痰浊不相宜，当易竹沥、金汁为妥。

燥疫白喉案

陈务斋（住梧州四方井街）

病者　梁德荣，年三十岁，体壮，商业，广东新会县，住广西梧州。

病名　燥疫白喉。

原因　素因过食酸滞，嗜酒无量。诱因秋天炎燥，是年白喉盛行，毒菌飞扬，由口鼻吸受，直接传染。

症候　恶寒发热，头目眩痛，背胀腰刺，全体骨节疼痛，咽喉干涸，微现硬痛。继则体中大热，咽喉疼痛势不可忍，喉头起白点白块微烂，外面微肿，口干而渴，头部更痛，声破不能言，目赤唇焦，气逆喘急，气热而臭，顽痰上涌，鼻流鲜血，神志烦闷，睡寤恍惚，神识昏迷，面色微黑。

诊断　脉左洪弦，右浮数，热度一百零五度，此燥疫白喉证也。查阅前医方药，纯为表散治风之方，反使其毒分窜经络，火势愈猛，血涌于鼻，痰阻关窍，顿致心神昏聩，危在顷刻。今所幸者，左脉尚存根气，或可救治。

疗法　先用仙方活命汤加减。取犀角、莲心、胆草、山栀清君相之火为君，石膏、知母、黄柏平阳明燥热为臣，生地、中白、银花、白芍、甘草凉血养阴，和中败毒为佐，玄参、兜铃、蓝根、瓜蒌下气化痰，润肺降逆为使。连进三服，鼻血止，人事醒，体热亦退，面唇略润。继用养阴清肺汤加减。连进五服，白喉已退，咽润津复，略能言语，稍进薄粥。惟腹中满胀，大便不行，诊脉左则缓静，右关尺数有力。用白虎承气汤加减，推荡瘀热。二服后，泻下黑燥粪数次，眠安食进，诊脉已缓。终用生脉散合白虎汤，助气生津，清胃润燥。

处方 仙方活命汤加减方

龙胆草三钱　马兜铃三钱　瓜蒌仁五钱　玄参三钱　川黄柏二钱　鲜生地八钱　板蓝根二钱　生石膏八钱　犀角尖二钱,磨冲　白芍三钱　生甘草一钱　焦山栀三钱　莲子心三钱　人中白三钱　白知母四钱　济银花三钱

煎服。

次方 养阴清肺汤加减方

鲜生地六钱　麦冬四钱　白芍三钱　薄荷六分　玄参三钱　丹皮二钱　川贝二钱　生甘草钱半　胆草三钱　生石膏五钱,研细　犀角三钱

煎服。

三方 白虎承气汤加减方

芒硝三钱　生大黄四钱　生石膏四钱,研细　瓜蒌仁三钱　知母四钱　鲜生地五钱　黑玄参四钱

煎服。

四方 生脉散合白虎汤方

生石膏四钱,研细　麦冬三钱　五味一钱　知母四钱　西洋参三钱　粳米五钱　甘草钱半

效果 五日人事已醒，热退体和，白喉已减，鼻血亦止；十日喉症已除，略能言语，食量略进；二十日病除食进，元气已复。

廉按：此仿张善吾、郑梅涧辈治燥疫白喉之法，耐修子《白喉抉微》一书皆用此等方药，全在临证者辨明真燥白喉，始可仿用，否则贻误反多，学者宜注意之。

燥疫白喉案

庄虞卿（住丽水第十一中学）

病者　项云禅令郎，年五岁，体弱，住吉祥巷。

病名　燥疫白喉。

原因　素体阴虚，肝热内盛，至深秋复感温燥而发喉症。

症候　初起恶寒发热，满喉皆粉白，音哑鼻塞，面青神倦，大便溏泻。

诊断　脉浮无力，左关弦数，舌红苔粉白，指纹青紫。脉症合参，此真白喉证也。

疗法　治之之法，惟有以厚重之药镇其上层，如巨砖盖鼎，使焰不上腾，复以清凉之药润其次层，如以湿棉御炮，使火不内射，既镇且润火毒自骎驯而下行。惟大便泄泻太甚，又宜兼顾脾气，庶无滑脱之虞。方用生地、玄参、丹皮、炒芍以清其血分之热，川贝、麦冬、生草、石膏以清其气分之火，加薄荷、银花、连翘[1]以消其肿而解其毒，粳米以补其脾而挽其泻。白喉兼泻，《白喉论》原有加藿香、砂仁之训。但香砂辛温，利于泻不利于喉，兹易以粳米，较用香砂似觉平稳，盖粳米甘凉，清热补脾两擅其长故也。外以瓜霜散加牛黄频吹，以清毒而消肿。

处方　细生地五钱　原麦冬三钱　炒白芍二钱　生粳米一合　苏薄荷一钱　乌玄参四钱　湖丹皮二钱　生石膏三钱，研细　川贝母二钱　生甘草一钱

每日服两剂。

又方　西瓜霜一钱　飞朱砂三分　梅花片一分　人中白二分，煅　西牛黄二分　雄黄精三分

研细末，频吹喉内白点上。

效果　二日神色明亮，白块束小。五日泄泻亦减。七日白点退净，饮食如常。十日声音稍亮。再以竹叶、石膏、北沙参、破麦冬、生苡仁、生甘草、川贝母治之，两旬诸恙悉退矣。

---

[1] 银花、连翘：其后处方中未见这两味药。原文如此。

廉按：此法治真白喉证，感邪已轻内热尚重者用之。惟五岁小孩日服两剂，分量尚嫌太重，故善用者斟酌之。

燥疫白喉案

尹小闰（住诸城）

病者 李式平，忘其年，住本乡。

病名 燥疫白喉。

原因 素禀阴虚，染时行燥疫而发。患此十余日，自知不起，流涕求救。

症候 喉燥纯白，咳吐黏涎，鼻塞颔肿，口干便秘。

诊断 脉缓滑而大，舌苔白厚带灰而糙。此伏火内盛，燥毒外引，酿成时疫白喉也。

疗法 用调胃承气汤以荡涤肠胃宿垢实热，合养阴清肺汤以润燥活痰，佐以郁李净仁破大肠气滞，使以枳壳直达幽门。

处方 生川军钱半，酒洗　元明粉二钱，后入　生甘草一钱　北沙参四钱　原麦冬三钱　鲜生地五钱　粉丹皮三钱　京川贝三钱，去心　苏薄荷一钱　生白芍二钱　郁李净仁二钱　生枳壳一钱

效果 叠进两剂头煎，便下如脓，自觉喉间黏涎划然而下，所患若失，而舌苔犹现灰色，再进一剂而退。继用前方去硝、黄、枳壳、郁李仁、薄荷等五味，加玄参四钱，养阴清肺、壮水制火而瘥。

说明 此症始于天行，盛于传染。凡人鼻气通天，口气通地，温燥吸入，蕴结上中二焦，阻其脾胃升降之机。湿热郁蒸，津液不得四布，脘闷生涎，上蒸华盖。外则颔颐结肿，宛如时毒，内则盘踞咽喉，蒸成浊痰，邪无出路，愈结愈坚，而死亡随之矣。治当以邪从口鼻入者，仍驱之从浊窍出。其间有表症者，乃里气之滞也。邪留于胃，里气滞，表气因之不通。如目痛，眉棱骨痛，目眶痛，鼻干不眠，膝眼正面痛，此皆邪溢阳明之表，所谓里中之表也。如腹痛胀闷，四肢厥逆，或者溏粪下利，如烂

柿，如败酱，如倭瓜、藕泥，胶滞稠黏，至死不结，此则里中之里。法宜速用调胃承气，以元明粉易朴硝为之君，以酒军为臣，以甘草枳实为佐使，急通其里，里愈而表自愈。至于脉缓滑而大者有之，缓洪沉缓抵骨者亦复不少，气道不利故也，若必俟洪数劲指，十不获一。十余年来，已验之人，历历不爽。如病人畏忌大黄，可用元明粉拌捣瓜蒌，每奏奇功。初下每如常粪，再下则变红中杂黏液胶滞，后复得黄粪为邪尽。若红黑色为未愈，仍宜守方下之，不变黄不止，既变黄又不可不速止，此为秘诀。

廉按：时疫白喉之病原在菌，而所以失其抵抗病菌之能力，致令此菌集结于肺部喉关，阻碍人之呼吸生机者，皆由肺胃之津液，因熏灼而化生黏涎稠痰之过也。就余所验，挟外感之风燥者，其势重，无外感之风燥者，其势轻。此案见其痰涎胶滞上中二焦，肺气因之失降，故用大黄、元明粉，遵《内经》上病取下之旨，因势利导，一鼓廓清，使毒有出路。仍参以养阴清肺者，盖为素禀阴虚，挟有燥热者而设。处方刚中寓柔，非确有胆识者不办。案后说明，亦有见地，洵阅历有得之言也。

燥疫白喉案

何拯华（绍兴同善局）

病者　周增福，年三十八岁，业商，住干溪。

病名　燥疫白喉。

原因　深秋吸受燥气，内伏肺络而不发，至初冬新感暴冷，与所伏之燥火互相冲激，猝乘喉间清窍而发。

症候　身痛发热，恶寒无汗，喉间初发白点，继发白块，咽燥无痰，咳则胸痛。

诊断　脉左浮紧，右浮数，按之反涩，舌边尖红，苔罩白滑。此肺经伏燥内发，太阳新寒外束也。

疗法　吴氏鞠通曰："燥气为病，轻则为燥，重则为寒，化气为湿，复气为火。"故先用麻杏为君，宣肺气以达皮毛，迅散其外束之新寒，臣以甘石。石膏为治燥火主药，其气腥，能达表，其性凉，能清里。凡喉间一见白点白块，此味急不容缓，配以炙草之甘缓，一以监制麻黄，一以濡润喉关。切不可误于耐修子"忌表"二字，使外寒与内燥互相牵引也。佐以生莱菔汁，使以鲜枇杷叶者，借其辛润止咳，轻清肃肺耳。

处方 麻黄五分　光杏仁三钱　生莱菔汁两瓢，后煎　生石膏五钱，研细　清炙草五分
鲜枇杷叶三大片，去毛筋

效果 连服两剂头煎，津津微汗，而身痛恶寒除。惟热势大盛，喉间发白未退，遂去麻黄，倍石膏，加西洋参二钱、玄参四钱，冲鲜银花露、陈金汁各二两，又用活水芦笋、鲜白茅根各二两，先煎代水。连进三剂，白去八九，喉中但觉燥痛。又加鲜生地汁、雅梨汁、淡竹沥各两大瓢。叠服两剂，病遂痊愈。

廉按：凡时疫白喉起于秋冬之间，遇有新寒外束者，放胆用麻杏甘石汤，颇有捷效。奈近时病家畏麻黄石膏如虎，以致医不敢用，坐失病机，良堪太息。今援吾友恽铁樵君以证明之。其言曰：小女毛头，才六岁，呼喉痛。视之一边有白腐，如花生仁大，其症状发热恶寒无汗。余于评"白喉忌表"时，即认定此种症状等于伤寒太阳病。惟此病传变，始终不离咽喉，且舌绛口渴，是温热症状，其脉类洪数，大都无汗，于初起时得汗，则喉痛立减，此表闭阳郁之证也。今不问其喉烂与否，仅解其表而清其热，在法当瘥。其时已夜三钟，不及买药，姑俟明日。乃晨六钟视之，喉间白腐，两边均有，其面积较三钟前增加一倍，病毒进行之迅速，良为可惊，即以麻杏石甘汤予服。而内子见报端广告，有某药房保喉药片，急足往购，每半钟含药一片。向午汗出，傍晚热退，喉间白腐面积缩小，作黄色，微带绿，其不腐处则作殷红色，痛则大瘥，是夜得安寐，翌晨霍然。余深信麻杏石甘汤之中肯，而内子颂保喉药片之功德不置。讵女儿才瘥，十二岁之儿子复病，病状尽同。余已有把握，不复惊惶。然颇欲知保喉药片与麻杏石甘功效孰胜，因勿予药，专服保喉药片。越三钟视之，白腐仍增大，惟不如不服药片者之速，痛亦不甚剧，而壮热无汗则略不瘥减。更进保喉药片，胸闷泛恶，不能受矣。内子惶急，促余予药。余曰：君谓药片佳，故余欲一观其成绩也。内子怒余以目，谓此何等事，乃作隔岸观火态度。余乃令屏保喉片弗服。更两钟，喉痛觉增剧，乃予麻杏石甘汤，喉遂不痛，越宿霍然愈矣。嗣是每值此症，予麻杏石甘，无不效者。

燥疫白喉案

何拯华（绍兴同善局）

病者　赵运发，年卅二岁，供职他省，住绍兴昌安门外富陵村。

病名　燥疫白喉。

原因　秋冬之交，久晴无雨，燥气流行，从口鼻吸入，潜伏化火，适感风而暴发。

症候　初起头痛恶风，身热微寒，咽干无痰，喉间介介如梗，发白如粉皮样，或干咳或不咳，或咽痛或不痛。

诊断　脉右寸浮数，按之微涩，舌苔薄白而糙，此肺病燥火本证也。其他肺热喉病少发白，而此独发白者，以实扶的里菌盘踞喉头，乃生假膜，其色呆白，刮之亦甚坚韧也。

疗法　先嘱其用白喉血清注射，内服喻氏清燥救肺汤加减。以色白微苦性清质轻之西洋参，色白气腥味淡性寒之生石膏为君者，此二味为清肺经燥火之特效药，臣以桑叶、薄荷、苦杏、甘草，取其辛凉而合苦甘也。悉遵"燥淫于内，治以辛凉，佐以苦甘"之《经》旨。然疫必有菌，菌必有毒，故佐以金汁、银花露之甘咸解毒，而使以白蛇退者，以蛇性喜清洁，一染秽气细菌即褪壳而换新皮，取其善退喉间之假膜也。

处方　真西参二钱　苏薄荷钱半　光杏仁三钱　生甘草八分　白蛇退三寸　生石膏八钱，研细　霜桑叶二钱　银花露二两　陈金汁一两，二味同冲

效果　注射后，喉间假膜渐化，色转淡黄。继服汤药，一日二剂，诸症轻减。三日喉间白腐退净，色转嫩红，微咳黏痰。原方去石膏、薄荷、杏仁、蛇退、金汁五味，加瓜蒌仁四钱，京川贝、鲜石斛各三钱，雅梨汁、枇杷叶露各两瓢。连服四剂，咳止胃动而痊。

廉按：白喉之症甚多，其因不一。必喉间发白，生假膜成片者，乃为真时疫白喉也。互相传染，大人易治，小儿难疗者，以小儿在四五岁内，咽喉服药处处不能如

法，故治之较难也。此案探源辨症，按经处方，从喻氏救肺汤加减，不拘于养阴清肺，而应效反速者，注重于"燥火"二字耳。方中发明蛇退之生理作用及医治效用，语虽新颖，却有理由。

燥症红喉转白案

萧琢如（住湘乡水口山矿局）

病者 李君楚女，年方十岁，住湘乡。

病名 燥症红喉转白。

原因 前医从风毒喉痧治，服发散药，米饮不入口，已数日矣。

症候 身大热无汗，口渴心烦，夜不安枕，满喉发白。

诊断 脉浮大而芤，舌无苔，鲜红多刺，幸有浮液，不甚干燥。余曰：此乃燥症误表，挽回甚难。

疗法 为疏养阴清肺汤，取其润燥清喉、消痰制腐之作用，大剂频服，或可挽回。

处方 鲜生地一两　玄参八钱　原麦冬六钱　丹皮四钱　生白芍四钱　川贝母四钱　苏薄荷二钱半　生甘草二钱　银花三钱　连翘三钱

效果 连服三剂，次日遍身露红瘢，几无完肤。余曰：内邪外出，此生机也。仍守原方大剂加味，每日夜尽三剂，三日而平复，续以养阴方善后。闻愈后半月，发肤爪甲尽脱，燥症误表之为害，有如此者。

廉按：此血毒喉痧而转白烂者。前医见其红喉，身大热无汗，用发散透痧药，亦不得竟谓其误表。改服大剂养阴清肺汤后，次日即遍身露红瘢，几无完肤，显系烂喉丹痧之症状。惟口渴心烦，夜不安枕，此属胃热蒸心，由气分而转入营分。此案养阴清肺汤中，薄荷、丹皮、银花、连翘诸药辛凉宣通，与大队增液川贝、甘、芍等一派凉润之药并用，既能散邪，尤能清热，所以服之辄觉捷效也。

虽然，两大喉疫初起辨证甚难，一经误治，每多贻人夭殃。特将白喉与喉痧之鉴别，列表辨清，以告世之研究喉科者。

烂喉痧日本名猩红热。	时疫喉痧日本名实扶的里。
本病不限地方，随处可以发生，通常以春夏之交为最多。	多见于黄河以北诸省天气寒冷地方，发生于冬时为多。
病原菌为迭克氏溶血性链球菌，能于咽头检出之。	病原菌为一种白喉杆菌，可取喉间白膜在显微镜下检得之。
以反复恶寒或寒战起病，并有呕吐或空呕，过此即发四十度以上之高热与速脉，甚则谵语昏睡。	以疲倦胃口不开头痛等症起病，既而吞咽困难，发三十九至四十度之热与速脉。
本病之唯一主症即全身发疹，疹为弥漫性红癍，殆与皮肤同其高低，初起于颈胸背颜面，渐及于全身，唯有额唇颐鼻尖反苍白，绝不出疹。（高热昏睡，疹稀或缺如者多死。）	发疹者甚少，即有之亦甚稀殊，仅见于胸部，面色常苍白。
咽头红肿虽为本病常发之症，然不过为一种合并症而已，初起软口盖扁桃体咽头之黏膜皆红肿作痛（病重者痛反轻或无痛），甚或生污秽白斑，迅速蔓延成褐色薄膜。此膜柔软易破易揩去而绝不蔓延，至喉头气管咽喉亦绝不至有麻痹之事。	咽喉红肿生膜为本病唯一之主症。初起软口盖扁桃体咽之黏膜均红肿，次则软口盖扁桃腺之一部生白点或腺，迅速蔓延成灰黄色膜。此膜坚硬不易刮破不易揩去，强剥之则出血，不久即蔓延喉头鼻腔气管，同时两侧扁桃腺肿大接触，现呼吸，甚或举口盖帆筋麻痹，而语带鼻音，食物易流至鼻腔。
本病病时全舌鲜红粗糙若杨梅状。	无此现象。
经过中易合发骨节炎。	无之。
咽喉疼痛极重膜易揩去。	呼吸困难膜难剥离。

风毒白喉案

李伦青（住衡阳）

病者 沈筱岚，忘其年，住善化。

病名 风毒白喉。

原因 初由大舌边起白泡数颗，医用元、麦、赤芍、竹叶之类，连进三剂。一宵忽痰涎上涌，精神疲倦，恶寒发热，胸结，饮食不能下咽，延余往治。

症候 喉内白块已满，色如霜雪，痰涎稠黏不断，胸膈痞满。

诊断 脉两寸浮弦，右关沉紧，舌苔白滑。此风毒挟寒在表，未经宣发，误以寒凉迭进，变成坏证也。

疗法 用荆防败毒散以驱表邪，吹坎宫回生丹以祛疫毒。

处方 荆芥钱半 防风钱半 羌活一钱 独活一钱 制僵蚕二钱 柴胡一钱 前胡钱半 枳壳一钱 桔梗一钱 法半夏二钱 银花钱半 粉甘草一钱 鲜生姜三片

坎宫回生丹 已见周案。

次诊 次日白块退净，而胸膈为风痰阻隔，食入少顷即吐，不能直达中下二焦，症类关格。其家惧甚，复巫医杂投，百计罔效。余细察脉症，犹属风痰之毒阻隔，与喉无干。遂以拔毒及引龙归海之法，始两耳颈项稍发红疹；再用艾叶、皂角白酒炒热，布包熨之，随熨随发，遍体红疹无间。其家以为变证，惧之尤甚。余曰：此佳兆也。必欲提毒表出，始能开其阻隔。次日果胸膈豁然，饮食即进，随以人参败毒散再提表以托毒。

次方 西洋参二钱 防风二钱，去芦 白芷二钱 浙贝二钱，去心 桔梗三钱 银花三钱 白僵蚕三钱，姜汁炒 鼠黏三钱 荆芥一钱 人中黄一钱 蝉退七只 皂角刺三针

平险如意散，治一切白喉内外俱肿急症。

赤小豆四钱 大黄四钱 芙蓉叶四钱 文蛤三钱 四季葱三根 鼠黏三钱 燕子窝泥五钱

共研细末，将四季葱杵汁，以陈茶水、白酒各半共调和，炒微热，敷颈项，拔毒外出，消肿止痛。

引龙归海散，治寒证白喉急证。

本制附片四钱吴茱萸三钱。

共研细末，白酒调作二饼，贴两足心涌泉穴。若天气寒，用火微烘。庶无根之火浮越于上，得此引之而自降，亦以类相来之法也。

效果 以人参君主之药保元，鼠黏、僵蚕利咽，法夏、陈皮以消痰饮，银花、蝉蜕以清余毒。连进三剂，诸症悉除。后用六君、八宝以收全功。

廉按：此由喉痧误用凉遏而喉转白烂，故用内外兼治，多方透表以排毒外出，可见凡治白烂喉，以查析原因、辨明症候为首要。爰将陆氏辨证法，节录其要，以告当世之研究喉疫者。

陆培初云：比年来白烂喉盛行，死亡相继，此非不治之症，皆由医家未能辨别病源，误药所致。症分三种：一为外感实证。表受风温，病在肺。病状恶寒发热，白腐仅在外面，浮面多系白点，不至成块，舌质赤，舌苔薄润，身上或有疹或无疹。治宜辛凉解表，用前、蒡、翘、贝、勃、蝉之属，外治用薄荷、真青黛、硼砂、马牙硝等研末吹之。一为内伤虚症。阴亏燥热，病亦在肺。病状无寒热，白腐在里，如粉如石灰，发呆白色，初起成点成块，一二日即黏连成片，满布喉间，舌质红，舌苔或白或微黄或无，而必燥涩，毫无滑腻黏涎。治宜凉润清降，用养阴清肺汤之属，外治用金银花、生甘草、象牙屑、濂珠粉、指甲、灯心灰等研末吹之。一为内伤实症。湿热熏蒸，病在胃而袭于肺。病状无寒热，间亦有寒热者，必在午后，而热不扬、寒不甚，白腐处带黄明色，必黏沫满喉，舌质红，舌苔厚腻黄滑，重者口喷秽气。治宜化湿清热，如三仁汤之属，或滑石、通草、子芩、茯苓、苡仁、金果榄、山豆根等，外治亦用金果榄、山豆根加滑石、人中白等研末吹之。其辨别全在舌苔之为燥为润为腻，以及平素体质、大小二便详察之，三证互误，均能杀人。

风毒白喉案

李伦青（住衡阳）

病者　陈汉仙，忘其年，住长沙。

病名　风毒白喉。

原因　患烂白喉痛数日，医用清润解毒诸剂而病愈剧，已二日余矣。其家视变症蜂起，仓皇惧甚，延余往治。

症候　发热恶寒，痰涎上涌，声如拽锯，汤水不能下咽，视喉内淡红微肿，内关白点已陷，小便不通。

诊断　两手脉弦而紧，舌苔白滑。此误以清凉凝闭风寒，阻滞经络，使病毒不得外泄，遂化生痰涎，上涌咽喉，恐骤变喉闭急症。

疗法　即用坎宫回生丹合开关立效散，连吹二三次，立刻上下交通，饮食即进。随以柴胡饮提已陷之邪，二剂诸症悉除。后以加减六君子汤调理。

处方　坎宫回生丹，已载周案。

开关立效散，治一切白喉牙关紧闭，汤水难入等证。

真雄精一钱　北细辛一分　真牛黄一钱　生牙皂二分　真麝香四分　苏薄荷六分，去梗
大梅片五分

除片麝、牛黄外，共研极细末，过绢筛，合片麝、牛黄再研极细，磁瓶收贮，蜡封固瓶口，勿使泄气。临时以三四厘吹两腮内，或以少许吹鼻孔，立刻开窍。

柴胡饮

川柴胡二钱　羌活二钱　法半夏二钱　制僵蚕二钱　桔梗钱半　济银花钱半　净蝉衣七只
川厚朴五分　陈皮一钱　粉甘草一钱　鲜生姜三片

水煎服。

加减六君子汤

西潞党五钱　生白术三钱　东白芍三钱　云茯神三钱　法半夏二钱　白归身钱半　制僵
蚕钱半　陈皮一钱　济银花一钱　清炙草一钱　煨姜三片

水煎服。

效果　连服十剂而痊。

廉按：风毒白喉，有挟寒挟热之分。挟寒者，初起头痛恶寒，身疼发热，满喉淡红，微肿略痛，白腐多见于关外，或见于关内，形色多明润而平，尚能饮食，二便通利，脉多浮细而紧，舌苔多白滑，此风邪尚在表之候也。治宜荆防败毒散加减，驱风解毒，开痰发表，使疫毒从汗排泄，则喉痛自愈。喉如腐烂，轻则用玉钥匙品白金丸频吹，重则用坎宫回生丹。即使汗已出透，但有一毫恶寒胸闷，或身尚作热，苦寒药仍不得夹杂，惟有轻清泄热，以尽余邪而已，必俟皮脱肤凉，胸闷全消，鼻见清涕，而或有里热未清，及阴虚津亏者，方可酌进甘寒之品，庶几无害。此案为风毒挟寒之白喉救误而设，尚非初起之正治法。若挟热者更非其治，惟用坎宫回生丹合开关立效

散连吹喉间，却属外治急救之要法。然就余所见白喉险证坏证，牙关紧闭，痰涎上涌，有不能服药亦无可吹药者，法宜先开关以扫其痰涎，甚则针刺各穴以出恶血，通经活络，使立时清醒，再行吹药服药，庶有挽回之希望。虽然，白喉无论寒热证，如汗出似油者不治，失音动痰气喘者不治，目光直视者不治，用针无血者不治，吹药无涎者不治，吹药即刻痛止白落、过日复患者不治，满喉皆白、刮之紫肿带黑者不治。医者如遇此等症候，切勿轻与用药，纵人尽天回，其能侥幸于万一者，亦未可知，但总不如先事告明之为愈也。

风火白喉案

李伦青（住衡阳）

病者 长沙李兰生夫人，忘其年。

病名 风火白喉。

原因 素因血虚肝旺，现因风热传染而发。

症候 初患喉痛，发热恶寒，头疼心烦，口渴便涩，鼻出血丝，继见内关白块两条，肿痛异常，汤水难咽。

诊断 脉左关浮数，右寸独大，舌苔边白中黄。此足厥阴风火上冲手太阴而成也。

疗法 初用银翘败毒散，吹离宫回生丹，以除肿痛。次用八物甘桔汤，以退白烂。终用六味地黄汤加瓜蒌皮、鲜茅根育阴柔肝以善后。

处方 银花三钱　荆芥一钱　蝉蜕八分　牛蒡子二钱　西洋参一钱　连翘三钱　薄荷一钱　僵蚕钱半　甘中黄一钱　川贝母二钱

离宫回生丹　治热证白喉及乳蛾喉风等证，极效。

熊胆二钱　西洋参二钱　硼砂二钱　人中黄一钱　上青黛五分　黄连六分　山慈姑一钱　儿茶五分　真麝香三分　苏薄荷七分　大梅冰一钱　真牛黄一钱

除熊胆、牛黄、片麝外，共研极细末，过绢筛，合牛黄、片麝、熊胆（如湿润放银窝子内微火焙干），再乳精细，磁瓶收贮，蜡封固瓶口，勿使泄气。临时计每次以三厘，用喷药器吹入白处。含噙片时，使毒气随风涎吐出，便立刻回生。

八物甘桔汤

生花草二钱　银花钱半　制僵蚕一钱　霜桑叶三钱　苦桔梗一钱　麦冬钱半　牛蒡子一钱　陈金汁二两，分冲

六味地黄汤

大熟地四钱　淮山药三钱　粉丹皮钱半　瓜蒌皮钱半　山萸肉钱半　云茯苓二钱　福泽泻一钱　鲜茅根一两

效果　初用败毒散及吹喉药，肿痛俱减。次用八物甘桔汤，白块退净，诸症悉除。终用六味地黄汤加味，调养而痊。

廉按：时疫白喉虽以白喉杆菌为原因，而其发病之诱因，或因燥热，或因风火，或因虚热，或因阴寒。医者临证之时，必先其所因，伏其所主，而用药始能奏效。此案系风火白喉，所用初中末三方，虽亦寻常，然足以破白喉忌表之偏见。故凡治时疫白喉，风寒外束则宜表，郁燥化火则宜清，风火交煽、标本两急则宜表清双解，且有全系寒郁则宜用温剂，无非凭症用药。凡与症不对者，均所宜忌，何独忌表乎。熟玩之，自悟其谬。

伏热白喉案

丁佑之（住南通东门）

病者　郭吉人，年三十八岁，扬州人。

病名　伏热白喉。

原因　热邪内蕴，上蒸喉白。

症候　寒热喉痛，已有白腐，口渴神烦。

诊断　脉象右寸浮数，苔黄。由热邪内伏肺经所致。

疗法　清热解毒，生津保肺，肺经一清，喉部自愈，再吹锡类散。

处方 黑犀角三分，先煎　生石膏五钱，研细　鲜生地四钱　天花粉二钱　原麦冬二钱　京川贝钱半，去心　淡子芩钱半　小川连五分　玄参心三钱　苦桔梗五分　生甘草五分

效果 三剂伏热肃清，喉腐退净，后用清养法调理而痊。

廉按：喉为肺气管之口，肺有伏热，日渐熏灼，喉炎起腐，病势进行之常。方用凉血解毒，清气化痰，以治喉腐之本，外吹锡类散，以治喉腐之标。三剂热清腐退，可为伏热白喉之适当疗法。

阴寒白喉案

萧瑞器（住湘乡）

病者 周某，忘其年，住邵阳。

病名 阴寒白喉。

原因 素禀阳虚，传染阴毒而发。

症候 喉间初现白点，继则白块满喉，饭粒可进，惟饮水及咽津则痛甚，身微热，四肢厥逆。

诊断 脉沉缓无神，舌苔灰白而滑，如结痂状。此即《金匮》"阴毒之为病，咽喉痛，五日可治，七日不可治"也。

疗法 非助阳不足以破阴，故用附姜之辛热为君，佐以炙甘草者，甘平以解毒，使以童便，速驱喉毒从下而泄也。

处方 蜜炙黑附块三钱　川干姜二钱，蜜炙　炙甘草一钱　童便二大瓢，冲

效果 一剂知，二剂已。

说明 家严瑞器公，自弱冠厌弃科举，究心医学，于《伤寒》、《金匮》二书确有心得，里咸称颂之。前清光绪癸未甲申间，吾乡数十百里内，多患阴寒白喉，他医率用表散或清滋，十不一治，家严独得其秘，每用通脉四逆汤奏效，甚者方中用生乌附八钱至一两，连服五六剂七八剂而愈。同道中莫不骇为奇异，一遇上证，咸逊谢推荐。计当时经手治愈者，不下数十百人。伯章自行医以来，经验他种白喉极多，独于

以上阴寒剧症，未曾一见，不审当日何以若此之多，而家严独能于仲景伤寒方中探骊得珠，宜为同辈所叹服也。

男伯章敬志

廉按：阴寒白喉，患之者多属阳虚，虽少所见，然亦未尝无其证。前清归安名医包岩曰：白喉混称也，其中有阴虚，有阳虚。阳虚白喉，并不痛痒，并不寒热，饮食偶或不利，望之不红不肿，症属阳衰火息，非附桂不能疗是也。但就余在光绪十一年间所见，其症有表里轻重之别。一为轻症，初起白见于关内或关外，色必明润而平，满喉淡红，微肿略痛，头痛恶寒发热，饮食如常，二便和，脉多沉紧而弦，舌苔白，此阴寒尚在表之候也。治宜荆防败毒散加减。一为重症，一起白见于关内，成点成块，或满喉俱白，色如凝膏，喉内淡红微肿，时痛时止，头项强痛，身重恶寒，发热咳嗽，结胸声低，痰壅，不思饮食，目眩倦卧，手足逆冷，腹痛欲吐，脉多沉微欲绝或沉缓无神，舌苔白滑而厚，此阴寒直入里之候也。治宜椒附白通汤加减，王氏桂姜汤亦可酌用（紫桂、黑炮姜、炙甘草各五分，共归碗内，取滚水冲入，仍将碗炖于滚水，掉药含口，慢慢咽下，颇效）。若症在疑似之间，先用生川附切片，涂白蜜，火炙透黑，取如细粞一粒，口含咽津，如咽喉痛减轻，然后再用汤药，较为稳健。此案初起，即用通脉四逆汤，非辨证精确，胆识兼全者不办。

阴寒白喉案

李伦青（住衡阳）

病者 周定安夫人，忘其年，住常宁。

病名 阴寒白喉。

原因 病已数日，杂证多端，尚不知为白喉，因不甚痛故也。一日偶言喉痛，始延余往治。

症候 头痛项强，身重恶寒，咳嗽痰壅，肢冷腹痛，视内关白块两条，色如凝膏。

诊断 脉沉细弦紧，舌苔白厚而滑。余曰：此阴寒白喉也，幸而未服凉剂，犹可以治。

疗法 先用姜桂二陈汤以破阴通阳，顺气开痰，继以壮阳温胃汤散其寒凝，去其阴毒。外治吹坎宫回生丹。

处方 生姜汁十滴，冲　姜半夏三钱　浙茯苓六钱　制僵蚕二钱　青化桂五分　炒广皮钱半　粉甘草一钱　春砂仁一钱

接方 姜半夏三钱　制附片三钱　丽参条五钱　制僵蚕三钱　炒广皮一钱　黑炮姜一钱　粉甘草一钱　炒银花钱半

坎宫回生丹 治寒疫白喉，及乳蛾喉风等证。

真血竭一钱　大梅片四分　生附片一钱，炙焦　制牙皂二分　郁金一钱　真雄精二钱　真麝香六分　北细辛一分　飞月石一钱

上药除片麝外，共研极细末，过绢筛，合片麝再乳精细，磁瓶收贮，蜡封固瓶口，勿使泄气。临时计每次以三厘对掺艮宫除害丹一厘，用铜风鼓吹入白处，含噙片时，使毒气随风涎吐出，便立刻回生。

艮宫除害丹，专治一切白喉证。

真珍珠三钱，放水豆腐上蒸三尺香久　地虱婆放银窝内微火焙焦，二厘　真琥珀三钱　真玛瑙三钱，入沙坛内火煅七尺香久　手指甲瓦焙焦，五分　真麝香五分　真珊瑚三钱，入沙坛内火煅七尺香久　蚯蚓瓦焙枯，六分　大梅片六分　真辰砂三钱，水飞　蚕茧七只，烧灰存性　苏马勃三厘

共研极细末，过绢筛，再精细，磁瓶收贮，蜡封固瓶口，勿使泄气。辨寒热证，临时对用。

效果 服初方二剂，白块减半，惟痰嗽肢冷不减，腹仍冷痛。继服接方三剂，诸症皆痊。

廉按：时疫白喉，虽属燥热症多，阴寒症少，其间寒热二证，判若冰炭，临证时若不详审，杀人易如反掌。且每见白喉之死，死于热证者少，死于寒证者多，大抵人知有热证，而不知有寒证，皆误于疫之一字也。即以疫论，岂皆染热疫，独不染寒疫乎？况其病多见于黄河以北诸省之天气寒冷地方，发生于冬令之时为多。兹特约选萧李二家验案二则，以破世俗之迷信《白喉抉微》一书者。

虚火白喉案

张锡纯（住天津）

病者 孙抟九，年二十岁，贵州人，高等师范学生。

病名 虚火白喉。

原因 得白喉证，屡经医治，不外《忌表抉微》诸方加减，病日增重。医者诿谓不治，始延愚为诊视。

症候 喉关纯白，黏涎甚多，须臾满口，即得吐出。

诊断 脉细弱而数，舌胖嫩淡红。知系脾肾两虚，肾虚气化不摄，则阴火上逆，痰水上泛，而脾土虚损，又不能制之，故其咽喉肿疼，黏涎若是之多也。

疗法 投以六味地黄汤，滋补脾肾以清虚火，又加於术，少加苏子，制痰水上泛。

处方 大熟地六钱 淮山药四钱, 生打 山萸肉二钱 云茯苓三钱 粉丹皮钱半 福泽泻钱半 生於术钱半 苏子八分

效果 连服十剂而痊。

廉按：此为脾肾双补之和剂，妙在加苏子一味，不但能治痰水上泛，且能降阴火上逆，十剂而痊，信然。张君平时最喜用熟地，尝用六味地黄丸作汤，加川芎、知母以治如破之头疼；加胆草、青黛以治非常之眩晕；加五味、枸杞、柏子仁以敛散大之瞳子。且信其煎汁数碗、浩荡饮之之说，用熟地四两、茯苓一两以止下焦不固之滑泻；用熟地四两、白芍一两以通阴虚不利之小便。又尝于一日之中，用熟地斤许，治外感大病之后，忽然喘逆脉散乱欲脱之险证。且不独治内伤也，又尝用熟地、阿胶大滋真阴之类，治温病脉阳浮而阴不应，不能作汗，一日连服两剂，济阴以应其阳，使之自汗。可谓深悉熟地之医治作用矣。

虚火白喉案

袁桂生（住镇江京口）

病者　刘子衡令堂，年六十三岁，住本镇。

病名　虚火白喉。

原因　今年夏间，因孙儿病逝悲哭太过，遂患喉症，延予治之。予视其发白如霜。

症候　咽喉两旁，满布白腐，以毛笔蘸水拭之，则依然鲜红之好肉，并不溃烂。烦躁不宁，彻夜不寐。

诊断　脉息虚软，舌红如朱，中间略有薄苔。盖劳神太过，虚火上升，心肾不能相交、水火不能既济之病也。而况守节四十年，持斋二十载，其精血之衰、脑力之耗为何如耶！

疗法　与增液汤加味。

干地黄五钱　原麦冬三钱　玄参三钱　朱拌茯神三钱　西洋参二钱　鲜石斛三钱　枣仁三钱　苏百合三钱

效果　一服烦躁定，能安睡。接服四剂痊愈。

廉按：白喉普通病名也，悲哭太过，激动虚火，病因也。方用增液汤加味滋阴清火，看似对症疗法，实则为原因疗法之一种，深得先其所因，伏其所主之经旨。

白喉并病案

何拯华（绍兴同善局）

病者　张明仙，年念六岁，业商，住水沟营。

病名　白喉并病。

原因　白喉虽由肺经伏燥，今则挟君相火而发。

症候 初起头痛身热，口干咽燥，喉旁发白，中间红肿而痛，甚则腮颈亦肿，咳逆痰多，胸闷心烦，不寐昏谵。

诊断 脉右滑数，左关浮弦搏数，舌根微硬，中紫尖绛。此燥热合君相火并发，乃肺、心、胆三经并病。遂明告之曰：其来势之猛烈，寿可立倾，勿谓言之不预也。

疗法 外内并治，先于喉间红肿处，用喉刀刺出恶血以杀其势。继则三经药并用。故以叶氏犀角地黄汤加桑、丹为君，泻心胆以清营，白虎汤去草、米加蒌、贝为臣，涤热痰以清气，佐以大青、地丁、金汁凉解血毒，使以莱菔、青果，既清燥火之闭郁，亦开痰涎之停留也。

处方 磨犀粉钱半，药汤调下　鲜生地一两　银花三钱　青连翘四钱　鲜桑芽五钱　粉丹皮二钱　生石膏一两，研细　肥知母四钱　瓜蒌仁五钱，杵　京川贝四钱，去心　鲜大青五钱　紫花地丁四钱　陈金汁二两，分冲

先用生莱菔四两切片、鲜青果两枚切去头尾劈，煎汤代水。

效果 一日连进两剂，一剂而诸症略减，再剂而痰火渐清。原方略减用量，去犀角、青果，加生玳瑁四钱、淡海蜇四两（同生莱菔先煎代水）。又进两剂，便畅热退，神清谵除。改用吴氏五汁饮加减（鲜生地汁、甜梨汁、生藕汁、解晕草根汁、青蔗浆）调理以善其后。

廉按：凡燥疫白喉，其发白或点、或片、或块，色如鸡脂，或发热后数日始见，或一起即白喉满布，其来势虽各有轻重，而其为肺经燥毒则一。其间如有红肿者，或紫而痛甚者，挟有心经君火，胆经相火，相助为虐也。若火毒盛极，喉间紫胀，甚则两颐项背俱肿者，乃三经并病，危在顷刻之喉痹急症也，往往朝发夕死，夕发朝死。急急刺出恶血，以泄其气，用杜牛膝汁漱喉，以涌吐其痰，然后用重剂急灌，庶可转危为安。此案确系燥火白喉之三经并病，治虽急救得法，药亦大剂频服，然就余所见，间亦有不效者。

白喉坏证案

何拯华（绍兴同善局）

病者 骆开明，年念五岁，住骆家葑。

病名 白喉坏症。

原因 病本燥疫白喉，前医误认为风毒喉痧，用荆防葛根汤，大剂透发而剧变。

症候 初起身热自汗，咽燥无痰，喉间发白块。七八日后，忽白块自落，音哑气喘，痰声辘辘，势如潮涌。

诊断 脉右浮大滑搏，左反细数，舌绛且干。此由燥火过盛，肺液将涸，反用大剂辛燥升散，遂致激动肝风，冲气挟龙雷之火，随肾水而上逆，壅聚于喉咙之间，悉化为痰。余遂晓之曰：病不可为，无药可救。奈病家再四哀求，不得不于百无一活之中，筹万有一生之策。

疗法 潜镇摄纳为首要，先用羚角、西参、淡秋石煎汤，调下真猴枣以消息之。幸而药能下咽，痰气稍平。于是重用龟板、牡蛎、珍珠母、玳瑁等，得至静之精介以潜阳为君，冬、地、西参专保肺液，胶、芍、玄参兼导龙雷为臣，佐以金汁水清咽润喉，载引诸药以下行，使以熟地露滋肾救肺，增阴液而不滞，仍用猴枣镇纳冲气，以坠上壅之热痰也。

处方 羚角片一钱，先煎　西洋参一钱　淡秋石五分　真猴枣三分，药汤调下

接方 珍珠母一两，生打　左牡蛎八钱，生打　提麦冬四钱　玄参八钱　生白芍六钱　龟甲心六钱，生打　生玳瑁四钱，剪细　大生地一两　西洋参三钱　真陈阿胶二钱，烊冲　陈金汁二两，冲　猴枣三分，药汤化下

熟地露二十两，代水煎药。

效果 日服接方两剂，一剂而喘促稍安，再剂而痰声如失。原方酌减用量，去金汁、猴枣，加鲜石斛四钱、甘蔗浆、甜梨汁各两瓢同冲。连服四剂，声音清亮，胃纳稀饭，竟侥幸而得奏全功。

廉按：此为白喉极重之危候，妙在首先用具有灵性、善能熄风之羚角，而猴枣

坠痰，尤为神应，其色青黑，与肝肾二脏相合，故能摄纳龙雷之火，故闭证之痰热上塞，得之足以泄降。即脱证之虚痰上壅，亦可借以摄纳，并不虑其镇坠之猛，故一服后即痰气稍平。接方用大剂潜镇摄纳，又是必不可缓之要药，以平其逆涌之势，镇其龙雷之动。一日叠进两剂，亦属急证急治之方策。似此危证，幸奏全功，堪为遇此疑难大证者，别开益智之棕，新增续命之汤也。

白喉兼泻案

萧琢如（住湘乡水口山矿局）

病者 舍弟萧璋如，住湘乡。

病名 白喉兼泻。

原因 秋杪感温燥而发。

症候 身无寒热，口不渴，满喉发白，又兼泄泻，小便时清时浊。

诊断 脉浮涩满指，舌苔淡白而薄，底面微露鲜红色。审由燥气所发，因兼泄泻，始尚犹豫。继乃恍然大悟曰：此肺移热于大肠，病邪自寻去路也。

疗法 即疏喻氏清燥救肺汤，取其寒以制热、润而滋燥，为深秋燥热伤肺之主方。

处方 霜桑叶三钱　北沙参三钱　原麦冬钱半　生石膏二钱　生甘草七分　陈阿胶八分，烊冲　黑芝麻一钱，炒　甜杏仁一钱　枇杷叶露一两，冲

效果 一剂知，再剂已。

廉按：喻氏宗缪仲醇甘凉滋润之法制出此方，名曰清燥，实以滋水，即《易》所谓：润万物者，莫润乎水，是也；名曰救肺，实以补胃，以胃液为肺津之母也。此案借治白喉兼泻，虽不脱养阴清肺之法，而其妙在煅石膏[1]一味，石膏经煅，味淡微咸，西医推为盐类利尿药。尿利则肠中水分从小便排泄，不止泻而其泻自止。况煅过石质坚凝，又有坚肠之作用。萧君可谓善用成方矣。

---

〔1〕煅石膏：此案处方中记载为"生石膏"。

泻转白喉案

萧琢如（住湘乡水口山矿局）

病者　工人王某，年近三十，住湘乡。

病名　泻转白喉。

原因　初患秋燥泄泻，日数十行。医以表散温燥药进，泻略减，而咽喉痛，杂见白点。

症候　身大热，汗出，遍体红瘢，咳痰中带鲜血，口干，不甚喜饮，小溲短赤而数。

诊断　年未三十，两人掖而求诊。脉浮数而促，舌鲜红多刺，苔微黄。余曰：此乃秋燥证。泄泻者，肺热移于大肠，脏邪传腑，自寻出路，正是佳兆，乃反其道以行之，幸泄未全止，治节之权，尚存一线。而喉关见白而痛，咳嗽带血，则肺金受伤，已非浅鲜，及今图治，或可挽救。

疗法　与大剂养阴清肺汤加石膏、知母，清胃燥以救肺，保肺液以制腐。

处方　鲜生地一两　乌玄参八钱　原麦冬六钱　生白芍四钱　丹皮四钱　川贝母四钱　苏薄荷钱半　生甘草二钱　生石膏六钱　知母四钱

效果　连进三帖，症减大半。嗣就原方加减，又十余帖，始获痊愈。

廉按：此因秋燥伤肺，肺移热于大肠，故作泻。若仿喻西昌秋燥泄泻例治，二三剂即可奏功。前医不知燥气病理，率用表散温燥，势必升腾燥热，则火焰愈炽，伤津劫血，以致喉痛白烂，咳痰带血，幸而不激动肝风，发为痉厥，又未至音哑气喘，肺炎叶腐，犹可用大剂养阴清肺汤加膏、知以救药误，否则殆矣。就余所见，此系伏暑内发，秋燥外搏，因误药而转变白喉，非真时行之义膜白喉也。

第十卷 时疫霍乱病案

时疫霍乱案

张锡纯（住天津）

病者 寇媪，年过六旬，住奉天小南关。

病名 时疫霍乱。

原因 孟秋小旬，偶染霍乱。经医数人，调治两日，病势垂危，医者辞不治。其子寇汝仁来院，恳求往为诊治。

症候 其从前原吐泻交作，至此吐泻全无，奄奄一息，昏昏似睡，肢体甚凉，六脉全无。询之犹略能言语，惟觉心中发热难受。

诊断 此症虽身凉脉闭，而心中自觉发热，仍当以热论。其所以身凉脉闭者，因霍乱之毒菌窜入心脏，致心脏行血之机关将停，血脉不达于周身，所以内虽蕴热，而仍身凉脉闭也。

疗法 当用药消其菌毒，清其内热，并以助心房之跳动。症虽危险，仍可挽回。

处方 镜面朱砂钱半 粉甘草细末一钱 冰片三分 薄荷冰二分

共研细，分作三次服。病急者，四十分钟服一次，病缓者，一点钟服一次，开水送下。

效果 将末药服二次，心热与难受皆愈强半，而脉犹不出，身仍发凉，知其年过花甲，吐泻多次，未进饮食，其气血衰惫已极，所以不能鼓脉外出以温暖于周身也。遂又为疏方，用野台参一两以回阳，生怀山药一两以滋阴，净萸肉八钱以敛肝气之脱（此症吐泻之始，肝木助邪侮土，至吐泻之极而肝气转先脱），炙甘草三钱以和中气之漓，因其心犹发热，又加玄参四钱以凉润之。煎汤一大钟，分两次温服下，脉出，周身亦热。惟自觉心中余火未清，知其阴分犹亏，而不能潜阳也。又用玄参、沙参、生山药各六钱，俾煎汤服下，病遂痊愈。

说明　此症初服之药末，载在拙著《衷中参西录》，名急救回生丹。因己未孟秋霍乱盛行时，愚在奉天拟得此方，登报广告，凡用此方者皆愈。时友人袁林普为直隶故城县尹，用此方施药二百六十剂，即全活二百六十人。复将此方编寄直隶山东各县署，又呈明省长，登于《北洋公报》。次年直隶南半又有霍乱证，复为寄去卫生防疫宝丹方（此方亦与前方同时拟者，方用粉甘草细末十两、细辛细末两半、白芷细末一两、冰片细末二钱、薄荷冰细末三钱、镜面朱砂三两。将前五味共和，泛水为丸，桐子大，阴干透，用朱砂为衣，勿令余剩，每服百丸，病重者可服一百三四十丸）。袁君按方施药六大料，自救愈千人。又将其传遍各处，呈明省长警务处长，登之《北洋公报》。大抵前方治霍乱阳证最宜，后方则无论阴证阳证，用之皆效。后见杭州所出《三三医书》第八种《时行伏阴刍言》，载用此二方并能治愈伏阴若干证，谓霍乱为至险之证，而千古治霍乱无必效之方，幸拙拟二方用之皆效，为救人记，故详悉附记于此。

廉按：张氏寿甫曰：霍乱之证，西人所谓虎列拉也。因空气中有时含有此毒而地面积秽之处，又酿有毒气，与之混合（观此症起点多在大埠不洁之处可知），随呼吸之气入肺，由肺传心胞（即心肺相连之脂膜），由心胞传三焦（上焦心下膈膜，中焦包脾连胃脂膜，下焦络肠包肾脂膜）为手厥阴少阳脏腑之相传，然其毒入三焦，其人中气充盛，无隙可乘，由伏而不动，有时或因饮食过量，或因寒凉伤其脾胃，将有吐泻之势，疫毒即乘虚内袭，遂挥霍撩乱而吐泻交作矣。吐泻不已，其毒可由肠胃而入心（胃大络虚里、小肠乳糜管，皆与心相通，其症间有自心胞直传心者，多不及治），更由心而上窜于脑（心有四支血脉管通脑），致脑髓神经与心俱病，左心房输血之力与右心房收血之力为之顿减，是以周身血脉渐停而通体皆凉也。故治此症者，当以解毒之药为主，以助心活血之药为佐，以调阴阳莫中土之药为使，爰拟急救回生丹一方。若霍乱吐泻已极，精神昏昏，气息奄奄，虚极将脱，危在目前，病势至此，其从前之因凉因热，皆不暇深究，惟急宜重用急救回阳汤，固其阴阳之将离，是此汤虽为回阳之剂，实则交心肾和阴阳之剂也。服此汤后，若身温脉出，觉发热有烦躁之意者，宜急滋其阴分，若玄参、生芍药之类，加甘草以和之，煎一大剂，分数次温饮下。其言如此。发明霍乱之病理及其处方，可谓独出心裁，别开生面者矣。似此佳案，的是传作，宜其《衷中参西录》，山西医学校定为教授学生之讲本也。

时疫霍乱案

李竹溪（住芜湖米市街）

病者 吴二，年逾三十，拨船头，住河南三街。

病名 时疫霍乱。

原因 湿热遏郁，兼贪凉饮冷而发。

症候 中秋后三日夜半，突来吐泻，及至天明，已泻数十次矣。身虽冷，反烦渴，喜饮凉水，得水旋呕，溲闭面赤，目合汗泄。

诊断 脉伏苔白。脉症合参，此湿热乱于肠胃也。其来也暴，其势亦危。际此水逆溲闭，脉伏心烦，渴饮汗泄，虽泻已多，邪犹未化，纵神疲目合，有主挽正回阳者。予力违其议曰：此病此时，尚虑其阳未通邪未化，如心烦溲闭渴饮等证，可温补乎？独主通阳化气，以免实实之咎。

疗法 太阳不开，阳明不合，故三焦气化不宣，仲圣古法可师，五苓加黄连以坚肠。

处方 大面桂心三分 生苍术钱半，米泔泡制 云苓三钱 猪苓二钱 建泽泻二钱 小川连五分

开水为引，阴阳水煎服，服后饮暖水一杯。

次诊 一剂吐止泻减，而心仍烦，口仍渴，溲行不爽，苔色转黄，体仍未温，是阴可坚，而阳犹未布，气不化液也。五苓加三石法，以清阳明伏热。

次方 前方五苓加生石膏四钱研细、滑石三钱包煎、寒水石三钱。

甘澜水煎服。

三诊 烦渴已蠲，足先回温，泻止呃来，苔转黄滑，是中宫湿热无力输送而蒸痰，反致胃气上逆。治以竹茹橘皮汤，合丁香、柿蒂，加蚕沙导浊。

三方 姜汁炒竹茹二钱 橘皮钱半 潞党参钱半 法半夏钱半 水炙枇杷叶五钱 麦

冬钱半，米炒　炙甘草五分　晚蚕沙三钱，包煎　公丁香一分　柿蒂三十枚

　　河水煎服。

　　效果　终以调和脾胃，祛痰涤热而愈。

　　廉按：湿热夹瓜果生冷，寒热相搏，陡然乱于肠胃，成为霍乱吐泻。方用五苓散加黄连，苦辛通降、芳淡渗利，泻虽减而烦渴如前；继用桂苓甘露饮法，烦渴除而转呃；终用竹茹橘皮汤加减，而收全功。药随病变，医不执方，具见一片灵机活泼泼地。

时疫霍乱案

李伯鸿（住汕头仁安里）

　　病者　李明德，年五十二岁，工厂伙夫，住汕头。

　　病名　时疫霍乱（吐而不泻）（大寒似热证）。

　　原因　以贫不能购温补食物，且年老所啖皆残羹冷饭，湿寒积而不化，欲吐则胃力不足，不能吐出食物，欲泻则肺胃力不能下达大肠，故只吐痰水而无物。

　　症候　大汗如洗，全身冰冷，吐止痰水，药入即吐，病日余而大剧。

　　诊断　夜深恳余往赠诊，念同姓谊往救之。到时病者遗嘱后事，已奄奄一息不能言矣。两手脉微欲绝，以听脉筒听其心脏尚活，而舌有苔垢，此凝寒似热。索阅日中所服方，果误为胃热，一派凉泻品。药入虽未几吐出，然胃气更因此大伤，肺之喘促愈甚，所以大剧。此凝寒霍乱，治之须慎也。

　　疗法　热水温罨、运用人工呼吸二法，额、鼻、喉、耳旁、腹均抹以香窜行气药油，约十分钟，汗止息续，能言语。以浓姜汁和熊胆液灌之，少瘥。继以理中汤加减治之。

　　处方　生於术三钱　党参六钱　干姜五钱　炙甘草二钱　姜半夏二钱　贡川朴二钱

雄猪胆汁、童便各半，拌药炒干，用水碗半，煎至半碗，温服。

　　效果　凝寒以胆便，同气相投，理中开化其闭结，故药入不拒，二日即霍然愈，

干事如常。

廉按：案中所叙欲吐则胃力不足不能吐出食物，欲泻则肺胃力不能下达大肠，故只吐痰水而无物，观此则干霍乱之属寒湿一种。方用理中加猪胆汁童便炒透，逆治之中参以从治，法从通脉四逆加人溺猪胆汁汤脱化而来。研究古医学术者夫人而知之，妙在先用人工呼吸法唤醒神气，故能速效。处当今中西学术竞争之时代，为中医者勤求古训、博采众方而外，不可不进取新医学术也。

时疫霍乱案

燕庆祥（住永修官塘区）

病者 吴相水，年三十余岁，江西永修人。

病名 时疫霍乱。

原因 其人素系中寒，春伤于风，兼感山岚瘴气，故至六月热盛之时发为呕泄。《霍乱大论》曰："岁土不及，民病飧泄。"

症候 身热微寒，渴不喜饮，少腹微疼，呕泄并行，手足拘挛。

诊断 六脉沉伏，脉症合参，是土郁发为霍乱也。愚谓：此等症候，须以风木为本，以阴寒为标，以少阳之火热为中见，而其所以然者，三阴至太阴为阴之已极，故不从本而从中见。治者能平其木以扶中土，未有不验者。且手足所以拘挛，是即转筋之名，然非木之克土而何？盖手足乃脾胃所司，土受木克，何怪乎手足拘挛。若兼制其肝木，则病虽危，亦可挽回。

疗法 用藿香正气散加减，方以藿香为君，白术为臣，加吴茱萸以除阴寒而降肝逆，木瓜扶脾伐肝以舒筋。

处方 藿香钱半　焦野术一钱三分　广皮八分　桔梗八分　大腹皮一钱　紫苏八分　川朴八分　香白芷一钱　仙半夏八分　茯苓三钱　吴茱萸一钱　木瓜钱半

次诊 服两剂，呕泻痊愈，热亦退，手足亦不拘牵，处善后方而归。

效果 嘱其禁米七日。用香砂六君子汤，二剂即复原矣。

廉按：藿香正气散治风寒外感、食滞内停，或兼湿邪，或吸瘴气，或伤生冷，或不服水土等证，的是良方。若治霍乱转筋，亦惟湿蕴于中寒袭其外者，方可酌用。此案加吴萸、木瓜，辛酸合用，疏肝气以舒筋，尚属稳健。若温暑伏热发为霍乱转筋者，在所切禁。

时疫霍乱案

李伯鸿（住汕头仁安里）

病者 花月娥，年十八岁，词女，住汕头。

病名 时疫霍乱（腹痛、泻而不吐）（大热似寒证）。

原因 平日嗜食油炸脍，每日必啖数枚，以致伏火内发，陡变霍乱。

症候 腹痛暴泻，精神错乱，面白目昏，泻时有声，四肢筋抽痠痛，视物不见。

诊断 两手脉沉伏而微，惟久之则有一跃弹指。按脉微乃腹痛所致，泻时肛门有声响，试以手按其腹，病者觉痛，脉微中有一跃弹指。而面白目昏，虽似虚寒，《经》云：大热似寒，其为火郁无疑。前医施以附桂理中，所以不能治标也。然此伏火霍乱，未易辨矣。

疗法 《经》云："火郁则发之。"遵是义先施以加味火郁汤，后以加减竹叶石膏汤、加减平胃汤。

处方 柴胡二钱　防风二钱　葛根三钱　升麻七分　羌活二钱　白芍四钱　炙草二钱　生甘草二钱　葱白四株　苍术三钱

次方 竹叶三钱　生石膏四钱，研细　六一散二钱，包煎　薄荷二钱　生白芍三钱　花粉三钱　赤茯苓一两　原麦冬二钱

三方 苍术二钱　陈皮钱半　贡朴二钱　甘草一钱　木瓜二钱　乌梅二枚　山楂二钱　麦芽二钱

效果 翌日火发，口渴痛减，面红唇焦。服竹叶石膏后，渴泻均止，惟胃未开不思食。最后服加味平胃汤，食进而病痊。

廉按：此即西医所谓急性肠炎症也，似霍乱而实非霍乱，治法先发后清，秩序井然，非得力于东垣、仲景者不办。

时疫霍乱案

李伯鸿（住汕头仁安里）

病者 李秉乾，年五十余岁，前清藩惠，现朝梅镇使道尹顾问，住汕头。

病名 时疫霍乱。

原因 病者体硕大雄伟，生平无病，行年五十余，只在沪一病，连此二次而已。惟素具怪脉，遭病必重，在沪为其挚友治愈。此次在酒楼赴宴回，忽患霍乱，嘱家人切勿乱延医，急请李道尹时延之医生李伯鸿先生到诊便妥。余到诊时，病者已失知觉。

症候 吐泻腹痛抽筋，大汗淋漓，面黄土色，失知觉，不能言语。

诊断 病者素具怪脉，一至即止，代复如散沙，无病时亦如此。脉已难据，热度又因霍乱而难探，只按其外候，断为霍乱而已。

疗法 下以热水温罨，上以还魂水醒脑，约十分钟，面色红活，手足能动，略知人事。即以止痛药止其痛，病者安卧睡去。随以后方服之，遂霍然愈。余常深夜应延，救急初到，举世惶然。回阖家欣然欢送，都是法也。事关济世活人，奚可秘而不传。

处方 广郁金钱半，生打　杜藿香三钱　制苍术二钱　羌活二钱　木瓜三钱六　神曲三钱　台乌药二钱　生白芍三钱　贡朴二钱　益元散三钱，包煎

效果 翌日痊愈。感余救急之劳，谢余以厚礼。

廉按：案云奇证，方却寻常，而能竟奏捷效者，全在的对因症而已。案中语多夸大，未免习气太深。

霍乱转筋案

王经邦（住天台栅门楼）

病者 苍石匠，年四十余岁，住温岭县。

病名 霍乱转筋。

原因 六月间由于先食酒肉，后食瓜果，后半夜袒卧，猝中阴寒而发。

症候 大泻大吐，两膝拘挛，汗出如注，手足冰冷，精神困倦，言謇语低。

诊断 脉象沉细无神。由前医误用藿香正气散以治内伤霍乱，吐止而渴生，致证愈剧，将成阴阳两脱。

疗法 急用生脉散以复脉，附子理中汤以回阳，枸杞以救阴，木瓜以舒筋。

处方 海南参三钱　破麦冬三钱　五味子一钱　炮姜炭二钱　宣木瓜二钱　淡附片一钱
焦冬术二钱　枸杞子二钱　炙甘草八分

效果 一剂脉复泻止，汗敛筋舒。继用清养善后而愈。

廉按：汗多虽曰亡阳，未必不亡其阴，下多虽曰亡阴，未必不亡其阳。此案急救阴阳以固其脱，方用生脉散合附子理中汤加杞子、木瓜，较之孙真人用附子理中汤加麦冬、茯苓，尤为周到。

霍乱转筋案

钱苏斋（住苏州谢衙前）

病者 金宝三室，年五十岁，住苏城古市巷。

病名 霍乱转筋。

原因 既伤暑热，又食瓜果，夜卧当风，遂成寒热暑湿、风火错乱之症。

症候 形寒呕吐，暴泻洞泄，神昏壮热，目眶陷，脚瘟，肉脱，口渴，两足筋隆起如绳，转动牵掣，膈膊有声，腹痛有汗，四肢厥冷。子病午剧，危象毕露。

诊断　脉搏弦细。凭脉断证，此由瓜果生冷，露卧当风，遏其内伏之暑热，暑火入肝，激动厥阴风木，冲激阳明，使人身胃中之津液、肝藏之血液、顷刻劫夺无余。吐泻口渴，汗流壮热，胃津已亡也。眶陷䐃瘰肉脱，血液已劫也。而腹痛转筋、脉弦肢振者，表里寒热错杂之邪未去，风火内旋，尚郁而未伸、蓄而未泄也。宜先用从治法，急去其邪，俾屈者伸而蓄者泄，然后再图其已亡之津液。

疗法　先用辣蓼草、生姜、烧酒煎汤置盆中，使病人两足浸入。再用粗麻绳蘸汤，使有力者将绳在转筋上牵搓之，左右上下不稍停息。再用内服汤剂以取速效。

处方　姜炒川连七分　苏梗二钱　晚蚕沙三钱　陈皮一钱　乌药钱半　吴茱萸四分
石菖蒲三钱　生苡仁三钱　广郁金二钱　大腹绒钱半　杜藿香三钱　宣木瓜钱半　小枳实钱半
佩兰叶三钱　飞龙夺命丹二分，温开水先下

效果　用绳擦二小时，转筋渐定。服汤药腹痛安，身热缓，吐泻止。改用芳香清暑药，大势俱定。乃加石斛、扁豆等养液，五日而起。

廉按：六气之邪，燥气发霍乱少，风邪发霍乱轻，若暑火挟湿邪为热霍乱，寒挟湿邪为寒霍乱，霍乱多兼饮食过饱乃发，亦有触秽恶发者。此案暑湿伏于内，风寒中于外，又夹瓜果食滞。长夏初秋，霍乱转筋最多之原因。方用藿香左金汤加减，尚属稳当。妙在先服飞龙夺命丹，芳香辟秽，化毒祛邪，宣气通营。全体大用，真有斩关夺隘之功，而具起死回生之力也。

霍乱转筋案

杨德馨（住黑龙江育和堂）

病者　李焕亭，年四十余岁，直隶省保定府人。

病名　霍乱转筋。

原因　由暑湿挟秽，扰乱肠胃所致。

症候　上吐下泻，腹痛转筋，目陷肢厥，口渴溺无，音嘶汗多，烦躁不宁。

诊断　六脉皆伏。脉症合参，乃时行霍乱之急病也。

疗法 初仿王梦隐蚕矢汤加减，清暑利湿以和其中。服一剂，泻止、汗止、音清，脉息已起，惟溺闭呃逆。照原方去米仁、豆卷、条芩，加石菖蒲、川朴、芦根、滑石。小便利，口渴止，饮食进，惟脉微数，胸闷发呃，此是胃气不和余热未清耳。后服驾轻汤，三剂痊愈。

处方 晚蚕沙五钱，包煎　生苡仁八钱　大豆卷三钱　陈木瓜三钱　条芩一钱　鲜竹茹三钱　法半夏二钱　丝通草钱半　红灵丹一分，冲　左金丸钱半　拌滑石六钱，包煎

阴阳水煎，稍凉徐服。

效果 连服驾轻汤两剂而痊。

生扁豆四钱　淡香豉四钱　鲜石斛三钱　鲜枇杷叶五钱，去毛，抽筋　广橘红一钱　焦山栀一钱　陈木瓜一钱　鲜竹叶四钱

廉按：王孟英曰：丁酉八九月间，杭州盛行霍乱转筋之证。有沈氏妇者，夜深患此，继即音哑厥逆。比晓，诊脉弦细以涩，两尺如无，口极渴，而沾饮即吐不已，足腓坚硬如石，转时痛楚欲绝。乃暑湿内伏，阻塞气机，宣降无权，乱而上逆也。为仿《金匮》鸡矢白散例，而处蚕矢汤一方，令以阴阳水煎成，候凉徐服，此药入口竟不吐。外以烧酒令人用力摩擦其转戾坚硬之处，擦及时许，郁热散而筋结始软。再以盐卤浸之，遂不转戾，吐泻渐止。晡时复与前药半剂，夜得安寐，次日但觉困极耳，与致和汤数服而痊。后治相类者多人，悉以是法出入获效。此案纯系梦隐方法，略为加减，竟奏全功，益见王氏蚕矢汤之确有成效也。

霍乱转筋案

庄虞卿（住丽水第十一中学）

病者 余南，年逾三稔，第十一师范学校学生，住校。

病名 霍乱转筋。

原因 天气炎热，因热贪凉，饮冷过度，脾受湿侵。

症候 吐泻转筋，苔黄口渴，手足厥冷，小便微黄。

诊断 两手无脉。此系阴阳逆乱，清浊混淆，气机郁塞，脉息因之潜伏，非气血散上神脱脉绝也。《灵枢·经脉篇》云："足太阴厥气上逆则霍乱。"足太阴脾土脏也，其应在湿，其性喜燥，镇中枢而主升清降浊之司，饮冷过多，湿盛于中，升降之机为之阻滞，则浊反厥逆于上，清反抑陷于下，而为霍乱转筋者，风木之变也。湿土为风木所克，湿热烁于筋则为转筋。苔黄口渴、小便黄者，为湿郁化热之象。张路玉云："霍乱有一毫口渴，即是伏热，种种燥热之药，误服即死。"按张君此言，独具只眼，堪为治霍乱之金针。

疗法 用茯苓、泽泻、猪苓、广皮为君以祛其湿，焦栀、香豉为臣以解其郁热，佐苡仁、木瓜、木香以舒筋而调气，使以扁豆花消其暑，每日服三剂。外以好烧酒、辣蓼，令人用力摩擦其转筋之处。

处方 茯苓四钱　泽泻三钱　猪苓二钱　广皮二钱　焦栀二钱半　香豉三钱　苡仁五钱　木瓜一钱　木香八分　扁豆花三十朵

外治 烧酒六两　辣蓼一把

效果 擦将一时许，筋乃不转。一日吐泻止，三日诸恙退。继用调理，康健如常。

廉按：诊断颇有发明，处方亦尚稳健，此为湿热霍乱之正治法。

霍乱转筋案

钱存济（住广德城内）

病者 苏春霆，年近六旬，身体强健，早年就馆，现解职赋闲，住广德城内。

病名 霍乱转筋。

原因 素性嗜酒，每饮必醉。兹因酒后食瓜，纳凉露宿，醒则腹痛下利，既而呕吐。

症候 身热烦渴，欲卧冰中，气粗满闷，厥逆躁扰，两脚搐筋，腹痛下利，小便不通，呕吐清水有如菜汁，酸苦异常。

诊断 六脉沉伏，微有弦意，舌亦无苔。合症参之，乃霍乱转筋也。"六元正纪大论"云："太阴所至为中满、霍乱吐下。"又云："土郁发之，为呕吐霍乱。"又云："不远热则热至，热至则身热、吐下霍乱。""经脉篇"云："足太阴厥气上逆则霍乱。"此症由湿热内蕴，饮冷停食，猝伤暑邪，致升降机窒，清浊相干，乱于肠胃，而陡然霍乱转筋，正与《内经》之旨符合。盖吐利者，湿土之变也。转筋者，风木之变也。湿土为风木所克，则为霍乱转筋。证从热化，病甚沉重，所幸眼眶未陷，津未告竭，尚属可治。

疗法 用藿、薷透表解秽，芩、连清热败毒，苓、术、滑、泽利湿宣郁，雪水、车前解烦清暑，厚朴推滞，木瓜舒筋，党参扶气，甘草和中，俾表邪透而暑邪清，郁土宣而中机建，肝平筋舒，湿利滞行，而吐利自止矣。

处方 西香薷三钱　广藿香三钱　川雅连三钱　条黄芩二钱　泽泻二钱　生於术三钱　云茯苓六钱　西滑石八钱，包煎　卷川朴二钱　潞党参钱半　宣木瓜四钱　炙甘草一钱　鲜车前三株

以腊雪水煎服。

效果 进一剂，身得微汗，热减、烦平、脉起。复诊去香薷、藿香，加花粉、白芍各三钱以生津液。再诊病愈大半，原方分两减轻，又进一剂乃痊。遂止药，以糜粥调之。未及一周，即如常人矣。

廉按： 霍乱，寒热相搏者多，虽知其为寒为热，亦须反佐以治，方中芩、连、滑石为君，佐以藿、朴、香薷，盖即此理。惟吐泻多，中气必伤，故参以四君子汤培其中气，法从黄连泻心汤脱化而出。

霍乱转筋案

梁右斋（住玉山湖塘沿）

病者 刘腮狗仔，年四十六岁，住横路巷裁缝店。

病名 霍乱转筋。

原因 热中厥阴。

症候 昨日夜半，忽然消渴（大渴大饮之谓），大吐大泻，足内股大筋揪痛不堪，不能转侧，足指揪僵，玉茎揪缩，茶水入口即时自觉就走大便出，神识尚清，至晨全身大肉尽削，瘦如鸡骨。

诊断 脉浮弦数，舌苔白腻，两边黄燥。脉症合参，系因热势过度，气机旋捷，故食不待化而即出。《内经》曰："肝主疏泄"。肝经厥阴，气化风木，热中其经，木挟热以侮土，则呕吐作而不能制水生津，化血生肌，故大肉削矣。风挟热以劫水，则肾水亦暴亏矣。水亏则木失养，故筋转之症作矣。《经》又曰："肾为胃关。"肾虚则无能司关，故饮食入即直出，玉茎亦因而致缩也。其症在可救的把握，惟神清脉浮。伤寒书曰：厥阴病，脉浮欲愈。

疗法 仿孟英法，治注重泻热平肝舒筋。

处方 生苡仁三钱 晚蚕沙三钱，包煎 赤芍二钱 条芩钱半 鲜竹茹三钱 滑石粉钱半，包煎 生甘草一钱 连翘钱半 木瓜八分 康熙青钱四枚

复诊 前症悉除，脉细气馁。以前方去滑石、连翘，加生地汁一瓢、北沙参三钱、生杭芍三钱、柏子仁二钱，四剂。病者曰：是病幸得先生上午即来，若延至下午，恐命不保。述其揪痛不堪的情况，自觉即时就要脱气。服药一剂筋揪定，二剂吐泻止，昨日三剂，遂起床，感谢不已。

说明 此症即世俗所称吊脚痧，朝发夕死之证也，据西医解剖试验，则系微生虫细菌。按吾方内并无杀菌的药，而见效又有如是之迅速，其理安在？或此药能助人身之白细胞扑灭细菌也，抑或解其热而细菌自毙也。对于西医又是一大疑问也。

效果 以前方去连翘、滑石，加柏子仁二钱、生地汁一瓢冲、苏沙参三钱、杭白芍三钱。四剂痊愈。

廉按：热中厥阴，由暑热直中厥阴，陡然乱于肠胃而为霍乱转筋者。正《内经》所谓"诸转反戾，水液浑浊，诸呕吐酸，暴注下迫，皆属于热"也。方用黄芩汤合天水散清肝消暑以坚肠为君，参以蚕沙、木瓜、竹茹、苡仁等皆为热霍乱转筋之要药，妙在康熙青钱善制肝横以舒筋，法从《圣济总录》脱胎而来，非偏用新药以欺人也。

抽筋霍乱案

陈务斋（住梧州四方井街）

病者 潘卢氏，年三十八岁，广西容县，住县底墟，体壮。

病名 抽筋霍乱（西医谓虎列拉传染病）。

原因 素因不究卫生，过食生冷物质，适夏月天气乍热，畏热贪凉，感受风邪不觉，遂至口渴过饮汤茶，消化不良，伤脾蓄湿。诱因产后血虚凝瘀，新陈不能代谢，月事不调，房劳纵欲，思虑抑郁，肝肾亏损。

症候 骤然四肢麻木，体中战栗，腹痛胸满，上吐下泻，由辰至午，足筋挛缩，声音嘶哑，汗出如珠，目直、口开气促。

诊断 左右手脉沉微似绝。脉症合参，此虚脱之抽筋霍乱证也。其吐者胃气上逆，其泻者脾气下陷，其吐泻抽筋自汗如浆者，阳越于外阴盛于内也。中气将脱，危在顷刻。

疗法 附桂理中汤加麝香、砂仁、法夏。取熟附、肉桂壮肾暖水，能收散失之阳为君，干姜、白术扶土理中温脾暖胃为臣，丽参、甘草补气生津培元救脱为佐，法夏降逆止吐、砂仁、麝香兴奋神经为使，急煎频灌于口。甚难咽下，约数时服尽后，气复微微，又将前方再服。次日脉复能言，诊脉微弱，继用十全大补汤，取其补气壮阳，活血养阴，温脾和胃，化气生津。

处方 附桂理中汤加减方

黑附块三钱　原干姜三钱　高丽参四钱　法半夏二钱　拣砂仁钱半　正肉桂五分　贡白术六钱　炙甘草二钱

煎成，临服冲麝香五厘，徐徐冷服。

又方 十全大补汤方

高丽参四钱　贡白术五钱　云茯苓三钱　归身四钱　熟地黄三钱　北黄芪四钱　炙甘草钱半　熟附子三钱　川芎一钱　炒白芍二钱

效果 二日气复脉复，十日精神已健，元气复旧。

廉按：此治阴寒霍乱元气将脱之急救正法，妙在用麝香兴奋神经，使参、术、附、桂发力愈速，奏功愈峻，方从陶氏回阳急救汤脱化而来。

阴寒霍乱案

陈在山（住辽阳咸春堂）

病者 陈永芳，年二十五岁，住奉天牛庄城。

病名 阴寒霍乱。

原因 秉气虚弱，身体羸瘦，曾患呕血愈而未痊，外受寒温之邪所袭。

症候 初觉中满，小腹微痛，夜间吐泻暴作，口燥不思饮，四肢厥逆，身寒冷汗，唇青面白。

诊断 脉来沉迟欲绝，纯阴之脉也。按本岁己酉，阳明燥金司天，正在七月中气，是四气司令，主客寒湿，天运为太阳寒水，地运为太阴湿土，更夹伏暑余邪相延不尽，人在气交之中，感受蒸淫之气为病，轻则时邪，重则霍乱。"六元正纪大论"曰："阳明之政，多阳少阴。"是指司天之常，非指运气之变。今者寒水加临湿土之上，乃运气之变也，知常知变，医道近焉。此症脉象病形，皆属纯阴。王孟英曰：霍乱之属寒者，他气之逆也，逆则为阴，急用回阳助气之剂以救之，庶可回春于再造。

疗法 用大剂附子理中汤，方以人参助气培元为君，白术健脾燥湿为臣，甘草和中补土为佐，黑姜辛温散寒为使，加附子扶阳破阴，以奏速功。

处方 潞党参一两　炙甘草五钱　白术二钱，土炒　干姜五钱，炒黑　淡附片五钱

又方 潞党参五钱　苍术四钱，炒　陈皮三钱　生甘草三钱　川朴三钱　大红枣七枚

效果 服前方一剂，吐泻顿止，手足渐温，面色微和。接服后方，白术易苍术，减附子、黑姜，加陈皮、厚朴和胃，二剂而痊。

廉按：阴寒霍乱，即西医所谓真性霍乱也。当然回阳急救，强心机以补元气为正治法。方用大剂附子理中，与西医用强心针、盐水注射，异曲同工。幸而呕血旧恙未发，否则一波遂平，一波又起。寻绎其方，干姜炒黑，附子用淡，亦曾顾虑及此，大

胆之中，仍寓小心也。

阴寒霍乱案

顾振呼（住南汇傲雪村）

病者　蔡阿新，年近三旬，业农，浦东籍。

病名　阴寒霍乱。

原因　夏日酒醉后，狂饮冷水，继啖西瓜，露宿一夜，晨即霍乱大作。

症候　腹痛水泻，色如米浆，呕吐清水，饮即吐出，呃逆连声，四肢厥逆，手指白胖，汗泄淋漓。旋即眶陷肌削，气急失音，咽痛口渴，面赤戴阳，烦躁暴至，有欲坐卧泥水之态。

诊断　六脉沉微似伏，舌苔灰白滑黏。此阴寒霍乱危证也。阴盛于下，格阳于上，上热假，下寒真，中阳困顿，转旋无权，阴阳否格，暴脱在迩。

疗法　内外并治。速令醋打生附子四枚，涂两足心涌泉穴，以引其上越之阳；研化龙骨、生牡蛎粉各二两，遍扑周身，以固其外散之阳；随进白通加人尿猪胆汁法，参入麝香、肉桂、丁香、柿蒂诸品，徐徐冷服，防其拒纳，以俟动静。

处方　生附子三钱　炒党参三钱　肉桂一钱　丁香一钱　淡干姜三钱　淡吴萸钱半　麝香五厘　柿蒂二十四枚　草果钱半　葱白三茎　清童便一杯　猪胆汁一匙，同冲

效果　服药后，烦躁渐静，四肢转暖，汗呃止，咽痛缓，面赤亦退，余候依然。惟脉象初则续续渐出，未及半时倏又双伏，烦躁复作，此阴寒过厉，气竭阳微，遽难旋转回阳也。今将原方加别直参三钱速煎冷灌。脐贴回阳膏一张（回阳膏，用当门子五厘，母丁香、桂心、生附子各一分，硫磺三分五厘，研细，置膏贴脐。治阴寒霍乱，温通脾肾有特效。药肆中多不备，急难凑手，殊为憾事。医者宜修合储瓶以备急需，庶免临渴凿井之苦。）以温运脾肾。招纳浮阳后，脉渐续出，但虚细耳。诸恙均除，乃以前方去葱白、胆汁、童便、当门子、柿蒂，加戈制半夏一钱、赤苓三钱，减参姜桂附之制，予二剂而愈。

廉按：阴寒霍乱，即西医所谓真性霍乱也。其症最怕汗多泻多，汗多则亡阳，泻多则亡阴、转瞬阴阳离决、精神乃绝。虽用白通加人尿猪胆汁法，往往不及救治者，因购药费时，煎药费时故耳。此案加入桂麝，兴奋神经，强心机以回阳，较汉方奏功尤速。附以各种外治，以助汤方之不逮。其最易建功者，脐贴回阳膏一张，立消阴寒以通阳。若再加姜覆艾灸，较但用贴法尤胜。

寒湿霍乱案

李竹溪（住芜湖米市街）

病者　张有才，年四十余岁，煤炭船主。

病名　寒湿霍乱。

原因　病由船居无定，且喜露卧，多嗜瓜汁，故湿从寒化，陡发霍乱。

症候　一起即腹痛泄泻，继则呕吐清水，三五次后，已觉汗泄肢冷，冷过肘膝，眶陷形脱，螺瘪音哑，腿足转筋，神扬气促，躁扰不宁，其溲清冷。

诊断　苔白脉大，按之脉细欲脱。此寒湿伤中、阳气欲亡之霍乱也。霍乱入手，先分寒热，勘此脉症，不独病属寒湿，且已中枢无权，有波撼岳阳、土奔岸败之势，岌岌殆哉。际此千钧一发，未可因循，姑拟一法，先服《局方》来复丹三钱，继以水药，至成败利钝，未敢逆料也。

疗法　急当挽正回阳。以参、附为君，姜、桂为臣，佐以术、草守中，茯苓淡渗，吴萸逐其中下阴寒，使以木瓜舒筋，蚕沙导浊。

处方　别直参三钱　黑附块钱半　干姜钱半　桂心六分　宣木瓜钱半　焦白术三钱　炙甘草八分　云苓四钱　吴茱萸七分　晚蚕沙五钱，包煎

阴阳水煎，船居救急，可以甘澜水代之，先煎参附二十余沸，次下诸药。

接方　西潞参三钱，米炒　生苍术钱半　炙甘草五分　老生姜五分　熟附子四分　小雅连五分，姜炒

甘澜水煎，如前法。

次诊 昨以加味理中，呕虽平，泻未止而神倦，苔仍淡白，口微干，溲稍黄。是中阳未振，脾胃未和之咎。主以异功加谷芽、和曲建立中州，以佐升降。

次方 西潞参三钱，米炒 焦白术钱半 云茯苓三钱 炙甘草六分 炒广皮钱半 炒谷芽三钱 六和曲三钱，炒

河水煎服。

策应 用滴醋三斤置床前，烧铁器，俟红淬之，使病人鼻纳醋气，可免阳越。手足曲池、委中、劳宫诸穴，多以姜汁摩擦，则可回温。再以吴萸、木瓜各二两，煎水熏腿，另以火酒擦之，以筋不转而止。

三诊 狂澜力挽，险象已平，手足温，筋不转，惟泻减而未除，脉象按之仍细。

三方 仿孙真人《千金方》法，改用附子理中加茯苓、麦冬。

效果 两服前方，知饥纳谷而泻止矣，嘱以甘淡调理而愈。

廉按： 病贵认证，药难浪投，若非真寒，此等方法，慎勿轻用，一经误用，转见浑身青紫而毙矣。即不见青紫，往往眼白皆红，腹灼心烦，甚则神识昏蒙，或发呃逆而亡。予见甚多，故临证时必要审慎周详也。

风火霍乱案

李竹溪（住芜湖米市街）

病者 姊氏汪，年三十四岁，住后家巷。

病名 风火霍乱（俗称瘪螺痧，古名化铜疫）。

原因 今年相火司天，风木在泉，又兼素禀肝强，天人相感，疫气乘之，遂发霍乱。

症候 晨起头晕脘，午饭后脘尤甚，自嚼青铜钱百余枚。飞僕召予，至则见其心烦口渴，呕吐酸苦，迫泻溲热，螺瘪眶陷，气竭音嘶。

诊断 脉沉弦数似伏，而尚未全伏。此肝木挟风火披猖之象。金受火炽则音嘶气竭，土被木削则螺瘪眶陷，所幸肢未全冷，脉未全伏，其势虽危，可毋深虑。若嚼钱

未尝不可，钱属金，金能制木，故除风火有专能。

疗法　议左金降火以泄肝阳，合温胆开痞以止呕吐，加黄芩去三焦郁热而止泻，滑石利水以分清浊，独取连梗荷叶一味取汁，为全方之主持。荷叶其色青，其象震，其气芳香，其味苦平，受雨露轻清之气，故功能清暑解疫，连梗取汁，又得通气下降而逐秽也。

处方　吴茱萸四分，盐水泡　小川连六分，姜汁炒　姜炒竹茹二钱　云茯苓三钱　醋制半夏二钱　生甘草六分　广橘皮一钱　枳壳炭一钱　淡黄芩一钱　西滑石三钱，包煎　连梗荷叶汁一匙，冲

阴阳水煎十余沸，温服，冲荷叶汁。

二诊　一服呕平，溲长泻止。惟神倦多汗，口渴脘闷，胃犹觉，改以清火益气法。君竹叶、石膏以清阳明，臣西瓜翠衣、鲜石斛、西洋参、生草清养胃气而缓肝横，佐法夏以通阴阳，使川通草以泄余邪。

二方　淡竹叶一钱　生石膏四钱，研细　西瓜翠衣三钱　鲜石斛三钱　西洋参一钱　生甘草六分　仙半夏钱半　川通片一钱

甘澜水煎滚，加入西瓜翠数沸饮之。

效果　两剂诸恙均减，神略健。仍欠纳，以前方加入荷花露一两、谷芽露一两而兴。

廉按：风自火生，火随风转，乘入阳明则呕，贼及太阴则泻，是名霍乱。窜入筋中则挛急，是名霍乱转筋。总由湿热与风淆乱清浊、升降失常之故。此案即属此症，方用藿香左金汤加减，妙在用鲜荷叶汁一味，清芬辟疫，疏泄火风，案中发明功用确有理由，巧思正不可及。接方用竹叶石膏汤加减，亦属对症良方。

中热霍乱案

刘伦正（住泰安颜张镇）

病者　刘兴顺，山东泰安县人，城东西埠前庄。

病名　中热霍乱。

原因　自幼业农，苦力生活，猝然中暑夹食，陡发霍乱。

症候　手足冰冷，吐泻转筋，大渴喜饮，腹不疼痛，目反白眼，下泻臭秽。

诊断　两手无脉，舌苔垢腻，边白中黄。此中热霍乱也。口大渴不止，泻有臭味，热无疑也。若是寒证，胳臂里面外面俱冷，渴不欲饮，目眶塌陷，无反白眼之象，有抽筋无转筋之理，腹必大疼。虽寒热均能使腹疼痛，然热痛时疼时止，寒痛大疼不止。又热证手足冷，爪甲红色；寒证手足俱冷，爪甲不红，重则青黑色难治。此症寒有热，皆在夏令，必要辨证的确，始可对症发药也。

疗法　用六合汤加桃、红、银花。方以银花、扁豆解暑毒，藿香清夏，赤苓消暑气为君，杏仁、川朴下气宽胸为臣，佐以桃仁、红花活血通络，木瓜舒筋平肝，使以甘草，调和诸药，西参略扶正气。

处方　杜藿香二钱　卷川朴二钱　光杏仁三钱　清半夏三钱　陈木瓜二钱　西洋参一钱　生扁豆三钱　光桃仁钱半　红花钱半　赤苓三钱　济银花五钱　甘草一钱　荷花露一两，冲

效果　初服一剂药不纳，病者合家恐慌，预备后事。余曰：再煎服第二剂，可保有效。遂连服两剂，六脉皆现，后用清理而愈。

廉按：中暑夹食，陡发霍乱转筋者，为热霍乱。方用六合汤加桃、红、银花，消暑化食，活血舒筋，大旨不差。惟转筋多因肝横乘脾，其肝火必内炽，当佐左金丸，既能泄肝以止转筋，又能上止吐而下止泻，加此则更周备矣。

伏暑霍乱案

袁桂生（住镇江京口）

病者　程姓，年约二十余岁，住苏州阊门外营盘场。

病名　伏暑霍乱。

原因　素性畏热，最喜饮冷，适天气酷热，因事外出，途中吸受暑气，致暑热内伏、不得外达，遂酿变霍乱。

症候 吐泻不已，烦躁畏热，身无寸缕而犹畏热异常，欲卧冷地，四肢悉冷，胸腹部亦均不热，口渴欲食西瓜，小便短赤，头项微汗，脚腓痉挛。

诊断 脉息寸关俱数，舌苔黄燥无津。此暑热内伏，热深厥深，内真热而外假寒之病也。

疗法 以白虎汤合黄连香薷饮加减。

处方 生石膏一两,研细　白知母四钱　生甘草五分　原麦冬二钱　小川连一钱　西香薷一钱　生扁豆三钱　生苡仁三钱　鲜石斛三钱

阴阳水煎。

效果 一服吐止，再剂利亦止，而烦渴亦大定矣。惟肢体尚冷，嘱以稀粥与饮。安睡一夜，热度遂复常度。于是但以饮食调养，不劳他药而瘳。

廉按：伏暑霍乱，世俗称为热霍乱，夏秋之交为最多。孟英治法，每用竹叶石膏汤，地浆水煎，反佐姜汁、细辛，以治热深厥深之证，辄多奏效。此案大旨相同，而以香薷为反佐，则同中略异耳。

干霍乱案

刘荣年（住济南东流水）

病者 王清臣，年五十余岁，住省城。

病名 干霍乱（俗名为绞肠痧）。

原因 猝受时行痧秽而发。

症候 欲吐不得吐，欲泻不得泻，腹中绞痛异常，手足厥逆。

诊断 两手脉皆沉伏。脉症合参，此干霍乱也。因天地不正之气中人脏腑，上下不通，故吐泻不得、腹中绞痛，荣卫不行，故脉闭而伏、手足厥逆。非芳香宣窍之品，何以驱秽恶之气耶。

疗法 汤丸并进。方用藿香快气和中，开胃止呕，为霍乱圣药，故用以为君，香附通行十二经络，故用以为臣，佐以檀香、沉香、木香宣通利气之药，再加陈皮、枳

实、川朴以为使，又恐秽恶之气，盘踞中宫不易扫除，再用苏合香丸诸香窜之药，直达病所而驱疫气。

处方　广藿香五钱　制香附三钱　白檀香二钱　上沉香钱半　广木香钱半　广陈皮二钱生枳实钱半　上根朴钱半

药煎好后，去渣，研入苏合香丸二粒，温服。

效果　服药一句钟后，即能安睡。醒后诸病皆去，手足温暖，脉象照常而愈。

廉按：暑秽之毒，扰乱肠胃而病干霍乱。故仿景岳十香丸法，辟秽通窍以奏功。

干霍乱案

庄虞卿（住丽水第十一中学）

病者　马金玩乃室，年逾三稔，体强，住回回堂后。

病名　干霍乱。

原因　痰食停滞，胸闷不食，复受暑秽，倏忽病作。

症候　心腹绞痛，欲吐不吐，欲泻不泻，面青舌强，足膝拘挛。

诊断　左手脉涩，右关滑实。脉症合参，此干霍乱证也。既因停积而壅塞腑气，复受秽浊而阻逆经气，则中州扰乱，胃脘气逆，此腹痛而不吐泻等证所由作也。面青舌强者，是邪已入营，营血凝而不流之象。骤发之病，勿虑其虚，非内外急救，鲜克有济。周时内饮食米汤，切勿下咽，免致胀逆莫救。

疗法　内外兼治。以磁锋刺委中穴深青色之筋出血，以泄其毒，复用盐汤探吐，以宣其滞。得吐后，再以栀子豉汤加香附、益母草、川朴、菖阳、法夏、茯苓、生草，调气行血，解毒安中，以善其后，日服二剂。

处方　磁锋极尖锐者，二枚

盐一撮放刀上用火炙透，用阴阳水和服，以鹅羽探吐。

又方　栀炭一钱五分　香豉三钱　制香附二钱　川朴一钱　菖蒲八分　法夏一钱　茯苓三钱　益母草二钱　生草五分

效果　磁锋砭后，手足遂舒。用盐汤探吐，当吐黄碧色之痰涎碗许，腹痛遂愈。三日胃能纳食，五日康健如常矣。

廉按：干霍乱病因不一，骤伤饮食者宜探吐，宿食为患者宜消导，气郁感邪者宜宣豁，暑火直侵者宜清解。前哲张三锡、郭右陶早有发明。张氏曰："干霍乱俗名绞肠痧，急宜探吐，得吐则生，不吐则死。吐后方可理气和中，随症调治。"郭氏曰："心胸胀闷，腹中痛，或如板硬，或如绳缚，或如筋吊，或如锥刺刀刲，虽痛极而不吐泻者，名干霍乱。乃邪已入营，宜以针刺出血，则毒有所泄，然后再审其因而药之。"此案内外急救，深得两家之心传，宜其应手奏功也。

霍乱后转变热病案

病者　何芳浩，年约二十，海昌人，寓大马路源长洋货号。

病名　霍乱后转变热病。

原因　饮食不洁，吸受秽邪，病起骤然。

症候　三日前霍乱吐泻无度，腹痛转筋。今诸恙均平，而四肢厥冷，冷过胫臂，日夜烦躁不寐，环唇焦燥，渴思生冷，便闭溺少，形色浑赤。

诊断　六脉全伏。此霍乱变症，一团邪火，结实阳明。前医主用附、桂回阳，不知溺赤便闭，唇焦烦躁，乃肠胃之真热；脉伏肢冷，是邪滞壅遏，气血不通之假冷。《伤寒论》云："热深厥亦深。"即此病也。且舌苔干糙中裂，边尖绛根垢厚，邪实肠胃，尤为显著。病势已险，若陷入包络，燃及厥阴，即刻昏痉变端，就难援救。

疗法　急以清泄润导，峻通大便。用凉膈散原方。

处方　生大黄四钱　焦山栀四钱　淡黄芩二钱　薄荷叶八分　白蜜两匙，冲入　元明粉三钱　净连翘四钱　生甘草八分　鲜竹叶四钱

次诊　进凉膈散后，大便连通两次，初燥屎，继稍软，色均黑。稍能交睫，烦躁渴饮尚盛，四肢转温，脉道亦通，往来细数不扬，溺更浑赤，肠胃之郁邪犹伏，宿

垢亦未清澈，面红目赤，舌苔干糙，根厚尖边绛。病势未出险途，防变昏痉，治再清导，佐以生津。

次方 生大黄三钱 鲜石斛五钱 天花粉四钱 净连翘四钱 元明粉二钱 肥知母二钱 黑山栀三钱 金银花四钱 生甘草八分 大竹叶三钱 鲜茅根一两，去心、衣并节

三诊 大便又行三次，前两次犹是黑鞭，第三次始带溏浆，酱色奇臭。今日诊脉，脉数而扬，舌苔较化，质亦稍润，烦躁渴饮目赤，一派火象，均见退舍，稍饮稀粥汤，夜寐尚安适。火邪初退，津液灼伤殊甚，慎防昏痉滋变。

三方 鲜石斛五钱 鲜生地五钱 净连翘四钱 大竹叶三钱 生甘草八分 天花粉四钱 焦山栀三钱 金银花四钱 莲子心八分 茅根去衣心、芦根，去节各一两

四诊 夜寐较安，胃纳较展，四肢温热，头面有汗。今晨咳出厚痰颇多，无形之热酿蒸有形之痰，烦躁渴饮目赤等又见轻减，溺尚深黄，脉数右部较甚，舌苔黄尖边仍绛，大病小愈，最易生变。治再生津清化，小心饮食，静养勿躁，亦为病中要事。

四方 鲜石斛四钱 瓜蒌仁四钱 净连翘四钱 生竹茹二钱 生竹心卅根 冬瓜子四钱 黑山栀三钱 川贝母三钱，去心 金银花四钱 嫩芦根一两，去节 莲子心七分，冲 鲜荷梗尺许，去刺

五诊 胃纳日展，大便又行颇爽，溺色淡，渴饮和，夜寐亦安，右脉尚形滑数。治再和胃生津，清化余邪。

五方 南沙参三钱 川贝母二钱，去心 连翘三钱 嫩芦根八钱，去节 淡竹叶钱半 原金斛三钱 冬瓜子三钱 绿豆衣四钱 生竹茹钱半 鲜稻叶十片

六诊 彻夜安寐，食欲亦佳，脉来右部已静，濡滑有神，邪热已化，津液渐复。再以清养善其后。

六方 西洋参一钱 净连翘三钱 生竹茹钱半 淡竹叶钱半 鲜荷梗一尺，去刺 南沙参三钱 扁豆衣钱半，生 嫩芦根八钱，去节 橘白一钱 鲜稻叶十片

效果 服三剂痊愈。

廉按：霍乱吐泻，有阳性阴性之分，且有虚脱实闭之别，临症时诊断不精，辄致误治。至若霍乱后转热证，阳性霍乱，固多从火化，即阴性霍乱，服热药后，一经肢温脉出亦从火化者多。中医所谓重阴必阳，物极必反者，即西医所谓反动力反应性

也。前哲陈修园辈谓：霍乱服通脉四逆汤后，由阴转阳，可用竹叶石膏汤急救津液以清伏热，为霍乱善后之要图。此案暑秽夹食，当然都从火化，而转为阳明之实证。初用凉膈散清泻积热，尚非孟浪之峻剂，第二方犹用清导，此非确有卓识者不办。以后四方，由清化而转清养，层次井然，的是斫轮老手。

霍乱暴脱案

张锡纯（住盐山西门内）

病者 刘氏妇，年近四旬，住盐山城北故县。

病名 霍乱暴脱。

原因 受孕五六月，时届孟秋，偶染霍乱，吐泻约一日夜。霍乱稍愈，而胎忽滑下，神气顿散，心摇摇似不能支持。时愚在其邻村训蒙，遂急延为诊治。

症候 迨愚至欲为诊视，则病势大革，殓服已备着于身，将舁诸床，病家辞以不必诊视。愚曰：此系暴脱之证，一息尚存，即可挽回。入视之，气息若有若无，大声呼之亦不知应。

诊断 脉象模糊，如水上浮麻。此症若系陈病，断无可救之理，惟因霍乱吐泻已极，又复流产，则证系暴脱，仍可用药挽救。

疗法 暴脱之证，其所脱者元气也，然元气之脱，必由肝上升，所以人之将脱者肝风先动。当用酸敛之药，直趋肝脏以收敛之，即所以堵塞元气上脱之路，再用补助气分之药辅之，势虽垂危，亦可挽救。

处方 净萸肉二两　野台参八钱　生怀山药一两

方虽开就，而药肆相隔数里，取药迫不及待。幸其比邻刘玉珍是愚表兄，有愚所开药方，取药二剂未服，中有萸肉共六钱，遂急取来，暴火煎汤灌之。

效果 药下须臾，气息稍大，呼之能应，遂又按方取药，煎汤两茶杯。此时已能自服药，遂作三次温服下，精神顿复。继用生怀山药细末煮作茶汤，连服数日，以善其后。盖萸肉治脱之力实胜于人参，若单用人参治脱，恒有气高不返之弊（说见喻嘉言），若单用萸肉治脱，转能立见功效，惟重用萸肉，辅以人参，尤为稳善。

廉按：辨证立论，多阅历之言，谓萸肉固脱胜于人参，亦却有至理。

第十一卷　时行痢疫病案

急性疫痢案

陈务斋（住梧州四方井街）

病者　林衡，年五十余岁。

病名　急性疫痢，传染病，西名赤痢。

原因　素因不摄卫生，过食辛燥，脏腑郁热，肠胃发炎。诱因天气不佳，微菌飞扬，空气不洁，由口鼻吸受，直接传染。

症候　骤然恶寒发热，头痛口渴，四肢烦疼，腹中绞痛，大便下赤白痢，前急后重，日夜达数十次。继则全体大热不休，噤口粥饭不能下咽，食量全缺，口渴连连饮水，不能制止。排便之后，生剧烈之疼痛，肛门灼热。下痢则加多二倍，日夜达一百余次。排泄之物绝无粪色，俱是赤多白少，赤者系稀量之血水，白者脂膏之类。肌肉消瘦，形体枯黑，唇焦而裂，齿黑而枯，面黑目赤，气逆喘急，热臭非常，昼夜不眠，势甚猛烈。

诊断　诊左脉沉伏，右脉浮数已极，热度升腾达一百零四度，舌苔黑燥起刺。脉症合参，乃急性传染病之赤痢证也。查阅前医数方，或用驱风解表喻氏仓廪汤加减，以助其炎燥，或用清润之剂仲景黄芩汤加味，而缓不济急，遂致酿成危急不治之证。余见一息尚存，岂能坐视，不得不立方援救。

疗法　急用大承气汤加味，取生军、芒硝、桃仁、滑石推荡大肠而除郁热为君，石膏、粉葛平阳明热燥，生津解肌为臣，黄柏、山栀、银花、生地、白芍泻心肝伏火，凉血败毒为佐，厚朴、枳实下气宽中而除急重为使。一服后则平平，无加无减。

将方每味再加倍，连二服后，则痛渴痢略减。将方每味再加二倍，连三服后，则泻稀量胶黄之粪数次。然后燥渴大减，急重已除，赤痢减少，日夜达数十次，食能下咽，略能睡眠。诊脉左右弦数，又用清热解毒厚肠汤，取生军、石膏、山栀、粉葛、黄连、银花、锦地罗、白芍、甘草、木香、地榆、归身、生地去脏腑郁热，凉血败毒，平肝润燥，理气厚肠。连五服后，则燥渴更减，赤痢已除。惟泻黄白胶潒，日夜尚有十余次，食量略进。诊脉缓滑而弱，又用参归莲子汤，取其补气生津，活血润燥，运脾健胃，厚肠去湿。连数服后，则燥渴已平，而泻痢更减，惟腹尚有微痛。诊脉滑滞，又用急止痛泻丸，取其运脾理气，平肝厚肠，降逆去湿，利水导滞。

处方 大承气汤加减方

生大黄六钱 川厚朴三钱 元明粉四钱 川枳实四钱 生石膏八钱,研细 生葛根一钱 滑石粉四钱,包煎 光桃仁三钱 生白芍八钱 川黄柏三钱 金银花三钱 鲜生地一两 焦山栀三钱

煎服后，将各味加倍，后再将各味加二倍。

次方 清热败毒厚肠汤

生大黄五钱 生石膏八钱,研细 焦山栀四钱 生葛根二钱 川黄连三钱 大归身钱半 生白芍八钱 金银花三钱 锦地罗三钱 广木香一钱 粉甘草一钱 地榆炭钱半 鲜生地八钱

煎服。

三方 参归莲子汤

西洋参三钱 当归身二钱 生白芍三钱 开莲子四钱 淮山药五钱 云茯苓四钱 阿胶珠二钱 炒薏仁六钱 云楂肉三钱 南芡实五钱 闽泽泻二钱 粉甘草钱半

煎服。

四方 急止痛泻丸

川黄连五钱 广木香三钱 延胡索三钱 生白芍四钱 茅苍术一钱 云茯苓六钱 川郁金三钱 藿香梗二钱 制香附二钱 良姜片一钱 川厚朴二钱 粉甘草一钱 罂粟壳四钱 闽泽泻四钱

共为细末，蜜丸，每重一钱，用好浓茶送服二丸。

效果 十日燥平渴止，痢减，急重除，食量略进。二十日痢止食进，元气已复。

说明　是年乙卯，噤口痢疾由此而起，死亡者不少。所起症状无异，各人原因不同，而症有差异。施治不对症者，而症变乱复杂，多莫能救。是役余所治者，不下数百人，疗法亦不外如是，随症加减，亦无不愈。

廉按：此疫痢中之胃肠炎，其症最急而重。凡赤痢、赤白痢、五色痢等起病之初，属于实热性质者，则由病原菌所酿成之病毒，充满于肠内，宜先之以通利剂扫荡腹内之郁毒，而后以调理剂作后疗法，乃为至当之顺序。若不先扫荡病毒，而惟下痢之是恐，先防遏之，则死于腹满热盛苦闷之下，是即由逆治致逆证者也。此时之逆证，与实证相一致。今观此案，可知其因证方药之所以然矣。

急性疫痢案

陈务斋（住梧州四方井街）

病者　陈伟明女士，年十二岁，广西容县，住乡，学生，体壮。

病名　急性疫痢。

原因　素因饮食不节，腻滞太过，消化不良，蓄积肠胃。诱因往探姻戚，适痢疾流行，微菌飞扬，空气不洁，防卫不慎，传染而来。

症候　骤然腹中绞痛大作，大便屡次下痢，前急后重，日夜达百余次，排便之后，生剧烈之疼痛，肛门灼热，口渴连连饮水不能制止，食物不能下咽，排泄之便，绝无粪色，俱是赤多白少，赤者稀量之血水，白者乃脂肪膏油之类，面色黑紧，唇焦齿枯，舌苔黄厚，边尖赤起刺，昼夜不能安眠，全体大热不休，瞬息不绝，势甚急逼，危在旦夕。

诊断　左右六脉浮弦数极，一吸已动七星（见真人脉法）。脉症合参，传染病中之赤痢证也。查阅前医之方，多用耗散之药，耗其津，劫其血，损其气，则焦躁异常，肺胃气逆，津液枯竭，渴饮不止，肠胃炎热已极，则噤口不能食，至成危急不治之症。余于此症，略有经验，不得不力图救济。

疗法 速用大承气汤，加桃仁[1]、黄柏、银花、粉葛、石膏、生地，取推荡大肠，急下存津，凉血败毒，平胃清热。连服三剂后，急重已除，赤痢略减，燥渴略平，食量略进。诊脉浮数退去，转为滑弱，又用参归莲子汤，取其补气生津，活血润燥，运脾健胃，厚肠去湿。连服五剂后，食量更进，下痢更减，精神略好，元气稍复。诊脉微滑，又用急止痛泻丸，取其运脾理气，平肝厚肠，降逆去湿，利水导滞。

处方 大承气汤加减

生大黄六钱　川厚朴三钱　金银花三钱　芒硝四钱　粉葛四钱　光杏仁三钱　川枳实四钱　鲜生地八钱　生石膏八钱，研细　川黄柏三钱

次方 参归莲子汤

高丽参钱半　当归身二钱　生白芍三钱　开莲子四钱　淮山药五钱　云茯苓四钱　阿胶珠二钱　炒薏苡六钱　云楂肉三钱　南芡实五钱　闽泽泻二钱　粉甘草一钱

煎服。

三方 急止痛泻丸

川黄连五钱　广木香三钱　延胡索三钱　生白芍四钱　茅苍术四钱　云茯苓六钱　川郁金三钱　藿香梗二钱　制香附五钱　良姜片二钱　川厚朴三钱　罂粟壳四钱　闽泽泻四钱　粉甘草二钱

十四味，共为细末，炼蜜为丸，每重一钱，辰砂为衣，每服一丸至二丸，用好浓热茶送下。

效果 五日痢减，急重除，米量略进。十五日食量更进，燥渴已除。二十日痢止痛除，食量大进，元气已复。后其家人老少患此症者，十之八九，余俱用此方法，十愈八九。而邻村传染此症者，则十中死七八，绝鲜生活，可谓惨矣。

廉按：疫痢，《内经》谓之"奇恒痢"，即德日医所谓"赤痢"也，为八大传染病之一。据西医实地经验研究所得，谓其病毒非菌则虫，约有二种：一为菌毒赤痢，一为变虫形赤痢。大旨以清热解毒，防腐生肌等法为主治，兼用血清注射，及灌肠法以佐之。此案遵《内经》通因通用之法，即日本医衍德医之法。谓赤痢初期，肠中毒热肿疼，当务去肠内之刺激，流通粪便，以防病势之上进，为治赤痢疗法第一义。故

---

[1] 桃仁：这味药在其后处方中未见列入。原文如此。

病有上进之象，当相机而投以下剂，但下剂易增进患者之衰弱，不可不谨慎用之。至滋肠及注肠，不但足以疏通其积滞，且有缓解里急后重之效，是以用之最宜。与陈案疗法，大致相同。然就余所经验，传染性赤痢亦有不宜用硝、黄荡涤者，只可清血解毒，滑以去着，如犀角地黄汤合五仁汤，加醋炒芫花，重用贯仲二两，地浆水煎药，亦多奏效。医不执药，随宜而施，神而明之，存乎其人耳。

急性疫痢案

王经邦（住天台栅门楼）

病者　车昌前，年二十七岁，业商，住天台南乡桃花庄。

病名　急性疫痢。

原因　暑秽水毒，互结肠胃，均从火化，酝酿成疫。

症候　下痢纯红，腹痛，里急后重，昼夜百余次，溺短赤涩。

诊断　脉六部洪数搏指，按之有神，舌红苔黄。脉症合参，此乃暑毒挟秽，蕴蓄于内，若不急治，防骤有腐肠之变端也。

疗法　以贯仲、银花、玉枢丹解毒痢为君，芩、连、柏清热为臣，荷叶、生芍消暑敛血为佐，玉泉、竹叶凉解大渴为使也。

处方　青子芩三钱　川黄连二钱　生川柏钱半　生白芍八钱　淡竹叶三钱　鲜荷叶一钱　玉泉散二钱，鲜荷叶包　玉枢丹五粒，研细，药汤调服

先用生贯仲一两、济银花八钱，煎汤代水。

效果　一剂病减大半，再剂大势已平。原方略减用量，加鲜生地一两、鲜石斛五钱，清养胃阴而痊。

廉按：此时疫赤痢也，俗称烂肠瘟。前喻西昌治此症，重用生大黄四两，黄连、甘草各二两，以猛药直攻肠胃。此案但以平剂清解疫毒，方亦稳健着力，切合病情，贯仲、玉枢丹尤为解毒辟秽之要药。

急性疫痢案

何拯华（绍兴同善局）

病者 王传荣，年念八岁，业农，住绍兴东关镇。

病名 急性疫痢。

原因 仲秋久晴无雨，天气燥热，疫痢流行，感染时气而陡发。

症候 身热口渴，脐腹大痛，如刺如割，里急后重，下痢频并，或肠垢带血，或纯下鲜血，日夜数十度，或百余次，面赤唇红，吐酸呕苦，胸腹如焚，按之灼手，小溲赤涩，点滴而痛。

诊断 脉右洪数，左弦劲，舌红刺如杨梅状，苔黄燥如刺。此由血分热毒，与积滞相并，内攻肠胃，劫夺血液下趋，即《内经》所谓"肠澼下血，身热者死"。亦即吴又可所谓"下痢脓血，更加发热而渴，心腹痞满，呕而不食。此疫痢兼症，最为危急"是也。

疗法 若以痢势太频，妄用提涩，或但用凉敛，必至肠胃腐烂而毙。即以楂、曲、槟、朴、香、连、芩、芍、银花炭等普通治痢之法，以治此种毒痢，亦必胃肠液涸而亡。惟有仿吴氏急症急攻之法，用槟芍顺气汤加减，日夜连服二三剂，纯服头煎，以先下其疫毒。

处方 花槟榔二钱　赤白芍各五钱　青子芩三钱　小枳实二钱　生甘草一钱　元明粉三钱　拌炒生锦纹六钱

先用鲜贯仲一两、银花五钱，煎汤代水。

次诊 次日复诊，赤痢次数已减其半，腹痛亦渐轻减，呕吐酸苦亦除。惟身仍热，胸腹依然灼手，黄苔虽退，舌转紫红起刺，扪之少津。脉左弦劲已减，转为沉数。此胃肠血液渐伤，而疫毒尚未肃清也。议以拔萃犀角地黄汤加玉枢丹，凉血泻火，扑灭毒菌，以救济之。

次方 犀角粉一钱　鲜生地四两，捣汁，冲　青子芩二钱　小川连一钱　生锦纹三钱，酒洗　生西草一钱　生白芍一两　玉枢丹五粒，研细，药汤调下

三诊　痢虽十减七八，而腹中切痛，常常后重，所便之物多如烂炙，且有腐败之臭，深恐肠中腐烂，病势尚在险途，幸而脉势稍柔，舌紫渐转红活，姑以解毒生化汤加鲜生地、金汁化腐生肌，滋阴消毒，以救肠中之溃烂。

三方　金银花一两　生白芍八钱　生甘草钱半　参三七二钱　鲜生地四两，捣汁，冲
陈金汁二两，冲　鸦胆子四十九粒，去皮，拣成实者，用龙眼肉一颗包七粒，以七七之数为剂

四诊　下痢次数仅五六次，赤色已淡，夹有脓毒黑垢，切痛后重已除，胃亦知饥思食。惟舌色淡红而干，乃阴液大亏之候。议以大剂增液救阴，以其来势暴烈，一身津液随之奔竭，待下痢止，然后生津养血，则枯槁一时难回。今脉势既减，则火邪俱退，不治痢而痢自止，岂可泥滞润之药而不急用乎。用增液汤合参燕麦冬汤，以善其后。

四方　大生地六钱　玄参四钱　提麦冬三钱　西洋参钱半　光暹燕一钱　奎冰糖三钱

效果　连服四剂，下痢尽止，但遗些少白沫，胃已能进稀粥。后用四君子汤加麦冬、石斛，调理旬余，方能消谷而痊。

廉按：疫邪失下，其祸已不可胜言，若疫痢失下，其祸更可知矣。究其失下之由，每有一等不明事理，自命知医之病家，横拦竖遮，言火道寒，恐大黄下断中气，多方掣肘。殊不知疫痢兼证，下证已具，越怕下者越得急下，盖邪热多留一日，有一日之祸，早下一日，有一日之福。然下之之法，亦有缓急轻重之殊，非谓以承气汤一概而论也。愚每见赤痢之人，其初起之日即见面赤拂郁，舌苔黄糙，壮热口渴，脉息滑实而数，下痢里急，沿门阖境，率皆如此。此即疫痢相兼之证，愚每以喻氏仓廪汤、吴氏槟芍顺气汤两方加减，罔不应手奏效。设遇有应下失下，日久痢不止，外见烦热口渴自汗，舌苔满布黄厚芒刺，腹痛拒按，胸满呕吐，不食，痢见败色，一日夜数十行，后重里急，面垢神惨，脉息或沉微欲无，乍见乍隐，或疾数鼓指，或坚大若革、按之反空，此皆疫痢兼证，应下失下之坏证也。邪热一毫未除，元神将脱，补之则邪毒愈甚，攻之则几微之气不胜其攻，攻不可，补不可，攻补不及，两无生理，良可慨焉。此案辨证处方，悉从吴又可治疫痢正法，所用之药，凉血攻毒，灭菌制腐，又皆脱胎前哲成方而来，非师心自用者可比，且与赤痢菌痢疫之原因疗法适相符合。

五色疫痢案

何拯华（绍兴同善局）

病者 徐德生之妻胡氏，年三十五岁，住绍城市门阁。

病名 五色疫痢。

原因 内因肝热，外因久晴亢旱，秋令疫痢盛行，传染而发。

症候 下痢五色，青黄赤白黑杂下，昼夜三四十次，胸腹如灼，其痛甚厉，按其脐旁，冲任脉动，胯缝结核肿大，肛门如火烙，扬手掷足，躁扰无奈，不能起床，但饮水而不进食。

诊断 六脉弦劲紧急，不为指挠，舌色纯红，苔焦黑。脉症合参，即张仲景所谓"五液注下，脐筑痛，命将难全"之证也。

疗法 毒势如焚，救焚须在顷刻，若延二三日外，肠胃朽腐，不及救矣。急宜重用犀角五黄汤合金铃子散，苦甘化阴，急下存津，以保胃肠之腐烂，昼夜连进三剂，纯服头煎，循环急灌，或可挽回于万一。

处方 犀角粉一钱　鲜地黄四两，捣汁，冲　青子芩三钱　小川连钱半　生锦纹四钱　延胡索二钱，蜜炙　川楝子三钱，醋炒　生川柏钱半

先用鲜茅根三两去衣、鲜贯仲一两，二味煎汤代水。

次诊 下痢次数已减其半，青黑之色已除，惟赤如烂血，白如鱼脑，间下黄汁，胸腹虽热，痛势渐缓，小溲赤涩，舌仍鲜红，焦苔大退，脉虽弦急，劲势大减，病势较前渐缓。但用急法，不用急药，三黄白头翁汤加减。

次方 青子芩二钱　小川连一钱　生川柏一钱　白头翁三钱　犀角粉八分　全当归二钱　干艾叶三分　生甘草八钱　左牡蛎四钱，生打　鲜石榴一钱

三诊 前用三黄泻火逐疫，犀、草凉血解毒，白头翁疏气达郁，归、艾和血止痛，因其所下已多，佐牡蛎固脱敛津，鲜石榴酸甘收涩。连进二剂，幸而腹痛下痢大减，冲任脉动已低，胯缝结核收小，脉转弦软，舌红渐淡，扪之少津。显系毒火烁液，下多亡阴。法当甘苦咸寒，以滋液救焚，养阴解毒。犀角五汁饮合鸦胆子主之。

三方 黑犀角五分，磨冲 鲜生地汁四瓢 雅梨汁三瓢 甘蔗汁两瓢

四汁用重汤炖温，临服冲入陈金汁二两。

另用豆腐皮泡软，包鸦胆子七粒，吞服，五汁饮送下，以服至四十九粒为度。

四诊 连进二剂，初下鲜红血丝，继下紫黑瘀块，终下白黏脓毒。约十余次后，下红黄酱粪四五次，腹痛已除，冲任脉动亦止，舌转嫩红而润，脉转柔软。此邪少虚多之候，用三参冬燕汤滋养气液，调理以善其后。

四方 太子参一钱 西洋参一钱 北沙参四钱 提麦冬二钱 光暹燕八分 青蔗浆一酒杯 建兰叶三片

效果 连服四剂，下痢尽止，胃动思食，能进稀粥，每日大便嫩黄。后用一味霍石斛汤，调养旬余而痊。

廉按：熊圣臣谓：白色其来浅，浮近之脂膏也；赤者其来深，由脂膏而切肤络也；纯血者阴络受伤，多由热毒以迫之，故随溢随下，此最深者也；红白相兼者，是则深浅皆及也。大都诸血鲜红者多热证，盖火性最急，迫速而下也；紫红紫白、色黯不鲜明者少热证，以阴凝血败，渐损而致然也；纯白清淡，或如胶陈鼻涕者无热症，以脏寒气薄滑而致然也。余谓：凡人患痢疾时，其肠中之黏膜必有红肿之处，其处生出之脓液，即白痢也。若血管烂破有血液流出，即赤痢也。脓血兼下，即赤白痢也。若青黄赤白黑杂下，即五色痢也。其青者胆汁，黄者粪，赤者血，白者脓，黑者宿垢，最重难治。此案系五色疫痢之实证，属毒火蕴伏胃肠所致。初方以凉血解毒、急攻逐疫为主，仿喻氏疫在下焦者决而逐之之法；次方《千金》三黄白头翁汤加减，于泻火逐疫之中参以固脱敛津；三方犀角五汁饮，于滋液救焚之中，妙在佐鸦胆子一味，善治热性赤痢，最能清血分之热及肠中之热，为防腐生肌，凉血解毒之要药；四方用三参冬燕汤，清滋气液，为善后必不可少之方法。然就余所经验，除疫痢外，多属阴虚证，张石顽所谓痢下五色，脓血稠黏，滑泄无度，多属阴虚是也。不拘次数多寡，便见腰膝痠软，耳鸣心悸，咽干目眩，不寐多烦，或次数虽多，而胸腹不甚痛，或每痢后，而烦困更增，掣痛反甚，饮食不思，速用猪肤汤合黄连阿胶汤加茹楠香汁（小川连、陈阿胶、青子芩、生白芍、鸡子黄，先用猪肤、净白蜜各一两煎汤代水）甘咸救阴，苦味坚肠。若虚坐努责，按腹不痛，一日数十度，小腹腰脊抽掣痠软，不

耐坐立，寝食俱废者，阴虚欲垂脱之候也。急宜增损复脉汤（高丽参、提麦冬、大生地、炙甘草、生白芍、真阿胶、山萸肉、北五味、乌贼骨、净白蜡）提补酸涩以止之，迟则无济。幸而挽救得转，可用参燕麦冬汤（米炒西洋参、光燕条、提麦冬、奎冰糖）滋养气液以善其后。若痢止后，犹有积滞未净，郁在下焦，小腹结痛，心烦口燥，夜甚不寐，宜用加味雪羹煎（淡海蜇、大荸荠、真阿胶另炖烊冲、山楂炭、陈细芽茶）标本兼顾，肃清余积，其间亦有用白头翁加阿胶甘草汤收功者。惟西医实验疗法，谓疫痢非虫即菌，一为赤痢菌赤痢，一为扁虫形赤痢，皆各用血清注射，以收成绩。若阴虚五色痢，终归无效。故举历验成法，附志于此。

热毒赤痢案

张锡纯（住天津）

病者 怀姓，年三十余，官署中车夫，住奉天白塔寺旁。

病名 热毒赤痢。

原因 因吸鸦片，消去差事，归家懊恓异常，致患痢疾。

症候 初次所下之痢，赤白参半，继则纯下赤痢，继则变为腥臭，血水夹杂脂膜，或如烂炙，时时腹中切疼，心中烦躁，不能饮食。

诊断 其脉弦而微数，一呼吸约五至，重按有力。知其因懊恓而生内热，其热下移肠中，酿为痢疾。调治失宜，痢久不愈，肠中脂膜为痢所侵，变为溃疡性而下注。再久之则肠烂而穿，药无所施矣。今幸未至其候，犹可挽回。

疗法 当用治疮治痢之药合并治之，以清热解毒，化瘀生肌，自然就愈。

处方 金银花一两　生白芍六钱　粉甘草三钱　旱三七三钱，细末　鸦胆子六十粒，去皮，拣成实者

共药五味，先将三七、鸦胆子，用白糖水各送服一半，即将余三味煎汤服。当日煎渣再服，亦先服所余三七及鸦胆子。（此方载《衷中参西录》，名解毒生化丹）

效果 如法服药一剂，腹疼即止，脉亦和缓，所便已见粪色，次数亦减。继投以

通变白头翁汤（见前痢疾案中），服两剂痊愈。

廉按：此由瘀热生毒，肠中最易溃烂，如所下多似烂炙，色臭皆腐，时时切痛后重，即其明证，治必化腐生肌，以救肠中之腐烂。此方妙在鸦胆子、野三七两味。张君试验说明曰：东西医治痢之药，其解毒清血之力远不如鸭蛋子（即鸦胆子），其防腐生肌之力远不如野三七。且于挟虚之痢，而不知辅以山药、人参，于挟热之痢，而不知重用石膏，宜其视赤痢为至险之证，而治之恒多不收全功也。其言如此，可为中医界略吐郁气矣。

热毒赤痢案

庄虞卿（住丽水第十一中学）

病者　卢从之，年逾四稔，体弱，住泗洲楼。

病名　热毒赤痢。

原因　平时阴虚，目疾时作，夏受暑而不觉，至秋后乃发赤痢。

症候　手足麻木，腹中绞痛，下痢纯赤，小便涩少。

诊断　脉左关弦长，右手虚缓。脉症合参，此暑邪与积热下陷足厥阴肝。肝主筋，所以手足筋麻，肝主痛，所以腹痛，肝藏血，肝病而失其藏血之司，所以血痢时下，种种现象，莫非肝病。

疗法　治宜滋养肝血，清解伏热，用阿胶、归、芍以养其肝血，白头翁、川连、黄柏、黄芩、秦皮、丹皮以清肝经之湿热，再加金银花、生甘草、滑石以解暑而清热毒。

处方　陈阿胶钱半，烊冲　油当归钱半　生白芍三钱　青子芩一钱　小川连一钱　川黄柏一钱　北秦皮一钱　粉丹皮钱半　双宝花三钱　白头翁钱半　生甘草八分　飞滑石三钱，包煎　每日服二剂。

效果　三日痢减，七日诸恙悉退，十日其病霍然矣。

廉按：此治厥阴热痢之正法。方用《金匮》白头翁加阿胶甘草汤为主，因其平日阴虚，再加归、芍养血和肝，芩、丹、滑、银肃清伏热，疗法固恰当周到，断语亦深切病机。

伏热赤痢案

周小农（住无锡）

病者 严君，年五十九岁，住本镇。

病名 伏热赤痢。

原因 素因体实肝热，十月望略受感冒，触动伏热，陡发血痢。

症候 背寒腹热，便痢后重，腹中疼痛，初下殷红挟积，翌日少腹痛，觉轰热，纯系鲜血，口渴少寐，少溲赤痛。

诊断 脉左弦，右大无伦，舌红兼紫。此心营素亏，伏热内袭之血痢重证也。

疗法 凉血坚肠，清透伏热为君，佐以导滞。

处方 银花炭三钱 白头翁三钱 黄柏炭八分 生白芍三钱 益元散三钱，包煎 焦秫米三钱，荷叶包 山楂炭三钱 侧柏炭三钱 扁豆花廿朵 茉莉花十四朵，冲 槐花八分 香连丸一钱 萝卜汁一酒钟，送下

次诊 十八日犹有轰热迫注，小溲色红，血痢日夜百余次，连宵失眠，脉弦右大，又疏凉血，清伏热。

次方 鲜生地六钱 白头翁三钱 槐花八分 金银花三钱 北秦皮一钱 粉丹皮钱半 赤白芍各三钱 金铃子钱半 黑山栀三钱 侧柏叶三钱 扁豆花廿朵 百草霜钱半 阿胶梅连丸二钱，包煎

三诊 十九日服后，痢之红色较淡，肛口之热较轻。然痢下如漏，肛脱不收，阳不藏而欲升，指振自汗，溲赤少寐。乃伏热未清，阴虚阳升，气不收敛也。治以滋阴敛肠，泄热清气。

三方 西洋参钱半 辰茯神四钱 白头翁三钱 北秦皮一钱 金铃子钱半 赤白芍各三钱 扁豆花廿朵 槐花六分 金银花三钱 真石莲三钱，杵 鲜荷蒂三个 阿胶梅连丸二

钱，包煎

四诊 二十日服后，血痢虽减，而血少风翔，腹中有声，颧红火升，沉迷不欲言，姑守原方以消息之。

五诊 廿一日指搐神烦已定，足亦温，寐少安，尻瘦气滞，口气尚秽，与周仲尊商进养胃阴，清伏热。

五方 西洋参钱半 东白芍三钱 油当归二钱 川石斛三钱 莱菔子三钱 花槟榔二钱 金银花三钱 扁豆花廿朵 地榆炭三钱 槐花二分

六诊 廿二日原方加茯神、枣仁。至廿四日上午，气升颧红面赤又作，肛热作痛，按腹灼热，仍用十九日方意。

七诊 廿八日，一夜十余次，红少粪多，虚坐努责，肛脱寐遗，进摄脾固肾法。

七方 生白芍三钱 白归身二钱，煅炭 菟丝饼 川断各二钱 真石莲三钱，炒松 提麦冬二钱 山萸肉三钱 甘杞子三钱 扁豆花廿朵 煨木香八分 鲜荷蒂三个

并食猪肚汤、荠菜。

八诊 廿九日下午，痢止，转泻黄沫，未化菜食，似为中寒食不消之象，是前养血扶正，虚阳渐敛，脉转沉细，气虚见征。转与薛君文元酌用扶中益气，柔肝敛肠。

八方 西潞党三钱 生於术二钱 益智仁三钱 炒扁豆三钱 煨木香八分 炙甘草五分 新会皮一钱 玫瑰花两朵，冲 生葛根一钱 甘杞子三钱 生白芍三钱 赤石脂三钱

效果 脉渐振，便溏仅两次。最后潘君德孚拟运脾和肝小剂，如白芍、香橼皮、茯苓、大腹皮、焦谷芽、佛手花之类，胃旺便坚，日就康复而痊。

廉按：赤痢或称血痢，初起多属实热，瘀血积滞者，以桃仁承气汤去桂，加酒炒芩、连、金铃子散之类；虚热无滞者，宜白头翁汤合四物汤；若脾湿痢疾下血，宜苍术地榆汤。惟赤痢日久，肝伤不能藏血，血色鲜紫成块者，肝络伤则血下行，以逍遥散去术，加乌梅炭、白僵蚕、玫瑰瓣之类；若脾虚不能摄血，血色浅淡而黄者，此脾胃虚弱，中气下陷也，宜补中益气汤，加乌梅炭、春砂仁之类。至于时疫赤痢，亦有水毒郁于肠中，积化为蛲，乘人胃弱肠虚，或大孔痒，或从谷道溢出，痢出之虫，形细如线，此巢氏《病源》所谓"蛲虫痢"也。虽非扁虫形之赤痢，然亦赤痢属虫之一种。以黄连犀角散，加贯仲、陈石榴皮、海南子之类。此案以望六高年，血痢百余

次，证已虚阳上升，肢振神糊，险象迭生，幸而多方救济，确中病机，由痢转泻而痊，可谓侥幸之至矣。

暑毒赤痢案

钱苏斋（住苏州谢衙前）

病者 汪栽之，年四十，徽州人，寓苏城。

病名 暑毒赤痢。

原因 夏秋暑热，留于肠胃，得油腻积滞，或瓜果生冷，酝酿遏抑而成，病未发而不自觉也。

症候 发热一二日，口渴腹痛，由泻转痢，里急后重，瀿瀿不爽，滞下赤多白少，脓血相杂。

诊断 初病发热，脉弦苔黄，必有暑热；下痢赤白脓血，肠中必有溃疡；赤白多而粪少、腹痛者，肠中疮溃脓血由渐而下，故必里急后重，极力努挣，其滞方下少许也。其病类多发于夏秋，乃大小肠内皮疮溃证也。

疗法 须与排脓逐瘀之剂，非徒关乎食积也。予观仲景《金匮》治肠痈，用大黄牡丹汤，因得治痢之法，以凡属赤白下痢，皆系大小肠内皮生疮已溃之症，盖白而腻者为脓，赤而腻者为血，脓血齐下，其疮已溃可知，非排脓逐瘀，不足以去肠间之蕴毒。凡人皮肤生疮，以夏秋为多，痢亦犹是，故予治赤白痢，以大黄、丹皮、赤芍、楂炭排脓逐瘀为主，以黄连、木香、槟榔、枳实疏利泄降为佐，表热者加苏梗、藿香之类，湿重者加川朴、苍术之类，挟食者加莱菔、神曲之类，痛甚者加乌药、乳香之类，随宜酌用，其效颇速。予观昔人治痢验方，有用当归、枳壳二味者，治痢用血药，即此意也。

处方 秋水丸三钱，绢包 山楂炭四钱 川连七分 小枳实钱半 佩兰叶三钱 丹皮炭三钱 牛膝炭三钱 煨木香钱半 大腹绒钱半 焦六曲三钱 赤芍炭三钱 苏梗钱半 槟榔钱半 赤茯苓三钱方中秋水丸，或改用制大黄及大黄炭，均可。俟脓血积滞畅下后，腹痛止，赤白净，然后改用实脾利水，生肌等药收功。

次方　真於术三钱　制半夏三钱　浙茯苓三钱　怀山药三钱　稽豆衣三钱　广陈皮一钱 粉泽泻三钱　生甘草五分　扁豆衣三钱　炒苡仁三钱　红枣肉一枚

效果　前方一二剂得畅下，腹痛止，赤白净，续进后方二三剂而愈。治夏秋赤白痢，用此法其效颇速，并无久延不愈，或成休息痢者。

廉按：学说参诸西医，处方仍选中药，从《金匮》大黄牡丹汤治肠痈，借证肠澼之便脓血，灵机妙悟，独得新诠，为中医学别开生面，真仲景之功臣也。

暑毒赤痢案

丁佑之（住南通东门）

病者　张惟慎，年二十五岁，住南通。

病名　暑毒赤痢。

原因　内有宿食，兼夹暑热。

症候　里急后重，初起红白相兼，继则纯赤，滞下腹疼，苔黄溺赤，呕逆不食。

诊断　脉象滑数。滑有宿食，数即热征，滑而兼数，暑热食积互蕴肠胃，闭塞不通，致成噤口赤痢。

疗法　此时祛暑不及，消食不遑，惟有釜底抽薪一法，以冀秽毒下行，或可挽回。

处方　生大黄三钱　川黄连一钱　枳实二钱　厚朴钱半　金银花三钱　鲜生地五钱 原麦冬三钱　玄参三钱　连翘三钱　元明粉三钱,冲

效果　一剂平，二剂微效，三剂大效，后调理半月而安。

廉按：暑毒赤痢夏秋最多，釜底抽薪却是去痢之捷法。方用大承气汤加银、翘、川连，已足攻其病毒，其中增液法似嫌用得太早。

伏暑赤痢案

何拯华（绍兴同善局）

病者 徐国梁，年三十三岁，业商，住州山项里。

病名 伏暑赤痢。

原因 夏伤于暑，为食所遏，伏于小肠夹膜之间，酝酿成积，至秋后而发病。

症候 发热自汗，面垢呕恶，渴欲引饮，腹中攻痛，痢下纯红，稠黏气秽，里急后重，溺短赤涩。

诊断 脉弦数，左甚于右，舌红苔黄。此王氏《准绳》所谓"暑气成痢，痢血频进者"是也。

疗法 以芩、芍、益元凉血导赤为君，青蒿、银花清透伏暑为臣，然既有积而成滞下，故又以净楂肉、萝卜缨消滞荡积为佐，而使以鲜茅根、西瓜翠衣者，助青蒿等以凉透伏热也。

处方 青子芩钱半 益元散三钱，包煎 炒银花一钱 萝卜缨三钱 生白芍一两 青蒿脑二钱 净楂肉三钱

先用鲜茅根二两去衣、西瓜翠衣二两，二味煎汤代水。

次诊 身热已减，惟下痢仍红，右腰肋连肠中切痛，痛而后行，里急后重，便艰不爽，行后稍止，气机终觉不利，与白痢之痛缓酸坠而不里急艰涩，大便溏而多者有别，脉虽如前，舌则紫红起刺，此朱丹溪所谓赤属小肠而内关肝脏也。治以清肝导滞为君，消暑佐之。

次方 当归二钱 生白芍八钱 蜜炙延胡钱半 川楝子二钱 荠菜干三钱 黄芩二钱 香连丸一钱 拌益元散三钱，包煎 净楂肉三钱 玫瑰瓣三朵，冲

三诊 痛缓痢减，便中夹有活蚘二条，此肝热下逼于肠，而蚘因热灼而出，幸而脉转弦软，舌紫转为红活，前方已中病机。姑于原方去益元散，加乌梅肉三分、枣儿槟榔肉二钱以安蚘，加左牡蛎、春砂仁、川黄草以调气和胃。

效果 两剂后赤痢已除，便转红黄，腹痛亦止。后用四物汤加经霜甘蔗，调养四

剂而痊。

廉按：伏暑赤痢伤及肝络者，丹溪翁谓之肝痢，每用当归黄芩汤合金铃子散、香连丸等，或加香附、砂仁舒肝，或加松柏子仁润肝，终以调肝法得愈。此案仿其成法，竟奏全功，是得力于丹溪学派者。

赤痢转虚案

吴宗熙（住汕头永平马路）

病者 郑之光，年四十余岁，住汕头。

病名 赤痢转虚。

原因 素有烟癖，质本中寒，夏间偶食瓜果，冷气伤胃，忽患痢疾，红白杂下，久之纯下清血。

症候 大便纯下清血，少杂稀粕，日六七行，病延月余，面目萎黄，两足浮肿无力，唇赤如朱。

诊断 六脉俱沉细数，两尺尤弱，舌无苔，红绛多津。此久痢气血两虚之证也。《内经·通评虚实论》云："肠澼便血，身热则死，寒则生。""肠澼下白沫，脉沉则生，脉浮则死。"盖久病而身热脉浮，因正虚邪盛，故必死也。身寒脉沉，正衰邪亦衰，故可治也。据西医论痢疾一证，谓由大肠发炎生疮，久则其粪中必杂有肝瘴、肺瘴。此解与中医书由腑传脏之说，同其理也。今此症已由大肠受伤，延及肝脾肾，三经均受其病，是以清血下陷，虚阳上升，上而寒极似火，唇舌绛红，外而虚极似实，面足浮肿，危象种种，将兆戴阳。彼医者徒知见积治积，见血治血，殊不知积虽去而正虚，血下多而气陷。夫气即肾中真阳之所生也，真阳既衰，脏腑益寒，肝有血而不能藏，脾有血而不能摄，而血安得不频下哉。今所幸者，胃气尚存，脉象沉缓，正邪俱虚，温补无碍，生机即在是耳。

疗法 下焦滑脱，故君石脂、禹粮以涩之，脾虚不摄，故臣白术、炙草以补之，然气既下陷，非参、附无以振其式微之阳，血既受伤，非归、胶无以生其已亏之血，故用之为佐，但血去则阴火动，虚阳升，故用白芍以清其虚热为使，此方仿《金匮》黄土汤之法，而加减其药味也。

处方 赤石脂四钱，研细　禹余粮四钱，研细　白术三钱　炙甘草二钱　白芍二钱五分　东洋参钱半　制附子一钱　当归二钱半　陈阿胶二钱半，烊，冲

上药煎汤，日服一剂。

效果 五日而血止。原方去石脂、禹粮，加炙芪三钱，再服十余日，精神渐健，浮肿渐消，一月而复原矣。

廉按： 古之肠澼下血，即今之所谓赤痢也。其证有实热，有虚热，有寒。此案系赤痢久病，从原因勘出虚寒，断语征引颇详，中西并参，方从《金匮》黄土汤加减，合赤石脂禹余粮汤，足为久患赤痢，体气虚寒者，树一标准。

疫痢末期案

刘万年（住太谷东关运兴店）

病者 姚其锐，年三十六岁，家小康，住山西太谷县城。

病名 疫痢末期。

原因 素有烟瘾，案牍烦劳，退后精神不支，当夏令痢疾盛行，忽染此病。

症候 下痢脓血参半，小腹疼痛，里急后重。经医七八位，时见小效，总不能痊愈。至冬月肚腹不痛，痢亦微少，按之小腹有块，如李如杏状，痢能便出，燥粪不下。延至正月初，形容羸瘦，饮食俱废。病者恐慌，更医数手，或下夺，或润肠，或滋补，全然无效。后用西医灌肠器导之，亦依然如故，始延愚诊视。

诊断 脉左右皆大而缓。西人谓痢为肠中生炎，此乃阳盛阴虚，伏火上炎，肺气失降，大便燥结所致。头不痛、口知味者，无外感之征也，口不干渴者，火在血分也。肺与大肠相表里，主制节周身之气，《素问·灵兰秘典论》曰："肺者相傅之官，治节出焉，大肠者传导之官，变化出焉。"肺气不降，大肠无由传导，以致凝结而成燥粪。《素问·阴阳应象大论》曰："燥胜则干。"由泻久亡阴，内水亏竭，譬

如行舟无水，任凭推送，其何以行？

疗法 仿吴氏增液润肠法，以玄、地、二冬、阿胶、归、芍为君，大生津液，作增水行船之策，用钱氏泻白散加桑、杏为臣，使肺气肃降，推荡燥粪，佐以西参以助泻白散降肺气之力，使以桔梗开肺气以宽大肠。若用硝黄峻下以治阴虚燥痢，深恐大便水泻而中气亦随脱矣。

处方 大玄参五钱　大生地四钱　原麦冬四钱　蜜炙桑皮三钱　地骨皮三钱　生甘草一钱　桔梗一钱　青子芩一钱　西洋参五钱，另炖　真阿胶五钱，化冲　酒杭芍二钱　白归身二钱　淡天冬二钱　炒杏仁钱半

水煎热服，阿胶另溶化分冲。

效果 服药一剂，觉腹中似有行动之机。次日照原方加蜜炙枳壳钱半、生枇杷叶五钱去毛，服后约六点钟，忽然肛门矢气，喧响如擂鼓状，燥粪随下如石，如栗子大，用斧捣之，分毫不动。第三日服原方一剂，腹中燥粪始尽。至四日去黄芩，加鲜石斛，又服一剂，饮食能进，身体如常。后服叶氏益胃养阴法，平调而愈。

廉按：此疫痢将愈未愈，下多亡阴，液枯肠燥之治法。若用于初起，大非所宜。故临证之时，查明症候之初中末，亦诊断者所必要也。

第十二卷　时行痘疫病案

疫痘顺证案

严继春（住绍兴安昌）

病者 朱天彪之郎，年九岁，住朱家坂。

病名 疫痘顺证。

原因 素禀气虚血热。曾种牛痘一次，又发水痘一度。三月杪天气暴热，天花盛行，遂感染而发痘，第二日即邀予诊。

症候　初发身热，状类伤寒，虽覆单被，喜露头面，呕吐足冷，耳后隐现红丝。

诊断　脉来浮数，舌红而润。予断之曰：此时行疫痘也。其父曰：不然，昔五岁时已出过痘，其迹尚在。予审视之曰：水痘瘢，非正痘瘢也。其父又坚执为夹食伤寒。予辨之曰：痘证发热，却与伤寒夹食相似。但伤寒发热，则形寒面红，手足微温，伤食发热，则面黄白，手足壮热，痘疮发热，男多面黄耳凉，女多面赤腮燥，其足俱冷。令郎身热面黄，耳后已现红丝，乃痘证，非夹食伤寒也。其父又曰：尝闻痘乃胎毒，儿科书曰其发也，五脏各具见证，如发热呵欠，心也；项急顿闷，肝也；吐泻昏睡，脾也；咳嗽喷嚏，肺也；耳凉、骫凉、足冷，肾也。今只呕吐、足冷，恐非痘之确征。予曰：令郎脾胃素弱，痘疮乘虚，故发在脾，此痘科书所谓"脾经之痘"也。

疗法　热方二日，姑以疏表药消息之，与葱豉汤加味。

处方　鲜葱白四枚　淡香豉三钱　生姜皮八皮　广皮八分

次诊　第三日视之，皮下隐隐红点，而面上唇边已报痘矣，颗粒分明，部位正当，色红而活，顶平似陷，身不过热，肢亦不冷，脉舌如前。其父只有一子，深以为忧。予慰之曰：疫痘固多险证，但亦有辨。凡出痘者，以气血和平为主，尖圆坚实者，气也；红活明润者，血也；红活而平陷者，血至而气不足也；圆实而色白者，气至而血不足也；平塌灰白者，气血俱不足也；焮肿红绽者，气血俱有余也。令郎痘色红活而平顶陷者，血足而气不足故耳。但能渐次起发，尚属顺痘。且与参苏三豆饮加减，益其气以透托之，佐以解毒稀痘。

次方　潞党参一钱　紫苏嫩枝一钱　荆芥穗一钱　桔梗八分　大黑豆二钱　杜赤小豆钱半　防风一钱　生甘草三分

先用绿豆芽一两、青箬尖三钱，煎汤代水。

三诊　第四日证无进退，照前方加炒牛蒡钱半，又服一剂。第五日往诊，痘已渐次出齐，亦渐起胀，痘顶已起，痘脚红活，顶渐放白，肥润圆满。热退喜食，二便如常，脉数退而舌红润，势将灌浆。痘毒正化，法当益气和营，使易贯脓。

三方　潞党参钱半　当归一钱　酒炒白芍钱半　小津枣三枚　生绵芪钱半　川芎六分　生炙甘草各二分　生糯米五十粒

四诊 病家见势颇顺，前方连服三剂，浆足收靥，先如黄蜡，后如栗壳，状似螺形，不疾不徐，循次结痂。痂润身和。不料儿要蜜枣过药，叠嚼六枚，一句钟后，忽然便泄两次，陡发晕厥，肢冷目闭。急足邀诊，一家痛哭，手忙脚乱。予诊毕戒之曰：切勿扰乱，待其自苏。若见晕厥，便将抱动，呼唤号哭，神气一散，由厥而脱，其不救者多矣。时有世弟傅医在侧，谓：起病日，适犯太岁天符，故靥后尚有急变。予曰：运气之论，岐黄秘旨，乃但论其理，非谓起病日也。况主客之气，胜复之变，一岁之中，难以预料，岂可以是料吉凶耶？信如老世弟言，太乙天符日起病者多凶，然则太乙天符年有病者，皆不可治也？傅又曰：然则尚有余毒焉。予笑曰：钱氏《幼科真诀》云，痘后余毒有四：一者疥，二者痈，三者目赤，四者牙疳。亦未尝言有晕厥也。盖痘疮或出不尽发不透，靥不齐，或空壳无水，或清水非脓，此则有余毒也。今此痘起发胖壮，脓水饱满，靥结将脱之际，而有此急变者，蜜枣滑肠连泻后，大气下陷，势将骤脱之险候也。故脉亦沉微似伏，急与保元汤合理中汤，扶元固脱，尚可挽回。其父从旁叹曰：甚矣！饮食之不可不慎也，卫生常识之不可不明也。抚膺而恸者久之。

四方 别直参二钱 炒於术二钱 炒川姜一钱 升麻五分 清炙芪二钱 清炙草五分 煨肉果一钱 南枣二枚，炒香

五诊 泻住肢温，神苏能言，六脉已起，奕奕有神。予笑慰之曰：伍子胥已出昭关矣，拜谢天地可也。此后务宜调其饮食，适其寒温。其父微哂曰：敢不唯命是从。方用十全大补汤加减。

五方 老东参钱半 炒於术钱半 白归身一钱 酒炒熟地炭二钱 清炙芪钱半 云茯苓钱半 炒白芍钱半 淮山药三钱 生打霞天曲钱半 清炙草七分 小津枣三枚

效果 连服八剂，幸收全功。

廉按：疫痘顺证，世俗每称为状元痘，可不服药。惟吴氏鞠通谓：三四日间，亦须用辛凉解毒药一帖，毋庸多服。七八日间，亦宜用甘温托浆药一帖，多不过二帖，务令浆行满足，以免后患。予谓痘疫病也，当以药调。惟药之不当，反不如勿药耳。所云三四日、七八日者，当参之形色，不可执一。此案诊断中讨论病理，确有见地，方皆切中病情。惟当结痂之期，多食蜜枣，忽生变证者，正谚所云病从口入也。陈氏

《痘疹方论》谓：痘根五脏六腑秽液之毒，皮膜筋肉秽液之毒，气血骨髓秽液之毒，三毒既出，发为痘证。子母俱忌食葱、韭、薤、蒜、酒、酱、鸡、羊、鱼腥等物。世俗未晓，将为举发，往往不顾其后，误伤者多矣云云。奈世人不察，一遇小儿痘疮见点时，即用鸡、羊、鱼腥、麻菇、糯粥种种举发，谓之提浆，不知时行天痘，与所种之痘，大有区别。鼻孔种痘，欲其液毒引之使出，不得不于种后，假食品以为引发之路。若天痘，则五脏之热毒，本感六淫而举发，安可再用发食以助其为虐耶。甲寅、乙卯之间，吾绍痘证盛行，每见小儿患痘者十毙七八，大半皆受食品举发之害，深愿世之有子女患痘疫者，慎勿用食品举发而贻后悔也。

疫痘逆证案

严继春（住绍兴安昌）

病者 沈山谷君之令郎，年一周零十个月，住园里沈。

病名 疫痘逆证。

原因 素因缺乳体虚，肌色白嫩。适冬令天花盛行，陡发逆痘。第二日即延予诊。

症候 发热二日，面赤腮燥，口角两旁已见红点，状如蚊迹，不成颗粒。昏睡干呕，惊啼腹痛。

诊断 指纹淡紫，舌嫩红，苔淡白。予断之曰：此中气素虚，不能驱毒外出，乃险中逆痘，最防内陷致变。病家问曰：何谓逆痘？予曰：痘点隐约，细如蚊迹，一逆也；昏睡，二逆也；干呕，三逆也；腹痛惊啼，四逆也。其母遂痛哭不止。予谓：面色明润，指纹淡紫，痘点初见于口角，大剂补托，尚可转逆为顺，再三慰之而出。

疗法 用大剂保元汤，提补中气为君，归、芎、芍活血透络为臣，佐神黄痘以托痘起胀，使以生甘、灯心，解毒清神。

处方 潞党参一钱　生黄芪一钱　酒炒赤芍七分　神黄痘一对　当归八分　川芎五分　生甘草二分　灯心一分

煎成，乳儿只服一酒钟，余归乳母服完。

次诊 每日一剂，连服三日，忽然发战，目闭口噤，神色俱变，急来邀诊。诊毕，即告曰：此欲发战汗之候，汗出痘亦随出。万氏《痘疹心法》所谓"冒痘"也。约午后三钟视之，果得大汗，而痘尽出，遂神清而啼止，睡卧宁静，呕除嗜乳。改用钱氏异功散加黄芪、燕根、白芍，助痘成浆。

次方 潞党参钱半　生於术八分　暹燕根一钱　炒广皮三分　生黄芪钱半　云茯苓一钱
清炙草三分　东白芍一钱

效果 连进四剂，浆足结痂而愈。

廉按：治痘之法，形色为本，证状为标。若形逆，如干枯陷伏，空瘪痒塌之类；色逆，如气色昏黯，皮肉黧黑之类；证逆，如烦躁闷乱，腹胀足冷之类。儿大者又当诊脉，脉逆，如躁疾鼓搏者，阳盛阴虚也；沉微濡弱者，阴盛阳虚也。四逆俱全，标本同病，气血阴阳皆伤，必死不治。如但形逆、证逆，而脉有神气，色尚明润者，此标病本不病也，急治其标以救其本，犹可转逆为顺，使之出险关而走坦途，此业儿科者之责任也。若一见险象，误认为逆，畏而却走，未免太无胆识矣。此案虽断为逆，而尚肯负责，可见胆本于识，识本于学。法用大剂提补，两方即奏全功，非学验兼优者不办。

疫痘逆证案

程文松（住南京上新螺蛳桥大街）

病者 吴君之子，年十四岁，蒙童，住上河南街。

病名 疫痘逆证。

原因 早经种过牛痘，现由时气传染而发。

症候 发热三日，吐黄稠痰。满见天花，花顶色黑。

诊断 脉来洪大而数，痘顶色黑，其热毒深匿血分可知。须知天花与种花不同：种花者不发不出；天花者自然之花，自开自落。况此痘系疫毒蕴酿而成。今年天花流行，十不救一二，若照正痘例治，断难幸全，勿谓言之不预也。

疗法 用解毒、和中、凉血透营，王孟英加味三豆饮，减轻痘毒为君，臣以犀角地黄，凉血清营，佐以甘桔开上，使以千金苇茎汤，清化韧痰。

处方 赤小豆三钱　银花二钱　黑犀角二分，磨汁　生甘草五分　枳壳一钱　黑豆皮三钱　青连翘三钱　鲜生地二钱　桔梗八分　丹皮钱半　生黄豆二钱　生苡仁三钱　冬瓜子三钱　当归一钱　赤芍钱半　白僵蚕二钱　净蝉蜕八分　苇茎一钱　灯心一尺

效果 三日浆足，十二日结痂，痊愈。

廉按： 疫痘红紫干滞，黑陷焦枯者，皆表热而实；大便秘结，小便赤涩，身热鼻干唇燥，口气热，神烦大渴者，皆里热而实。见点之初，顶若火刺，红而干枯，紫而昏黯，夹瘭带疹，白而枯涩，黑若尘铺者，皆为毒滞色重。此案痘顶色黑，显然血热毒遏。若黑如乌羽而有沙眼，摸过转色，其血犹活者可救；若黑如煤炭，摸过不转色，其血已死者不治。案中未及叙明，未免挂漏。惟方用凉血解毒，宣气透营为主，尚能奏效者，则其顶色黑，尚为毒滞之黑，非血瘀而死之黑也明矣。噫，险矣哉！亦幸矣哉！

春温疫痘案

何拯华（绍兴同善局）

病者 朱三宝之子，年七岁，住朱家墺。

病名 春温疫痘。

原因 素禀肌色苍而多火，曾种牛痘两次，适暮春天气暴热，天花盛行，感春温时气而发痘。第三日始就予诊。

症候 壮热自汗，面红颊赤，目中泪出，喷嚏，咳嗽。痘已见点，中夹红疹，胸闷气粗，神烦不宁。

诊断 脉右浮洪搏数，左弦滑数。舌尖边红，苔滑，微黄。此疫痘为春温引发而出，前哲钱仲阳所谓痘夹疹者，半轻半重也。

疗法　凡痘在七日以前，多由外感，用事必先审其所感何邪，在何病所，而清解之。为七日以后上浆之地，仿吴氏辛凉解肌，芳香透络，使痘化多为少，清络而易出起胀，银翘散加减。

处方　净银花二钱　净蝉衣七分　冬桑叶二钱　苦桔梗一钱　青连翘三钱　牛蒡子钱半　粉丹皮钱半　生甘草五分　鲜芦根五钱　青箬尖二钱

次诊　连服两剂，痘疹并发。色皆焰红，头面独多，余部尚少。唇赤舌红，脉仍搏数。此毒参阳位，最怕上冲神经，陡发痉厥。急与凉血败毒，以预防之，五花三豆饮加羚角。

次方　滁菊花二钱　夏枯花钱半　扁豆花廿朵　杜赤小豆二钱　紫葳花二钱　藏红花五分　大黑豆三钱　生粉甘草四分

先用鲜茅根一两去皮、碎羚角八分，煎汤代水。

三诊　连进两剂，头面陆续灌浆，胸腹亦多起胀，势将灌脓。惟腰背不足，手足尚空，皮肤扪之，虽热而不过灼。既不发厥，又无痉状。舌仍鲜红，脉尚洪数有力。此血分尚有蕴热也。议于凉血解毒之中，参以清滋气液，助痘灌浆。盖多得一分浆，少得一分后患。鞠通明训，谅不我欺。

三方　鲜生地五钱　紫地丁三钱　银花二钱　珠儿参一钱　粉丹皮二钱　青连翘二钱　玄参二钱　暹燕根一钱

先用鲜茅根一两、绿豆芽八钱、冬米一钱，煎汤代水。

四诊　连投两剂，腰背手足浆亦满足，惟余毒尚重。舌红脉数，不必用温补，亦不可寒泻，犹宜用辛凉甘润，以为结痂之地，仿吴氏法，银翘散去荷、蒡、荆、豉，加生地、大青、玄参、丹皮汤。

四方　净银花钱半　白桔梗八分　细生地三钱　鲜大青三钱　青连翘钱半　生西草一钱　玄参二钱　粉丹皮钱半

先用鲜茅根一两、甘蔗梢五钱，煎汤代水。

五诊　痂虽渐结，回浆甚缓，上则微咳，下则便微溏。舌转淡红，脉右浮数沉濡，左小数。此肺有余热，而脾气渐虚也。议清肺，稍兼实脾。钱氏泻白散合吴氏四苓汤加减。

五方　生桑皮钱半　炙生甘草各二分　淮山药二钱，生打　生苡仁三钱　地骨皮钱半
生於术五分　云茯苓钱半　新会白五分　天津红两枚　金橘脯一枚

效果　叠进五剂，冲咳已止，二便亦调，浆尽回，胃气旺，尽收全功。嘱其调饮食，适寒温，不必服药，自能恢复原状。

廉按：吴氏鞠通谓：风木司天之年，又当风木司令之候，内含相火，每逢春温，时有痘疹。无论但受风温，身热而不发痘，或因风温，而竟多发痘，或发瘭疹，皆忌辛温表药。但与辛凉解肌透络最稳。此儿科时医所不知。盖风淫所胜，治以辛凉，佐以苦甘，《内经》之正法也。银翘散加减，治痘初起，最能化多为少，凉络而易出，见点亦服此。惟势将上浆，则宜易方。此案方法，多从吴氏脱化，竟收全功。可见鞠通于痘疹学，素有研究。惜其于解儿难，引而不发，语焉而不详耳。

夏热天痘案

汪竹安（住绍兴断河头）

病者　谢姓男婴，六个月，住绍城大云桥。

病名　夏热天痘。

原因　现当痘疫盛行之际，感染时气而即发天痘。

症候　身热烦啼，气急咳嗽，心悸，口干，耳凉肢冷。

诊断　舌紫，苔赤，指纹浮露，此钱仲阳所谓天行之病也。

疗法　先开腠理，以透发之。

处方　荆芥穗五分　浙苓皮钱半　光杏仁钱半　前胡一钱　陈皮五分　生枳壳一钱
苏薄荷一钱　防风六分　桔梗六分　蝉衣一钱

次诊　身热面肿，目封，痰滞，便下。苔纹兼赤。此疫毒尚郁，将发未发之候。治以升提内托。

次方　升麻三分　炒牛蒡钱半　生甘草三分　浙茯苓钱半　桔梗五分　文玄参八分
生黄芪六分　瓜蒌皮钱半　陈皮五分

三诊　壮热神烦，质小火重，腠密难透，故痘尚未见点。纹舌同前。治以扶中托毒，活血养营，冀其痘出而起胀。

三方　文玄参一钱　清炙甘草三分　酒炒当归钱半　陈皮五分　生炙绵芪各六分　蒲公英钱半　根生地三钱　蝉衣一钱

四诊　痘一出而灌浆，皮尚灼，而便泄。苔微，指纹渐淡。治以补托，为结痂善后之地。

四方　料豆衣钱半　别直参五分　炙生绵芪各六分　浙茯苓钱半　陈皮五分　清炙甘三分　焦冬术钱半　炒枳壳八分　丝通草一钱

五诊　多吮母乳。地阁面颊告回，日见好象。惟鼻塞痰多，大便如沫。若皮面又起炎性，运水蒸痂，固有之病，勿揣可也。且与清宣肺气，以化结痰，兼实大便。

五方　东白薇钱半　净楂肉二钱　生於术钱半　通草一钱　淡子芩六分　浙茯苓钱半　生枳壳一钱　大腹皮钱半　杭菊钱半　淡竹茹钱半

六诊　痰滞不出，肺失健旋，深虑停浆化燥。治仍清金化痰，解除痘毒。

六方　淡子芩八分　银花二钱　炒楂肉二钱　瓜蒌皮钱半　生甘草三分　京川贝一钱　连翘钱半　大腹皮二钱　炒枳壳八分　鲜竹茹二钱

七诊　天痘日见消回，惟鼻塞目封，胃肝火上冒，吮乳痰多，舌苔润。如不多吮母乳，勿受外感，可保无虑。

七方　淡子芩八分　炙百部钱半　光杏仁二钱　杭菊二钱　生甘三分　金银花二钱　夏枯草钱半　炒楂肉二钱　黄草石斛钱半

效果　连进三剂，诸症痊愈。

廉按：痘为先天欲火之遗毒，蕴藏于骨髓深处，至热毒流行之岁，则因而外发。夏令正岁火流行之际，痘易升发。初方解肌开腠，先清外感，以发痘毒。二三两方，升提内托，活血养营，助其起胀而灌浆，厥后轻清宣化，以解痘后余毒，为轻性疫痘之正治法。

冬温疫痘案

汪竹安（住绍兴断河头）

病者 徐姓男婴，年三岁，住本城驸马楼。

病名 冬温疫痘。

原因 从冬温时气传染而发。

症候 身发壮热，天痘微现。气急作呕，大便溏泄。

诊断 舌苔糜白，关纹淡紫。此《内经》所谓"温疠大行，适感其气而发疫痘"也。

疗法 轻清透发，使痘毒随感邪而出。

处方 净蝉衣八分　炒牛蒡一钱　生枳壳八分　苦桔梗五分　丝通草六分　仙露夏一钱　淡竹茹一钱　广陈皮六分　生甘草三分

次诊 头面渐见肿赤，稍兼清浆痘泡。气急已减，身热未除。指纹舌苔同前。此因儿小元弱不能托痘外达也。最防浆未满而骤变内陷，姑以保元汤加味，扶元透毒，助痘成浆。

次方 文玄参一钱　净蝉衣一钱　炒枳壳一钱　浙茯苓一钱　升麻二分　生炙绵芪各六分　陈皮六分　丝通草八分　炙甘草三分

三诊 身热咬牙，口燥神烦，大便泄泻。舌色紫绛。审此现象，恐化惊痘，先以轻透健运，使痘毒清化，变症自除。

三方 升麻三分　生葛根七分　净蝉衣五分　天花粉钱半　西紫草三分　水芦笋三钱　鲜竹叶十片　广木香磨汁，冲一小匙

四诊 目鼻俱封，咽阻，多痰，咬牙，肢瘛。头面肿，口燥，便溏，尿赤涩。舌肉有痘，苔白燥。形色合参，热盛风动，正由险转逆之危候。仿前明李重兴先生《金镜玉函》例，清化凉解。

四方 羚角片五分，先煎　滁菊花一钱　前胡八分　天花粉一钱　桔梗五分　水芦根钱五　猪尾血十滴　梅冰一厘，研匀同冲　白颈蚯蚓三小支，洗去泥

五诊 目开鼻通，咬牙止，痰亦少，头面肿退，口燥大减，二便尚赤。舌转红润，痘形平扁。病已转机，出险就顺。仍仿《金镜玉函》中清养法调理以善后。

五方 鲜生地三钱　鲜石斛钱半　北沙参钱半　原麦冬一钱　鲜茅根廿支,去衣　嫩桑芽一枝　广陈皮三分

效果 连服三剂，诸症悉瘥，痘亦结痂，胃健善食而愈。

说明 此为天花痘之险证，出险就顺，由险转逆，吉凶在二三日间，全在医家心灵眼快，病家看护周到，始能转危为安。予于十五日四诊之际，颇为踌躇，悟到李重兴先生《金镜玉函》中，载有羚角二妙汤一方，为治险痘历试辄验之良方，酌而用之，果有特效。快何如之，益信前哲专科之善本，不可不精究于平时也。

廉按：小儿血气未充，脏腑娇嫩，痘疮不能起发，良由元虚不能足浆，浆不足，则毒不泄。若再以毒攻毒，不但毒不肯出，而正气更受其害，未有正虚而毒能化者也。然亦有因热极而浆不起者，以正气为壮火所食也。宜泻火，忌补托。至痘后生毒，多由妄投毒药，误用温补所致。此案初用轻清透发，为治痘开先之正法；次用保元补托，反变咬牙热泻、口燥神烦等症者，显因壮火食气也；又次轻透健运，反变咬牙肢瘛，热盛风动之危候，谅因升葛升阳，反助壮火以生风。迨改用李重兴先生法，大剂清化凉解，以泻痘毒之火，而病始转机，出险就顺。终用清养调理，而竟收全功，此吴鞠通所谓：始终实热者，则始终用钱之凉解。盖痘本有毒可解，但须解之于七日之前，有毒郁而不放肥，不上浆者，乌得不解毒哉？旨哉言乎。

风温疫痘案

徐伯川（住绍兴仓桥街）

病者 连长汪梦飞君令郎，年三岁，住本城车水坊。

病名 风温疫痘。

原因 三月间传染天花，外因风温而引发，见点始延诊治。

症候 痘点隐隐，大小不匀。头身壮热，心神烦躁，咳嗽痰多，大便秘，溺

短数。

诊断 指纹青紫浮露，舌鲜红，无苔。此痘疮已发未透之候。病势可顺可逆，务宜慎风寒，节饮食为要。

疗法 轻清开达，银翘透毒汤主之。

处方 银花钱半　净蝉蜕五分　光杏仁钱半　桔梗八分　生甘草二分　青连翘钱半　炒牛蒡钱半　苏薄荷五分　广橘红五分　灯心廿支

次诊 痘已透明，神静安寐。惟身仍热，咳痰尚多，大便仍秘。舌与指纹同前。治仿前法。原方去薄荷、牛蒡，加升麻五分，制僵蚕钱半。

三诊 痘已发齐，颗粒鲜明，已见水浆，嗽减痰活，神安喜寐，小便渐利。舌转红淡，指纹亦隐。治以解毒托浆为君，宣气消痰佐之。

三方 青连翘钱半　甜桔梗钱半　生甘草三分　制僵蚕钱半　光杏仁钱半　广橘红四分　暹燕根一钱　皂角刺三分

四诊 痘粒圆绽，贯脓充满，如黄褐色。痰少胃动，溺利神安。大便红黑，舌与指纹同前。治以双补气血，略佐清化。

四方 潞党参钱半　暹燕根一钱　银花三分　制僵蚕五分　生黄芪钱半　当归身钱半　丹皮五分　生甘草三分

五诊 脓已贯足，痘将回而结痂，胃气已健，二便如常。不过略有余热而已。前方去僵蚕、银花，加细生地三钱、生白芍钱半、紫草五分、夏枯花八分。

效果 调补四剂而痊。

廉按：此为轻性痘疹之疗法，方皆轻稳，层次亦清，然此特治顺境之常痘耳。盖常者可必，而变者不可必，当细观痘之形色部位，及病儿气分之虚实、血液之通滞，随机策应，斟酌用药，安可执药以应无穷之变哉！总之变通之妙，要在随时制宜也。

风热疫痘案

严继春（住绍兴安昌）

病者　王三义郎，年三岁，住四宬。

病名　风热疫痘。

原因　仲春发东南风，天气暴热，痘疫盛行，适感风热而引发。

症候　初起状似伤寒，头疼身痛，乍寒乍热，喷嚏呵欠，面赤唇红，咳嗽痰涎。耳后已现红丝，惟耳骹中指俱冷。

诊断　脉浮数，指纹青紫而浮，此疫痘已发未发之候。

疗法　托里解表，使其易出，松肌透毒汤加减。

处方　荆芥穗三分　净蝉衣三分　前胡一钱　桔梗四分　嫩桑芽一钱　滁菊花八分　生葛根五分　生甘草二分

次诊　连进两剂，痘发不起，形色紫陷，烦渴壮热，咽喉肿痛，咳痰气喘，啼声不清，腹灼便闭，指纹青紫且滞。此热盛毒重，上壅于肺之险象也。急急清凉解毒，使痘易出而透齐，清金攻毒饮加减。

处方　牛蒡子一钱　生枳壳七分　前胡一钱　蝉退五分　桔梗二分　玄参一钱　净楂肉八分　粉重楼一钱　僵蚕八分　生甘草二分　生锦纹五分，用银花露浸出黄汁，分冲

三诊　前方以清凉解毒为主，连服两剂，幸而大便微下，咽喉痛除，咳喘烦热，均已轻减。声音清亮，痘点出齐，指纹青紫色淡。议于清滋气液之中，仍兼解毒，使易于贯脓，且免痈毒泡疮之后患。参燕三豆饮主之。

处方　北沙参钱半　金银花一钱　生绿豆钱半　杜赤小豆一钱　毛暹燕五分，包煎　青连翘一钱　小黑豆钱半　生西甘草二分

四诊　连进两剂，脓浆贯足，根窠充满，红而且润。胃气大动，知饥喜食，便通溺利。法当调补气血，资养脾胃以善后。保婴百补汤主之。

处方　潞党参钱半　浙茯苓一钱　白归身八分　细生地一钱　小津枣两枚　生於术八分　清炙草三分　炒生白芍各五分　淮山药一钱，生打

效果 连服四剂而痊。

廉按：痘疫虽以原虫为原因，而其发原动之诱因。翁仲醇曰：或因伤风热而得，或时气传染而得，或内伤饮食呕吐而得，或跌扑惊恐蓄血而得。叶天士云：痘疫为六气郁遏者，从时气治；为内伤停滞者，从里证治。亦有表里两解治，亦有下夺者，但下法寒凉之中，必须活血理气，防其凝涩冰伏。此案初方轻清疏达，次方稳健着力，皆属对症发药，妙在第三方清滋气液，助痘成浆，与魏氏用保元汤，温补法催浆者相对待。刘丙生曰：痘科托浆之法，前贤多用保元汤等参芪温补之法，其于金水二脏阴虚，津液不足，带火干收之证，则阙如也。如今年甲寅岁气，由去冬先天时而至，相火司天，引动胎毒，天痘大行，且多兼温疫之痘，虽成人尚不免重出，况婴儿乎？种牛痘而未泄尽胎毒者，皆不免焉。此多由阴精之气，不足以抵拒先天相火之毒，故毒气留连，无津液蒸为脓浆，每有九日外意外之变，知其虚而补助之，泥用古方温补，必无生理。因思得一法，专为培补先天金水二脏之气，创为滋补阴气一法，以补前人之阙，屡用有效，能转危为安。凡金水不足者，富者用濂珠，贫者用毛燕，赤贫者用木耳，皆能培补金水二脏之淡气，以排泄毒气于体外。木耳，淡气最富，凡脉极数者用之有效。单肾气不足者，用猪腰子汤。此治肾经逆痘，有殊功。此外如增液汤、三才汤、生脉散等，皆可采用。因本年泥用古方温补，多有遗憾，特提出滋补一法，令温补滋补对树旗鼓，欲为痘科者，当辨其阴阳虚实，审慎择用，方不误事。其方意与刘说更相符合。若第四方，双补气血，调养脾胃，亦属翁氏善后之良方，足见学有渊源，非率尔处方者可比。

风寒疫痘案

严继春（住绍兴安昌）

病者 黄麓隐君之令郎，年八岁，住白马山。

病名 风寒疫痘。

原因 素体肌肉粗厚，二岁时曾种牛痘一次，去年冬传染痘疫，适感风寒而外发，见点后始延余诊。

症候 头疼，身热，恶寒，无汗。痘点隐约，心神烦躁，睡卧不宁，气粗胸闷，毛竖面浮，咳嗽白痰。

诊断 脉左浮紧，右浮沉滞。舌边尖红，苔白滑。此痘毒内发，风寒外束，郁遏而不得达表，所以痘出不快也。

疗法 发表为先，非升葛不能直达，非麻桂不能横行，二麻散郁汤主之。使皮腠疏通，痘出自快。

处方 升麻五分 生葛根八分 生赤芍钱半 炙甘草四分 麻黄五分 桂枝尖四分 光杏仁二钱 广皮红八分

次诊 一剂即恶寒除，周身汗出，痘亦随透，色红带紫。间有痘母，形大色黄，杂于常痘之内，神烦少寐，渴喜热饮，咳嗽痰多，眼涨若怒，便闭溺赤。脉转洪数，舌红，苔黄。此热毒壅遏之险候。急急泄热解毒，内外分消，使毒化痘齐为要。仿费建中先生法。

次方 紫草钱半 青连翘三钱 生石膏六钱，杵 光桃仁九粒 蜜炙川甲一钱 丹皮钱半 生赤芍钱半 生锦纹三钱，酒洗 藏红花七分 白颈蚯蚓三钱 犀角粉三分，药汤调下

灯心二分、银花露一斤，代水煎药。

三诊 一剂大便微下，痘已催足，色紫转红，痘母先见清浆，顶满而圆，痘盘圈红紧附，是为毒化。前哲叶天士所谓"体强质实者多火，以清凉解毒之剂，则火解浆成"，其言洵不欺我也。脉数渐缓，舌红渐淡。仍当凉血解毒，仿前法减其制。

三方 鲜生地五钱 藏红花五分 银花钱半 青连翘三钱 炒牛蒡钱半 制僵蚕钱半 广郁金二钱，杵 紫草钱半 苦桔梗一钱 生西草三分

四诊 叠进两剂，痘已催齐，火色渐退。惟浆未全透，或有半浆，顶若笠形，不克充灌。病势尚在险途，幸而痰嗽已除，胃动神静，大便色红，溺赤而利。脉转软数，舌转淡红。此由火毒下泄，而血液已亏。当清滋气液为君，佐以清化余毒。参燕三鲜汤加味。

四方 真西参一钱 鲜生地五钱 原麦冬一钱 活桑虫三钱 银花三钱 毛暹燕一钱 鲜石斛三钱 鸡冠血二滴，分冲

鲜茅根二两，去皮切寸，煎汤代水。

五诊 连服两剂，引浆饱满，痘顶亦充，痘母已先干红结痂，胃纳日增，二便色淡。脉舌同前。议于滋补之中，略解余热。麦门冬汤合归芍异功散加减。

五方 麦冬钱半 潞党参钱半 生於术八分 清炙草四分 归身钱半 生白芍一钱 辰茯神三钱 新会皮五分 鲜石斛三钱 地骨皮三钱 冬米五十粒 青蔗浆二瓢，分冲

效果 连服四剂，诸症皆除，气血复元而愈。

廉按：身初发热，及痘见点之际，适为风寒所抑，致肌腠坚闭，经络阻滞，使清气不得引毒达表，循窍而出，则热毒壅遏于内，往往为喘急、为狂乱、为惊搐、为失血、为胀满、为秘结者，皆痘毒壅遏之证。余见甚多，辨证不差，即宜开提发散，佐以解毒透表，则热不壅而痘出自易矣。此案初方，放胆用升葛汤合麻黄汤，却是古方之最有效力者。盖因郁之愈甚，则发之愈暴，方亦不得不用猛剂也。第二方费氏必胜汤加减，于大剂凉血攻毒之中，佐以桃红活血通络，疏畅气机，亦用得刚刚恰好。第三、四、五等方，皆稳健适当，有实学且多实验，真博历知病，屡用达药之斲轮老手也。

阴寒疫痘案

严继春（住绍兴安昌）

病者 胡世义之郎，年七岁，住马回桥。

病名 阴寒疫痘。

原因 夏令风雨大作，约有旬余，天气应热而反寒，非其时而有其气，致小儿多染疫痘，第三日始延予诊。

症候 痘虽见点，大小不匀，四肢多见痘胀肉肿，先时便眼封鼻塞，身微热而怕冷。

诊断 脉缓而滞，按之无力。舌苔滑白带灰。此阴寒疫痘也。最防不长不快，痘毒内陷而生变。

疗法 此时若专用发散以逐毒，非惟毒不可逐，且使气衰弱而不能拒守乎中。若但用轻清以解毒，非惟毒不可解，且使毒水伏而不能驱出于外。惟有用蓝真人流气饮加减，辛甘芳透，使阴毒外散，正气内守，庶痘易于起胀而灌浆。

处方 当归三钱，酒洗 川芎钱半 白芷一钱 独活五分 川桂枝八分 防风一钱 广皮红五分 甘草节三分

次诊 第四日复诊，痘不起胀，肉多浮肿，懒言嗜卧，手足厥冷，遍身紫暗，状如蚊迹。面色青白，便溏溺利。脉舌如前。此痘出于脾之险证也。幸而无口臭、腹疼、青瘢如靛等逆证，否则二三日即凶变矣。且与蓝真人生生饮以急救之。

次方 别直参钱半 生绵芪钱半 川芎五分 煨肉果五分 广木香五分 当归一钱，酒洗 鹿角尖一钱 青化桂三分 广皮四分，炒 炙甘草四分

三诊 第五日复诊，痘已渐次起胀。先起胀者，亦渐灌浆。肢温泻止，遍身红活。紫暗已除。脉渐流利，舌灰亦退。惟上浆而疮口不，两腰疫痛。此由昨日重用参、芪保元以起胀，归、芎、鹿角以催浆，肉桂补命阳，香橘畅脾气，肉果阻其下陷之路，炙草调其诸药之性，则气焉有不上腾而生者乎？气生而痘焉有不起胀者乎？且气能生血，血盈而痘焉有不灌浆者乎？侥幸而领出险关，且与蓝真人补脾汤，温补气血以贯脓。

三方 别直参一钱 炒於术二钱 当归一钱 广皮五分 云茯苓五分 川芎五分 炙绵芪钱半 紫猺桂二分 炙草三分 胡桃肉拌炒补骨脂一钱

四诊 第六日复诊，凡浆足而贯脓，脓溃而疮口不者，肌肉不长也。肌肉不长者，脾胃气血虚寒也。故嘱叠服补脾汤者，甘温香燥以大补脾胃之气血也。脾得所补，则肌肉自生，而疮口渐次收，腰脊疫痛亦除者，峻补气血之功用也。惟脉尚软弱，后来贯浆者，犹有毒溃而脓清，尚属气血不足，深恐结痂维艰。议用蓝真人十全汤大补气血，以为结痂之地步。

四方 别直参一钱 生炒於术各五分 当归一钱 紫猺桂二分 川芎五分 炙绵芪钱半 炙西草五分 直熟地二钱，炒 广木香五分 广皮五分

五诊 第十日复诊，浆稠而靥渐次结痂，胃纳日增，脉圆舌润。用蓝真人十味百和汤加减，调补气血津液以善后。

五方 潞党参一钱　清炙芪钱半　生地二钱　东白芍一钱　浙茯苓一钱　北沙参一钱 提麦冬一钱　熟地二钱　当归钱半　清炙草五分

效果 连服六剂而痊。

廉按：《黄帝逸典》曰：痘之生死，系于浆之有无。浆之有无，系于胀之起伏。胀之起伏，系于身之气血。身之气血，系于中之水火。水乃后天之形气，火乃先天之元气。苟能从此颖悟，则由玄而入于妙矣。蓝采和真人云：予得道后，欲立功人寰，计莫若医。遍检方书，率多浮议，后得《黄帝逸典》于御藏中，再四展读，与吾家玄门宗旨相合。且其中语，多引而不发，以俟能者之从，故予详尽说明。然有论无方，乌能济众？予又著药性药方二论，以传于世。此案初中末五方，皆遵蓝真人方药脱化，故能方方取效，转险为顺，确收成绩。后贤如陈文仲十一味木香散、十二味异功散，魏桂岩保元汤、聂久吾参归鹿茸汤，皆蓝本于此。此从医者所以贵博览而约取也。

温毒疫痘案

严继春（住绍兴安昌）

病者 郁文卿郎，年五岁，住遗风郁家溇。

病名 温毒疫痘。

原因 素禀阳旺血热，适冬令痘疫盛行，传染而发。已服过两剂升麻葛根汤合麻杏甘膏汤，不效，而病势反剧，延余往诊。

症候 痘疮已发未发，发则紫艳深红，或有黑陷，或有紫硬，或有歪斜，或如麻芥。实而不松，点而不活，壮热大渴，心胸烦闷，揭衣弃被，扬手踯足，神识昏狂，便闭溺赤。

诊断 脉洪数实，舌色紫赤，起刺如杨梅。此由枭毒冲突，气血不能驾驭，一任疫毒之纵横，所以顽而不松，伏而不透，乃病势最险之危候也。

疗法 此毒不除，诸痘皆陷，治不以攻，治之何益。急仿翁嘉德先生法，大剂散结攻毒饮挽救之。

处方 苏薄荷一钱　荆芥穗一钱　生枳壳一钱　生锦纹三钱　赤芍二钱　牛蒡子二钱　生西草四分　桔梗六分　小川连一钱　绛通一钱　鲜生地五钱　生石膏八钱　鲜大青四钱　猪尾膏一瓢，分冲　灯心一分　紫花地丁三钱　鲜淡竹叶三十片

次诊 叠进两剂头煎，身仍壮热，腮红脸赤，毛焦皮燥，面浮目突，多哭善怒。气粗喘满，腹胀烦躁，狂言乱语，睡卧不宁。大便仍秘，溺尚赤涩。惟痘点较前起发，形色外黑里赤，间有外白里黑。脉舌如前，总属血热毒壅，病势仍凶。急进凉血攻毒饮，力图挽救于万一。

处方 犀角尖五分，磨汁冲　粉丹皮二钱　小川连二钱　光桃仁二钱　牛蒡子三钱　鲜生地一两　生锦纹六钱　生石膏一两，杵　藏红花一钱　紫地丁三钱　陈金汁二两，冲　灯心一分

痘疫夺命丹两颗，先用药汤调下。

附方 飞辰砂一钱　西牛黄七分　雄精三分　梅冰三分　蟾酥一厘

用净猪尾血捣丸，如火麻仁大。

三诊 一剂后，二便畅利，诸症转轻。前方去生军夺命丹，减轻用量，又进一剂，从此痘色黑者变紫，紫者变红，外白里黑者，亦转淡红。见点活动，高松而圆，根窠收紧，润泽有光。险证已平，势将行浆。急以灌脓为主，助痘成脓，从益元透肌散加减。

处方 潞党参三钱　炙生甘草各三分　紫草一钱　川芎五分　蝉退三分　炒牛蒡一钱　净楂肉一钱　新会皮五分　桔梗四分　绛通八分　生糯米五十粒　灯心十四支　小津枣二枚

四诊 叠进保和元气，活血解毒，助痘成浆，使其易痂等法。果然浆足，别无他证。惟气血两亏，脉来虚弱。法当调补气血，滋养脾胃，以复其元。保元合保婴百补汤主之。

处方 潞党参二钱　生於术钱半　清炙西草五分　白归身钱半　清炙芪钱半　云茯苓钱半　生淮山药二钱，打　细生地二钱　生白芍一钱　小津枣三枚

效果 连服八剂，结痂褪净而痊。

廉按：温毒疫痘，最多险证，如根窠顺而部位险，部位顺而日期险，日期顺而

多寡险，多寡顺而颜色险，颜色顺而饮食险，饮食顺而杂证险，杂证顺而治疗险，治疗顺而触秽险。而犹有最险者，则在元气与邪气耳。若邪气虽强，元气亦强者无害。若元气一馁，邪气虽微者亦危。设或犯之而不速治，则顺者逆而吉者凶矣。此案尤为险中之急。初方用散结攻毒饮，五岁小儿，敢用生锦纹三钱、小川连一钱、生石膏八钱、猪尾膏一瓢，以急攻温毒，处方不可为不峻，叠进两剂头煎，而病势依然，可见枭毒之顽强抵抗，骤难制伏。必用大剂凉血攻毒饮，减加出入，叠进两剂，始得侥幸出险，妙在于凉泻之中，仍佐桃红等活血疏畅，不致凝滞气血。幸而此儿元气尚强，能胜任大剂峻攻，否则由险转逆，寿可立倾。厥后三四两方，助痘成浆，催浆结痂，步骤井然，转机极速，非于痘科学素有研究，临证富有经验者，曷克担此重任。似此佳案，卓卓可传。

瘟毒疫痘案

周禹锡（住成都）

病者 胡姓儿，年四岁，住城外乡间。

病名 瘟毒疫痘。

原因 素未种过牛痘，适冬令疫病盛行，遂染天花。五日后病势甚险，始延余诊。

症候 周身攒簇，大小不匀，几无空隙，烦热呕逆。

诊断 脉浮洪数实，舌红带紫。此血瘀毒盛之险候也。

疗法 除瘟毒为首要，用王氏通经逐瘀汤加黄芪、知母。

处方 光桃仁二钱　片红花一钱　生赤芍八分　青连翘一钱　川柴胡五分　皂荚刺六分
生黄芪八分　肥知母一钱　蜜炙川甲八分　白颈蚯蚓三钱　当门子三厘，绢包

次诊 叠进活血宣窍，益气解毒，两剂而痘即起浆。先清浆，其次白浆，又次混浆，又次黄脓。脉转虚弱。改用足卫和荣汤以善后。

次方 潞党参一钱　清炙芪钱半　生於术一钱　清炙草五分　当归一钱　东白芍钱半

炒枣仁五分　　光桃仁五分　　藏红花三分

效果　两剂结痂，又两剂，胃健体强而愈。

廉按：王清任曰：痘非胎毒，乃胞胎内血中之浊气也。儿在母腹，始因一点真精，凝结成胎，以后生长脏腑肢体，全赖母血而成。胞胎内血中浊气，降生后，仍藏荣血之中，遇天行触浊气之瘟疫，由口鼻而入气管，由气管达于血管，将血中浊气逐之自皮肤，而出色红似花，故名天花。形圆如豆，故名曰痘。总之受瘟疫轻，瘟毒随花而出，出花必顺。受瘟疫重，瘟毒在内逗留，不能随花而出，出花必险。受瘟疫至重，瘟疫在内烧炼其血，血受烧炼，其血必凝。血凝色必紫，血死色必黑，痘之紫黑，是其证也。死血阻塞道路，瘟疫之毒外不得由皮肤而出，必内攻脏腑，脏腑受毒火煎熬，随变生各脏逆证，正对痘科书中所言某经逆痘，不知非某经逆痘也，乃某经所受之瘟毒也。痘之顺逆，在受瘟疫之轻重。治痘之紧要，全在除瘟毒之方法。瘟毒不除，花虽少而必死，瘟毒若除，花虽多不致伤生。痘科书中，但论治胎毒，而不知治瘟毒。纵知治瘟毒，而不知痘毒巢穴在血。若辨明瘟毒轻重，血之通滞，气之虚实，可立救逆痘于反掌之间。即痘浆亦不是血化，痘出时是红色，五六天后，忽变清浆，次变白浆，次变混浆，次变黄脓，终而结痂。此由痘本血管内血中浊气，遇天行浊气之瘟疫，自口鼻而入于气管，达于血管，将血管中浊气与血，并气管中，津液逐之，自毛孔而出，所以形圆色红。五六天后，痘中之血，仍退还血管，痘内止存浊气津液。津液清，名曰清浆。清浆为瘟毒烧炼，稠而色白，故名白浆。白浆再炼更稠而混，故名混浆。混浆再炼稠如疮脓，故名黄脓。将黄脓炼干而结痂，痘不行浆，皆因血不退还血管。血不退还血管，皆因血管内有瘟毒烧炼，血凝阻塞血之道路。若通血管之瘀滞，何患痘浆之不行。其言如此，已扼痘疫病源之概要矣。惟近据弗垤氏、派伊弗尔氏、乖尔氏等，言本病原为一种之原虫，名企笃利苦的斯怀利阿列，由于直达接触空气，介立人体及物体而传染。罹本病一次，即得免疫性，后无再罹本病者。其流行有一定期限，以二年乃至四年现出为常例。考原虫，即微生虫，吾国通称小虫。桃仁善杀小虫，载在《神农本经》，谭其濂撰《鼠疫》一书，推桃仁为杀小虫之特效药。清任通经逐瘀汤，以桃仁为君药，惬合痘疫之原因疗法，故其方善用者多收成效。此案前后二方，悉遵清任治则以收功，可见王氏当时，必是亲治其证屡验之方，所以方中自注云：此方无论痘形攒簇，蒙头覆釜，周身细碎成片，或夹疹夹瘰，浮衣水泡，其色或紫或暗或黑，其证或干呕烦躁，昼夜不眠，逆形逆证，皆是瘀血凝滞于血管，并宜用此方治之。其方中药性，不大寒大热，不大攻大下，真良方也。五六日后见清浆白浆，将麝香去之，加黄芪五钱，将山甲皂刺减半。至七八日后，桃仁红花亦减半，黄芪可用八钱。若温毒极重者，余每遵丹溪翁法，与犀角地黄汤合用。一则清透血毒，一则善杀原虫。以犀角桃仁为君药，双方兼顾，改定方名，曰十二味犀角桃仁汤。较之王氏本方，尤为稳健而周到，凡治瘟毒痘疫，屡奏殊功。故表出之，以贡献于专门痘证科者。

气虚疫痘案

贾清琳（住泰安东海子街）

病者 刘步堂，泰邑清文庠，住城东小观庄，其第三子，年一周半，患痘。

病名 气虚疫痘。

原因 素禀胎怯。

症候 身热肢冷，神昏不乳，时常寒战。痘已见点五日，遍身灰白，摸不碍手。

诊断 虎口络脉红线已由风关通气关，以证合参，此气血虚寒之候，故痘色灰白。

疗法 方用参、芪、术益气补托为君，臣以归、芎活其血，木香、陈皮调其中，佐以升、柴引气透表，边桂补火暖血，使以甘草协和诸药而已。

处方 高丽参钱半　生箭芪钱半　生於术钱半　归身钱半　川芎六分　陈皮五分　安边桂二分　川柴胡三分　升麻三分　青木香三分　清炙草六分

水煎，日夜连服二剂，第七日加炒山甲八分，清鸡汤煎服。一剂浆足转红，二剂乳食大进。

又方 潞党参二钱　白归身钱半　酒炒生地钱半　丹皮一钱　炒银花一钱　山萸肉一钱　清炙甘草七分

效果 服四剂，至十五日始落痂，月半平复。

廉按： 凡婴孩体虚染痘，首必辨其表里。若痘灰白不红绽，初起发出不快，昏暗陷顶，皆表寒而虚；若二便清利，身热不扬，手足口气俱冷，不渴少食，唇白涕清，饮食不化，皆里寒而虚。次必辨其气血；若痘色淡白，顶不坚实，不硬指，不起胀者，皆为气虚；若根窠不红，或红而散乱，手摸过即转白，痘上如寒毛竖起，枯涩不活者，皆为血虚。此皆诊断虚痘之看法也。至若治法，痘必以发透为吉，其起发必赖气血滋培，方能自内达外，齐苗灌浆结痂，无非气血为之主。此时一忌清热败毒，二忌克伐气血，三忌杂药乱投，四忌吞服医家小丸。此案的系虚痘，方用保元合补中益气加川芎、木香，面面顾到，深合魏庄二家心传，可谓扼虚痘之主要矣。

疫痘黑陷案

严继春（住绍兴安昌）

病者 朱晓翁公子，年八岁，住本镇。

病名 疫痘黑陷。

原因 素禀肌苍多火，适逢冬令温燥，天花盛行，遂传染而发病。

症候 痘已起发，间有变黑陷而不起，余尚红活。形多肥泽，身尚壮热，神烦少寐，便溏溺利。

诊断 脉左搏数，右浮洪，重按则软，舌红苔薄滑。予断之曰：痘疮红活之中，间有黑陷不起，较一身尽成黑痘者，尚为逆中之顺，然亦险矣。慎毋因循，恐渐变加多，不可救药矣。晓翁问曰：曾闻痘疮变黑归肾者不治。予曰：凡痘黑陷，约有二证。一则干枯变黑者，此名倒陷，乃疫火大炽，真水已涸，故曰归肾者不治；一则痘色变黑，未至干塌，此疫毒烁血，血色被灼而熏黯者也。令郎之痘，与第二证相类，况黑陷者尚鲜，兹蒙坚信不疑，急急挽救犹可为也。

疗法 用犀角尖、鲜生地、当归头、酒红花清透营热，活血提顶为君，银、翘、升、蒡、甘中黄等，解毒举陷，从里达表为臣。然痘色之黑者，虽由毒火熏黯而痘顶之陷者，多由元气衰弱。故佐参、芪以提补元气，重用茅根为使者，取其生发最速，从下透上，从营达卫，走心肺而清导血分，较芦笋之纯走气分，为尤良也。

处方 犀角尖八分，磨汁冲 鲜生地六钱，酒洗 当归头钱半 藏红花七分，酒炒 银花二钱 青连翘三钱 炒牛蒡二钱 升麻五分 甘中黄一钱，包煎 潞党参钱半 生黄芪钱半

先用鲜茅根二两去衣，煎汤代水。

次诊 痘黑转红，顶陷起发，渐次上浆，势将贯脓，壮热神烦已减。脉数渐缓，舌红渐淡，病势幸有转机。仿芎归保元汤为主治，参以宣气活络，不必败毒清血，致令便溏内陷。

次方 川芎五分，酒洗 归身须各一钱，酒洗 太子参一钱 生绵芪钱半 生炙粉甘草各三分 广木香四分 广皮五分 藏红花七分 广橘络七分，酒洗 麻菇四分

三诊 连进三剂，先贯脓者多结痂，已结痂者渐收靥，胃健喜食，气足神完。与保元异功合法，以善后而收功。

三方 潞党参二钱 清炙芪二钱 生於术钱半 清炙草四分 浙茯苓二钱 炒广皮五分 淮山药三钱，生打 小津枣三枚

效果 连服六剂而痊。

廉按：凡痘自内不出，谓之伏；自外复入，谓之陷。痘疮黑陷，当分四证，以明辨之：一则外感风寒，肌腠闭塞，血凝不行，必身痛肢厥，痘点不长，或变黑色，或变青紫者，此为倒伏也。治宜辛温解肌，以透发之；二则痘毒太盛，内外蒸烁，毒气上冲，必心烦狂躁，气喘妄言，如见鬼神，大小便闭，腹胀足冷者，此为倒陷也。势轻者，宜利小便以解毒，重者宜表里双解以攻毒；三则阳气内虚，而不能运行营卫，出而复，痘变黑色，或白色。证多不能饮食，二便自利，或呕或厥，此元气虚而黑陷者，谓之陷伏也。治宜保元温托为君，间有因误下之后，毒气入里而黑陷者，则宜温托而透发之；四则被房室等杂秽恶气感触而黑陷者，则宜芳香以熏解之。此案但属黑陷之险证，尚非逆证恶候，用药的对，犹可由险转顺。案中发明病理，确切病情，头头是道，故能方方见效。善诊断者善治病，吾于此症而益信。

疫痘夹瘄案

严继春（住绍兴安昌）

病者 俞丹霞君之令郎，年四岁，住陶里村。

病名 疫痘夹瘄。

原因 暮春痘疫盛行，适感风温而痘瘄并发。

症候 身热二日，痘已见形，隐伏不透，中夹细粒，状似麻疹，如云密布，痰嗽气粗，烦躁不宁。

诊断 脉浮滑数，右甚于左，舌红，苔罩白滑。此因染疫痘时恰遇风温时气，感受其气，一时而痘瘄并发也。

疗法 当先轻清透瘄，瘄透而痘亦随出。河间桔梗汤加减。

处方 苏薄荷七分　净蝉衣七只　瓜蒌皮一钱　苦桔梗四分　青箬叶二钱　青连翘钱半
炒牛蒡钱半　广皮红五分　生西草三分　嫩桑芽一枚

次诊 瘄已发透，但有点粒，一无片片，大颗如痘略有根盘。头面多见，胸背尚鲜。头身仍热，咳嗽痰多，气粗神烦。脉舌同前。当以托痘为要，活血疏肌以透发之。

次方 紫草八分　藏红花四分　光杏仁钱半　净蝉衣七只　青连翘钱半　丹皮一钱
生赤芍一钱　广皮红六分　生葛根七分　淡笋尖两枚

三诊 时瘄已回，痘亦催齐。点至足心，色多紫赤。溺赤便闭，身虽仍热，神已安静，痰嗽轻减。脉尚搏数，苔退，舌红。此血分尚有蕴毒也。治以凉血解毒，使血热痘疹，内外分消。翁氏十神解毒汤加减。

三方 鲜生地三钱　紫草钱半　蜜银花钱半　瓜蒌皮二钱　藏红花五分　丹皮钱半
青连翘二钱　汉木通八分

先用生绿豆二两煎取青汁，去渣，代水煎药。

四诊 痘顶属气，根盘属血。血充则圈红紧附，气盛则顶满滚圆，皆由气领血载，痘疮得煅炼化浆。便通溺利，身凉脉静，是为毒化之佳征。易痂易落，可预料焉。用三合汤加减，滋养脾胃，免生痘后虚证。

四方　潞党参钱半　生於术六分　浙茯苓一钱　生甘草三分　小津枣三颗　白归身一钱
生白芍钱半　细生地二钱　新会皮五分　金橘脯一枚

效果　连服五剂，痂落胃健而愈。

廉按：瘩为宁绍麻疹之俗称。痘有夹麻疹者，有夹丹疹者。麻疹多属于肺，故咳而始出，起而成粒，匀净而小，头面愈多者为佳。治以透疹为先，疹散而痘疮自发矣。丹疹多属于脾，隐在肌腠之间。发则多痒而麻木者，兼湿痰也；色红块赤，如云头而突者，兼火化也。多发于手足身背之上。治以托痘为主，痘出而丹疹自淡矣。此案痘瘩并发，先透瘩而后托痘者，盖因瘩属肺胃，易于透发，痘由肾至肝至心脾及肺，自里至外，从深及浅，全藉身中气血领载充长，以化毒为浆，必待脓厚苍老而始结痂，毒乃外泄，元气内返，始无变证。此亦一定之步骤也。初、中、末、四方，皆轻清灵稳，深得叶氏薪传。

疫痘夹惊案

严继春（住绍兴安昌）

病者　胡世宝之郎，年约周岁，住马回桥。

病名　疫痘夹惊。

原因　儿肌苍黑，素禀多火，三月间痘疹盛行，外感风温，陡发惊痘。

症候　发热一日，痘未见点，即现惊搐。甚则手足瘛疭，神识昏迷。头部独灼，两太阳及耳前，筋皆跳动震手。耳后已起红丝，呵欠喷嚏，腮红脸赤，睡卧不宁。

诊断　指纹青紫浮露，舌红而苔白滑。此翁氏所谓：头身灼热，不时发惊搐者，痘自心经而出也。其痘疮发热之际，正心火妄动之时，切忌举动匆莽，猝作巨声。及其痘发灌脓，元气升浮，营血消耗，尤宜静摄，否则神不守舍，血不循经。轻则停浆，重则频频惊厥，最多闷痘。此皆看护要言，切宜慎重。勿执痘前惊者，多吉率尔大意焉。

疗法　平肝息风，透热发痘，痘出则惊搐自止，钱氏消毒饮加味。

处方　羚角片五分，先煎　荆芥穗七分　炒牛蒡钱半　生甘草二分　嫩桑芽一枚　淡笋尖一枚

次诊　婴儿火体，胎毒必盛，故痘未出之先，热蕴于内，内风为外风引动，即作惊搐。幸而痘出惊止，见点徐徐而出，既出即长，热缓嗜乳，神气较静，指纹舌质渐淡。此为顺痘之佳兆。但乳孩身小元弱，全藉助身中元气，领载充长以化毒为浆。魏氏保元汤为君，略佐三豆饮以解毒。

次方　党参尖五分　生芪尖五分　生西草二分　杜赤豆五粒　小黑豆五粒　生绿豆十粒

三诊　连进两剂，浆贯脓厚苍老，其痘早见者，首先结痂。毒已外泄，元气内返，谨慎护持，可无变症。惟痂后血液必虚，当以甘润增液资养胃气为要。

三方　暹燕根四分，煎成去渣，乘热冲。蔗浆二小匙以代糖。

效果　连服四日，诸痘痂靥干结，肌肉完固而痊。

廉按：痘疮夹惊搐，或因风热所激而发，或因心经蕴热而发，其间先发惊而后发痘者，此热在痘而不在心，为顺；先发痘而后发惊者，此热在心而不在痘，为逆，其大端也。就余所验，痘疮将出，惊搐一二次即止者，可许为顺；若惊搐十数次而报点少，其痘必密，报痘一二日而惊搐不止者，其痘多重；或短气如喘，或呕或泻者，最多闷痘，未可概以为顺。此案见点徐徐，痘出惊止，既出即长，长即灌浆，一路顺风，斯无变证。案中谆嘱病家，言言切要，方皆轻清灵稳，真儿科之三折肱者也。

疫痘夹疔案

严继春（住绍兴安昌）

病者　徐绍刚君之孙，年七岁，住本镇。

病名　疫痘夹疔。

原因　素禀体壮多火，适初冬痘疫盛行，遂传染而痘疔并发。第二日即延余诊。

症候　身发壮热，面赤唇红，两颧鼻准皆有黑点。心神烦躁，大叫疼痛，手足麻木，爪甲色紫。痘已见点，色多紫赤。

诊断 脉弦紧搏数，舌红且紫，间有黑刺。此叶氏所谓：痘苗已长，昼夜烦躁不止者，最防隐处发疔也。况两颧有黑点，两腋必有疔；准头有黑点，四肢必有疔，余已历验不爽。一经现出，则痘毒不能宣发，痘疮不能成浆，最为痘症之险候。勿谓言之不预焉。

疗法 先除疔毒为首要，急用银针刺破四围以泄毒血。后用四圣膏贴患处，内服清毒活血汤加减。

处方 紫草钱半　生赤芍钱半　皂角刺五分　银花二钱　炒牛蒡二钱　丹皮钱半　藏红花七分　蒲公英三钱　青连翘三钱　白颈蚯蚓三钱

先用紫花地丁八钱、鲜菊叶梗根一两、灯心三分，煎汤代水。

四圣膏

真绿豆粉五分　珍珠粉一分　罗汉豆四十粒，火煅存性　血余炭一分

以上四味，共研细末，以葱头和白蜜捣匀成膏，涂之，再用桑皮纸盖之。

次诊 前于两腋及两手臂间，见有痘疔各一，用挑痘疔法逐一挑破，头面胸前两手，痘已起发。惟两腿之疔各一，前虽刺破，仍然硬胀，手捻有核，则疔已成根。故其证仍壮热，心尚烦躁，大渴唇焦，便闭溺涩，脘腹腿足痘点隐约。舌生芒刺，脉弦洪数。病势尚在险途，急急内外并治，希望由险转顺。外用拔疔根法，内服归宗汤加减。

次方 生锦纹三钱　鲜生地六钱　藏红花八分　紫草钱半　小川连七分　生石膏八钱，研细　蜜炙川甲一钱　皂角刺七分　炒牛蒡二钱　干地龙三钱

先用紫花地丁一两、鲜茅根一两去皮节、灯心三分，煎汤代水，临服调下犀角粉五分。

拔疔根法 用银刀从痘疔四边剖开，以小钳钳出，其形如钉，有半寸许长，拔去其疔。外用山慈菇、蛴螬肉各一钱，捣烂涂之。

三诊 服药一剂，及疔根拔出后，痘疔四旁皆起红色细疮，毒已外泄，脘腹两腿痘已催齐起胀。大便紫黑，溺赤而利，痛止神安。舌红润，紫色退，脉虽搏数，洪弦已减。当以凉血解毒，助痘灌浆为正治。

三方 生玳瑁一钱　藏红花五分　西紫草一钱　银花钱半　活桑虫三钱　鲜生地五钱

粉丹皮钱半　生赤芍钱半　连翘二钱　青蔗浆两瓢,分冲

四诊　叠进两剂,先起胀者,痘先灌浆,渐渐肥满,色多光泽,然间有浆行收早,或痘根紫艳,或痘皮软薄,或血泡夹杂于痘中,脘腹尚灼,口干不渴。舌色鲜红,脉尚搏数。此余热尚在血分,毒未化尽也。议仍仿前法,凉血清毒饮加减。

四方　鲜生地四钱　蜜银花钱半　真绛通一钱　毛西参一钱　生白赤芍各钱半　青连翘二钱　丹皮一钱　暹燕根一钱

先用鲜茅根一两去皮、生藕肉一两去皮节,两味煎汤代水。

五诊　浆已贯足,势将结痂。惟瘢痕干燥,根色红艳,或渴欲饮冷,或夜寐不安。脉舌如前。此尚有余毒伏热郁结于血分也。议导赤兼清滋法。

五方　鲜生地六钱　汉木通八分　濮竹叶钱半　银花露一两,分冲　鲜石斛三钱　生甘细梢八分　灯心三小帚　地骨皮露一两,分冲

先用鲜茅根二两去衣、甘蔗梢一两,两味煎汤代水。

六诊　叠进三剂,瘢转润满,色亦红活,痘痂已次序而脱。虽腿脚之痂迟落,下焦之阴尚未充足,然不足虑。所幸胃口大开,可以育阴潜阳法,以滋填之。

六方　大生地四钱　山萸肉一钱　生龟甲心四钱,打　生白芍钱半　玄参三钱　淮山药三钱,生打　生真珠母四钱,打　原麦冬一钱

先用熟地露八两、地骨皮露八两,代水煎药。

效果　连服八剂,血气调和,阴阳既济而痊。

廉按:疫痘夹疔,通称痘疔,由瘟毒入血,血热毒盛,气血腐坏而成也。就余所验,状有数种:有初出红点,渐变黑色,其硬如石者,此肌肉已败,气血中虚,不能载毒而出,反致陷伏也;有肌肉微肿,状如堆粟,不分颗粒者,此气滞血凝,毒气郁结也;有中心黑陷,四畔突起戴浆者,此血随毒走,气不为用也;有中心戴浆,四畔干陷焦黑者,此气附毒出,血不为使也;有头戴白浆,自破溃烂者,此气血不充,皮肤败坏也;有变为水泡,溶易破者,此湿火并行,气血不能敛束也;有变为血泡,色紫易破者,此血热妄行,不能自附于气也;有疮头针孔,浆水自出者,此卫气已败,其液外脱也。似此数症,于五六日之间,但见一症,多不可治。惟痘疔生发之初终部位,亦要辨明。大抵痘初出者,痘疔多发于头面。中候出者,痘疔多发于胸背,

势皆最急。末候痘疔多生于手足骨节间者，其势稍缓。一疔之外，别生小疮者，名曰应候。四围赤肿而不散漫者，名曰护场。四旁多生小疮者，名曰满天星。有此者缓，无此者急。疫痘初起，或发寒热，或发麻木，或呕吐，或烦躁，或头晕眼花，或舌硬口干，或手足青黑，或心腹胀闷，或精神沉困，或言语颠倒，宜即于偏体寻认。凡须发、眼耳、口鼻、肩下、两腋、手足、甲缝、粪门阴户等处，先要留心细看。若不早除，势必转险为逆。此案痘疔并发，幸生于两腋四肢，尚属旁枝，非头面胸背要害处可比。开拔痘疔后，四旁续出红色细疮，瘟毒半从外泄，半从内蕴。故初中末三候，尚多险象。此症正在可顺可逆之际，非大剂清毒活血，凉血攻毒，多方急救，决难转险为顺。似此方方对症，精心结撰，真治痘疔之佳案也。

疫痘夹瘢案

严继春（住绍兴安昌）

病者 漏啸貌之郎，年七岁，住遗风。

病名 疫痘夹瘢。

原因 素禀体强质实，去年冬痘疫盛行，适感冬温而暴发，至第二日始延余诊。

症候 痘疮见点，出而不透。壮热烦躁，昼夜不止。口渴引饮，目睛呆瞪，眼白红丝，五心如烙。痘瘢间杂，便闭溺赤。

诊断 脉右洪盛搏数，左劲数而驶，舌紫赤有朱点。此心经血热，挟胃经枭毒暴发于肌表。所虑者，紫瘢渐起，痘反隐伏，已现闷陷之逆候，幸而天禀苗实，竭力挽救或可转危为安。

疗法 大剂清营托痘，透毒提瘢，使血分转出气分，痘能发透，瘢亦自化。犀角、大青合麻杏甘膏汤加味。

处方 犀角尖五分，磨汁　鲜大青五钱　焦山栀三钱　淡香豉二钱　生甘草四分　生石膏八钱，杵　光杏仁钱半　净麻黄四分　陈金汁二两　鲜地龙汁两瓢，同冲

先用鲜茅根二两、鲜青箬五钱、冬笋尖五个切碎，三味煎汤代水。

次诊 前于大剂凉血透毒之中，反佐以一味麻黄，直达横开，互相救济。叠进两剂头煎，果能痘瘢齐发，形圆而绽，色亦鲜红。间有紫陷，痘毒尚有蕴伏，便仍闭，溺仍赤涩。幸而脉虽搏数，驶象已无，舌虽紫赤，朱点已隐，病势渐有转机。议以凉血解毒，使痘易长而贯浆。

次方 鲜生地五钱 藏红花八分 紫草二钱 银花钱半 桔梗一钱 生西草四分 青连翘三钱 制僵蚕钱半 活桑虫三钱 陈金汁二两，冲

绿豆清煎药。

三诊 前用伍氏凉血解毒汤加金汁，善泄血中浊气，桑虫最能清血催浆。连服两剂，根盘即化，一线圈红紧附，顶满滚圆，紫陷已起清浆。亦见便通溺利，神静喜寐。脉圆，舌红渐淡。此为血毒已化之佳兆。当转机清滋气液，使血活灌脓，而成浆自易也。参燕异功煎加减。

三方 真西参一钱 光暹燕八分 细生地三钱 藏红花三分 紫草八分 川芎五分 生西草三分 炙甘草三分 生糯米五十粒，干荷叶包煎

四诊 连服两剂，浆已贯足，脉静神安，胃动喜食，二便均调。虽有虚热，但宜扶正，正足则虚热自平。八珍汤加减以善后。

四方 潞党参钱半 光暹燕一钱 浙茯苓钱半 炙西草五分 白归身钱半 细生地三钱 生白芍钱半 淮山药三钱 小津枣三枚 金橘脯一枚，切片

五诊 脓窠已结，胃气亦健，别无他证。略有余热。脉软微数，舌淡少津。但宜调养脾胃，以复元。《金匮》麦门冬汤加减。

五方 鲜石斛二钱 北沙参三钱 提麦冬钱半 炙西草四分 生於术八分 生白芍钱半 苹果片三钱 甜石榴四十粒

效果 叠进四剂而痊。

廉按：痘点初出，皮肉红肿，片片如锦纹者，此痘内夹瘢也。皆由瘟毒入血，血热毒盛，乘其痘毒之热而发为瘢。红瘢易退，紫瘢稍难，蓝瘢黑瘢则不治。就余所验，服药后，其瘢渐退，痘粒坚实者吉，否则皮肤瘢烂，痘易瘙痒，皮嫩易破者凶。如紫瘢成块，其肉浮肿结硬者，又名瘤。其血瘀实，其毒最酷。痘未发齐而瘢先烂者，证多不治。此案初方，于大剂凉血透毒之中，反佐以一味麻黄，横开腠理，迅达

皮肤，使瘟毒从表排泄，则痘易于起齐，而瘢亦随之退化，最为对症发药之妙法。第二方凉血解毒，亦不可缓，一俟瘢退血附，毒化痘齐，则血中之气液必亏，即转机而清滋气液，助痘成浆，托浆贯脓，亦属适当之方法。处方用药，井井有条，似此验案，洵堪为后学师范。

痘夹瘢疹案

严继春（住绍兴安昌）

病者 沈仁斋先生郎，年二岁，尚吃乳，住本镇沈家溇。

病名 痘夹瘢疹。

原因 素禀火体，适深秋天气温燥，天花盛行，遂传染而痘夹瘢疹并发。第二日即延予诊。

症候 壮热多啼，烦躁不宁。面赤目红，咋唇弄舌。痘虽发现，一片红点，瘢疹错杂，殊难分辨。形同攒簇，又类堆聚。

诊断 指纹青紫浮露，舌红苔白，兼有朱点。予断之曰：此夹疹挟瘢，险中逆痘。由乳孩身小元弱，表气虚而时毒重，一齐奔溃而出，最怕不能上浆。急则骤变痒塌，缓则成为溃烂，勿谓言之不预焉。

疗法 凉血消毒，透解瘢疹为首要。使疹透瘢化，则痘可陆续发出。《千金》犀角地黄汤加减。

处方 黑犀角三分，先煎 鲜生地三钱 银花一钱 净蝉衣七只 皂角针五分 羚角片五分，先煎 粉丹皮八分 连翘钱半 牛蒡子钱半 白颈蚯蚓三钱

先用鲜茅根五钱、紫花地丁四钱、青箬尖三钱煎汤代水，临服调服三酥饼一分。

次诊 一剂后，症状脉舌如前。病势既不进行，亦不退化。皆由枭毒把持，亢阳太盛可知。便已三日不通，溺短赤涩，由热熬干血液，后恐不能上浆，深为可虑。翁氏曰：堆聚攒簇者，必用攻，姑遵其法以消息之。

次方 前方去鲜地丹皮，加光桃仁五粒，酒洗生锦纹钱半。

三诊　连进两剂头煎，大便紫赤带黑，疹透癍化，攒簇尽散，痘已陆续起发，或里外肥红，或外黑里赤，甚或外白里黑，形色不一。症尚弄口咂唇，唇舌色绛，指纹仍紫而滞。心火太重，犹是血热毒盛之险候。病势方张，切宜慎重。且与大剂凉血败毒，毒化则痘易长而灌浆。

三方　犀角尖五分，磨冲　鲜生地三钱　银花钱半　鲜大青三钱　桔梗八分　羚角片八分，先煎　老紫草一钱　连翘钱半　白颈蚯蚓三钱　甘草三分，生用　猪尾膏一小匙，药汤调下

四诊　一剂后，大便又下，初则紫黑，继如红浆。咂唇弄舌已除，神宁喜寐。较昨日虽有起色，然痘色紫红而滞，根松壳薄，面赤唇红，指纹鲜红而紫，此血分尚有蕴毒。姑用前法，参以活血提顶。

四方　前方去犀羚猪尾膏，加生玳瑁钱半、紫花地丁二钱、三妙血（鸡冠血三滴、猪尾血一小匙、活地龙汁一小瓢、梅冰一厘，和匀同冲）一服。

五诊　进一剂后，险中逆痘，头面起发而色鲜，周身色淡，险而逆者，渐转顺境。现有行浆之势，乘此气血用事之机会，一以保和元气，助疫贯浆为主，活血解毒佐之。

五方　潞党参一钱　炙生甘草各三分　藏红花四分　桔梗七分　蘑菇三分　生绵芪一钱　细生地二钱　暹燕根一钱　生糯米五十粒　鲜茅根三钱

六诊　痘虽贯浆，浆行薄弱，腰下多未结痂。便溏溺利，面唇色淡，指纹已隐。此皆儿小元弱之确征。议用回浆饮加减，助其收结。

六方　老东参一钱　清炙芪一钱　炒於术一钱　浙茯苓一钱　嫩闽姜四分　淮山药二钱，生打　南芡实二钱　炒白芍一钱　清炙草四分　小津枣三枚

七诊　连进三剂，浆足色苍，形势圆绽，四肢陆续贯浆，皮肤扪之平和，不冷亦不过热，大势已有成功之象。但大便略滞，口舌略干，吮乳不休，此系元气虽复，津液尚亏。当用气液双补，参燕冰糖饮以善后。

七方　潞党参一钱　光暹燕一钱　奎冰糖一钱

效果　连服八日，结痂落靥，喜笑活泼而痊。

廉按：凡看痘证，专科皆谓先疏后密者，轻而多顺；先密后疏者，重而多逆。然亦有辨。如轻性痘症，作三四次出，大小不一等，先似疏而后渐密，此顺症也，结

果多吉。若初出时，只见面上胸前有三五处，颗粒模糊，根脚肿硬，待至起发，则一齐涌出，故先疏而后尤密，此逆症也，结果多凶。至若先密后疏，形同攒簇者，就予所验，夹瘢夹疹者多。其初出也，看之一片红点瘢疹相杂，临证时颇难诊断，至起发时，瘢疹尽散，惟痘独在。故先似密而后实疏，不比真正堆聚攒簇之怪痘，如游蚕、燕窝、雁行、鼠迹、蟹爪、鸟迹、蛇皮、蟾窝、螺疔、珠壳、叠钱、紫背、履底、环珠、覆釜、两截、蒙头、托腮、锁口、锁唇、锁项、锁喉、抱鬐、披肩、攒背、蒙骷、咽关、攒胸、囊腹、缠腰、抱膝、鳞生、囊球等，为数大恶症。治之无益，徒招怨尤。此案初诊，即断其为夹疹挟瘢，首用透解瘢疹，固已扼其首要，以后多方救济，或凉血攻毒，或活血提顶，或凉血解毒，皆治血热疫痘初中期间之必要。自中以后至末期，始转机而用补法，亦属一定之步骤。

痘夹喉痧案

严继春（住绍兴安昌）

病者　陆世贵君之女，年九岁，住山头村。

病名　痘夹喉痧。

原因　去冬瘟毒盛行，或发疫痘，或发疫瘄，或发喉痧。此女素禀火体，一染疫而痘夹喉痧并发，第二日即延予及传医会诊。

症候　身发壮热，二日见点。痘形不大，顶圆而平，状类水痘，根反甚红，不止一线，中夹细小如粟，琐碎如沙，喉痛红肿，汤水难咽，气粗而逆。

诊断　脉浮洪滑数，两寸独大。舌尖边红，苔黄而糙。予断之曰：此痘夹喉痧之险证。《医宗金鉴》所谓"痧亦热毒所发，往往夹痘而出"也。幸而尚未夹痧，否则喉烂而腐矣。惟传医谓痘毒攻喉，心胃热盛，上冲于肺。喉属肺系之口，故首当其冲。世翁无所可否，一无主张。

疗法　予谓痘初起时即见痧者，莫妙于先用透托，既可托痘，又兼透痧。痧透而痘能起胀，且使疫毒外达，而喉痛自轻。世弟传医亦赞成之。独方药则意见各殊。传则主甘桔汤加射干、牛蒡、银花、连翘，三豆饮代水煎药。予开麻杏甘膏汤，加翘、蒡、蝉退、重楼为主。世翁谓明日再当奉请而别。

处方 带节麻黄四分 光杏仁钱半 青连翘钱半 炒牛蒡钱半 生石膏八钱,研细 生西草三分 粉重楼钱半 净蝉衣十只 水杨柳叶钱半

外用冰硼散吹喉。

传方 生甘草三分 苦桔梗八分 射干八分 炒牛蒡钱半 金银花钱半 青连翘钱半

三豆饮一两，代水煎药。

次诊 第三日复诊，知病者先服传剂，继服予方。痧虽满布，痘未出齐，咽喉尚痛，咳痰气急，声音不清，壮热烦渴，胸闷便闭。脉舌如前。此痧虽外达，而痘毒上壅于肺也，病势正在险途。议以翁氏清金攻毒饮加减。

次方 生石膏八钱,研细 炒牛蒡钱半 前胡钱半 净蝉衣十只 生锦纹钱半,切丝,用薄荷汤浸取黄汁,冲 生枳壳一钱 制僵蚕半钱 粉重楼二钱

先用鲜茅根二两去衣、青箬尖五钱、灯心一分，煎汤代水。

三诊 第四日会诊，知病家除去生军，自以陈金汁二两代之，服一剂，而痰喘如前，便亦不通，咽喉干痛，黏涎满口，水谷不入，呼吸困难，势将溃烂。予曰：势急矣，议先用外治法，俟痰涎瘀浊扫除，乃可进药，稍一迟误，大事去矣。方以急攻瘟毒为主，顺气开痰药佐之。蓝真人六一换花煎加减。

三方 犀角尖五分,另煎冲 紫草钱半 瓜蒌仁五钱,杵 紫菀二钱 羚角片一钱,另煎,冲 丹皮一钱 牛蒡子二钱,杵 前胡二钱 生桑皮三钱 生甘节一钱 青连翘三钱 川贝母钱半,去心

先用生萝卜汁两茶钟、净白蜜一调羹，开水冲两汤碗，代水煎药。

附外治法

首用开水一汤碗，生桐油半瓢。先以筷掉拨，继用鹅毛一根，蘸浮面桐油探喉，以搅去痰涎。终则蘸鲜杜牛膝汁扫喉，以除去瘀浊，俟痰涎瘀浊扫除后，再用瓜霜紫雪，化水以漱喉，乃可进药。

四诊 第五日会诊，痰涎已除，喉痛轻减，大便亦通，气急亦平，痘渐起胀，惟白似水痘。此因痧出太多，耗去血液使然。议以助血灌浆为君，兼理肺气，肺气一

清，则瘟毒自彻于上矣。

四方 毛西参一钱 鲜生地五钱 拌捣淡香豉一钱 炒牛蒡钱半 桔梗八分 暹燕根一钱 全当归一钱 藏红花四分 净蝉衣七只 制僵蚕钱半

先用鲜茅根二两去衣、青箬尖五钱，煎汤代水。

五诊 第六日复诊，脓贯而平薄，气不充也，点红而不泽，血毒不清也。此尚属气虚毒盛之候。幸而胃动喜食，神气清宁。议用蓝真人驱热回生散，使气不燥而血以清。则痘先起胀者先灌浆，自头面以及周身，庶几至八九日，浆老则苍色如黄蜡，而显结痂之形矣。

五方 潞党参一钱 鲜生地四钱 玄参一钱 青子芩五分，酒炒 白桔梗七分 生绵芪一钱 当归钱半 丹皮七分 小川连五分，酒炒 生甘草四分

六诊 第八日复诊，前方连服两剂，浆虽灌足，而色有苍有不苍，痘渐结痂而靥，或脱或不脱，是为收靥之险证。幸而饮食强健，二便调和，自能化险为顺，不必过虑也。议用参芪回浆饮，助其收靥以善后。

六方 潞党参钱半 生於术一钱 制首乌二钱 生白芍一钱 炒白芍一钱 清炙芪钱半 清炙草五分 浙茯苓钱半 广皮五分

效果 连服四剂，靥已收结，渐次脱落而痊。

廉按：《黄帝逸典》曰：痘有别物乎，气血中六淫之毒也。治痘有别法乎，消解六淫之毒，保全其气血也。蓝采和真人云：凡除六淫之疫毒，必先审其一岁中暴戾之气。始则溃其大势，继则散其应援，终则尽其余党，除疫痘之法尽矣。故痘于将出未出之际，与以六一换花煎，随六淫之毒而出入加减，则毒势散而不见。若过时余毒复作，再以六一换花煎加减服之。又过时恐毒不尽，更服之，服至三次则毒无不尽。毒既尽，则痘有不顺者乎。此案转险为顺，全赖六一换花煎加减。盖痘疫之为病，多由火而发。六气之中，暑燥火居其三，风湿居其二，寒居其一。故治疫痘者多以此等方药取效者，良有以也。虽然痘虽火毒居多，而虚实异禀，则攻补异宜，又多兼杂感，亦不可偏拘清凉之一说也。

疫痘夹疳案

严继春（住绍兴安昌）

病者　王玉安先生孙女，年七岁，住本镇三板桥。

病名　疫痘夹疳。

原因　素患疳积，适染时疫而发痘。其父亦业儿科，曾进升麻葛根汤加蝉、蚕、蒡、翘两剂，因病势颇险，第三日邀予会诊，时正二月中旬也。

症候　蒸热烦渴，面黄颊赤，肢细腹大，口生疳蚀，痘虽齐发而多不起胀，且多血泡，间有水泡，心神躁扰，昼夜不安。

诊断　脉浮洪搏数，舌纯红无苔。此血热毒盛，销烁气液。况患疳者，气液素亏，既不起胀，焉能灌浆，乃险中之逆症。惟且敬谢不敏而已。其父谓痘科书中云：素有疳而患痘者，痘多无恙。盖胎毒从久病而化，肌腠由疳热而松。且儿既黄瘦，必骨劲筋强，肾元多实，他疾虽多，而于痘疮则恒多无苦也。予曰：此但就湿热虫积肥热疳之有余者而言。若脾胃气液两亏之虚疳，又当别论。其父乃满面忧容，谓同业三分亲，务托尽心力而挽救之。予一再踌躇曰：症虽犯逆，幸而胃健善食，破格出奇以制胜，或有挽回之希望。

疗法　起胀之由，必气先至，而血乃行火上蒸，而水乃腾。蓝真人曰：血少益气，血干滋气。故以吉林参、潞党参为君。又曰：血热清气，血滞通气。故以真西参、苏丹参为臣。然必佐以鸡冠血之温蒸提顶，猪尾血、蚯蚓血之活血透毒，庶痘可起胀而灌浆，使以提清鸡汤者，大滋气液以托浆也。

处方　吉林参一钱　真西参钱半　鸡冠血十滴　蚯蚓血一瓢　潞党参钱半　苏丹参钱半
猪尾血一瓢，用棉纸滤清，和梅冰少许，三妙血和匀同冲

先用提清鸡汤两碗，代水煎药。

次诊　一剂后，痘已渐次起胀，清浆如露。二剂后，渐次灌浆，浆如蜡色，或如茶色浓厚。予曰：奇哉！何药之神应如斯耶。其父喜形于色，谓方奇特，奏效当然奇特。予曰：效不更方，嘱仍服原方去鸡冠血、猪尾血，加生芪尖钱半，暹燕窝二钱，

再进一剂。消息其有否变端。

三诊 痘将结痂，忽起口臭龈肿，牙齿疼，神烦啼哭，口渴引饮。大便闭，溺如米泔。此痘后牙疳也，乃素有疳积之余毒，上攻牙齿而然。予已早料及此。故前方去温蒸血气之鸡冠血，幸未色黑腐烂，谅不致牙齿脱落，穿腮破颊，蚀唇透鼻。然必急急救疗，以免转险为逆。内服清毒凉血饮，以泻火而攻毒，外敷人中白散，以消疳而保齿。

三方 尿浸石膏四钱 知母三钱 鲜生地五钱 生赤芍钱半 胡连四分 酒洗生川军钱半 连翘二钱 粉丹皮钱半 人中白三分 生甘草四分

外治方 人中白二钱，煨 制硼砂一钱 上青黛一钱 儿茶一钱 腰黄八分 头梅冰四分 共为细末，搽敷患处。

四诊 大便两次，色红带黑。牙宣齿痛、烦热等症已除，胃健喜食。舌润淡红，脉转虚数。法当补气生津，养胃阴而解余毒。

四方 北沙参三钱 生玉竹钱半 蜜银花钱半 生西草四分 原麦冬钱半 甘蔗浆一大瓢，分冲

五诊 今已回浆，十分全功。惟痂痒，便溏。脉虚不数。法当补气以实脾。仿钱氏参苓白术散加减，以善其后。

五方 米炒党参钱半 浙茯苓三钱 广木香四分 五谷虫三钱 生炒於术各一钱 清炙草五分 生苡仁三钱 炒广皮五分

效果 连服四剂，诸症皆愈。后用饮食调补，恢复原状。

说明 此病告痊，其父虚心请益。予谓医贵实学，尤贵实验。自问数十年来，于疫痘甘苦备尝，姑以一得之见，为吾兄略言其要。

一、首辨疫痘形色

痘疮吉凶，全在形色。始出之形，尖圆坚厚；起壮之形，发荣滋长；成浆之形，饱满充足；收靥之形，敛束完固，与水珠光泽者，皆为正形。或平或陷，形之变也。若初出之时，隐如蚊蚤之迹，空若蚕种之脱，薄如麸片，密似针头，如热之痱，如寒之粟者，必不能起发而死。黏聚模糊，肌肉虚浮，溶软嫩薄，皮肤溃烂者，必不能收靥而死。痘之色，喜鲜明而恶昏暗，喜润泽而恶干枯，喜苍蜡而恶娇嫩。红不欲艳，

艳则易破；白不欲灰，灰则难靥。由红而白，白而黄，黄而黑者，此始终次第渐变之正色。若出形而带紫，起发而灰白，色之变也。至于根欲其活，窠欲其起，脚欲其固，地欲其宽，四者俱顺，痘虽重而无虑；四者俱逆，痘虽轻而必险。然形色为气血之标，气血乃形色之本。气盛则痘窠圆满而周净，气虚则顶陷，气散则窠塌。亦有气虚极而不塌陷者，乃火载之故，外状虽见圆满，实空壳如水泡。血盛则痘窠光明而红活，血虚则晕淡，血急则晕结。亦有血虚极而外面犹红者，乃火浮之故，外状虽见圆晕，实枯槁而不润泽。至于形色相较，宁可形平塌而色红活，不可形光圆而色晦滞；宁可有色无形，不可有形无色。盖形属乎气，气可旺于斯须；色属乎血，补血难圆速效也。

二、辨疫痘部位

痘疮为阳毒，诸阳皆聚于面，吉凶善恶，但以面之部位占之即可。概其余额属心火。如印堂以上，发际以下，横两日月角位，先见点，先作浆，先结靥者，为恶候。盖心为君主，毒发于心，故先见其位。君危则十二官皆危，故凶。左脸属肝木，右脸属肺金。如两脸先见红点磊落者吉，如相聚作块其肉肿硬者死。盖肝藏魄，肺藏魄，生意既绝，魂魄将离，故不治。颏属肾水，承浆横抵两颐。先见红点，先发先靥者吉。此位虽属肾，然三阴三阳之脉皆聚于此，阴阳和，故可治。鼻属脾土，若准头先出先靥者凶。盖四脏禀命于脾土，败则四脏相随而败，必绵延日久而死。肾之窍在耳，又心开窍于耳，心肾皆少阴君火。又少阳相火之脉，行耳之前后。凡在耳轮先见红点者凶。盖君相二火用事，则燔灼之势难以扑灭。惟口唇四围先出先起先靥者吉。因阳明之脉，挟口环唇，胃与大肠主之，无物不受故也。（一说前法亦时有不应，大抵从正额间及两颧先见者多顺，人中口鼻先见者多险。或口唇目胞预为浮肿者，此脾胃受毒尤险。太阳颐颊腮耳先见者多逆。其不能先见于上而反见于下部者，此元气不振，起浆收靥亦同。凡初见点于正面吉部，相去一二寸，一颗尖细，淡淡桃红色者，其痘必稀而轻。若初见于正面凶部，二三相并，五六成丛，或赤或白，顶平而少神者，其痘必密而重。）

三、辨痘疫传变日期

痘非有外气来召，则不出，所召或非其类亦不出。出而不能逐去其毒，人即不生。欲逐其毒，悉由气血固托，元阳蒸化。气血不能出自一经，心以供血，初传在心。肝以纳之，血足实绽，二传在肝。肺以供气，气到泛白，三传在肺。肾以纳之，肾伏真火，上蒸于脾，四传在肾。脾得真火，生气化血，各经之东道主人，故五传到脾，而功成循环无端，缺一不可。传经诀自见点时算起，历一周有半是也。见点一日半，共十八时，心经主事。第二日下半日，与三日十八时，肝经主事。起胀一日半，共十八时，肺经主事。第二日下半日，与第三日十八时，肾经主事。贯脓一日半，共十八时，脾经主事，初传一遍矣。其贯脓第二日下半日，与三日十八时，心经主事，回靥一日半，共十八时，肝经主事。第二日下半日，与第三日十八时，肺经主事，结痂一日半，共十八时，肾经主事。第二日下半日，与第三日十八时，脾经主事，凡传两遍方毕。惟各经之用，有时有日，何经先到何经，后接相连不绝，危而后安，离而复合，若或离绝桥断，船败陷溺可。必所以轻重不均，吉凶不一。此传经之言，要妙微密。时者十八时也，日者一周半也。先后者，气血之程途也。到与接者，经之传也。不绝者，各经用命也。危而后安者，气血之应也。离而复合者，毒之化也。心到而肝不应，则不高耸。肝到而肺不应，则不横铺。肺到而肾不应，则干枯，或抬空亮。肾到而脾不应，则气血无来路，而诸症蜂起矣。各经互用，变化相连，毒无所容，必至消化。七日有零，而复一经有疵，气血至此而败绝，毒至此而得反攻，不亡何待。能明乎此，思过半矣。此就急性疫痘而言，若慢性疫痘，发热三日而后见标，出齐三日而后起胀，蒸长三日而后贯脓，浆满三日而后收靥，发热之初，耳尻中指俱冷，耳后起红丝，呵欠喷嚏，眼目困倦，两颧之间，有花纹见者，预知其为痘也。

四、辨疫痘用药宜忌

活血宜紫草、红花，惟见点红甚，或便滑者忌。山楂散血消积，胃虚不能食则忌。甘草解毒和中，中满则忌。陈皮健脾行气，自汗则忌。大腹皮利水治胀，发散则忌。牛蒡子疏风润色，滑窍通肌，泄泻则忌。木通疏利膀胱，溺多则忌。诃子、乌梅止泻渴敛汗，便实则忌。人参、白术扶元益胃，血燥毒盛则忌。升麻、葛根升发开提，痘密汗多，毒盛里实则忌。羌活、白芷败毒追脓，气虚则忌。当归、川芎活血补血，血热痘烂则忌。芍药、地黄凉血助阴，血寒不发则忌。辰砂定神除热却烦，灰白不发则忌。糯米暖胃实脾，气滞则忌。防风散风解热，气喘则忌。木香调气散寒，止腹痛泻青，瘢黑燥渴则忌。厚朴温胃宽胀，烦渴则忌。细辛发散上行通肺，燥热则忌。柴胡发表透热，气升则忌。前胡除痰治嗽，便泄则忌。半夏消痰止嗽，燥渴则忌。麻黄、紫苏散表逐寒，表虚则忌。生姜、肉桂助胃温中，血热妄行，干红焦紫则忌。附子回阳补元，治虚寒厥冷，烦乱则忌。大黄荡涤实热，胃虚食少则忌。人牙起发肾邪陷伏，血热毒陷则忌。山栀降火下行，气虚便溏则忌。犀角凉血止衄，时值行浆则忌。牡丹皮行血归经，痘前多汗则忌。肉豆蔻健脾止泻，便实则忌。桔梗开郁发导，泻下则忌。蝉蜕驱风散毒，表虚汗脱则忌。枳壳宽胸下气，气虚下陷则忌。胡荽、乳香焚之开窍，血热毒盛，烦渴衄汗则忌。黄芪能密腠，痘未出齐则忌。

五、辨疫痘看护宜忌

痘疮自初出至收靥时，脏腑俱虚，外邪易触，饮食易伤，凡起居、饮食、服药皆宜注意。

（一）严冬多设炭火，盛暑多置冰水，务使室中寒暖和匀，卧处最要无风，又要通明，忌暗。常令亲人看守，夜中灯火莫离。若遇烈风迅雷暴雨之变，更当谨慎。帏幔洁被服，除秽气，忌见僧道师巫、孝服孕妇、生人六畜、扫地梳头等事。忌触油漆气、烧头发气、吹灭灯烛气、熏抹疮药气、硫磺脑麝诸香气、韭蒜粪秽诸浊气、鱼腥煎炒诸油气、房中淫液气、妇人月经气、狐臭气、诸疮腥臭气、死人尸厌气。忌闻哭泣詈骂、呼怒歌乐及锣钹金器之声。忌洗面，恐生水入疮而酿他证，生水入目而成眼患。眼鼻部之痘痂，不可动，恐有眼吊鼻齆之患。愈后行坐勿太早，恐成腰痠脚痛之痼疾。

（二）痘初起时，宜食笋尖、鸡脑、鸡冠，饭内煮肉，酒酿桑虫。能食者，与鲫鱼白鲞之类（脾胃弱者，笋尖、鲜鱼，皆不宜食）。至酿脓时，宜食鹅尾肉、雄鸡头，煮烂莲肉、枣子，年深醃肉、圆眼肉、白黏米粥、嫩羊汁、顶大桑虫。及收靥时，惟宜清淡，忌食毒物。始终忌食葱、蒜、韭、薤、茄子、栗子、螃蟹、鲜鱼、蜜浸椒辣、时果、圆蛤、鸡、鹅、鸡子、糕粽、醋、酱、酒糟、鲜猪肉，及猪之心、肾、血、髓、肝、肠等物。小米麦面、火酒，瓜、柿、梨、杏、樱桃、荸荠、荔枝、橘子之类。犯之则有伏匿、焦紫喘胀声瘖之患。误食糖霜，则多发疳蚀。

六、辨疫痘应用书籍

学说惟《黄帝逸典》，最为高古，唐蓝采和真人注。自序谓：立功人寰，莫如医药，乃注此书，而附撰药性药方于后。药性兼及构造之原理，药方兼及配合之方法，可为治痘之纲要。看法惟翁仲仁《痘疹金镜录》最为精确。其书总括痘疹之病源、治法及处方，颇为简明，且无偏于寒热攻补之弊。吴鞠通赞为痘科宝筏。其妙处全在于看，认证确实，治之自效。初学必须先熟读其书，而后历求诸家，方不误事。故今之研究痘疹者，多以此为入门之书。而俞茂鲲撰《痘科金镜赋集解》，取翁仲仁赋十一篇，加以注释，亦不可不参看也。又次叶天士《幼科痘疹要略》，其看法有补翁仲仁不及之条，治法则参考诸家，广收众法，集前哲之长，而融化之。徐灵胎赞为不仅名家，可称大家，良有以也。陆履安谓叶氏治痘，夙称神奇。观其案中寒热攻补，不胶于一见，如毒火深伏，气血壅遏者，藉芳香以搜逐，用紫雪丹。气滞血凝，毒重火伏者，以酒大黄、石膏、青皮桃仁、荆芥、犀角、猪尾血之类主治。肝肺毒火不宣，气血有焦燔之势者，用犀角、羚羊、紫草、丹皮、石膏、鲜生地之类。元气不支，阳虚内陷而见灰白湿烂泄泻呕恶等证者，用辛香温煦，如陈文仲之法为要。气血极虚而浆清塌痒，全无实证相兼者，当峻补气血，用参归鹿茸汤及坎炁汤之类。气虚莫外乎保元及四君子，血虚不离于四物及补血汤。又于气虚血热者，补气之中兼凉血。血虚气滞者，补血之中佐辛香。用攻法须分部位经络，用补法当辨寒热燥湿。过清则有冰伏之虑，偏热则有液涸之虞，此皆先生采择先贤之法，因人见证而施治，可谓善法。古者矣！近世小儿痘疹，多挟热疫时气而发，故费建中《救偏琐言》，法多中肯，必胜汤一方，《金鉴痘疹心法要诀》每采用之，以救非常之怪痘，厥功伟矣。叶氏《痘疹要略》云：近世布痘，每盛发于君相风木燥金司令，盖非火不发也。火郁发之，升阳散火是已。但前证若里热甚重，煎灼脂液，苟非苦寒下夺，佐以升表，不能用也。费建中方，颇为中的。妙在寒凉清火解毒，必佐活血疏畅，预防其凝滞气血也。乃后人不察，訾其偏任寒凉。盖未知痘疫之同于热疫也。审其为热疫，必宗其法，又可曾亦论及。近惟王清任知之。即麻疹亦多因热疫之气而发，故治法亦与温疫相埒。习幼科者，于温热暑疫诸症因，不可不细心研究也。总之书不在多，在乎精。苟能于此四种，明辨笃行，融会贯通，则于痘疫，已得其要矣。今承下问，容敢实告，愿与吾兄一商榷之。

廉按：疫痘夹痏，较寻常痘疫为难治，以其实中夹虚，虚中夹实也。况痘已发齐，多不起胀，正聂久吾所谓出齐后，当起胀而不起胀，则浆不行，而五陷之症作矣。所谓五陷者，如痘稠密，晕红紫，而顶陷下，紫陷也。甚则晕脚干枯，中有黑脐，而成黑陷，此毒热炽盛，蔽其气，凝其血而陷也。若痘出稠密，色淡白，根无红晕而顶陷者，白陷也。甚则迟一二日，转为灰陷，此血气虚寒，不能运化毒气以成浆，故陷也。又有一种痘，颗粒通红，成血泡而不成浆，此气虚不能统血，而血反上居气位也。血泡失治，则气愈虚而为血陷。此案实为血陷之证，初方出奇制胜，妙在三血合用。鸡冠居至高之分，取其阳气充足，痘顶不起者，须此透发。但系盛阳之品，故加豕蚓等血为佐。豕，阴畜，尾又居至阴，凡血皆热，惟此清凉。尾善动，故尤活血。地龙善窜，活血通经，能引诸药直破恶毒所聚之处，且鸡冠提浆，升表治上。猪尾性动，入里治下，二者更有上下表里兼顾之妙。服后速奏特效，洵非虚夸。迨至浆足结痂，忽发牙痈，虽属应有之变症，而内服、外敷二方，尤为中的。案后说明，足见学有心得，症多经验，非老成练达者不能道。至若应用书籍，如上述四种外，又有《祝氏痘科良方》，简当切用，后之学者，不可不浏览也。

天痘夹痈案

陈务斋（住梧州四方井街）

病者 陈火土，年四岁，住广西容县。

病名 天痘夹痈。

原因 素因胎毒未清，食乳不洁，乳母常抱肿黄之疾，湿浊遗传，常发疥疮。诱因天花痘流行，毙者甚众，空气不洁，口鼻吸受，直接传染。

症候 全体发热，二三日发现痘粒遍体。再二三日，则现结板凹陷，形似蜂窝，黑暗干壳。数日无运水浆，全体大热，烦躁渴饮，气粗喘逆，人事昏迷，谵语。手左右曲池、足膝左右及胸背起痈十余枚，大如桃子，黑暗坚硬。

诊断 左右脉浮数无力，脉症合参，定为锡版蜂窝痘兼痘痈症也。由痘疫微菌飞扬，口鼻吸受，直接传染，直中血分，与胎毒连合，急走皮肤，发泄泡粒。时中气虚弱，不能运浆灌脓，而毒内陷，蕴聚经络，流于骨节之间，发而成痈。前医以托里透脓，不独不效，反至燥渴，神昏谵语，而痘转黑黯，骨节起痈，势成危急不治之症。病家恳求甚切，不得已勉为设法。

疗法 汤剂用败毒饮子加减，取生地、红花、赤芍，凉血生新为君；黄连、犀角、羚角、莲心，清心肝火为臣；银花、牛蒡、连翘，败毒去瘀为佐；升麻、粉葛、木通，升发疏通为使。接连二服，并用锡器煎水洗后，谵语已除，人事已醒，体热已退，渴饮已止。痘新不黑，起而不陷。诊脉左右缓弱，又用保元汤加减，取其补气升提，活血生新，运脾和胃，托里运浆。连三服后，痘已运浆起顶，由首至足，逐渐成熟。又用胃脾汤加减，取其益脾和胃，安心宁神，活血补气。一连数服，逐渐结痂。惟左右手曲池，并膝背胸之痈未散。又用八珍汤加减，取其托里透脓，活血补气。连十余服后，而痈已溃破流脓水，腥臭异常。又用外洗茶甘败毒汤，则脓水已净，惟痈溃深七八分，难已结痂。又用十全大补汤，取其大补气血，生长肌肉。然后月余，始得肌肉结合，数月方能步履如常。

处方 败毒饮子加减方

生地黄三钱　西红花钱半　赤芍钱半　川黄连钱半　连翘二钱　羚羊角一钱　莲子心三钱　银花二钱　牛蒡子三钱　升麻五分　犀角尖七分，磨　粉葛根一钱　木通七分

煎服。

又方 保元汤加减方

东洋参三钱　贡白术二钱　当归身三钱　生黄芪三钱　生甘钱半　紫草茸钱半　金山虾五钱　大黄豆六钱　云茯苓二钱　红花七分

又方 胃脾汤方

贡白术钱半　远志肉钱半　酸枣仁一钱　破麦冬二钱　五味子钱半　白归身钱半　东洋参二钱　北沙参钱半　辰茯神三钱　粉甘草一钱　广陈皮七分

又方 八珍汤加减方

当归身二钱　生白芍二钱　生地黄四钱　川芎劳一钱　大防党四钱　贡白术二钱　云茯

苓三钱　粉甘草一钱　川贝母二钱　酸枣仁一钱

煎服后，去川贝、枣仁，加黄芪、肉桂，即十全大补汤。

又方　洗茶甘败毒汤

当归身三钱　银花蕊四钱　陈茶叶三钱　粉甘草四钱　紫草茸三钱　五倍子[1]三钱　片红花二钱

煎汤洗。

效果　五日全体痘新不黑，起顶不陷。十日结痂。三十日痘痈脓水已净。四十日结痂，食量已进。三月步履如常，元气复旧。

廉按：痘发夹疹者毒轻，夹瘟者毒重，夹疔痈者毒尤重。此案痘疮并发，气血交蒸，方用败毒饮子，清营活血宣气透肌解毒，五者兼用，使热毒得伸越而达表，则内外有所分消，不致蹈陷痘闷痘之险。然犹恐四岁孩儿，气血不足，升散太过，或成表虚；清凉太峻，或成冰硬。故接方即改用保元汤加减，助气和血。以痘之始终，全凭气血为之主也。其余两方，亦皆稳切，非于痘科多所实验者不办。

痘毒攻心案

李伯鸿（住汕头仁安里）

病者　温和德，年岁半，暹罗图书印务公司温士贞之子，住行街德邻里。

病名　痘毒攻心。

原因　孩体壮盛，感染痘疫。前医温补太过，致痘疮黑陷，毒气攻心。

症候　痘顶黑陷，额上痘烂，失音不乳，咳喘腹泻，咬牙寒战，已危在旦夕。

诊断　额为心阳，痘毒攻心，故额上痘疮烂。失音不乳，因痘毒停蓄肺间，炎火冲上，闭塞咽喉，不能纳乳，甚至失音。肺气不能下达胃中，又有疮腐烂，故便下黑豆汁。本属不治之证，病家再三哀求，因血心想救治法。

疗法　患者危在万分，若用煎剂，缓不济急，且散又不能下，因想得一法，急用

---

〔1〕五倍子：原书刻作"五棓子"，今按通用名改。

熊胆浓液，以解心毒而止便泻，继则以透解血毒，清肺化痰之品。

处方 真金丝熊胆二分、汽水小半杯，以清洁指头，乳融为液。

初方 黑犀角三分　桔梗三分　生甘草一钱　葶苈子钱半　杏仁一钱　连心麦冬一钱　射干钱半　牛蒡钱半　当归尾六分　童便一钟，冲　莲子心廿支

次方 羚羊角三分　瓜蒌皮钱半　麦冬一钱　花粉钱半　桔梗五分　生甘草一钱　牛蒡子钱半　归尾六分　赤芍七分

三方 北沙参三钱　阿胶珠八分　云茯苓钱半　川贝母一钱　陈皮五分　甜桔梗五分　炙甘草五分

效果 熊胆汁入，即吐热痰半碗，声出。再灌二次，思乳，泻止。服后列数方各二帖而愈。迄今该儿健壮，痘痕亦少，无麻子相。其父在暹感余劳，由暹寄回"儿科圣手"匾赠余。

廉按： 痘毒攻心，十难救一。今观此案，血热太盛，上蒸心肺，故用苦寒咸降，清营解毒而幸全，非真痘毒直攻心脏也。然岁半婴儿，得此危证，不救者多，勿谓此法定能获效焉。

时疫水痘案

何拯华（住绍兴同善局）

病者 蒋四九，年二十一岁，业商，住本城南街。

病名 时疫水痘。

原因 初夏湿热当令，水痘盛行，感染风热而发。

症候 初起见点，状如真痘相似，尖圆而大，内含清水，身热二三日而出。面赤唇红，眼光如水，喷嚏咳嗽，涕唾稠黏。

诊断 脉右软滞，左浮弦数。舌尖边红，苔腻，微黄。此时行水痘也。发于脾肺二经，由湿热酝酿而成，感风逗引而外发也。

疗法 先与疏风化湿，以透发之。荆防败毒散加减。

处方 荆芥_{钱半} 川芎_{五分} 羌活_{七分} 浙苓皮_{钱半} 桔梗_{八分} 防风_{一钱} 枳壳_{一钱} 白芷_{八分} 新会皮_{八分} 生甘草_{四分}

次诊 一剂即遍身起胀，但不灌浆，亦不作脓，身热已轻，面唇淡红。惟咳嗽痰多，口腻胃钝，四肢倦怠。脉右仍滞，舌红苔黄腻。此风邪去而湿热尚盛也。治以辛淡芳透，吴氏四苓汤加味。

次方 赤苓_{三钱} 泽泻_{钱半} 光杏仁_{三钱} 竹沥半夏_{三钱} 前胡_{钱半} 猪苓_{二钱} 广皮_{钱半} 生苡仁_{四钱} 丝通草_{一钱} 桔梗_{八分}

三诊 二剂后身热已除，痰嗽亦减，胃动思食，大便通畅。惟心烦少寐，溺短赤涩。舌红苔薄，脉转沉数，左尺尤甚。此痰湿轻而伏热独重也。治以清心利溺，导赤散加减。

三方 鲜生地_{四钱} 汉木通_{一钱} 赤苓_{三钱} 淡竹叶_{钱半} 小青皮_{六分} 小川连_{六分} 生甘草细梢_{七分} 滑石_{四钱，包煎} 焦山栀_{二钱} 灯心_{二分}

效果 连服二剂，神安溺利，后以饮食调养而痊。

廉按：时行水痘，西医谓之假痘，与真痘似同实异。往往但为水疱，而不成脓疱。其热度于痘发之时，即降为常温，不再升腾。痘疱亦早就干固，不复有瘢痕之遗留。痘疮之中，凡属假痘，其预后必良。若已种牛痘者，纵罹本证，亦惟发假痘最多，发真痘甚少。故痘疫之预防法，以种牛痘为必要。此案叙证清切，治法恰当，方亦轻稳。

妊痘案

孙少培（住南京仓巷）

病者 前清候补道陈公子声之次媳，年十七岁，住南京湘军公所。

病名 妊妇痘。

原因 新婚后，月事愆期未至，忽发热腰腹痛。前医以停经兼感冒治，乃病未轻减，而痘点萌芽。

症候 灼热气喘，谵语烦渴，坐卧不宁，腰腹疼痛不已。妊娠三月，忽然漏下，见痘稠密如鱼子，色紫黯弗荣。

诊断 脉右滑数搏指，左甚弦数，舌红兼紫，苔黄腻。凭脉参症，此血热毒壅之险候也。凡痘欲萌芽，固多发热，今发热而腰腹疼痛，又非寻常之痘症，发热可比，更兼三月妊娠，倏然漏下，若仅以寻常治痘之法治之，犹南辕而北辙也。审视周身痘点密布如痱如，色似胭脂，热如火烙，此毒火之现于外者。至谵语发狂，大渴大饮，干呕便秘，此毒火之壅于内者。浑身痛楚，腰如被杖，此毒火之留于筋骨间者，古人所谓"毒攻百窍"是也。当以主治方法相告。陈公作色而言曰：聂久吾云，疹要清凉痘要温，且孕妇出痘，安胎为主。乃详告以《内经》论妇人重身，有大积大聚，其可犯也。及有故无殒，亦无殒也之义。况费建中论治痘，有云：轻者不治自愈，缓者从容可图，重若忽而必败，急若懈而何追。又云：痘症恶极，剂虽至重，毒其受之，毒解而胎自安矣。斯症因毒壅于胃，则呕恶不眠，毒锢于脾则便秘腹痛。若泥于孕妇百病首安胎一语，任毒火蔓延而不治，未有不伤及胎元者也。陈公闻是语首肯者。再爰用费氏必胜汤加减为法。

疗法 首当清解血毒，故以生军为君；以生地、紫草、桃红、归芍为臣，取其有凉血、生血、活血、破血之功；佐以紫花地丁、人中黄、牛蒡子，透毒败毒；使以荆芥、木通，疏散血中伏火，导热下行，蝉衣、楂肉，松肌透达，再加无地不透之地龙为引。

处方 细生地四钱　紫草二钱　赤芍钱半　紫花地丁三钱　牛蒡子二钱　蝉衣一钱二分生山楂肉三钱　当归三钱　红花八分　桃仁泥二钱　木通一钱二分　人中黄一钱二分　荆芥穗钱半　锦纹大黄四钱，后下　白颈地龙即蚯蚓，七条

效果 服一剂，午后复诊，腹中辘辘有声，欲作大解，而未能剧解。爰用珠黄散四分，荸荠汤和服。有顷即得大解甚畅，继下溏解及水粪三四次。壮热即退，安睡数小时始醒。复诊，陈公喜形于色曰：我家新妇有命矣。服君之方，不独百病消除，胎亦见安。视之果然，以后悉用凉血化毒之剂，居然依期胀灌，至成痂落靥，均安然无恙。次年生一男。

廉按：娠妇出痘，平顺轻松者，以安胎为主，兼治其痘，是百病以末治之之谓

也。安法不外乎保脾养血，宽气道，清子宫等项。然放标时，则以宽气为重，而带升发。气松则痘亦易透，升发亦无碍于胎，为两全无害之道。起齐候则以清子宫为重，而带凉解。清则与痘适宜，凉解与痘适合，有并行不悖之妙。行浆时，则以保脾为重，而带排脓。痘之成脓本于血，血之根本出于脾，保脾为催浆之基础。回浆时则以养血为重，而带敛阴。胎之所养，全赖乎血，血之所有，皆耗于浆，补血自得阴收之义。然此盖语其常，非所以论其变也。藉令痘犯枭毒烈火，血受其殃者，如紫艳矾红等色，失血内瘀等症。气受其虐者，如贯珠攒聚等形，躁乱燔热等症，势必制其亢，攻其毒，令气血归于和畅，乃得化而成脓。若泥于百病且安胎，惟知胎以血养，血以脾统，而不治其毒，必得胎前之毒。不治而自解则可，否则任其燔灼，听其内攻，可有身外之胎乎。如痘症本轻，妄投重剂，胎必受之，胎损则母亦随之矣。若痘症恶极，剂虽极重，则毒受之，毒解而胎自安矣。此案治枭毒烈火之疫痘，放胆用费氏必胜汤，去芦根、葛根、青皮，加人中黄一味，非胆识兼全者，不敢用此猛剂。且方中大黄、桃红、通芍，病家皆知为堕胎之药，往往易滋口实。然病当吃紧关头，不急急于对病发药，则母命必不可保，遑论胎元，岂有母先亡而胎元可保之理？如阳明热实，则膏黄必不可缺。容有大府通调而胎不碍者，即使堕胎，亦是两害取轻，当为达人所共许。惟俗子不知此中缓急，则必明告之而听其从违而已。若不明言于先，而欲权术以冀得一当，则必有窃议于其后者。且亦有胎先堕而母命随之者，更必授谤愿者以口矣。此守经行权，各有其分，尤行道者之所必不可忽者也。

产后痘证案

孙少培（住南京仓巷）

病者 邓某氏，年三十三岁，造币厂工人邓桂生之妻，住南京施家巷。

病名 产后痘证。

原因 新产后眠食如常，逾半月忽然发热，自以为感冒，用姜葱汤取汁，继见痘发颇重，照治痘方法治之，无效。

症候 见痘十日，例届回期，乃痘不起发，更不食不眠，喉息见痰声，四肢动则发战，恶露极多，色极淡，语言微细，已有脱象。

诊断 脉浮大，按之豁然，舌质淡红胖嫩。此阴血大亏，阳气外脱之危候也。凡痘症至十朝，已届成熟之期，既未见浆，且未大壮。费建中云：顺症常不及期，逆症常过期。徐灵胎氏以为痘至八九旬日以外，无浆则里毒不化，必至呛哑，瘙痒，痰涌，不食，眼开。审察斯症，逆象固见，虽语言低微，尚未至音哑闷乱，且大解亦未见泄。翁仲仁有"塌陷咬牙便实，声清犹可治"之论可征焉。前医断断以起发托浆为急，固未可厚非，然产后气血两虚，气虚焉能制毒外化，血虚焉能载毒成浆？此一定之理也。乃连日所服药饵，非行气即化血，实犯《内经》"虚虚之戒"，以致恶露日多，而色愈淡，不食不眠，四肢动则发战，是虚象毕露矣。即论产后普通治法，恶露少者固当行血，恶露多而色淡者，则当从补。张石顽谓：产后半月十日之间，适遇出痘者，此气血新虚，必以大补气血为主。旨哉斯言！古人又有胃得补则纳，脾得补则行之说。若拘拘于痘症非浆无以化毒，要知补正即所以胜邪，不能通权达变，又何藉乎医哉！况翁氏原有大虚少毒之说，足为后世法。

疗法 汤液疗法。用参、芪补气，归、地补血为君；鹿角胶补阳，阿胶补阴为臣；茯神安神，冬术补中，甘草健脾胃为佐；杜仲、续断入肝肾，为产后要药，用以为使；再加桂元肉甘温补血为引。

处方 潞党参五钱　清炙芪三钱　当归三钱　大熟地三钱　鹿角胶三钱　陈阿胶三钱，二胶用甜酒炖化，和服　焦冬术三钱　朱茯神三钱　川杜仲三钱　续断三钱　桂圆肉一钱，为引

效果 上药浓煎，去滓温服一剂，次日即安睡思食。又二剂，恶露见少，头面见浆，四肢痘亦壮起。复诊，去鹿角胶，加柏子仁二钱，远志二钱。又二剂，食饮较旺，绕唇成痂，正身亦略含浆汁，恶露已净。即于原方加金银花三钱，浸至痂落收功。

廉按：产后出痘，多属虚证，前哲每用保元合四物汤加减。此案处方大旨相同。妙在鹿驴两胶，阴阳并补，较之专补气血者，奏效尤捷。其诊断亦颇有发明，足见研究功深。

产后疫痘案

汪竹安（住绍兴断河头）

病者　鲍乡谷君令媳，年二十岁，住本城前观巷。

病名　产后疫痘。

原因　妊娠挟感化痘，热迫即产。

症候　身热口燥，呓语兼悸，头腹俱痛，恶露淋沥。

诊断　脉数，舌苔满布白腻。病势方张，最防瘀热上冲。

疗法　先开肌腠，分消瘀滞为首要。

处方　升麻四分　生甘三分　炒牛蒡二钱　光桃仁三钱　桔梗一钱　陈皮六分　防风八分　枳壳钱半，炙　竹沥半夏钱半　佛手片八分

服两头煎。

次诊　产后患痘，咽门梗滞，咳嗽更甚，面颊微肿。苔白脉数，恶露呓语，悸动较少。治以达表托里。

次方　西紫草四分　大腹皮三钱　酒炒当归钱半　杜红花三分　防风八分　光杏仁三钱　佛手花四分　白黏米四十九粒　桔梗八分

三诊　已起淡黄薄浆，昨有紫痘夹杂，今已退去，胃亦思纳。咽门尚属红肿，大便未下。数脉较减，舌苔两边微带红润，惟白腻未祛。治以升透痘毒，扶助气血为先。

三方　米炒文玄参钱半　清炙甘四分　炒枳壳钱半　陈皮六分　生炙绵芪各八分　蒲公英二钱　广郁金二钱，生打　象贝三钱　佛手花五分　生藕肉一两　桔梗八分　通草钱半

四诊　咽门红肿稍退，腭上舌肉连带有痘，痘浆尚属黄薄。因新产血虚，且恶露未完，气血较耗。脉数大减，舌苔红白相兼。治以调和气血，充灌痘浆。

四方　细生地炭三钱　清炙甘三分　浙茯苓三钱　生炙绵芪各六分　酒炒当归二钱　文玄参钱半　陈皮六分　炒枳壳钱半　紫花地丁二钱　大腹皮三钱　丝通草一钱

五诊　黄浆尚未充灌，神门仓库不阖，肌肉焮赤，血热极重，悉因产后去血过

多，以致行浆滞钝，咳痰微黄夹血。惟胃较健，脉象舌苔如昨。治以滋营养阳。

五方 别直参一钱 云茯苓四钱 抚芎五分 杜红花五分 陈皮六分 炙绵芪钱半 清炙草四分 炒枳壳钱半 酒炒当归二钱 绛通八分

六诊 昨进滋营养阳方法，面肿渐退，痘浆全躯充灌，回期一至，微发蒸热，即能结痂消回矣。惟气津血液较亏，大便虽下不畅。脉象微数，舌苔润。治以养阴润肺。

六方 东白薇钱半 京川贝一钱，去心 忍冬藤三钱 生甘梢三分 炙橘红五分 赤芍钱半 绛通八分 炒丹皮钱半 瓜蒌皮二钱 细生炭地三钱

七诊 上部渐渐消回，四肢以及中下，痘皮已现皱纹。大便溏畅，胃气日健。脉象尚数，舌质亦润，白腻苔纹全退。病已渐趋顺境，大势无妨。治以清营分，化余毒善其后。

七方 根生地三钱 炒楂肉三钱 赤苓三钱 炙百部钱半 大腹皮三钱 赤芍钱半 盐水炒知母二钱 新会皮六分 新绛钱半 全当归二钱，酒炒 炒银花三钱

效果 连服三剂而痊。

廉按：产后疫痘始发，欲其透，继则欲浆满，挟瘀者兼活血，无瘀者须养血。此案先后七方，大旨如斯，方皆稳健适当。

第十三卷 时行瘄疫病案

春温时瘄案

周小农（住无锡）

病者 荣成鳌次子，年八岁，住锡山。

病名 春温时瘄。

原因 素因先天不足，九月而产，平日肝旺，或目赤牙痛。现因暮春瘄疫盛行，

传染而得。

症候 瘄未齐而已回，热经二旬有余，颧红目干，鼻燥口渴，咳痰韧黄，必须以手探取，暮则气逆不舒，懊烦少寐，鼻不觉暖，按腹脐则甚痛，溲短而赤，便艰不爽，耳聋有脓。

诊断 脉数而重按无力，舌绛，苔有白糜。此由温邪夹痰夹积，留恋熏蒸，热久伤阴，痧瘰堪虞。

疗法 宗吴鞠通法，以兜铃、天冬、焦栀、丹皮、杏仁、贝母、枇杷叶、冬瓜子、芦茅根等肃肺清热为君，玄参、生地、石斛、沙参、茯神生津安神为臣，兼以珠粉、雄精月石、辰砂、竹沥、梨汁、萝卜汁等化痰润下为佐。

处方 马兜铃一钱　淡天冬一钱　焦山栀一钱　牡丹皮一钱　光甜杏仁各一钱　浙川贝各一钱　玄参二钱　细生地二钱　鲜石斛钱半　北沙参二钱　辰茯神钱半

先用鲜茅根一两去衣、活水芦根一两去节、鲜枇杷叶一两去毛筋净、鲜冬瓜子一两，四味煎汤代水。

另方 濂珠粉、制雄精西月石、飞辰砂各一分，研和。用竹沥、梨汁、生萝卜汁各一瓢，重汤炖热，候温送下。

次诊 服二剂，得眠颇安，大便初坚黑、后溏，气逆已平，痰仍韧黄，鼻柱已暖，窍仍干，晡热尚久，则增烦懊，余热熏蒸，五液均干，脉数苔糜，尖红而碎，此因稚体阴气素亏，去腊少雪，目赤甚久，即其机倪。再存阴退热，清化热痰而止蒸糜。

处方 鲜沙参二钱　鲜石斛二钱　鲜生地三钱　淡天冬一钱　玄参三钱　原麦冬一钱粉丹皮钱半　冬瓜子三钱　肥知母二钱　花粉钱半　光甜杏仁各钱半　枯黄芩一钱　玉泉散二钱，包煎

先用活水芦根、鲜茅根、鲜枇杷叶各一两、鲜淡竹叶三钱，煎汤代水。

另方 濂珠粉、制雄精各一分，川贝三分，共研和。仍以竹沥、梨汁、莱菔汁各一瓢，炖温调服。

三诊 连服三剂，舌糜渐化，身热得畅汗而解。惟便复闭，原方去枯芩、花粉、玉泉散，加金沸草包煎、紫菀各一钱、火麻仁钱半、鲜首乌钱半、瓜蒌皮三钱。

四诊 进两剂便复解，热清而苔糜净，颧红除，两目润，鼻生涕，咳大减，痰亦少，耳略聪，脓亦止。惟里热掌灼，脉静转细，舌红布新苔，可进养阴以善后。

处方 川石斛二钱　细生地三钱　鲜首乌钱半　淡天冬一钱　原麦冬一钱　玄参钱半粉丹皮一钱　苏百合一钱　天花粉一钱　火麻仁钱半　甜杏仁钱半　冬瓜子二钱鲜枇杷叶四钱，去毛筋净

效果 三剂而里热净，胃气醒，日渐向愈而复元。

廉按： 痦为麻疹之俗称，浙江名瘄子，江苏名痧子，名虽异而治则同。必先察乎四时之气候，随其时气之胜复，酌以辛胜，或辛凉，及甘凉苦辛，淡渗咸寒等法，对症发药，随机应变。名其病曰时痦者，以其因时制宜，辨其为风温，为湿温，为暑湿，为燥热，为伏邪，仍以时感法清其源耳。

风温时痦案

何拯华（绍兴同善局）

病者 俞四姑，年六岁，住绍兴昌安门外瓦窑头。

病名 风温时痦。

原因 暮春暴热，肺感温风而发。

症候 头痛身热，恶风自汗，继即头面项下均见红疹隐隐，咳嗽气逆，神烦少寐。

诊断 脉右浮滑数，左浮弦，舌边尖红，苔薄白。此叶天士所谓"温邪上受，首先犯肺，热入孙络"而成疹也。

疗法 从上焦治，以薄荷、蝉衣、牛蒡、连翘辛凉散风为君，桑叶、银花、蒌皮、箬叶轻清透疹为臣，佐以前胡，使以桔梗，开降疏达以宣畅肺气也。

处方 苏薄荷八分　净蝉衣七分　炒牛蒡钱半　青连翘钱半　前胡一钱　济银花一钱瓜蒌皮一钱　冬桑叶钱半　青箬叶三钱　桔梗六分

效果 二日疹虽透足，而咳甚气急，口渴引饮。原方去薄荷、蝉衣、桔梗，加生

石膏四钱、知母二钱、甜梨皮三钱、枇杷叶五钱。连进二剂，至第五日，热退身凉，气平咳减。前方再去石膏、牛蒡、前胡，加川贝二钱、鲜石斛二钱、蔗浆两瓢。连服三日，咳止胃动而痊。

廉按：小儿风温发疹，四时皆有，而以春冬两季为最多。其病从传染而来，吾绍谓之时瘄，又称麻疹；苏州谓之痧子，又名疹子。暇时遍查字典，并无瘄字，《辞源》谓痧为麻疹之俗称。余谓：瘄亦麻疹之俗名。名称因地方而异，方药以因证而殊，同一时瘄，当按四时法治，春时用春温法，夏时用暑风法，秋时用秋燥法，冬时用冬温法。初起用辛凉开透法，液燥者佐甘寒，如鲜生地、鲜茅根之类，挟湿者佐淡渗，如生苡仁、浙茯苓之类，火盛者佐咸寒，如犀角、羚角、金汁之类。至于俗传单方，如棉丝线、樱桃核、铜板草纸等，最为大忌。奉劝病家，切勿以最怜爱之婴孩，断送生命于有百害无一利之土方也。此案风温时瘄，理当用春温法治。方亦轻清灵稳，从叶法脱化而出。惟牛蒡子为透发瘄疹之要药，若初起作呕者，用之呕更甚。然经谓"在上者，因而越之。"风痰呕出，瘄反出透，亦不必怕。若怕其呕，加白蔻仁三四分，即不呕。大便泻者，儿科方书皆禁用，以牛蒡子多油，善能作泻也。然瘄将出而作泻者，不药可愈，亦不必禁。若瘄后水泻，用甘寒复以淡渗，加银花炭最妙。慎勿用温热提补，如理中汤等，误用反危，往往咯血、便血，不可救药矣。

风温疫痧案

孙少培（住南京仓巷）

病者　夏玉笙之女公子，年二岁，凤阳关司事，住南京土街口。

病名　风温疫痧（即疹）。

原因　因乳食不济，饲以牛乳，又酷嗜香甜之品。风温病头面见痧，服升达剂转剧。

症候　风温七八日，热壮无汗，昼夜烦躁，饮水无度，两足逆冷，腹痛胀，得泻稍松。少顷又胀，痧点仅见于头面，自颈以下无点，气喘鼻煽，喉音干涩，血上溢。

细视其面部痧点，干红焦萎，有退缩之象，周身全无点粒，身半以上发热，身半以下冰冷，腹膨气喘，目瞑眵多，鼻血咯血，时而索饮，时而下利。昼夜如是，不能安枕，逆象已见。

诊断 脉细数少神。审察前医所用方剂，类皆升发药品。费建中氏有云：放点时而升发者，理也。执升发于放点时者，障也。盖痧症本由热邪遏郁所化，古人谓"痧本于阳而生于阴"。《内经》曰："阳主天气，阴主地气。"本乎天者亲上，本乎地者亲下。今痧点但拥于头面，而不见于正身，是但亲其上而不亲其下，用药仅执一升发为不二法门，是不明剥复之道也。《经》云："亢则害，承乃制。"又曰："病在上，取之下。"症势本属棘手，所幸两手之脉尚不散乱，而所见逆象，纯是药误，尚有一线生机。欲挽救此症，犹逆水行舟，有稍纵即逝之势。用大剂凉血清金之品，以冀挽回于万一。

疗法 汤液疗法，鲜生地有凉血止血之功，用以为君。生石膏、黄芩有涤热清金之妙，均属肺家要药，肺与大肠相表里，用以导热下行为臣。玄参清热解毒，栀子能去曲折之火，用以为佐。夏枯草能开火府之闭，用以为使。外加梨汁、藕汁各一酒杯，并鲜生地汁和人，缓缓喂之。

处方 鲜生地半斤，榨汁，和服　生石膏一两，研细　黄芩二钱　玄参四钱　黑山栀三钱　夏枯草三钱　梨汁藕汁各一酒杯，和服

效果 上药分为数次，频频灌之。服药甘之如饴，甫及半，躁乱略平。次晨药已灌完，便能熟睡，至日中始醒，知索乳。视其正身，痧点甚密，两足转热，亦有点。复诊，举家欢慰，视为奇事。拟一清化之方，为之调理。越数日痊愈。

廉按：叶氏谓：春令发痧从风温湿，夏季从暑风、或从暑湿，秋令从热烁燥气，冬月从风寒、或从冬温。痧本六气客邪，风寒暑湿，必从火化。痧既外发，世人皆云邪透。孰谓出没之际，升必有降，胜必有复。常有痧虽外发，身热不除，致咽哑龈腐，喘急腹胀，下痢不食，烦躁昏沉，竟以告毙者，皆属里证不清致变。须分三焦受邪孰多，或兼别病累痊，须细体认。此案风温疫痧，当以辛凉开肺为首要，乃服升达剂转剧者，大抵前医执用古方，如升麻葛根汤、荆防败毒散等，升散太过，痧毒上冲，以致喉干气喘，鼻衄咯血，面部痧点、干红焦萎，变症蜂起。方用大剂凉血清

金，力图挽救，处方固属雄健，诊断多所发明，真胆识兼全之佳案也。

夏热瘟疹案

张锡纯（住天津）

病者 友人朱贡九君之哲嗣文治，年五岁，住奉天北关。

病名 夏热瘟疹。

原因 素有心下作疼之病。于庚申立夏后，因传染而出疹，贪食鲜果。

症候 周身壮热，疹甚稠密，咳嗽喘逆，气粗喉疼。

诊断 脉甚洪数，舌苔白厚。知其疹而兼瘟也。

疗法 因前一日犹觉作痛，不敢投以重剂，姑用辛凉轻剂以清解之。

处方 生石膏六钱，捣细　玄参六钱　薄荷叶一钱　青连翘二钱　蝉蜕一钱

次诊 晚间服药，至翌日午后视之，其热益甚，喉疼，气息甚粗，鼻翅扇动，且自鼻中出血少许，有烦躁不安之意。不得已，重用石膏为君，仍佐以发表诸药。

次方 生石膏三两，捣细　玄参四钱　原麦冬四钱　薄荷叶一钱　青连翘三钱

三诊 翌日视之，则诸症皆轻减矣。然余热犹炽，其大便虽下一次，仍系燥粪。询其心犹烦热，脉仍有力，遂于前方凉解药中，仍用生石膏一两。

效果 连服两剂，壮热始退。继用凉润清解之剂，调之痊愈。

说明 疹证多在小儿，想小儿脏腑间原有此毒，又外感时令之毒气而发，一发则表里俱热。若温病初得之剧者，其阳明经府之间，皆为热毒所弥漫。故治此症，始则辛凉发表，继则清解，其有实热者，皆宜用石膏。至喉疼声哑者，尤为热毒上冲，石膏更宜放胆多用。惟大便滑泻者，石膏、知母皆不宜用，可去此二药，加滑石一两、甘草三钱。盖即滑泻亦非凉证，因燥渴饮水过多，脾胃不能运化故也。故加滑石以利其小便，甘草以和其脾胃，以缓水饮下趋之势。若其滑泻之甚者，可用拙拟滋阴宣解汤（滑石一两包煎、甘草三钱、连翘三钱、蝉退三钱去足土、生杭芍四钱、淮山药六钱生打）既可止泻，又可表疹外出也。然此症最忌滑泻，恐其毒因滑泻内陷，即无力

托毒外出矣。是以愚用大剂寒凉治此等证时，必分三四次徐徐温饮下，俾其药长在上焦，及行至下焦，其寒凉之性已为内热所化，自无泄泻之弊也。而始终又须以表散之药辅之，若薄荷、连翘、蝉退、僵蚕之类。如清疹汤（生石膏一两捣细、知母六钱、羚羊角二钱、金线重楼三钱切片、薄荷叶二钱、青连翘二钱、蝉退钱半去足土、僵蚕二钱、鲜苇根四两活水中者更佳，先煎代水）则火消毒净，疹愈之后，亦断无他患矣。至若升麻、羌活之药，概不敢用。

廉按：张氏自述云：此症初次投以生石膏、玄参各六钱，其热不但不退，而转见增加，则石膏之性原和平，确非大凉可知也。至其证现种种危象，而放胆投以生石膏三两，又立能挽回，则石膏对于有外感实热诸症，直胜金丹可知。若因心下素有痛病，稍涉游移，并石膏、玄参亦不敢用。再认定疹毒宜托之外出，而多发表之品，则翌日现证之危象，必更加剧，即后投以大剂凉药，亦不易挽回也。目睹耳闻，知孺子罹瘟疹之毒，为俗医药误者甚多，故于记此案时，而再四详为申明，愿任救人之责者，尚其深思愚言哉。观此，则凡属瘟疹，皆由口鼻感染疫气，熏蒸肺胃，故当以清解瘟毒为君，发表透疹为辅，如张氏清疹汤一方，为治瘟疹之良法。案后说明，语多精确，堪为后学师范。

夏热疫点案

钱赤枫（住东台青蒲庄）

病者 沈伯阳子，年未周岁，住东台罗村。

病名 夏热疫点，俗名痧子，亦名疹子，又名麻子，又俗名痧瘕。

原因 五月间发有疫点，解托未透，时匿时现。前医叠治，依然如故。

症候 遍身疫点，红而夹紫，右目㶿肿，身热如灼，神烦喘喝，乳汁不进，大便秘结。

诊断 疫点系六淫之气混淆不分，变为一种疠疫。发是点者，沿门传染，若役使然。《经》云："丑未之岁，二之气，温疠大行，远近咸若。"又云："少阳司天，客胜则丹疹外发。"又云："少阴有余，病皮痹隐疹。"此儿疫点初见，由前医误用燥烈温散，津被热劫，络邪未解，肺胃反受其灾，所以疹点红而夹紫，症变危笃。此时非大队辛凉、苦甘、咸寒，急清肺胃之热，断不能化疫毒于无形，起沉疴于片晌也。

疗法 立进自制瘟疫复生汤，盖疫点久延，枭毒已甚，故用石膏、知母[1]、黄芩、芦根直入肺胃二经，使其敷布于各脏各腑，清其疫热。再以犀角、羚羊、黄连、丹皮、山栀清心肝之疫火；蒌皮、蒌根、贝母、竹叶、竹茹清肌络之热；玄参、麦冬既能清热，又有救阴；单以一味人中黄解其疫毒，使之从浊道而出，共成解疫清热之功。彼时有议其人小药重，请减分两。愚曰：杯水车薪，焉能济事，遂令急煮两头煎，陆续用茶匙灌之。

处方 生石膏八钱　黄芩钱半　犀角四分,磨服　羚羊角四分,磨服　小川连五分　粉丹皮三钱　生山栀三钱　连心麦冬三钱　瓜蒌皮根各三钱　玄参三钱　人中黄三钱　川贝母三钱　竹叶三十片　竹茹钱半

芦根一两，同石膏煎代水。

效果 服前方一剂便通，点色转红，目肿微消。二帖神安，知吮乳，点渐回厴。去犀角、羚羊，加连翘、银花各三钱。接服二帖，去黄连，加赤芍二钱。前后计进石膏八帖，后以此儿祖父禁止用石膏，并止服药，疫毒未清，臑部发痈，溃后服药，调理而愈。

廉按：此即余师愚所谓疫疹，王孟英所谓瘰疫也。方亦从清瘟败毒饮加减，却是对症发药。如病势极重，已成闷瘰者，必先用紫雪，辛凉芳透，始能转危为安。去年冬及今年春，吾绍此症盛行，能用此种方药者，辄多幸全。若初起误服俗传粗草纸、樱桃核、棉纱线等单方者，每不及救。俗方贻误，世反信而用不疑，殆亦劫数使然欤。

---

[1]知母：这味药在其后处方中未见列入。原文如此。

秋温疫痧案

汪竹安（住绍兴断河头）

病者 滕姓男孩，年四岁，住东陈乡。

病名 秋温疫痧。

原因 时痧失潮。

症候 患痧六日未喷，气急口燥，唇赤声嘶，便溏尿短。

诊断 脉数，舌赤。深恐内陷，病变迭出。

疗法 清宣达表以透痧。

处方 苇茎八分　安南子三枚　炒车前三钱　京川贝钱半，去心　鲜竹茹三钱　瓜蒌皮二钱　大力子钱半　青连翘二钱　蜜炙橘红六分　青箬尖三钱

次诊 时痧至七日，尚未得喷，气急口燥，兼有臭恶，涕泪全无，便沫尿短，脉象紧盛，舌肉干赤，最防咬牙痰涌等变症。治以清透营热，开达肺气，犀羚白虎合二鲜加味。

次方 活水芦笋一两、犀角片五分、羚角片八分，三味先煎代水。

鲜生地三钱　鲜石斛二钱　生石膏三钱，研细　生甘草三分　炒知母钱半　大力子钱半　前胡钱半　紫草四分　桔梗五分

三诊 时痧内陷，气急声哑，呕虫，涕泪仍无，神昏呓语，大便较少，脉仍数，舌肉干燥，病势仍凶。仿前法出入以消息之。

三方 肥芦笋一两、银花露半斤，二味先煎代水。

羚角片八分　鲜生地四钱　鲜石斛二钱　生石膏四钱，研细　炒知母钱半　玄参三钱　生甘草三分　西紫草五分

四诊 气急稍平，身热如恒，涕泪仍无，唇舌燥裂，大便不多。深恐痧毒凝结肺胃，陡变内闭外脱，勉拟宣上清中导下，三焦兼治。

四方 蜜炙麻黄三分　生石膏四钱，研细　光杏仁三钱　西紫草三分　生甘草三分　京川贝钱半，去心　紫雪丹二分，冲　小枳实八分　瓜蒌仁三钱　乌玄参三钱　鲜生地六钱

银花露半斤、羚角片八分，二味先煎代水。

五诊 昨药服后，身热气急轻减，惟涕泪尚无，大便未下，舌肉红白相兼，脉象转出细数。病势稍有转机，宗前法减去羚角。

五方 蜜炙麻黄三分　鲜生地六钱　生石膏四钱，研细　光杏仁三钱　瓜蒌仁三钱，杵　鲜石斛二钱　生甘草三分　炙枳实钱半　青连翘二钱　紫雪丹一分半，冲

银花露一斤，代水煎药。

六诊 气急已退，身热亦轻，涕有泪少，便下较多，舌苔色赤。尚有瘄毒留伏，再能发瘄，庶无大碍。治以清胃滋营，解毒透伏为要。

六方 鲜生地四钱　鲜石斛二钱　金汁水一两，分两次煎冲　炙枳实一钱　广郁金二钱，生打　金银花三钱　焦栀子三钱　净楂肉三钱　淡芩钱半

七诊 营热虽减，肝肾起炎，发生咬牙口燥，欲睡不安，苔润脉数。治以清肝胃、救肾水。

七方 鲜大青叶三钱　鲜生地四钱　鲜石斛二钱　淡黄芩钱半　玄参三钱　生白芍二钱　京川贝钱半，去心　炒知母钱半　瓜蒌皮二钱　炒楂肉三钱

八诊 依然身热烦躁，口干咬牙，脉浮数，舌干绛。治以解毒清热。

八方 银花二钱　青连翘钱半　陈皮五分　竹沥半夏钱半　杭菊二钱　桔梗四分　大力子二钱　淡芩一钱　生甘草细梢三分　鲜竹茹三钱

九诊 瘄后伏热，消烁阴液，口干咬牙，牙床兼糜，化为瘄后疳症。脉仍浮数，舌仍兼绛。治以清化胃肝，制火壮水为要。（外用珠黄散敷吹疳患处）。

九方 羚角片八分　玄参心三钱　生白芍二钱　陈山萸二分　丹皮钱半　北沙参二钱　人中白五分，杵　盐炒麦冬钱半　鲜石斛钱半　杭菊二钱

十诊 咬牙告退，身热亦除，鼻有涕来，牙肉尚兼糜肿，苔肉滋润，脉象数减。病无所碍，看护谨慎，静以调养可也。治以增进胃液，清化伏热。

十方 鲜生地四钱　鲜石斛二钱　北沙参三钱　生白芍钱半　通草一钱　金银花三钱　炒知母钱半　大腹皮二钱　生甘草三分

效果 连服四剂，诸症悉除而愈。

廉按：疫瘄变幻不亚于疫痧。此案前后十方，虽皆对症发药，而着力全在二、

三、四、五四方，故能反掌收功，病机治法，赅括已尽，此真扼要制胜，瘰疫之纲领也。

冬温麻疹案

（兰谿中医专校毕业生）何益赞　蔡济川会诊

病者　兰溪中医专校监学沈湘渔孙女，年十三岁，住兰谿城中。

病名　冬温麻疹。

原因　勤于女工，往往深夜篝镫针。髫龄稚阴未充，肺胃阳邪易动，又值冬阳不藏，至节将届，一阳初萌，午夜围炉，以火引火，遂发冬温。初起身热无寒，头痛，咽喉微痛，咳嗽不扬，胸膈气懑。先延某医诊视，授疏风清热降火之剂，以病家告知大便三日不行，径投生大黄二钱，服之泄泻如水，喉痛顿瘳，而头痛益剧，身热尤炽，肺气仍闭，呼吸俱艰。

症候　肌肤色红，麻疹稠密，周身骨节痛痹，不能转侧，支节亦不能屈伸，甚至面目亦浮，手臂肤肿，指掌麻木，不可以握。

诊断　脉数且大，独右寸不显，舌色尖边皆红，中心后根黄苔颇腻。此仲景所谓"太阳病，发热不恶寒者，为温病。"成聊摄注谓"发热不恶寒为阳明者"，此也。查阅某医处方，用牛蒡、射干、桑叶、菊花、丹皮、蓝根、二陈等味，以大便未行，遽加生军若干。服后大便水泄，喉痛虽除，但稚龄真阴尚弱，径与直泻，阴气先伤，阳热浮越，遂令头痛加甚，体热益高，夜不成寐，症情渐剧。盖病在肺胃，法宜轻宣，而乃重浊通府，直攻其下，已过病所，原非正治。二十六日上午，乃招余二人同往视之。

疗法　只宜开宣肺郁，即能透疹解肌，佐以泄热涤痰，便是疏通胸膈，又不可寒凉直折，反致闭遏，药贵轻清，庶合分寸。

处方　瓜蒌皮钱半　白蒺藜二钱　生紫菀二钱　广郁金钱半，生打　浙茯苓钱半　酒炒黄芩钱半　浙贝母二钱　苦桔梗钱半　光杏仁二钱，勿研　焦栀子二钱　广陈皮一钱　路路

通二钱，去刺

次诊 廿六日午后诊视，是日节交冬至，葭管灰飞，阳气萌动，病体应之，势难退舍。午后三时，又偕同湘渔先生往视，正在阳明旺于申酉之交，体热烙手，头痛大剧，体痛且木，不可屈伸，肌肤不仁，腕臂俱肿，十指浮胀，手不能握，红疹稠密，面部亦浮。询得腹背皆红，疹俱满布，惟膝胫以下未遍。脉数且洪，弦劲搏指，右手寸部亦起，唇色鲜艳，有若涂朱，舌尖边深绛，中心后根黄浊之苔皆化，几于全舌殷红，但不燥渴引饮，齿龈红胖，颊车不利，舌本顽木，而颧亦红。可知肺家郁热，已渐透露于肌肤之表，但咳犹未爽，呼吸仍艰，则肺气犹未宣通，而阳明之胃火大炽，痰热互结，且令肝胆阳邪，乘机恣肆，升多降少，互为纠缠。总之冬令久晴，燥火用事，加以客气司天，正值阳明在泉主令，尤助燥金气火，致令肺脏失其清展之权。仲师麻杏甘膏成法，正为是症针对良剂。当援引经方，参合开痰泄壅，兼用喻氏专清肺火之意，倚重黄芩、桑皮清肃肺家燥热，弗疑支节痹著，误投风药活络，反以助桀为虐，庶几击其中坚，首尾自能互应。

次方 陈麻黄五分　生甘草四分　生石膏六钱，研细　光杏仁三钱　天竺黄三钱　陈胆星钱半　枯黄芩四钱　生桑白皮四钱　瓜蒌皮二钱　鲜苇茎五钱　象贝母三钱　焦栀子二钱

三诊 二十七日上午诊视，表热大减，仅未全退，肤肿已减，疹亦渐回，而足部亦已透达，臂腕赤色渐化，头痛未蠲，木火犹潜，身痛未尽，已缓十五，昨宵安眠四小时，大便仍溏，小溲已畅，均是佳境。但肺家呼吸，犹未安和，咳嗽声扬，犹未大爽，则燥金未尽清肃，气火未尽潜藏。脉之弦劲已和，惟滑数未静。舌之红艳已减，而滑泽无苔。盖津液受燥热之累，余焰犹虑复然。大府虽通，而矢气频转，则阳明气结未宣，肠中必有燥矢未去，所谓热结旁流，确有明证。仍当宣展呼吸之机，兼以涤除痰浊，和柔肝木之旺，且以顾护胃津，尤须佐之化滞以助消磨，俾两阳明腑下行为顺，庶能气不升腾，火焰潜降，诸恙渐以即安。若夫脉络未和，痹著未去，则止当偶涉一笔，以为之使，聊助点缀，当能捷登泰境，就我范围。

三方 石决明八钱，生打　金石斛三钱，二味先煎　生紫菀三钱　象贝母三钱　苦桔梗钱半　光杏仁三钱，勿研　炒薤白头二钱　陈胆星钱半　羌活四分　独活四分　瓜蒌皮二钱　陈麻黄三分　生甘草三分　炒神曲二钱　焦楂肉二钱

四诊 二十八日午前诊视，昨方一服，日入夜半，两度更衣，鹜溏之中，夹以坚粒数块，可知宿滞未去，恰符逆料。今虽身热未净，然已退十之八九，咳嗽清扬，颊车便利，呼吸俱顺，满闷胥蠲，是肺金已复清宣之职，痰热俱得泄化。惟胃犹未醒，矢气仍转，腹鸣辘辘，则肠中余滞，尚有留存。且支节犹痛，转侧犹未自如。红疹已化七八，肌肤之浮，犹存一二。此为热邪痹著，络脉未和，脉虽尚数，然较之昨晨已非其比，内热退舍，一望可知。舌红不赤，滑润无苔，亦不燥渴。虽是余热未尽，却非寒凉所宜。只须清宣络脉，以化余邪，仍应稍参导滞，庶乎陈莝去而胃纳来复。

四方 左秦艽二钱 羌独活各四分 全当归钱半 川断肉二钱 宣木瓜钱半 威灵仙钱半 生紫菀二钱 象贝母二钱 瓜蒌皮二钱 海桐皮二钱 桑寄生二钱 焦六曲二钱 焦楂肉二钱 炒麦芽钱半

五诊 二十九日服药后，自思粥饮，身痛渐安，日入时已能转侧，大便又行，仍有坚屎，但支痛未净，尚有矢气。即以昨方去楂炭，又减神曲、麦芽各三之一。连进一剂，身热尽退，头痛胥蠲，肤肿俱消，疹亦全化，起坐便利，肢节皆和，胃纳渐醒，能啜稀粥，但微有燥咳，而不咳痰，脉已静穆，舌滑无苔，自云睡醒口燥，思得茶饮。是胃已安和，惟肺家差有余热，清养肺胃，弗遽呆补，善后良图，已为能事。但尚需暂避肥腻碍化之物，方为尽善尽美。

五方 小生地三钱 象贝母二钱 生紫菀二钱 生桑皮二钱 北沙参二钱 鲜竹茹二钱 柔白前二钱 云茯苓二钱 橘红一钱 生鸡内金钱半 炒谷芽钱半 砂仁壳五分

原支金钗斛三钱，弗炒，擘开先煎。

效果 连服四剂，诸症悉平。胃健神安而愈。

说明 此症在二十六日午后，热势最剧，身痛尤甚。苟以寻常理法言之，未有不大剂清热而兼以通经活络为要务者。然须知此皆麻疹未得透泄之时，所当应有之症，观其咳声不扬，呼吸短促，都缘肺气闭窒皮毛，卫气亦不得宣展，所以麻疹尚未外达，则肤腠壅遏，热势益炽，而脉络亦痹，此肢节疼痛之真实原因。如其专与清凉，必使肺卫之气重其闭塞，麻疹即无透达之望，病变且可翘足而待，祸将立至，安得有功。若此时专与通络，而不知开宣肺卫，则疹既不透，络脉之痹亦不能通。此乃审证图治之最宜明辨处，非泛言见病治病，遽可无投不利者也。惟能开展肺家之闭，而兼以大剂清泄阳明，并清肺火，斯麻疹无遏抑之虞，而诸恙皆迎刃自解。故第二方中，竟无一味通经舒络之药，止求腠理疏通，疹得透泄，亦不患其络痛之不松，最是切中肯綮。所谓以无厚入有间，自然游刃有余，披却道窾。直至二十八日，红疹已回，热解胸舒，诸重要症，均已锐减，而仅有肢节疼痛，脉络尚未和谐。乃始投羌、独、归、断、灵仙、木瓜、寄生等，从事疏络，则贾其余勇，一举手而奏肤功矣。要知临证时，最应识得轻重缓急，然后方寸中乃有主宰，自不为证情所眩惑，胸有成竹，目无全牛，看来四五方已收全功，措置亦属易易，然成如容易却艰辛，恐非老斫轮手，未必如是简捷。迨后同人等初三日复往视之，则已步出堂前矣，谈笑自若，而周身肤蜕，有若麸屑，亦可知此病之不为轻渺矣。

廉按：张山雷君附志：某医第一方，药味轻灵，尚属妥适，惟以耳为目，据述一端，遽投攻下，病轻药重，殊非所宜。犹幸病本温邪，早下不为大害，然因之胸膈益闷，呼吸益艰，未始非表证误下，阳邪内陷，变作结胸之一例。虽此症如麻，在乍病时已有端倪，不以误下结胸而变剧。然设使其人中气本虚，则一下之后，阳陷入阴，麻疹不能透发，害将不可胜言。以此知医家必须自有主张，认定入手方法，断不可人云亦云，姑与周旋，以为迎合计也。至二十六日上午，诊病时虽胸闷已甚，表里之热皆显，未始不合麻杏甘膏之例。然身热犹未大盛，唇舌之红未至装朱，且不渴饮，则石膏犹非针对，麻杏亦嫌峻利，不得不从事于轻灵平淡一途，盖见证治证，分寸只宜如此。不得以午后热盛，而归咎于午前一方之病重药轻，訾为不负责任者也。迨至午后阳明正旺之时，阳热大盛，而肺气犹闭遏不宜，则除麻杏甘膏汤外，必无恰对方法，加以频车之强，舌本之顽，非仅气火上燔，实有浊痰助虐。所以竺黄、胆星、贝母、蒌皮连镳并进。而肤表肿胀，疹色鲜红，小溲不多，气粗且促，是肺为热痹，最是吃紧关头。惟一物黄芩，专清肺火，最为嘉言氏得意之笔，古人成作，可法可师。复佐之以桑白、芦根，借作麻杏之应，斯清肃之力量既专，痰热断无不降之理，而又能宣展肺气，虽是寒凉，不虞遏抑，方与麻疹之利于开发者，绝无矛盾之弊。貌视之，药量甚重，颇不免胆气粗豪，盖亦郑重经营，几经斟酌而后出此，非敢以临床为尝试之计也。至于二十七日处方之时，则证情锐减，骇浪俱平，仅有头痛未除，咳嗽未爽。治宜潜息肝火，清展肺金，蹉步增损，原是寻常理法，殊不足道。惟大便通而且溏，反转矢气，是可知本有宿食，积滞在中。但前手不助运化，遽与攻逐，大府虽通，陈莝不去，选药终是未允。而今在既服生军之后，又不当再投泄剂重耗津液，惟有楂、曲缓为消磨，庶乎导滞而不伤津，此又随机变化，相体裁衣，较量虚实之一定理法。又至二十八日，大便两行，燥矢自去，诸恙俱减，而惟有肢节之疼，尚无捷效。乃始专事于宣通脉络，以收全绩。此症始末，虽病状未至危险，要之前后数方，层次秩序，一丝不乱，故皆随手桴应，复杯有功，可谓一方有一方之应验。历时不过五日，果能以次即安，竟无波折，未始非审症明析，知所先后之效果也。其言如此，可谓发明尽致矣。

冬温疫痧案

袁桂生（住镇江京口）

病者 孙姓子，年七岁，住本镇。

病名 冬温疫痧。

原因 腊月间疫痧盛行，适感冬温而触发。

症候 初起发热恶寒，咳嗽体倦，饮食减少，尚未见有痧点。

诊断 脉缓不数，舌边尖红起刺，苔薄白滑。此冬令寒邪外束，温邪内伏之变证也。

疗法 初用葱豉汤加味，轻清疏解。

处方 鲜葱白三枚　淡香豉钱半　苏薄荷八分　桔梗八分　杏仁钱半　甘草四分

次诊 服后，颈项及胸背等处发现痧点，犹隐约在皮肤间，尚未大现于外也。仍用原方，再进一剂。

三诊 第三日痧大现，胸背、颈项、手臂等处均密布而色红艳，夜间热甚，口渴。遂改用桑叶、金银花等味，清热解毒，活血透痧。

三方 冬桑叶二钱　金银花二钱　光杏仁二钱　益母草二钱　天花粉二钱　川贝母钱半，去心　生甘草四分　青连翘三钱

四诊 第四日热仍不退，舌色红赤起刺，毫无苔垢。遂易方，用地骨皮、生地、沙参等品生津滋液，清化余热以善后。

四方 地骨皮三钱　干生地三钱　川贝母一钱，去心　白茅根三钱，去衣　北沙参一钱　原麦冬二钱　鲜枇杷叶一片，去毛筋净

效果 一服热退神安，舌色亦淡而无刺矣，接服一剂痊愈。

廉按：痧疹初起，无传染性者，谓之时痧，有传染性者，谓之疫痧，疫痧较时痧重而难治。此案初则轻清疏解，使痧毒外达；继则清热解毒，活血透痧，使痧毒肃清；终则生津滋液，清化余热，为此症善后之要法。处方选药，初中末层次井然。

冬温疫痧案

叶鉴清（住上海）

病者 陈男孩，年二岁，苏州人，住梅白格路人和里。

病名 冬温疫痧。

原因 痧子内隐。

症候 发热一候，热壮无汗，痧子隐没，痰多神蒙，烦躁，舌干绛无津，唇燥渴饮，便闭，溺少色赤。

诊断 脉来细数无序，纹色深紫，直透三关。襁褓质弱，邪陷津液已涸，势难挽救，防骤然厥闭。

疗法 温邪痧毒，深入胃腑，劫津烁液。故用石膏、竹叶大剂清胃，生地、石斛生津增液为君，银翘、生草清解痧毒为臣，余如象贝、菖蒲之开痰宣窍，茅根、郁金、葛根透达陷邪为佐使也。

处方 生石膏一两，研细　鲜石斛六钱　连翘四钱　象贝四钱　生甘草五分　鲜生地八钱　生葛根钱半　银花四钱　广郁金钱半　鲜竹叶三钱　茅根肉五扎，去心　鲜石菖蒲一钱

病家情急，药前先服炖温雪水一碗。

次诊 昨药服后，有汗津津，热灼之势已淡，渴饮唇燥烦躁等症亦见退舍，舌仍

绛，尚润泽，大便色黑黏稠，小溲短赤，紫纹较淡，脉至数而有序，能寐饮乳，似有转机佳象。惟质小邪盛，最易传变，治再生津清泄。

次方 生石膏八钱，研细　鲜石斛五钱　连翘四钱　广郁金钱半　鲜生地六钱　天花粉四钱　银花四钱　象贝母四钱　生甘草五分　大竹叶三钱　茅根肉五扎，去心衣

三诊 表热已解，咳嗽有痰，尚渴饮，口气甚重，脉来右滑数，左手较和，右部脉隶属肺胃也，舌红润，紫纹仅至风关，色亦较淡，邪热日退，津液日回，大便畅行，小溲亦长。治再清化肺胃痰热，佐以生津，小心护持，可保无虞。

三方 鲜石斛四钱　川象贝各二钱　冬桑叶钱半　净连翘四钱　天花粉四钱　冬瓜子四钱　光杏仁二钱　金银花三钱　生竹茹钱半　生竹心卅根　茅根五扎，去心衣　芦根一两，去节　鲜枇杷叶三片，去毛，包煎

四诊 脉来数象已和，右寸关尚滑大，咳嗽有痰，口渴喜饮，溺淡黄，大便带溏，舌苔红润，肺胃痰热，犹未清澈。治再生津清化，以肃余邪。

四方 西洋参一钱　川象贝各二钱　连翘壳三钱　冬瓜子四钱　鲜石斛三钱　瓜蒌皮三钱　金银花三钱　通天草三钱　生竹茹钱半　生竹心卅根　茅根四扎，去心衣　芦根一两，去节　鲜枇杷叶三片，去毛，包煎

五诊 诸恙皆和，安眠安乳，脉来软滑不数，舌苔红润不绛。治再清养，以收全功。

五方 西洋参一钱　川贝母二钱，去心　净连翘三钱　生竹茹钱半　生竹心卅根　绿豆衣四钱　原金斛三钱　瓜蒌皮三钱　金银花三钱　嫩芦根一两，去节　灯心三扎

效果 服三剂痊愈。愈后胃火颇旺，每饮食不节，即欲发热呕吐，仍是胃病。随来寓就诊，服清化消导药一二方，至多三方，必愈。现在学校读书，颇壮健。今其妹患春温肺病，已极危险，予亦为治愈。

廉按：痧属阳腑经邪，初起必从表治，当用辛凉解肌，使痧毒外透。若七日外隐伏不透，邪反内攻，痰多气逆，烦躁神蒙，此为痧闭，证最危险。此案初则清透，继则清化，终则清养。对症发药，层次井然，临危取胜，殊为高手。

伏热发疹案

过允文（住宜兴徐舍）

病者 胡仲芬令孙，年五岁，住宜兴西察院。

病名 伏热发疹。

原因 伏邪内发，风热外感。

症候 身热咳嗽，口渴神烦，便溏溲赤，疹透未足，热郁不退，苔白而花，舌质干燥。

诊断 脉数，右甚于左。乃伏邪与新感同发，热郁肺络，叠用生津宣透之剂。自二月迄于三月，连透红痧三次，继透白㾦，色枯不润，进大剂甘寒养液，犹是半枯半润，时灌频溉，疹色方能晶亮。

疗法 重用生津，佐以宣透，沙参、石斛、生地、蔗汁生津为君，桑叶、豆豉、前胡、茅根宣透为臣，川贝、枇杷叶清金肃肺，蒌皮、盐夏宽运中气。惟便溏一证，既不能涩，又不能补，只入扁豆为和中健脾之用。

处方 鲜生地五钱　青蔗汁半钟　川贝母三钱　鲜石斛三钱　淡豆豉三钱　北沙参三钱　冬桑叶二钱　青盐夏钱半　生扁豆三钱　枇杷叶五片，去毛　瓜蒌皮二钱　前胡二钱

先用白茅根二两去心，煎汤代水。

次诊 服二剂，疹回热退。数日后，骤然厥逆，脉弦而滑。此乃乳食不化，生痰阻气，上壅肺气使然，急宜开痰降气。

次方 枳实　郁金　花槟榔　玉枢丹磨冲，各五分　鲜菖蒲汁五钱　淡竹沥一两　姜汁五滴，冲

三诊 煎服半剂，吐出胶痰二块，厥回气平。明日又大热口渴，舌红，脉数而细。治以清热生津，参以化痰。

三方 鲜铁斛三钱　川贝三钱　花粉三钱　鲜生地五钱　桑叶二钱　老竹黄二钱　银花五钱　知母三钱　杜胆星钱半

四诊 服二剂，热少平，又透疹一身，甚密。再与生津托邪法，热退疹回。后二

日复厥，势较轻，即与前方。又吐出胶痰数口，厥回而身又热，复透出痧一身，而津液之枯尤甚，令频灌蔗汁。数日后，发出白㾦一身，色枯，即与大剂甘寒养液。

四方 铁皮斛五钱　北沙参三钱　瓜蒌皮二钱　鲜生地三钱　天麦冬　莲心各三钱　青蔗汁半钟，冲　生甘草一钱　旋覆花钱半，包煎

效果 服三剂，白㾦转润，五剂全亮，又五剂而愈。有患此者，他医见其厥，用羚羊角煎送牛黄丸服下，未二时即死。

廉按： 痧为麻疹之俗称，杭宁绍通称曰㾦，江苏总名曰疹。此案伏热发痧，阴气先伤，较之但感风热发痧者，轻重悬殊。故叠用清透甘凉，症多反复，次方重用开痰降气，末方大剂甘寒救液，均极有力，宜乎厥疾乃瘳。此为痧疹之正法眼藏。

食积闷㾦案

周小农（住无锡）

病者 钱桂桐之侄，童年，住坝桥。

病名 食积闷㾦。

原因 伏温发㾦，因食糯米面食，内郁而不出透，至九日始延余诊。

症候 身热七日始见麻点，不出表，头面极少，手足冷，按其腹作痛，疹毒内攻，全夜不寐，气喘烦躁，发狂起坐，扬手掷足。

诊断 脉濡滞不起，舌绛，苔浮黄如糜，唇紫。此即《麻疹阐注》所谓：食闭兼火闭证也。

疗法 宜治其积，其火方泄，痧立外透。用自制陆氏润字丸，先通里积，以治食闭。又遵缪仲醇清透参入温宣法，以治火闭。

处方 先用陆氏润字丸一钱，开水送服。

牛蒡子三钱，杵　净蝉衣钱半　青连翘三钱　莱菔缨三钱　苏薄荷一钱　片郁金三钱　玉泉散七钱　浮萍一钱，同包　鲜竹叶廿片　西河柳钱半　水芦笋尖五个　鲜茅根二两，去心

外治方 以西河柳、樱桃核、艾叶、姜煎水，放盆熏足；后以吴萸、生矾末、鸡

子白、烧酒捣敷足底，引火下趋，以治足厥。

次诊　询知润字丸仅服十粒，大便仍闭，全夜不寐，发狂起坐，气喘烦躁，扬手掷足如前，脉细如伏，苔变深黄，目封，痧点似回。此积横于中，里气不通，痧火不从外达，毒即内攻，有犯心逆肺之险。再用清透法以达邪，通血法以消积。先与润字丸二钱，督令研碎，开水服毕，方与开方。

次方　牛蒡子三钱，杵　片郁金三钱　蝉衣一钱　地骷髅五钱　枯黄芩二钱　薄荷叶一钱　苏丹参三钱　连翘三钱　生雅七分　鲜竹叶三十片　黑山栀二钱　赤芍二钱　玉泉散九钱　浮萍草钱半，同包　木通一钱，辰砂拌　芦茅根各二两

另玳瑁七分、西藏红花三分，研细如霜，灯心汤下。代茶鲜茅根一两、鲜芫荽一钱、鲜西河柳钱半，水煎。

效果　服后大便通解，痧疹齐透，布满一身，坏象如扫而痊。

说明　但以大黄起瘄，如方内开出，无论贫富，万不肯服。故必自制携用，乃方便之一术。

廉按：闷瘄由瘟毒郁闭，闷而不发，其症最急。但其所以闷而不发者，必有所因。或因寒闭，或因火闭，或因痰闭，或因食闭，治必先其所因，伏其所主，而闭自开。开则闷瘄自透，病可转危为安。此案食闭兼火闭，方用汤丸并进，润字丸攻其食闭，汤药开其火闭，使里气通，表气自疏。表气疏，瘄自齐透，故坏象如扫而痊。

麻疹痰闭案

周小农（住无锡）

病者　外科郑鹤琴之侄，年甫龆龄，住日晖巷。

病名　麻疹痰闭。

原因　孩体乳痰上壅，以致麻疹不出表，温邪熏蒸，咽喉肿痛。

症候　麻疹隐而未透，咳嗽气急，痰多，喉关有声，咽喉红碎。

诊断　指纹隐隐。此即张廉《麻疹阐注》所谓痰闭之证，痧火不得外泄，或延

烂喉。

疗法 商用宣痹通血，化痰透达法。（通血为孙复初《麻疹要诀》，近贤梁达樵亦时用之。）

处方 广郁金三钱，生打　泡射干七分　光杏仁三钱　牛蒡子三钱，杵　丹参二钱　鲜薄荷四钱　象贝母三钱　赤芍二钱　玄参三钱　制僵蚕三钱　鲜枇杷叶五片，去毛　鲜茅根一两，去心　紫菀三钱

另用西月石三分、月雄精二分、猴枣一分，研细末，茅根汤送下。

效果 一剂而痰降气平，二剂而麻疹透足，继用清肃而瘳。

廉按：此开痰闭以透闷瘖之一法。另方月石、猴枣同雄精并用，豁痰解毒，最为着力，故能奏效如神。

疫痧内隐案

叶鉴清（住上海）

病者 朱孩，年二岁，太仓人，寓新闸路福康里。

病名 疫痧内隐。

原因 因冒风致痧子内隐。

症候 寒热无汗，四日痧见，两日胸颈两手虽稠，而面颧额部隐约不透。痧为阳邪，头面属阳，尤为要紧。咳声不扬，目红多眵，脘闷，气急微喘，泛呕乳汁，便溏溺少。

诊断 紫纹已至气关。此由风邪重受，痰热交阻，抑遏肺气，有痧陷昏喘之险。拟以宣透，必得痧达，邪势向外，方有转机。

疗法 风痧为肺病，红痧是胃病。今风痧内隐，当宣肺发表为首要。方中荆、蒡、苏、薄、葛根辛散透发为君，天虫、蝉衣祛风泄热为臣，甘、桔、枳壳开肺宣喉，象贝、前胡解肌化痰为佐使，外用香菜汤揩者，亦取其辛香松肌，痧易透达也。

处方 荆芥穗一钱　紫苏叶八分　炒天虫钱半　熟牛蒡三钱　生甘草四分　薄荷叶八

分，后入　煨葛根一钱　净蝉衣八分　象贝母三钱　苦桔梗五分　生枳壳一钱　嫩前胡钱半

外用香菜煎汤，用毛巾绞干揩面颈。

次诊　身已有汗，肤腠已松，面额两颧痧子渐透，色赤，肢体尤稠，尚脘闷烦躁，啼哭泪少，咳嗽有痰，口干干恶，目红多眵，溺短，便溏，日行一二次，关纹色紫。此痧未透发，痰热交阻，肺失清肃之令。慎防昏喘变端，治再宣泄。

次方　炒牛蒡三钱　炒天虫钱半　象贝三钱　生甘草四分　生枳壳一钱　薄荷叶八分，后下　净蝉衣八分　光杏仁二钱　苦桔梗五分　嫩前胡钱半　广郁金钱半

仍用香菜煎汤，乘热揩面、颧、颈及两手。

三诊　痧子齐布，红润尖透，邪势已从汗外达，佳象也。咳频，声音较扬，便溏溺赤，脘闷泛恶虽减，尚烦躁少寐，啼哭有泪，紫纹色淡，脉来滑数，右部较甚。痰热熏蒸，肺不清肃，慎防传变，再以清化治之。

三方　炒牛蒡三钱　蝉衣八分　光杏仁二钱，勿研　生甘草四分　嫩前胡钱半　炒天虫钱半　象贝三钱　青连翘三钱　生枳壳一钱　茅根肉三扎，去衣

四诊　表热已解，痧子渐回，交一候病势转松，最为正当。烦躁较平，夜寐较安，惟咳嗽尚甚，痰多艰咯，便溏溺畅，舌尖边红，苔腻口秽。此肺邪未清，胃热亦盛，脉来右部滑数，当两清之。

四方　炒牛蒡二钱　冬桑叶钱半　净连翘三钱　茅根三扎　芦根八钱　生竹茹钱半　象贝三钱　炒蒌皮三钱　冬瓜子三钱　嫩前胡钱半　枇杷叶三片，去毛

五诊　痧子渐回，诸恙均平，惟咳嗽痰多，脉来数象已和，当再清肃肺胃。

五方　冬桑叶钱半　炒蒌皮三钱　金银花三钱　生竹茹钱半　茅根三扎　芦根八钱　象贝四钱　净连翘三钱　冬瓜子三钱　嫩前胡钱半　枇杷叶三片，去毛

六诊　咳嗽较减，邪势渐化，脉来右滑。滑属痰邪，痰与余热，尚流连肺胃，仍主清化。

六方　象贝四钱　嫩芦根七钱，去节　生苡仁三钱　净连翘三钱　通草一钱　瓜蒌皮三钱　冬瓜子三钱　生蛤壳四钱，打　生竹茹钱半　鲜地栗三枚

效果　服二剂，咳嗽仍未平，即停药。旬日后，咳始痊愈。

廉按：凡发疫痧，最怕冒风内隐。隐则痧毒内攻，势必痰热交阻，气喘神迷，险

象蜂起。此案内外并治，仍使痧毒外达，幸而痧子齐布，红润尖透。后用两清肺胃，转危为安，的是儿科能手。

痧后受风夹食案

汪竹安（住绍兴断河头）

病者 梁姓男孩，年三岁，住本城观音弄。

病名 痧后受风夹食。

原因 时痧回后，不忌风寒，恣食油腻而发。

症候 咳嗽痰多，咬牙弄舌。

诊断 脉浮弦，苔纹干腻，最防陡变惊痫。

疗法 宣肺化痰，兼消食滞。

处方 生桑皮钱半　地骨皮三钱　生甘草梢四分　杭菊二钱　生鸡金钱半，打　荸荠八分 佛手片六分　炒枳壳一钱　丝通一钱　嫩前胡钱半

次诊 弄舌虽止，咬牙未除，咳痰渐减，惟脘满胸逆，脉象仍弦，腻苔未祛，慎防化为惊痫。治以宣肺清肝，佐以益肾。

次方 羚角片五分，另炖，和冲　杭茶菊二钱　生甘草梢五分　生桑皮钱半　前胡钱半 甘杞子四分　捣生东芍钱半　陈皮六分　桔梗八分

三诊 咳嗽更甚，仍然咬牙，惟大便已下，神识较清，弦脉稍退，舌肉转润。病势略有转机，治守前法出入。

三方 甘杞子六分　捣生东芍二钱　陈皮五分　清炙甘草三分　辰染茯神三钱　白滁菊二钱　北沙参二钱　破麦冬二钱　羚角片五分，煎透，分冲

四诊 咬牙较缓，神识已清，咳嗽亦减，惟潮热往来，舌苔微黄。尚有余邪逗留营分，恐再病变。治以参、麦益胃，参敛肝救肾法。

四方 北沙参二钱　玄参二钱　原麦冬二钱　清炙甘草三分　生东芍钱半　川石斛钱半 佛手片五分　陈皮六分　鲜竹茹二钱　细生地炭三钱

五诊 咬牙潮热均除，咳嗽未瘳，肺胃尚有积热，舌苔微黄兼腻。治以清润肺胃，并疏厥阴，分消余积。

五方 北沙参二钱 生玉竹一钱 大腹皮三钱 炒楂肉二钱 清炙甘三分 生东芍钱半 炙橘红六分 破麦冬二钱 白滁菊一钱 丝通草八分

效果 连服三剂，余热肃清而愈。

廉按：万氏密斋曰：凡疹初收，要避风寒，勿食煎炒荤腥酸咸之物，宜淡滋味，至一月，可少与鸡鸭肉食之物。若食荤太早者，外毒虽泄，内毒复萌，再出者亦有之，或屡出者亦有之。若误食酸咸，则增痰咳，迟延日久而难愈也。若误食煎炒，则生毒热，或变余热。冒触风寒者，或咳而加喘，或生壮热，或成疟疾，变症百出，难以治疗矣。此案病因，适犯此弊。故必多方救济，始奏全功。凡病后调其饮食，适其寒温，为善后切要之良图。

时瘄夹痧案

严继春（住绍兴安昌）

病者 娄丽生君之令郎，年五岁，住本镇西市。

病名 时瘄夹痧。

原因 冬应寒而反温，瘄疫盛行，有瘄痘夹发者，有瘄痧并发者。今感染疫气，而瘄与痧夹发。

症候 初起憎寒壮热，喷嚏流涕，腮红眼赤，咳嗽气急。继则蒸蒸内热，现形成片，并无头粒，色红带紫，神识烦躁，腹满便闭。

诊断 脉右洪盛而数，左三部沉实，舌鲜红带有紫光。诊毕，先有傅医在座，谓：近来出瘄夹痘者甚多，先宜透发，不可凉遏，方用升麻、葛根、荆芥、薄荷、牛蒡、蝉蜕、桔梗、甘草等味。予谓：一齐涌出，粒粒可数者，瘄也。颗粒分明，先稀后稠者，痘也。成片现形，或稀或密，或痒或麻，以手抚摩平坦而无头粒者，痧也。病由吸受瘟毒，犯肺则发瘄，入胃则发痧，必然之势也。

疗法　当以清营解毒，透痦化癍为主治。病家极口赞成傅方，予遂不开方而出。

傅氏处方　升麻五分　生葛根七分　荆芥八分　苏薄荷六分　炒牛蒡钱半　净蝉衣十只
桔梗七分　生甘草三分

次诊　据述服傅方一剂，身发大热，谵语发狂，扬手踯足，痰声如锯，气尤急促，不时昏晕，手足厥冷，脉两寸沉伏，关尺滑数，舌绛且干。此瘟毒胃热，上蒸于肺，痰随气上而昏厥也。病势甚危，急用犀羚白虎汤，加紫雪、西黄以挽救之。

次方　犀角汁五分，磨冲　羚角片八分，先煎　生石膏八钱，先煎　白知母三钱　生甘草四分　紫雪四分　西黄一分，二味和匀，药汤调下

三诊　服后，厥回神清，癍痦透齐。惟咳喘痰多，便闭溺涩，脉甚滑数，按之沉实，舌绛转红，中心现黄浊苔。此肺气为痰热所阻，不能下输大肠也。仍以清热降痰为治。

三方　生石膏八钱，先煎　白知母三钱　瓜蒌仁四钱，杵　竹沥半夏钱半　济银花二钱
青连翘三钱　滚痰丸二钱　拌滑石三钱，包煎

四诊　服后腹痛异常，即解燥粪十余枚。继则白痰稠积齐下，诸症大减，脉之滑数亦轻。遂于前方去丸药，加鲜生地五钱、鲜石斛三钱、雅梨汁两瓢冲。

五诊　热势复剧，气又喘急，甚至痰壅发厥。原方去二鲜，又加丸药。如是者二次，大便又下如胶漆者颇多，脉症渐和，险浪始息。改用竹叶石膏汤，甘凉濡润，充津液以搜余热。

五方　鲜竹叶三十片　毛西参一钱　竹沥半夏钱半　青皮甘蔗两节　生石膏四钱，先煎
原麦冬一钱　生甘草五分　鲜白茅根六十支，去衣

效果　连进两剂，诸症渐瘥，胃能纳粥。后用鲜石斛三钱，煎汤代茶频饮，调养旬余而痊。

廉按：痦因时疫而发，故谓之时痦。其发虽由于瘟毒，传染多吸自口鼻，鼻通于肺，肺受瘟毒则发痦，口通于胃，胃受瘟毒则发癍。正治之法，当以清营解毒，透痦化癍为主，随症佐以他药，其大要也。奈病家无医药常识，反信用治痦套方，直至变端蜂起，遂敢服大剂凉解，近世俗见，大抵皆然。幸而犀羚白虎汤加紫雪、西黄挽救着力，第三方白虎合小陷胸加减合滚痰丸跟踵急进，始得转危为安。可见瘟毒势重

者，清瘟败毒之药亦不得不重用也。孙氏《千金方》曰：胆欲大而心欲细。斯言也，不但医家当作模范，即病家亦当奉为圭臬。

瘄夹喉痧案

严继春（住绍兴安昌）

病者　汪元洪之令侄，年七岁，住大义。

病名　瘄夹喉痧。

原因　去年冬瘄疫盛行，轻者但发时瘄，重者或夹瘢，或夹痘，极重者夹烂喉痧。今儿感染疫毒而并发。

症候　一起即壮热烦渴，咳嗽气喘，先发瘄疹，色赤如丹。继则痧密肌红，宛如锦纹，咽喉肿疼，神昏谵语。

诊断　脉右洪盛滑数，左沉弦小数，舌赤且紫，刺如杨梅。此疫毒外窜血络，瘄与痧并发，乃瘄疫最重极险之恶候也。

疗法　凉解血毒为首要。上午先进普济消毒饮加减，以透其瘄疹；下午续进清营解毒汤，以化其病痧。

处方　苏薄荷一钱　炒牛蒡二钱　青连翘三钱　金银花二钱　西紫草二钱　鲜大青五钱　粉丹皮钱半　玄参心二钱，直擘，去皮

先用活水芦笋二两、鲜茅根二两去皮，煎汤代水。

次方　鲜生地八钱　拌捣淡香豉二钱　金银花二钱　粉丹皮钱半　连翘心一钱　玄参心二钱　粉重楼二钱　甘中黄一钱

先用野菰根尖二两、紫背浮萍五钱藕池中取，煎汤代水。

次诊　前方各进两头煎，均无大效。而面色青晦，神昏不语，惟烦躁阵作，发躁时将臂乱挖，若不知痛，挖破处血出紫黯不流，喉间紫赤，间有白腐，舌仍如前，脉浮诊混糊，沉按细数，左寸搏劲而躁。此瘟毒郁于营中，半从外溃，半攻心肺，其寿可立而倾也。欲图急救，必使瘟毒有外泄之机，乃有挽回希望。姑以紫雪芳透于前，

神犀丹清解于后，再用大剂清营逐毒汤。尽人工，以听天命。

三方 紫雪一钱 叶氏神犀丹一颗

均用鲜卷心竹叶三钱、灯心五分、鲜石菖蒲根叶钱半剪碎后煎，煎取清汤调下。

四方 犀角尖八分，磨汁 鲜生地四两，磨汁 生川军四钱，开水浸半点钟，绞取清汁 生玳瑁三钱，剪碎 金银花三钱 玄参心三钱 粉重楼三钱 羚角片钱半，先煎 青连翘三钱，带心 陈金汁二两，分冲 藏红花一钱

三诊 陆续频灌，从上午至黄昏，仅得大便溏黑者一次。灌至次日清晨，尽药两剂，又得黑溏极秽臭不可闻者两次，神识时清时昏，昏少清多，舌上翻出浮腻黄苔，喉间白腐，时退时起，颈肘腰腿，发现紫痕硬块，大小不一，脉皆浮洪搏数。此血毒虽从下泄，而营中之伏火尚炽也。姑用伍氏清血解毒汤合绛复汤、叶氏神犀丹，凉透血毒，宣络清神，以消息之。

五方 鲜生地一两 粉丹皮二钱 藏红花八分 青连翘三钱，带心 老紫草三钱 真新绛二钱 旋覆花钱半，包煎 拌神犀丹三颗

先用紫花地丁八钱、银花露一斤，煎汤代水。

四诊 一日夜药尽两剂，大便又秘，小溲赤涩，神识多昏少清。凡上部如颈肩手臂，下部如腰脊膝腘等处，从前有紫痕硬块者，亦皆红肿作脓，不特咽喉溃烂，并肛门亦溃烂流脓，脉仍搏数、按之有力。血毒虽从外溃，病势总在险途。急拟救阴活血、败脓逐毒，背城一战，以图幸功。用仲景败脓散合大黄牡丹汤加味。

六方 生锦纹三钱 粉丹皮二钱 小枳实钱半 生赤芍五钱 元明粉二钱，后入 光桃仁钱半 桔梗一钱 鲜生地一两

先用冬雪水、银花露各一汤碗，代水煎药。

五诊 药仍陆续频灌，灌至一昼夜，约服四五汤碗，二便始畅。惟粪带脓血杂下，一节黄燥，一节溏黑。从此神识清醒，时时叫痛，咽喉肛门溃烂均减，六脉搏数已转弦软。治以养阴活血、败脓化毒，与五汁饮加味。外用紫金锭一钱、制月石三分，和以净白蜜，时时扫喉，清化其毒。

七方 鲜生地二两，开水浸，捣汁 雅梨汁各两瓢 甘蔗汁 生藕汁各一瓢 陈金汁二两，分冲

先用鲜茅根二两去皮、金银花五钱，煎取清汤；再炖四汁，滚十余沸；冲金汁，时时灌之。

六诊 连服三日，咽喉及遍身溃烂处，均已渐次收功，便中亦无脓瘀，胃纳绿豆清汤，舌转嫩红，脉转虚数。此瘟毒虽皆外泄，而血液已经两亏，与五鲜汤滋养以善其后。

八方 鲜生地六钱　鲜梨肉一两　鲜建兰叶五钱　鲜石斛五钱　鲜茅根一两

效果 连服六日，胃健纳谷，喜笑语言如常。嘱其用北沙参四钱、光燕条一钱、奎冰糖三钱，日进一剂，以调补之。

廉按：此种瘟毒瘄疫，十中难救一二。设病家胆小如鼷，医家迟回审慎，不敢连用峻攻大剂，无论如此重笃之病，不能挽救于垂危。即使幸而转机，而后半如此风浪，亦不敢冒险担任，则不能收全功于末路。况大便一节黄燥，一节溏黑，此等疫证，其宿垢最不易清，即毒火亦不易净，往往有停一二日再行，有行至五六次至十余次者，须看其病情如何，以定下与否，切勿震于攻下之虚声，遂谓一下不可再下，因致留邪生变，而酿功亏一篑之慨也。此案胆识兼全，非确有经验，博历知病者，断不敢担此重任，背城借一以图功。

瘄夹水痘案

严继春（住绍兴安昌瑞安桥）

病者 徐子青之令媛，年十四岁，住遗风。

病名 瘄夹水痘。

原因 素禀体肥多湿，适逢春末夏初，瘄疫盛行，感染其气。先发瘄，后发水痘。

症候 身热烦闷，咳嗽鼻塞，面目有水红光，喉痛气急，指尖时冷，二日即现瘄点，色鲜红，头面先见，颗粒分明。

诊断 脉右浮洪搏数，左弦小数，舌红，苔白腻。此虽时瘄之顺症，而湿热内郁，所防者水痘之夹发耳。

疗法 先用防风解毒汤加减，发表透瘄。

处方 防风八分　炒牛蒡钱半　光杏仁钱半　前胡一钱　生甘草三分　荆芥八分　青连翘钱半　广皮红七分　桔梗七分　青箬尖一钱

次诊 第三日下午赴诊，据述一日三潮，潮则热势盛而烦躁，逾时方退。三日共作九潮，瘄已透齐。现已徐徐回退，惟面目手足微肿，小溲短热，渴不喜饮，便溏不爽，脉右软滞，左微弦带数，苔白微黄。此瘄毒虽出，而湿热为患也。姑以杏苏五皮饮消息之。

次方 光杏仁钱半　新会皮钱半　冬瓜皮三钱　丝通草一钱　嫩苏梗钱半　浙苓皮三钱　大腹皮钱半　生姜皮一钱

三诊 连服两剂，身又发热，皮肤觉痒，水痘先现于头面，渐及周身四肢，小如蚕豆，大如豌豆，状如水泡，中多凹陷，脉浮滑沉缓，舌苔黄白相兼。此内蕴之湿热，化为水痘而发泄也。治以七叶芦根汤透解之。

三方 藿香叶钱半　佩兰叶钱半　炒黄枇杷叶五钱，去毛筋净　薄荷叶一钱　青箬叶二钱　淡竹叶钱半

先用活水芦笋一两、鲜荷叶一钱、北细辛五分，煎汤代水。

四诊 一剂而水痘色淡浆稀，二剂而干燥成为灰色，势将结痂，身热大减，胃动思食，便黄而溏，溺亦渐利，脉转缓滑，舌苔黄薄。此湿热从肌皮而出也。治以调中开胃，兼利余湿。

四方 新会皮一钱　浙茯苓二钱　川黄草二钱　生谷芽一钱　炒谷芽一钱　生薏苡三钱　金橘脯一枚，切片　陈南枣一枚

效果 胃能纳谷，精神复旧而瘥。

廉按：色淡浆稀，故曰水痘。多由湿热兼风，郁于肌表而发。约有黄赤二种：色黄而含有气水者，曰黄痘，一出如豆壳水疱，东医名含气性水痘；色赤而含有血液者，曰赤痘，一出有红点水疱，东医名出血性水痘。始初为透明浆液，继则变为不透明乳液状，且带脓性，皆从水疱脓疱而结痂，然总不如正痘之根窠圆净紧束也。其间有夹疹而出者，亦有夹正痘而出者，间有夹喉痧而出者。此案先出瘄，后发水痘，其瘄及痘皆轻者，因病毒从双方排泄。故前后四方皆属寻常药品，能奏全功。

疫瘖化疳案

汪竹安（住绍兴断河头）

病者　罗姓男孩，年五岁，住本城秋官第。

病名　疫瘖化疳。

原因　先患泄，继发瘖，后化疳。

症候　瘖虽消回，泄泻半月未瘥，目鼻赤烂作疼，口喷臭恶。

诊断　脉紧数，舌苔糜白。犹恐喉烂穿腮等变迭起。

疗法　泻肝胃郁热，以存津液。

处方　龙胆草四分，酒炒　生石膏四钱，研细　盐水炒知母二钱　根生地三钱　猪苓三钱　木蝴蝶五对　生白芍二钱　浙茯苓四钱　清炙甘草三分　淡竹叶钱半

次诊　疳烂身热均减，便泄未愈，苔糜亦轻，脉兼滑数。尚防热毒下移，转化便血脱肛等症。治以清化胃肠，并退伏热。

次方　酒炒川连三分　炙百部一钱　焦栀子三钱　炒楂肉三钱　汉木通一钱　炒知母钱半　地骨皮四钱　人中白五分　生桑皮钱半　陈皮六分　浙苓五钱

三诊　疳烂渐瘥，惟咽门糜赤，声音尚嘶，脾泄久困，右寸仍兼滑数，苔糜未尽，预后恐无良好结果。拟清胃热，司化膀胱。

三方　木蝴蝶五对　炒车前三钱　浙苓四钱　赤芍钱半　细生地四钱　玄参三钱　尿浸石膏四钱　淡竹叶廿四片　淡子苓钱半　福泽泻二钱　陈皮六分

四诊　久泻虽瘥，咽门等处糜烂又起，脉数苔糜。瘖后最怕患疳，医颇棘手，治用玉女煎加减。

四方　生石膏四钱，杵　人中白五分，杵　金银花三钱　中生地四钱　焦栀子二钱　地骨皮四钱　生白芍钱半　盐水炒牛膝钱半　炒楂肉二钱　乌玄参二钱　淡竹叶廿四片　陈金汁二两，分冲　鲜建兰叶三钱，后入

效果　连服三剂，咽烂已愈。后以燕窝、柿霜等代药，调养而痊。

廉按：瘖后化疳，叶氏谓之痧疳。多由里证不清，湿盛热蒸，酿生细菌，或化微

虫，上则腐蚀七窍，下则腐败胃肠，尤以眼疳生翳为难治，牙疳穿腮为最急。其药如鸡内金之杀虫磨积，胆草、川连、乌梅、胡连之清肝杀虫，生地、石斛、玄参之甘凉养胃，白术、苓、陈之健运脾阳，金汁、人中白、尿浸石膏之防腐制烂，皆治斯症不兆之要药。此案前后四方，大半用此等药品配合为剂，故能消疳以收功，惟外治法必不可少，尚需平时预备以应用。

疳后痢案

汪竹安（住绍兴断河头）

病者　金姓女，五岁，住本城咸欢河沿。

病名　疳后痢。

原因　时疳回期太早，多食生冷而化痢。

症候　口燥腹痛，里急后重，大便滞下，脓血稠黏。

诊断　脉沉紧，舌苔白。此积滞移于大肠也。

疗法　疏中扶脾，消食祛积。

处方　浙茯苓四钱　炒楂肉二钱　小青皮八分　焦鸡金钱半　猪苓二钱　广木香五分　清炙甘草三分　小川连三分，姜炒　炒芍钱半　土炒於术八分

次诊　口燥肢冷，皮灼气急，唇裂，仍痢，舌焦且胖。此津液内耗，最防木横则惊。治以清营润燥，扶土泻木。

次方　鲜生地三钱　鲜石斛钱半　木蝴蝶五对　清炙甘草三分　玄参二钱　炒知母钱半　浙茯苓二钱　新会白六分　生东芍钱半　条芩一钱

三诊　气急稍平，涕泪已有，滞下亦松，苔转黄润，脉尚弦涩。治以清肺润燥，拯津消滞为妥。

三方　生桑皮钱半　鲜生地四钱　鲜石斛二钱　淡芩八分　地骨皮三钱　玄参二钱　赖氏红六分　安南子三枚　丹皮钱半　佛手片五分

四诊 气逆而喘，滞下尚重，口干脉数，积热纠缠，终非善果。治以清宣肺胃，通润府气。

四方 牛蒡子一钱 光杏仁三钱 鲜生地三钱 鲜石斛钱半 瓜蒌仁三钱，杵 炒枳壳一钱 丝通草一钱 玄参二钱 淡竹茹二钱 炙橘红六分

五诊 气急虽已渐瘥，痢疾尚未痊愈，舌苔干，脉细数，气液两亏之候。且与救津液以拯胃脾，兼消余积。

五方 甜石莲二钱，杵 鲜生地三钱 鲜石斛钱半 陈皮六分 炒知母钱半 莱菔缨钱半 生东芍三钱 毛西参八分，另炖冲

效果 三剂后，痢除胃健，后以饮食调养复元。

廉按：瘄后成痢，或因热毒内陷，或因热积下移，均忌升提补涩。叶氏治法，初则分利宣通，终则甘润增液。此案大旨近是，方亦清稳。

妊娠疫疹案

罗端毅（住台州）

病者 徐姓妇，年三十岁，住台州。

病名 妊娠疫疹。

原因 妊娠六月，患疫疹，邀毅诊视。

症候 头目浮肿而赤，遍身疼痛，胸腹郁闷，头脑剧痛，疹形略见头面，狂躁不安。

诊断 脉数，舌红。家人惶恐，祈神许愿。毅曰：神鬼之事，何足信哉？盖热毒盘踞于中，则烦躁不安，热气上蒸，则头脑剧痛。疫疹欲出不能出，正在战出之候，则遍身疼痛。妊娠患是症者，最为危险。何则？母病热疫则胎亦热，胎热则动，疫火煎熬，恐有堕胎之患。少顷，疫疹通身遍出，邻人在旁云：麻疹全身既已出齐，虽有烦躁，亦无妨害。余曰：汝等不知本年患是症者，皆非真正之麻疹，古人所谓瘟疫流行者，即此等之症候是也。虽全身出齐，而亦有异同之点，疹形松浮者轻，紧束者

重，红活者轻，紫黑者重。况伊之症，疹形紧束而兼紫黑，形虽见于外，而毒根深藏于内，故胸腹郁闷不安，前人谓胃热将烂之候，指斯时也。若不急治，危在顷刻。

疗法　用余师愚清瘟败毒饮，加紫草茸，大剂凉血以消毒。

处方　生石膏六两，研细　小生地一两　乌犀角二钱　小川连四钱　焦栀子四钱　肥知母六钱　淡黄芩三钱　苦桔梗钱半　赤芍三钱　生甘草一钱　玄参心四钱　青连翘四钱　牡丹皮二钱　紫草茸二钱　鲜竹叶四十片

次诊　服后片时，即小产一女。产后瘀血不行，腹大如未产之状，患者似觉尚有一胎在内，少顷又产一男，但腹痛如前。家人随向邻家寻觅姜来煎汤与服（吾台风俗，产后必食姜炒米饭等）。余闻其言，竭力阻止，若服此等热物，人必狂躁，不可疗救，不但目前不可服，即至数日，亦切勿一滴沾唇。再拟一清热去瘀之方。

次方　全当归三钱　芎藭八分　鲜生地六钱　粉丹皮钱半　光桃仁钱半　泽兰三钱　淡黄芩钱半　益母草五钱　制香附二钱　紫草茸一钱　生赤芍二钱　生甘草八分

效果　嘱服数剂，余即返舍。随后伊母家请一专科麻痘之老医来诊。病家即将余之言告曰：不可服姜等云云。老医曰：产后无姜，不能去瘀，不妨服下。幸病家素信鄙人，且观其证果系热病，老医之言似欠妥当，姜等未敢与饮。老医书方与服（未知拟何等方），服后烦躁。仍用毅所拟清热去瘀之原方，服数剂而愈。

说明　本年瘟疫流行，正月起至今尚未断绝。如疫痘、疫疮、疫疹、疫咳等病证，东南未平，西北又起。死于非命者，不知凡几，殊深惨痛，如吾黄之新桥管、廓屿岙、上云墩数村为尤甚。患疫痘死者十之八九，疫疹死者十之三，医者作正痘麻疗治，用温补顶托、错药而死者，亦十之二三。惟疫咳侵于小儿，村村俱有，极其繁多，父母不知，以小人咳嗽为平常之证，不服药可愈，至咳久医不及而死者，亦十之二。鄙人诊治，见有疫气传染，不论痘疮麻疹之属，如遍身疼痛，有汗烦躁，其脉浮沉皆数，则用清瘟败毒饮加减；无汗烦躁，遍身疼痛，胸腹胀闷，脉数便结，憎寒壮热，则用防风通圣散加减；若轻证，但寒热咳嗽发疹，用银翘散加减，或用荆芥穗、防风、连翘、牛蒡、桔梗、杏仁、前胡、葛根、甘草之属。如用加味，或生地、丹皮、紫草，或花粉、银花之类相出入。治愈者约十之八九。观此，医者必须随机达变，切不可拘泥于专科之书明矣。

廉按：台州所谓疫疹，杭宁绍谓之疫瘄，江苏则称疫痧。王孟英曰：麻也，瘄也，疹也，痧也，各处方言不同也，其实一也。其辨证首要，端在形色。先论疹形，松浮洒于皮面，或红或赤，或紫或黑，此毒之外现者，虽有恶证，不足虑也；若紧束有根，如从皮里钻出，其色青紫，宛如浮萍之背，多见于胸背，此胃热将烂之征，即宜大清胃热，兼凉其血，以清瘟败毒饮加紫草、红花、桃仁、归尾，务使松活色淡，方可挽回，稍存疑虑，即不能救。次论疹色，血之体本红，血得其畅，则红而活，荣而润，敷布洋溢，是疹之佳境也。淡红有美有疵，色淡而润，此色之上者也。若淡而不荣，或娇而艳，干而滞，血之最热者。深红者，较淡红而稍重，亦血热之象，凉其血，即转淡红。色艳如胭脂，此血热之极，较深红而更恶，必大用凉血始转深红，再凉其血而淡红矣。紫赤类鸡冠花而更艳，较艳红而火更盛，不急凉之，必至变黑，须服清凉败毒饮加紫草、桃仁。细碎宛如粟米，红者谓之红砂，白者谓之白砂，疹后多有此症。乃余毒尽透，最美之境，愈后蜕皮。若初病未认是疫，后十日半月而出者，烦躁作渴，大热不退，毒发于颔者，死不可救。至若妊娠疫证，母之于胎，一气相连，盖胎赖母血以养，母病热疫，毒火蕴于血中，是母之血即毒血矣，苟不亟清其血中之毒，则胎能独无恙乎。须知胎热则动，胎凉则安，母病热疫，胎自热矣。竭力清解以凉血，使母病去而胎可无虞，若不知此，而舍病以保胎，必至母子两不保也。至于产后以及病中适逢经至，当以类推。若云产后经期禁用凉剂，则误人性命，即在此言。此皆余氏师愚实地经验，独出心裁之名论也。此案诊断颇有发明，方法悉宗余氏，胎虽不保，而产妇生命幸赖此以保全。即产后清热去瘀，亦属适当之疗法。似此危证，幸收全功，盖不执产后宜温之谬说，对症发药之效能耳。案后说明，确有见地。

第十四卷　时行鼠疫病案

肺鼠疫案

张锡纯（住盐山西门内）

病者　施兰孙，年三十余，浙江人，奉天中国银行经理。

病名　肺鼠疫。

原因　庚申冬令，黑龙江哈尔滨一带，鼠疫流行。奉天防范甚严，疫毒之传染，未尝入境。惟中国银行，与江省银行，互有交通，鼠疫之毒菌，因之有所传染，而发生鼠疫。

症候　神识时明时愦，恒作谵语，四肢逆冷，心中发热，思食凉物，小便短赤，大便数日未行。

诊断　脉沉细，左右皆然，且迟甚，一分钟五十八至，舌上无苔，干亮如镜。此症虽有外感传染，实乃因寒生燥，（香港之地有时鼠疫流行，又是因热生燥），因燥生热，肾气不能上达，阴阳不相接续，故症象脉象如此，其为鼠疫无疑也。此症若燥热至于极点，肺叶腐烂，咳吐血水则不能治矣。幸犹未至其候。急用药调治，尚可挽回。

疗法　治此症当以润燥清热为主。又必须济其肾气，使之上达，与上焦阳分互相接续，则脉变洪大，始为吉兆。

处方　生石膏三两，研细　知母八钱　玄参八钱　生怀山药六钱　野台参五钱　甘草三钱

此方即拙著《衷中参西录》白虎加人参，以山药代粳米汤，又加玄参也。本方后所载治愈寒温病脉虚热实之证甚夥，可参观。煎汤三茶钟，分三次温饮下。

效果　将药服尽一剂，身热，脉起，舌上微润，精神亦明了。又按原方再服一剂，大便亦通下，病从此遂愈。

廉按：鼠疫为八大传染病之一，西医名黑死病，又名配斯笃，有肺配斯笃、腺配斯笃等之别。吾国《鼠疫汇编》、《鼠疫集成》，专发明此病而设，大旨以清解血毒为君。此案疗法润燥清热，从人参白虎汤加减，乃治肺配斯笃清燥救肺之方法，为治鼠疫者别树一帜。虽然鼠疫之毒由鼻入肺则为肺鼠疫，其证比腺鼠疫重而且速，甚者有一二日即死。湖北冉雪峰君曰，丁巳戊午冬春之交，归绥鼠疫蔓延，浸浸南下，而晋而鲁而宁，武汉亦有此项疫证发现。除粮道街黄姓少东、后长街夏姓内眷误药在前，肺部溃烂，已吐脓血不救外，其余候补街宋姓、府后街朱姓、百寿巷袁姓等多人均以一二剂起之。经此番实验，似有把握。夫肺鼠疫为阴燥，阴燥体阴用阳，纯是一派热象。即兼外感，不可用辛温发表，且热虽甚，亦不可用苦寒荡涤。盖肺位最高，燥先伤肺，肺主气，当治气分。倘邪未入营，开手即用连翘、红花、丹皮、桃仁之类，是凿空血管，引贼入室。必也清芳润透，不温不烈，不苦不燥，不黏不滞，其庶几乎。爰制二方于后，为世之治肺鼠疫者进一解。一《太素》清燥救肺汤（冬桑叶三钱、杭菊花二钱、薄荷叶一钱、瓜蒌皮三钱、甜杏仁三钱、鲜石斛三钱、鲜芦根六钱、生甘草一钱、真柿霜三钱，津梨汁二茶匙冲。以上十味，除柿霜、梨汁，以水三杯微煮，以香出为度，去滓，入柿霜、梨汁温服。身热或入暮发热，本方薄荷再加一钱，或加麻绒六分至八分，取微似汗，得汗去麻绒）。此方治燥气拂郁之在气分者。桑叶、菊花、薄荷芳香轻透，清肺热，解肺郁，利肺窍，俾燥邪外泄皮毛；蒌皮、杏仁利膈导滞，内气得通，则外气易化；石斛、芦根凉而不滞，清而能透；柿霜、梨汁柔润而不滋腻；甘草补土生金，和诸药，解百毒，合之为清凉透表，柔润养液，绝不犯上论各弊。有热加薄荷麻绒者，肺合皮毛，开之以杀其势，勿俾久遏而令肺脏发炎也。二急救通窍活血汤（川升麻钱半、青蒿叶三钱、藏红花二钱、净桃仁三钱、犀角尖一钱、生鳖甲三钱、真麝香五厘，绢包、鲜石斛三钱、鲜芦根六钱。以上九味，以水五杯，先煮升麻等七味，令汁出，再入芦根、石斛，微煮五六十沸，去滓温服。外窍闭加麻绒一钱五分，如内窍未闭，去麝香，势缓亦去麝香。得微似汗微吐者愈。急刺足委中穴以助药力）。此方治燥邪怫郁，直袭血分，气血交阻，面目青，身痛如被杖，肢厥、体厥、脉厥，或身现青紫色。倘仅气分郁闭，未可误用，界限务宜分明，青蒿、升麻透达气分之邪，红花、桃仁透达血分之邪；犀角、鳖甲直入血分而攻之；

石斛、芦根转从气分而泄之；而又加麝香以利关节，以期立速透达。合之为由阴出阳，通窍活血，而仍不落黏滞，犯以上各弊。不用柔润者，急不暇择，以疏通气血为要务也；外窍闭加麻绒，亦闭者开之之意也；内窍未闭及势缓去麝香，恐耗真气也；急刺足委中穴，恐药力缓不济，急刺之以助其疏利也。或问石斛、芦根后煮，取其轻透气分，固已，升麻、青蒿亦气分药，何以不后煮。曰：石斛、芦根原取清轻，过煮则腐浊，失其功用。若升麻、青蒿混合久煮，取其深入血分，透出气分，若亦后煮，则两两判然，安能由阴出阳乎噫，微矣。

肺鼠疫案

吴兴南（住辽阳城南戴二屯）

病者 巴宏钧，年二十一岁，奉天省辽阳县人，住巴家岗子。

病名 肺鼠疫。

原因 苦寒劳力，居室不洁，每多鼠患，适哈埠长春盛行鼠疫。时届深冬严寒，微觉背寒而发，于民国二年腊月二十日夜间病作。

症候 四肢逆冷，胸部反温，心神恍惚，遽不知人，面现灰暗，目不能视。

诊断 左右三部脉均散乱、乍大乍小、若有若无，满舌浊垢，若白若黄，若灰若黑，黏滑殆遍。呼问久之，微言咽痛、心烦，次即昏去，遂断为肺鼠疫证。其先有杏花村苏某新从长春归，遽患类此，延余诊治，谓为鼠疫，均非笑之，未曾用药，下午即死。今巴宏钧系属至戚，年迈孀母仅此孤儿，死即绝嗣矣。余壮胆诊断，问得痛在咽喉，必有疙瘩，此鼠疫之一；自言心烦，为邪壅心房，此鼠疫之二；面现灰白，目不能视，又鼠疫之三。审断已谛，余晓之曰，势迫难缓，正在生死关头矣。

疗法 先以手法按摩其四肢，使气血微活，即以银针卧刺百会、直刺神庭、上星、印堂、左右太阳等穴，再放两尺泽之血与十宣、劳宫。虽取红汗，惟所出之血均黑紫毒重。刺毕，患者知人矣。遂用加减二花解毒汤。金银花性善解毒，人所共知，且功专入肺。肺属娇脏，最易感邪，用至二两使肺金清肃，咽痛疫邪开矣。性凉下降，与地丁合用，下降之力愈速，使邪不少留。得大力子、苦桔梗，顺胸中之气，解咽喉之危，其疙瘩立化。红花少则养血，多则破血，正藉其破血大力，使心房之紫血，回管之黑血排泄以清，新血复原，神明出矣。人之左右心房一司出、一司入，排泄跳动，瞬息不止。红花重用五钱，犹恐其力薄，佐以生桃仁三钱，尤能破瘀生新，直入心经使邪无遗留，少入麝香，善行善窜，周身之经络不为毒壅，四肢返温暹逻角直透心脏，性最解毒，为治疫毒内陷之特效药。

处方 金银花二两 南红花五钱 生甘草三钱 生桃仁三钱，捣 苦桔梗三钱 青连翘三钱 野菊花三钱 大力子三钱 紫花地丁五钱

加入暹逻角一钱磨汁、麝香三厘，入药内冲服。

效果 服此一帖，病去大半。次服各减其半。继用太乙紫金锭二钱作四次服，幸庆更生。后于新正节近，治此症十有余人，无不奏效。噫，世事变迁，灾殃亦异。遭斯证而死者，形体黑紫，谓为黑死证，但指其形色而言，实则皆由血毒。必先放血泄毒，药则活血逐毒，庶几白血轮不致为毒菌吞灭，其人方免立毙矣。

廉按：鼠疫既染，危险万状，大要分肺鼠疫（肺百斯笃）、腺鼠疫（腺百斯笃）两种。其为证也，先犯心脏，使心力衰弱，凡脉搏如丝即为疫毒由鼻入肺侵犯心脏惟一之确据；其次热度速升，头痛眩晕，或作呕吐，渐渐神识朦胧，陷于昏睡谵语，状态痴呆，步行蹒跚，眼白纯红，舌苔白色如石灰撒上，或污紫如熟李头，腺腋窝、大腿上、近阴处起肿胀疼痛剧烈者，一二日即死，其神气清，核每作痛，亦迁延数日而死。初起以宣透秽毒为第一妙法。闽省梁君达樵云，病者发热头痛，四肢倦怠，骨节禁锢，或起红点，或发丹疹，或呕或泻，舌干喉痛，间有猝然神昏，痰涌窍闭者，此系秽毒内闭，毒气攻心。宜用芳香辟秽，解毒护心，辟秽驱毒饮主之（西牛黄八分研冲、人中黄三钱、九节菖蒲三分、靛青叶一钱五分、银花五钱，鲜者蒸露亦可，野郁金一钱，水煎成取出，调牛黄服）。如见核子，或发癍，或生疔，加藏红花八分、单桃仁三钱、熊胆四分；大渴引饮，汗多，加犀角、金汁；神昏谵语宜用至宝丹或安宫牛黄丸开水和服，先开内窍。按此方乃透秽之良剂。疫核虽重病，初起不可即下，审其口燥神昏，热炽有下证者，先辟秽解毒，然后议下，每每获效。下法用大黄三钱、泡紫雪丹五分最良。案系肺鼠疫，其毒菌从口鼻传染，首先犯肺，逆传心脏之危笃急

症。识病既明，方亦颇有大力，惟麝香不如用太乙紫金丹，即吾浙胡庆余堂辟瘟丹，皆有逐秽杀菌之作用，吾友离尘山人在奉天时，曾亲见其效如神。

肺鼠疫案

刘蔚楚（住上海邢家桥路祥余里）

病者 族叔荫庭之母，年近古稀，住什湖乡。

病名 肺鼠疫。

原因 素有哮喘证，因媳妇患鼠疫病，不免劳苦，遂感染而哮喘复作。

症候 初起但热不寒，神昏嗜卧，目不欲开，口不思食，而又无核。

诊断 脉不浮不沉、中按洪长滑数、右手反盛于左手，舌边尖红、苔黄而滑，此疫邪引动宿病。其神昏嗜卧者，痰迷清窍也；热虽盛而无核者，疫毒首先犯肺也。病在高年，最防恶注而骤变疫厥。

疗法 解毒活血为君，参以顺气开痰，鼠疫经验方加减。

处方 光桃仁二钱　全当归一钱　青连翘三钱　鲜竹茹三钱　藏红花一钱　真川朴一钱　生赤芍二钱　小枳实钱半　瓜蒌仁四钱，杵　川贝母四钱，去心，瓣

效果 一剂而平。次日复发，连服二剂而愈。

廉按：此案感疫无核，显系肺鼠疫之明征。惟老年气衰质弱，虽同一患疫而用药轻重各殊，就使认证已确，峻猛之药只可用至四分之一，和平之药亦不得过十成之五，吾愿医之志在安老者，幸毋忽诸案中断证处方，虽不越王氏活血解毒之范围，而善为加减、酌斟用量，即能三剂奏功，宜乎粤医公推为鼠疫之经验方也。同社友余伯陶君谓：江南岭表两地，地形之卑湿虽同，而地气之寒温迥别，是以人之体质亦随地而异，即药之分量亦因人而殊。罗氏所定之加减活血解毒汤，即吴又可所谓急症急攻法也，施之于壮体重病，谁曰不宜。第强弱有相悬，阴阳有偏胜，或老或幼，或其人本有夙疾，或病后元气未复，是在用药者神而明之，变而通之也。爰是权其轻重之宜，增补加减治法数条：如肝阳素盛者，去柴胡、葛根，加桑叶、菊花；肺阴素虚

者，去柴胡、葛根、厚朴，加桑叶、贝母、知母；肾阴素虚者，减去柴葛，加知母、稽豆；气分素虚者，去柴胡，微加防风；血分素虚者，去柴胡、葛根，加桑叶、丹皮，幼稚纯阳者同；胃热素重者，生地干者易鲜；痰湿素重者，佐以平胃二陈；大病之后，去柴胡、葛根，加丹参、苏梗，老年气衰者同；亡血之后，去柴胡、葛根、桃仁、红花，加丹参、桑叶、侧柏、白薇；产后血去过多者，去桃仁、红花、柴胡、葛根，加荆芥穗，苏丹参；产后血枯生风者，去柴胡、葛根、桃仁、红花，加苏丹参、荆芥穗、天麻、稽豆。

腺鼠疫案

陈务斋（住梧州四方井街）

病者 梁建廷，年五十岁，广东南海县，住广西容县友记店，商界。

病名 腺鼠疫（又名核疫证、西名百斯笃证、又名黑死证、传染病）。

原因 素因不究卫生，饮食不节，过食辛辣酸咸，肠胃蓄湿生热。诱因鼠疫流行，城市疫毙甚众，菌毒飞扬，由口鼻吸受直接传染而发。

症候 骤然头痛，恶寒发热，颈股腋下发结核十余枚，灼热疼痛，全体大热，昼夜不休，面色紫黑，目赤血丝敷盖，唇色瘀黑焦肿，气逆粗喘，呃逆频频，神识昏迷，皮肤发赤，灼热如焚。

诊断 左右六脉洪大弦数，一吸已动七至，热度升腾达一百零六度。脉症合参，断为腺鼠疫证。其菌毒侵逼诸腺，故颈股腋下结核肿实，坚如铁石，灼热疼痛，势甚凶猛，危在旦夕。是日延医十余会诊，无一立方，本在不治之证，今承病家恳求甚切，不得不力图援救也。

疗法 内外并治。先用竹茹刀柿汤以止呃平喘，取竹茹、柿蒂、刀豆降逆下气，开胸快膈为君；胆草、白芍降肝胆之冲逆为臣；钗斛、知母、生地平胃逆，凉阴血为佐；花粉、杏仁润肺降逆，生津化痰为使。服后呃逆已除，气平不喘。又用除疫羚犀败毒汤，取羚羊、犀角、川连、胆草、黄芩泻心肝伏火而清三焦，生地、红花凉血去瘀，石膏、知母平胃清热，大青、地丁、中白、银花、真珠败毒灭菌，芦笋、茅根透解毒热，连进五服。并外敷清热败毒之药，常热常换。疼痛已除，人事渐醒，体热略退，始能瞬息。惟皮肤多现结核，大者如指，小者如豆，全体布满，形似熟荔枝状。诊脉洪大已减，只现弦数。又用羚犀桃花败毒汤，取清热降火，凉血解毒，去瘀生新，连进五服后，则结核俱消，体热已除，能起立，略进食。惟睡眠不宁，咽干口燥，头部微晕，体中内热，诊脉仍数。又用犀角地黄汤合人参白虎汤加杭菊花，取其清热凉血，润燥生津，解表和里也。

处方 竹茹刀柿汤

柿蒂三钱 马刀豆仁二十枚，烧存性 鲜竹茹五钱 龙胆草三钱 生白芍三钱 知母四钱 鲜生地六钱 鲜钗斛三钱 天花粉四钱 苦杏仁四钱，去皮

次方 除疫羚犀败毒汤

羚羊角二钱 犀角尖三钱，磨冲 鲜生地六钱 鲜大青四钱 紫地丁三钱 人中白一钱 生石膏一两，研细 肥知母五钱 金银花三钱 西红花三钱 川黄连三钱 龙胆草三钱 淡黄芩四钱 真珍珠五分，研末冲服

先用活水芦根三两去节、鲜茅根二两去皮，煎汤代水。

三方 羚犀桃花败毒汤

羚羊角二钱 犀角尖三钱 光桃仁五钱 金银花三钱 西红花二钱 生石膏一两，研细 粉葛根五钱 生赤芍三钱 鲜生地五钱 鲜大青四钱 牛蒡子四钱，杵 人中白三钱 淮木通二钱 莲子心五钱

煎服。

四方 犀角地黄汤合人参白虎汤加杭菊花

犀角尖二钱，磨冲 鲜生地五钱 生白芍三钱 牡丹皮二钱 生甘草一钱 生石膏五钱，研细 西洋参三钱 杭菊花二钱 肥知母四钱 生粳米五钱

五方 外敷拔毒消核膏方

生锦纹一两 鲜生地一两五钱 赤芍一两 鲜桃叶四两 生芭蕉根八两 生蒲公英二两 生蒲水莲二两 鲜地丁一两 人中白一两 生苎麻根两半 生狼毒根二两 生白颈蚯蚓二两 山慈姑六钱 西红花四钱 木鳖仁一两，去壳

共捣匀如膏，入大梅片三钱、麝香一钱，复捣和，分三十贴敷各核，随热随换，至不热痛止消尽为度。

效果　十日核消热退，人事已醒。二十日燥平渴止，食量已进。三十日食量进至如常，元气回复而痊。

说明　是年丙辰夏末秋初，容县城区鼠疫流行，几至无人来市。所起症状个个如是，骤然起核疼痛，后则恶寒发热，烦躁谵语，或先恶寒发热、然后起核疼痛者有之。倘医药罔效而证变坏，全体起黑粒黑泡，或现一二者，毒盛正败，而血先死，即不救之证。是役毙者数百人。余所医治数十，依上列方法，内服外敷后，多起红粒，毒散正复而血复活，幸而一一痊愈。

廉按：腺鼠疫初起，用王孟英治结核方合神犀丹，多服累效（银花二两、皂角刺钱半、蒲公英二两、粉甘草一钱）。呕者去甘草，加鲜刮竹茹一两；便秘热重者加生锦纹三钱，水煎，和神犀丹服；如呕仍不止，用真熊胆二分、藏红花二钱、水煎服，即止。此方用蒲公英、金银花、角刺合神犀丹，不但解毒，兼解血热，以蒲公英为疮毒发汗良剂，神犀丹为解血毒之圣药也。若白泡疔，本方去角刺，加白菊花一两，有效。兼黑痘，用神犀丹紫金锭间服，均效（神犀丹见温热）。此案确系腺鼠疫，方从王勋臣解毒活血汤脱化而来，然较王氏原方力量尤强，病重药重，病峻药峻，本不必拘守成方也。其余两方，随证加减，大旨相同。至若外治一方，解毒消核，凉血泻火，亦极有效力。案后阅历之谈殊堪深信。

腺鼠疫案

陈务斋（住梧州四方井街）

病者　陈瑞彬，年二十九岁，广西容县人住乡。

病名　腺鼠疫。又名核疫，西名百斯笃、又名黑死证。

原因　远行劳苦过度，血气乍伤，适乡村鼠疫流行，杆菌传播，由口鼻吸受直接传染。

症候 骤然股阴腺起核三枚、胫腺起核二枚，灼热极疼。恶寒发热，头目均痛，肢麻腰疼，烦躁口渴。继则全体大热，目赤深红，朦黯不见，谵语狂躁，乍醒乍昏，面唇紫黑，气逆喘急，肌肉脱落，形枯黑瘦，危在旦夕。

诊断 脉左沉伏、右浮洪数，用温度针检验热度，升腾达一百零七度。脉症合参，鼠疫危证也。总由菌毒直入血分，血伤络郁，凝瘀不运，故左脉伏，神识昏乱异常。证本不治，但一息尚存，岂能坐视，不得不立方援救。

疗法 汤剂并外敷法。用除疫羚犀桃花汤加北柴胡、丝瓜络，取羚、犀、莲心、赤芍、生地、桃仁、红花清心平肝，凉血逐瘀为君；生石膏、粉葛、柴胡平胃清热，疏表解肌为臣；银花、大青、人中白、牛蒡败毒灭菌为佐；木通、丝瓜络利水通窍为使。

处方 羚羊角二钱，磨　犀尖三钱　光桃仁四钱　西红花二钱　川柴胡二钱　银花三钱　莲子心五钱　生石膏一两　粉葛根二钱　赤芍药三钱　丝瓜络三钱　鲜生地八钱　大青叶五钱　人中白三钱　淮木通二钱　牛蒡子四钱

次诊 连进二服并外敷后，热退体和，人事已醒，核亦略消。惟燥渴仍前，脉左起而弦数、右亦洪数，舌苔枯黑。用凉膈散加犀角、石膏、葛根、桃仁，取其推荡大肠，清热生津，平肝润胃，开胸利膈。

次方 犀角片四钱　生山栀四钱　生锦纹四钱　薄荷叶钱半　黄芩三钱　粉葛根一钱　生石膏六钱　光桃仁三钱　淡竹叶钱半　粉甘草一钱　连翘三钱　芒硝三钱

三诊 连服五剂后，大便下黑燥粪，兼下瘀血，燥渴已减，目赤黑苔已退，结核亦消。惟不能安眠，诊脉数而微弦。用犀角地黄汤加柴、芩，取其清热降火，凉血润燥，兼和表里。

三方 犀角片三钱　鲜生地五钱　生白芍三钱　粉丹皮二钱　北柴胡二钱　黄芩三钱

四诊 连进五服后，燥渴已除，食进眠安。惟肢体麻倦，步履困难，诊脉滑数，舌苔胶黄。用荣筋活络汤，宽其筋络。

四方 川木瓜三钱　桑寄生五钱　威灵仙二钱　归须钱半　生薏苡六钱　云茯苓四钱　汉防己三钱　川黄柏二钱　丝瓜络四钱　生淮牛膝二钱　杨柳枝四钱

外治方 外敷拔毒消核膏

生锦纹一两　生地两半　赤芍一两　西红花四钱　生桃木叶四两　芭蕉根八两，生　蒲公英二两，生　蒲水莲二两，生　生狼毒根二两　生地丁一两　苎麻根两半，生　人中白一两　木鳖仁一两　山慈姑一两　白头蚯蚓二两

共捶匀，加入大梅片钱半、麝香一钱、真珠粉钱半，复捶和，分四十贴，敷核处，随热随换，至热退痛止、消尽为度。

效果　五日人事已醒，热退体和，核减痛止。十五日躁平渴止，结核俱消，食量略进。一月食量大进，元气已复，蒙赠横额"鼠疫良医"四字。

廉按：鼠疫见症不一，轻重悬殊，江浙两省，殊鲜见闻，故鼠疫素乏专书。惟广东罗氏芝园，经验宏富，细心揣摹，剖察病情，如老吏断狱，罗列治法，如名将谈兵，以活血去瘀之方，划清鼠疫主治界限，允推卓识，爰为节述其因证方药，俾后学有所取法。

一探原因。城市污秽必多，郁而成浸，其毒先见；乡村污秽较少，郁而成浸，其毒次及。故热毒熏蒸，鼠先受之，人随感之，由毛孔气管入，达于血管，所以血壅不行也。血已不行，渐红渐肿，微痛微热，结核如瘰疬，多见于颈、胁、胯、膀、大腿间，亦见于手、足、头、面、腹、背，尔时体虽不安，犹可支持，病尚浅也。由浅而深，愈肿愈大，邪气与正气相搏而热作矣，热作而见为头痛身痹，热甚而见为大汗作渴，则病已重矣。

二辨症候。鼠疫初起，有先恶寒者，有不恶寒者，既热之后即不恶寒；有先核而后热者，有先热而后核者；有热核同见者，有见核不见热者，有见热不见核者；有汗有不汗者；有渴有不渴者；皆无不头痛身痛，四肢酸痹。其兼见者，疔疮、瘢疹、衄嗽、咯吐，甚则烦躁懊憹、昏谵癫狂、痞满腹痛、便结旁流、舌焦起刺、鼻黑如煤、目瞑耳聋、骨痿足肿、舌裂唇裂、脉厥体厥，种种恶证，几难悉数，无非热毒迫血成瘀所致。然其间亦有轻重。核小色白，不发热，为轻证；核小而红，头微痛，身微热，体微疲痹，为稍重证；单核红肿，大热大渴，头痛身痛，四肢酸痹，为重证；或陡见热渴痛痹四证，或初恶寒，旋见四证，未见结核，及舌黑起刺，循衣摸床，手足摆舞，脉厥体厥，与疫证盛时，忽手足抽搐，不省人事，面身红赤，不见结核，感毒最盛，坏人至速，皆至危证。

三论治法方药。古方如普济消毒饮、银翘败毒散，近方如银翘散、代赈普济散等，虽皆能清热解毒，而无活血去瘀之药，用之多不效。惟王清任活血解毒汤（桃仁八钱去皮尖打、红花五钱、当归钱半、川朴一钱、柴胡一钱、连翘三钱、赤芍三钱、生地五钱、葛根一钱、生甘草一钱），方以桃仁为君，而辅以归，去瘀而通壅，翘、芍为臣，而兼以地清热而解毒，朴、甘为佐使，疏气而和药，气行则血通，柴、葛以解肌退热而拒邪，邪除则病愈。惟其对症用药，故能投无不效。盖此症热毒本也，瘀血标也，而标实与本同重，故标本未甚者，原方可愈；标本已甚者，传表宜加白虎，传里宜加承气，毒甚宜加羚、犀。如连追后，汗出热清，可减除柴、葛；毒下瘀少，可减轻桃红，其他当随证加减。轻证照原方一服，稍重证日夜二服，加银花、竹叶各二钱，如口渴微汗，加石膏五钱、知母三钱。重证、危证、至危证，初起恶寒，照原方服，柴胡、葛根各加一钱；若见大热，初加银花、竹叶各三钱，西藏红花一钱，危证钱半，或加紫草三钱、苏木三钱；疔疮加紫花地丁三钱、洋菊叶汁一杯冲；小便不利加车前草三钱；痰多加川贝母三钱、生莱菔汁两瓢冲；若痰壅神昏又非前药可治，当加鲜石菖蒲汁一瓢冲，鲜竹沥两瓢冲，或礞石滚痰丸三钱包煎；若见癫狂，双剂合服，加重白虎，并竹叶心、羚角、犀角、西藏红花各三钱；血从上逆见衄咯等证，加犀角、丹皮各三钱，鲜茅根、鲜芦根各四两；见癍加石膏一两、知母五钱、玄参三钱、犀角二钱；见疹加银花、牛蒡子各三钱，竹叶、大青叶、丹皮各二钱。老弱幼小，急追只用单剂，日夜惟二服，加石膏、大黄减半，所加各药，小儿皆宜减半，五六岁一剂同煎，分二次服，重危之证，一剂作一服。幼小不能服药，用针刺结核三四刺，以如意油调经验涂核散（山慈姑三钱、真青黛一钱、生黄柏钱半、浙贝钱半、赤小豆二钱共研细末），日夜频涂十余次可愈。妇女同治，惟孕妇加黄芩、桑寄生各三钱以安胎，初起即宜急服，热甚尤宜急追，热久胎必坠。若疑桃仁、红花堕胎，可改用紫草、紫背天葵各三钱，惟宜下者除朴、硝。以上诸法，俱从屡次试验得来。证以强壮者为多，故于人属强壮，毒盛热旺，家资有余者，每于重危之证，必加羚角、犀角、西藏红花，取其见效较捷耳，无如人情多俭，富者闻而退缩，贫者更可知矣。兹为推广，分别热盛毒盛两途，随症加药，亦足以治病。如初起系热盛之证，加石膏、知母、淡竹叶、或螺靥菜（或名雷公根）、龙胆草、白茅根之类，便可以清热；如兼有毒盛之证，加金银花、牛蒡子、人中黄之类，便可以解毒；若热毒入心包，羚角、犀角、藏红花虽属紧要，然加生竹叶心、生灯心、黄芩、栀子、麦冬心、莲子心、玄参心之类，便可除心包之热毒；若热毒入里，加大黄、朴硝、枳壳以泻之，便可去肠胃之热毒。如此，则贫者亦所费无几矣。

此案辨证处方与罗氏疗法大同小异，所用药品尤为清纯无疵，足征学验兼优。

鼠疫血瘀结核案

刘蔚楚（住上海邢家桥路祥余里）

病者　陈君花埭之妻黄氏，年二十余，住福建泛船浦。

病名　鼠疫血瘀结核。

原因　余年三十外，到闽省亲时，鼠疫大作，死人如麻。有不结核者，结则多在腋下髀。鼠疫同而治法仍不尽同。黄氏病发于春日下午。

症候　微热头痛，肢痠焦渴，夜即两腋结核，壮热尸厥，唇面色紫，其状如死。犹微有息，陈诸正寝。

诊断　次晨邀余往诊。脉沉大，舌尖黑而滑。余曰：此疫毒血瘀也。由鼠先受毒，传染于人。是毒由地气矣，毒气游溢于空气之间，则地气而及于天气矣。气由口鼻传入，则毒中于人矣。今核结两腋，属肺经部位，然核结于颈项别处较少，结于腋下髀厌者较多。意腋厌皆大枝血管所经，旋曲易于阻梗。既现状纯是血瘀，似不必拘定腋下属手太阴肺，髀厌属足少阳胆也。

疗法　总以通其血瘀为主要，内治，如王清任血府逐瘀汤加减；外治，用山慈姑、红芽大戟末各五钱、芦荟末一两、冰片五分、雄黄八分，捣神仙掌，葱汁开涂。另生蛤蟆开腹，小雄鸡连毛开背，俱入研冰片二分，再贴之。

处方　川柴胡三钱　原桃仁三钱　生赤芍二钱　生甘草一钱　大黄二钱　紫花地丁三钱　紫背天葵三钱　小蓟三钱　王不留行三钱

另先煎蝉退二两、僵蚕一两、皂角刺一两，去渣熬药。又取广东万年青根汁一杯冲。

叠次往诊，灌药不外前方加减。诊治六日，所有紫雪、紫金锭、牛黄至宝、飞龙夺命诸丹，凡可以助其穿通经络者皆用，而效力犹甚微焉。余思鼠疫最重者，猝然倒毙，及一起但见微烧头晕，神志昏昏，不数时亦毙。其次结核，多死于三四日。病发稍轻者，能延过一来复，便可希望生全。此病重甚，然姑用麝香六分，分十余次，用前方药水调灌。大穿经络，作背城借一之谋。幸夜半核消，能转侧，能顾视，若注意其左足也者。陈君检视，则左足心起一血泡，如小莲子，奔告余曰，血毒下行，现于涌泉穴，未始非吉兆。银针挑破，挤去恶血为宜。

第七日诊，人大醒，能坐言，述其昨夜左足心作痛矣。小水通，无大便，左腹胀。与调胃承气汤，大黄四钱、芒硝三钱、甘草八分，加皂荚仁三钱，服后得下。

第八日诊，脉转长大，多汗，恶热引饮。与白虎汤，生石膏二两、知母一两、旧稻谷五钱、甘草六分，加鲜竹茹四钱。

第九日诊，渴不少止，舌干红。遂加至每剂生石膏一斤余，知母四两、鲜竹茹八两、全麦冬四钱、旧稻谷一两，熬水，长日与之。半月后，渴始渐止。以后多用鲜竹茹五钱，茅根、芦根各一两，青天葵钱半，板蓝根、小蓟、知母、稻谷各四钱。

效果 共逾月余，热乃清而病愈。甚矣毒火之可畏也。

说明 西人发明鼠疫原因，由微生虫，其形如杆，发于鼠死虱飞，吸入传染。又发明鼠疫起于鼠族本体之杆菌。吸入人之黏膜器、口鼻、生殖器及淋巴腺，发为急性热疫之传染病。考验极真，防护法亦最密。然我国每年一埠中，如初现于某处者，转移于别处，则前处消灭，历历不爽。谁画其界线耶，或地力亦有转运耶，抑鼠族亦有迁移耶。以此疑点，屡由译者请教外国大医，其说明尚少的解。

廉按：天津张寿甫君曰：孙真人《千金方》谓"恶核病者，肉中忽有核累，大如梅李核，小如豆粒，皮肉瘆痛，壮热索恶寒"是也。与诸疮根瘰疬结筋相似。其疮根瘰疬因疮而生，似缓无毒。恶核病猝然而起有毒，若不治，入腹烦闷杀人。皆由冬受温风，至春夏有暴寒相搏，气结成此毒也。观此论所谓恶核，似即系鼠疫之恶核。观其所谓冬受温风，至春夏又感寒而发，又似愚所谓伏气化热，下陷少阴，由寒温而变为鼠疫也。盖伏气化热之后，恒有因薄受外感而激发者，由斯知鼠疫之证，自唐时

已有，特无鼠疫之名耳。然鼠疫之名，非起自西人也。德州李保初《药言随笔》曰：滇黔两粤，向有时疫痒子证，患之者，十中难愈二三，甚至举家传染，俗名耗子病，以其鼠先感受。如见有毙鼠，人触其臭气则病，室中或不见鼠时，证必流行。所感病象，无论男女壮弱，一经发热，即生痒子。或在腋下，或现两胯两腮，或痛而不见其形，迟则三五日，速则一昼夜即毙。辛丑夏，邑适有患此症者，诊之，其脉轻则细数，重则伏涩，遂悟时证之由，其所以鼠先感受者，非有奇异之毒，实感天地之气偏耳。以鼠穴居之性，昼伏夜动，藉地气以生存，如地气不达，阴气失职，鼠失其养，即不能居，是以他徙，不徙则毙。人居阴阳气交之中，必二气均调，脏腑始顺适无病。设或二气有偏，其偏之极，更至于孤独，人处其间，即大为所累。是以天地之气，通则为泰，塞则为否，泰则万物生，否则万物枯，此自然之理也。今即物性以证人病，则知二气何者偏胜，补偏救弊，必能奏效。观《药言随笔》之所云云，知滇黔两粤，早有鼠疫之病，亦早知其病起点于鼠，而有鼠疫之名也。民国十二年春，哈尔滨防疫官赵含章君报告原文，斯年鼠疫之病状，染后三日至七日，为潜伏期。先有头痛眩晕，食欲不振，倦怠呕吐等前驱证。或有不发前驱证者，继则恶寒战栗，忽发大热，达三十九至四十度以上，或稽留，或渐次降下，淋巴管发生肿胀，在发热前，或发热后之一二日内，概发肿块一个，有时一侧同发两个，如左股腺与左腋窝腺而并发是也。该肿块或化脓，或消散，殊不一定。大部沉嗜眠睡（此即少阴证之但欲寐也）。夜间每发谵语。初期多泄泻二三次，尿含蛋白（此伤少阴之征）。病后一二日，肝脾常见肥大，轻证三四日，热度下降可愈，重证二日至八日，多心脏麻痹难愈。（心脏麻痹其脉象细微同于少阴病脉可知）。此症可分腺肿性、败血性、肺百斯笃（西人名鼠疫为百斯笃）三种。腺肿、百斯笃，最占多数。一处或各处之淋巴管，并其周围组织，俱发炎证。其鼠蹊腺，及大腿上三角部之淋巴腺，尤易罹之，腋窝腺及头部腺次之。又间侵后头腺、肘前后腺、耳前后腺、膝腘腺等。其败血性百斯笃，发大如小豆之瘰，疼痛颇甚，且即变为脓疱，或更进而变坏疽性溃疡。又有诱起淋巴腺炎者，肺百斯笃之证，剧烈殊甚。一如加答儿性肺炎，或格鲁布性肺炎，咳出之痰，中含有百斯笃菌，乃最猛恶者。按上段述鼠疫之情状，可为详悉尽致，而竟未言及治法。想西医对于此症无确切之治法也。且其谓轻证三四日，热度下降可愈；至其重证，热度不下降，岂不可用药使之下降；至言重证垂危，恒至心脏麻痹，其脉因心脏麻痹，必沉细欲无可知。推其麻痹之由，即愚所谓肾气不上达于心，其阴阳之气不相接续，心脏遂跳动无力，致脉象沉迟细弱也。此症若当其大热之初，急投以拙拟坎离互根汤（生石膏三两，轧细、玄参八钱、知母八钱、野台参五钱、生怀山药五钱、甘草三钱、生鸡子黄三枚，将前六味煎汤三茶杯，分三次温服下，每服一次，调入生鸡子黄一枚，上方乃取《伤寒论》少阴篇黄连阿胶汤，与《太阳篇》白虎加人参汤之义，而合为一方也。黄连阿胶汤，原黄连、阿胶、鸡子黄并用，为此时无真阿胶，故以玄参代之，为方中有石膏知母，可以省去黄连。西人谓鸡子黄中含有副肾髓质之分泌素，故能大滋肾中真阴，实为黄连阿胶汤中主药，而不以名汤者，以其宜生调入，而不可煎汤也）。既能退热，又能升达肾气，其心脏得肾气之助，不至麻痹，即不难转危为安也。又其谓大部沉嗜眠睡，与愚所经历者之状似昏睡，皆有少阴病但欲寐之现象，亦足征愚谓此症系伏气化热，入肾变成者，原非无稽之谈也。至西人之说，则谓肺百斯笃，由鼻腔、肺、胃肠中，而吸收其毒于血中。其症状因种类而殊多，有陡然恶寒，继以发热，一二日间，或头疼，或有剧烈之脑证，发狂而死者；有状似昏睡，而起呕吐腹痛雷鸣，或大便泄泻，或便秘，或便血者，腺百斯笃，病毒首侵股腺、鼠蹊腺而发肿痛，或先犯腋下腺，而后及他，其他该肿腺邻近之皮肤，潮红灼热，终则呈败血症状而死。无论何地，苟发生此种病，当尽力防其传染。观此论言肺鼠疫毒侵脏腑，由口鼻传入，而腺鼠疫止言其毒侵人身之腺，而未言其侵入之路。以愚断之，亦由口鼻随呼吸之气传入。盖人身之腺，为卫气通行之路，卫气固与肺气相贯通者也，其人若先有伏气之邪在内，则同气相招，疫毒即深入脏腑；其人若无伏气之邪，疫毒由口鼻入，即随卫气流转，侵入腺中，发生毒核。其果发生毒核也，固宜用吴君锡璜所言消核逐秽解毒诸方；其非结核而内陷也，如西人所谓状似昏睡，及赵君所谓心脏麻痹，吴君所谓热甚口渴无津者，皆与愚所论少阴证变鼠疫之状况相似，又当参用拙拟之方；若其人腺鼠疫、肺鼠疫并见者，则愚与吴锡璜君之方，又当并用，或相其所缓急，而或先或后，接续用之亦可也。惟时贤刘蔚楚君，治鼠疫结核之剧者，曾重用麝香六分，作十余次，用解毒活血之药煎汤，连连送下而愈。至冉君治鼠疫方中，亦有用药汤送服麝香，以通络透毒者，又可补吴君方中所未备也。

鼠疫结核案

郑肖岩（住福州）

病者　钱业王君，年三十余，住后洋里牛肉衖内。

病名　鼠疫结核。

原因　四月间得核疫证，因误药而重，于昏乱中忽呼家人曰：速延中州郑先生来治。因昔年其母病重，系予救治得愈，渠偶忆及。其戚即来请诊，讳言发核。

症候　大热神昏，瘰核并见，烦躁讝语，不省人事，口渴喉燥，便秘溺赤。

诊断　脉沉数，舌紫赤，苔焦厚。此《千金》所谓恶核，现今所谓核疫也。非大剂凉血逐毒，不能急救，而家又清贫，无力服犀角，更形棘手。

疗法　急疏凉膈散，加玄参、牛蒡、紫草、紫地丁，冲金汁水，并佐叶天士神犀丹。嘱其连服二剂。

处方　苏薄荷钱半　青连翘四钱　玄参三钱　牛蒡子三钱　生军四钱　焦山栀三钱　青子芩三钱　紫草三钱　紫地丁四钱　芒硝三钱，冲　鲜竹叶三钱　净白蜜一两，冲　叶氏神犀丹一粒，研细，药汤调下

次诊　是晚服一剂，证不减。翌晨始再服一剂，又服神犀丹一粒，午后下酱粪数次，神识清爽，肌热悉退。脉数大减，舌苔亦净。继以前方去硝、黄，加鲜生地五钱、银花三钱。

效果　病虽愈，尚有八核肿甚，大腿后肿如黄瓜，色带紫，按之甚软。嘱其速针，溃去脓水两大碗，胯缝之核渐消。后以凉解收功。

说明　其时未得《鼠疫汇编》，然叶氏神犀丹中有犀角、生地、玄参、银翘、紫草、粪清等味，皆活血行瘀，解毒清热之品，与是书活血解毒之意，若合符节。同时盐仓前又用此法，复救两人，附识于此，足见下焦发核，邪结厥阴血络，非活血行瘀，透邪解毒，万难大奏奇功。

廉按：鼠疫之毒，盘踞血分为巢穴，传染甚易，转变甚速。初见证势尚轻，继则忽变为重症，每致猝不及救。闽粤诸名医，每用王氏活血解毒汤加减，毒重势猛者加犀、羚、金汁，大渴烦躁者加石膏、知母，腹胀便秘者加硝、黄、枳实，其势稍轻

者用王氏原方单剂急服，势甚猛烈者用原方双剂急追。据广东石城罗芝园氏报告统计见效之处：石城以陀村石岭一方为最，城内安铺及各乡次之；化州以新安一方为最，州城及各乡次之；廉府以城厢内外为最，山口北海及各乡次之；琼府以海口为最，海田及府城次之；雷府以平石为最，城月及各乡又次之，救人不知凡几矣。厦门梁君达樵，亦以此法治之，愈者不下十万人，实为中医治疫之成绩，足胜西医也。此案虽不用王氏成方，而清热攻毒、凉血行瘀等法，恰合清任原方，故能竟奏全功。由此类推，轻则驱瘟化核汤（西牛黄、人中黄、金银花、大青叶、蒲公英、紫地丁、鲜菊叶、鲜石菖蒲根、鲜竹茹、象贝、制僵蚕、赤芍、皂角刺），重则清瘟攻毒饮（犀角、羚羊角、川黄连、黄芩、连翘、牛蒡、紫草、紫花地丁、紫背天葵、桃仁、红花、枳实、厚朴、大黄、芒硝、泽泻、车前），随病者强弱轻重为加减，亦皆治腺鼠疫之良方。

鼠疫结核案

陈务斋（住梧州四方井街）

病者 黄树文，年三十九岁，广西容县，住乡。

病名 鼠疫结核，西名腺百斯笃，又名黑死病。

原因 素因饮食不节，过食辛辣酸咸，及生冷物质，消化不良。诱因各乡鼠疫流行，杆菌传播，由口鼻吸受而传染。

症候 骤然恶寒发热，头目骨节皆疼，四肢麻木。继则全体大热，狂躁谵语，目白深红，血丝敷盖，朦黯不见，面唇紧黑，耳聋声嘎，燥渴异常，小便赤涩，神识昏迷，气逆喘急。后现胫腺起核三枚，赤肿坚实，疼痛灼热。

诊断 左右六脉皆浮大数，大则满指，数则九至，按之则散，检验热度，升腾达一百零七度。脉症合参，鼠疫之结核症也。由微菌热毒，直中血分，则血瘀不行，阻遏神气。其瘀血热毒，势将攻心，病已危而不治，惟一息尚存，不得不议方救治。

疗法 汤剂用除疫羚犀败毒汤。取羚、犀、芩、连、胆草，泻心肝伏火，清透毒疫为君，生地、红花、石膏、知母，凉血去瘀，平胃清热为臣，大青、地丁、人中白、银花、真珠，败毒灭菌，镇心安魂为佐，紫葛解表透毒，生津润燥为使。

处方　羚羊角二钱，磨　犀尖三钱　鲜生地六钱　紫地丁三钱　葛根二钱　鲜大青四钱　人中白四钱　生石膏一两，杵　肥知母五钱　金银花三钱　西红花二钱　真珠粉五分，冲　川黄连三钱　龙胆草三钱　川柴胡二钱　黄芩二钱

次诊　连三服后，人事始醒，体热略减。惟胫腺起核，灼热疼痛，燥渴仍前。诊脉浮大已除，现转洪数。用羚犀桃花败毒汤，取其去瘀凉血，清热平心肝，生津平胃，败毒灭菌。

次方　羚羊角二钱　原桃仁五钱　金银花三钱　鲜生地五钱　生石膏一两　犀角尖三钱，磨　西红花二钱　牛蒡子四钱　赤芍药三钱　人中白三钱　大青叶四钱　粉葛根二钱　淮木通二钱　莲子心五钱

三诊　连五服，并外敷拔毒膏后，痛止核消，燥渴亦减，惟不能安眠，诊脉弦数。用犀角地黄汤合白虎汤，取其清泄心肝，凉血润燥，平胃生津。

三方　犀角尖二钱　生白芍三钱　生石膏五钱　粳米五钱，荷叶包　川柴胡二钱　鲜生地五钱　牡丹皮二钱　肥知母四钱　甘草一钱　青子芩三钱

四诊　连五服后，燥平渴止能眠，食量略进，惟咳嗽频频，声破而嘎，诊脉弦涩。用百合固金汤，加黄柏、杏仁、桑白皮，取其润肺降逆，清热泻火，生津化痰。

四方　野百合三钱　生地五钱　归身钱半　玄参四钱　苦桔梗三钱　原麦冬三钱　熟地三钱　白芍三钱　川贝二钱　生甘草一钱　川黄柏三钱　光杏仁五钱　桑白皮四钱

外治方　外敷拔毒消核膏

生大黄一两　赤芍药一两　生地丁一两　生蒲公英二两　生地黄两半　西红花四两　木鳖仁一两，去壳　生蒲水连二两　山慈姑六钱　桃木叶四两　芭蕉根八两，生用　生狼毒根二两　生苎麻根两半　生白颈蚯蚓二两

上药共捶匀，入大梅片三钱、麝香一钱、珍珠粉钱半，复捶和匀，分三十贴，敷各核，随热随换，至不热痛止消尽为度。

效果　五日人事已醒，体热略退。十日核消痛止。二十日燥平渴止，食量已进。一月咳止体健，元气已复而痊。

说明 是年庚申，市镇乡村，鼠疫盛行，传染甚众，医药不效者，死亡数百人。所起症状，大略相同，或先起核疼痛，后则全体大热，谵语昏迷；或先全体大热，后则起核疼痛。倘医治不及，或医药不效，而证变坏，全体起黑粒黑泡，或现二三，而血已死，不治之症，顷刻而亡。余是役医治百余人，依案内方剂，内服外敷，证量大小，药分轻重。倘证之标本不同，用药须加详察。胎前产后，尤当酌量，加减施治，幸而一一痊愈。特录数案，以便研究。

廉按： 鼠疫结核，其热毒由血分直窜肝络。肝为全体一大腺，故凡肝络所到之处，辄多发见结核。结核[1]即西医所为腺，故通称为腺鼠疫。治必以活血解毒、清热透络为主。初起若体强证重，非如此案初二三三方，重剂急服，万难挽回。迨由血分转出气分，证见咳嗽频频，声破而嗄，外象虽由于疫毒窜肺，而内因实由于痰火，此时尚宜肃肺解毒，如天竺黄、川贝、广郁金、牛蒡、桑叶、连翘、银花、山慈姑、竹沥、莱菔汁、金汁、枇杷露等品，为清源洁流之计。第四方百合固金汤加减，中有麦冬、熟地，未免滋腻留邪，恐遗后患。

鼠疫结核案

郑肖岩（住福州）

病者 京茶庄司账方姓，年三十余，住塔亭观音佛衕。

病名 鼠疫结核。

原因 今夏六月初，晨起头痛发热，口渴胸闷，即来请诊，午后赴视。其东人云，昨夕饮酒啖荔，今早始病。

症候 大热神昏，人已身僵，不能转侧，左胯边核大如李。

诊断 脉右洪大有力，舌苔黄浊，此核疫证也。病重势猛，非病家信任，一手医治，万难挽回。

疗法 急当内外并治。内服活血解毒汤，因无恶寒，去柴胡，加竹叶、银花，外

---

[1] 结核：原书刻作"桔核"，今据文义改。

治用经验涂核散。

处方 光桃仁_{五钱} 藏红花_{三钱} 当归_{钱半} 赤芍_{三钱} 生葛根_{一钱} 真川朴_{一钱} 鲜生地_{五钱} 金银花_{五钱} 青连翘_{三钱} 鲜竹叶_{三钱} 生甘草_{一钱}

外治方 经验涂核散

飞辰砂_{五钱} 木鳖仁_{八钱} 雄黄_{五钱} 生川军_{五钱} 上冰片_{二钱} 真蟾酥_{二钱} 紫地丁_{五钱} 山慈姑_{八钱}

上药共研细末，用小磁瓶分贮数十罐。琼州鲍游府，用此散调如意油频涂，甚效。须先四面轻针结核后涂药。凡小儿不能服药，用此法涂，甚妙。

次诊 翌日复诊，渠能起坐。自述病情，视其手有瘀点，令脱衣细验，上半身皆有红瘀，再以前方加犀角_{钱半}、牛蒡子_{三钱}、玄参_{五钱}、陈金汁_{三两}分冲。

三诊 第三日赴诊，瘀透身凉，脉转缓。再以前法去柴葛加减与之，并佐叶氏神犀丹数粒代茶，病去有八。

四诊 因渠不喜服药，停三天后再赴诊，左喉边结肿甚大，幸喉里不痛。予改用普济消毒饮去升柴，加浙贝、牡蛎、玄参、银花、天葵之属，外涂手定化核散。

四方 青连翘_{一两} 苏薄荷_{三钱} 马勃_{四钱} 僵蚕_{五钱} 苦桔梗_{一两} 牛蒡子_{六钱} 荆芥穗_{三钱} 黄芩_{一两} 黄连_{一两} 生甘草_{五钱} 板蓝根_{五钱} 玄参_{一两} 金银花_{一两} 浙贝_{五钱} 生牡蛎_{一两，打} 紫背天葵_{一两}

上药共为粗末，每服六钱，重者八钱，鲜芦根汤煎去渣服，约二时一服。重者一时许一服。

外治方 手定经验化核散

山慈姑_{三钱} 真青黛_{一钱} 黄柏_{钱半} 浙贝_{钱半} 赤小豆_{二钱}

共研细末，调麻油涂，日涂三四次，以消为度，甚效。

效果 服完，结核肿消过半，胯边核破，出黄水甚多。孰料腋下又发一核，幸不甚痛。足见停药误事，致余毒走窜。再以解毒活血汤去柴葛，桃仁用五钱，西藏红花用三钱，加紫花地丁五钱，车前草一两，浙贝三钱，渠连服六剂，诸核均消，即能搦管司账，料理生意。

廉按：鼠疫由于死鼠腐烂之毒气，酿成鼠疫恶菌。有腺鼠疫、肺鼠疫之分。腺鼠疫由鼠蚤传染，肺鼠疫由空气传染。此案前后皆用活血解毒汤加减，足见此方为治腺鼠疫之神剂。第四方普济消毒饮加减，亦用得恰当。

鼠疫吐血案

高玉麟（住黑龙江南门退思堂）

病者 朱星五，年四十八岁，直隶临榆人，前黑龙江大赉厅右堂，病时住省城直隶会馆。

病名 鼠疫吐血。

原因 运塞抑郁，素有内伤，前清宣统二年正月间，江省鼠疫流行，星五因契友李云亭染疫而亡，未获面诀，哀痛过甚，肝火妄动，复感疫气而不支。

症候 头痛如破，吐血盈盆，身热如焚，神昏不语。

诊断 脉左手弦数而大，右手洪数而滑，脉症合参，断为鼠疫热毒，由胃冲脑，故头痛如破，胃血管开裂，故吐血甚多，舌根为肾所司，肾藏智，瘟毒窜肾，故神昏而舌不能言，毒菌满布血管，如火燎原，不可响尔。故身热如火。据当时皆称患鼠疫，头痛见血即毙者，其证大率类此。兹更吐血过多，神昏不语，诚险急之危候也。

疗法 仿《金匮》泻心汤治吐血法，用黄连泻犯心之邪热为君，黄芩泻肺之邪热为臣，大黄之通而不守，使其血不停瘀，又加羚羊角去恶血为佐，僵蚕、蝉蜕、银花、连翘、栀子、赤芍、石膏，解瘟毒以清邪热为使，日二服。

处方 小川连四钱　黄芩五钱　大黄六钱　羚羊角二钱　僵蚕三钱　蝉蜕二钱　生石膏八钱,研细　银花五钱　连翘四钱　焦栀子三钱　赤芍五钱

接方 白僵蚕三钱　蝉蜕二钱　全当归三钱　鲜生地四钱　木通三钱　金银花三钱　川连二钱　焦栀子三钱　淡黄芩二钱　泽兰二钱　肥知母三钱　丹皮三钱　原麦冬三钱　车前子三钱

水煎，入蜂蜜、元酒各一匙，温服。

效果 服一剂，约三小时，大泻三次，头痛若失。吐血减半，二剂服后，血即不吐。嗣用大清凉散，二剂而愈。

廉按：断证发明甚确，处方斟酌亦精，洵治鼠疫血溢之佳案也。

所谓"医案"，指医生诊治病证的记录，包括症状、辨证、立法、处方、用药，以及有关患者的姓名、年龄、性别、职业等一般信息。而温病医案，则是医生诊治温病相关病证的记录。选录医案著作的时间段与整套丛书一致，即从吴又可《温疫论》问世的（1642年），到中华人民共和国成立的1949年。由于本辑"瘟疫温病医案汇粹"是从2007年笔者主编的大型温病学文献著作《温病大成》的第五部中精选出来，所以，有必要介绍一下其书的做法。

《温病大成》第五部医案选择的目标集中于医案著作。据《全国中医图书联合目录》记录，现存的医案著作共612种，成书于1642年之前的，只有20种，其余近600种著作均符合本书的选录时间。因此，有两个非常重要的问题需要说明，即关于医案著作的选择与温病医案的选择。

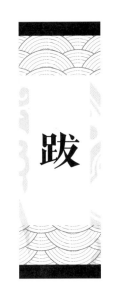

跋

一、关于医案著作的选择

由于现存医案著作中有近600种的著作符合本书的选录时间，这就使本书的研究过程面临选择的困难，因为事实上并没有真正的所谓温病医案著作存在。通过初步调研，现存的医案著作存在以下几种情况：

其一，大多数的医案著作，涉及各科疾病，即便是以内科为主，也含有很多杂病的内容。除了民国时期何廉臣先生《（当代）全国名医验案类编》及《（当代）全国名医验案续编》中温病医案相对集中之外，温病医案几乎都分散在各式各样的医案著作之中。其二，有些医案著作完全没有进行分类，其所收集的医案或按时间顺序排列，或随意连排，要将温病医案从书中筛选出来，非常困难。其三，有些医案著作既没有分类，也没有收入温病医案。但是在将这些医案著作从头至尾读完之前，很难断定其中有无温病医案。其四，有些以"医案"为名的著作，是论述性的，或者是医话性的著作，没有包含症状、辨证、立法、处方、用药，以及有关患者的姓名、年龄、性别、职业等一般信息在内。其五，在部分有分类的医案著作中，存在温病医案分散于不同的病种分类之下的情况。

大量温病医案的汇粹，这是以往没有人做过的事情，可资借鉴的经验很少。在这种情况下，只能下笨功夫。先筛选著作，后筛选医案。由于不是全书收入，故对于原著作的一般信息，如原书的序言、目录、凡例等，原则上不予收录，但依然会将著作的版本信息交代给读者，以方便有意向阅读原著的读者。

二、关于温病医案的选择

虽然本书对温病医案的含义有着比较明确的限定，但是在医案原著中，关于温病的分类比较繁杂，为此，我们经过调研之后，确定了一个温病医案入选的大致原则。

1.收录所有涉及温病的医案，包括温病所属各病名，如风温、春温、冬温、湿温、暑温、暑湿、秋燥、伏暑、温疫、疫疠等。

2.霍乱：属于传染病者收录，早期非传染病概念者不收。

3.痧、痘、麻、瘢（斑）：酌情收录，以强调温病过程者收，否则不收。为免遗漏，或先收存疑。

4.疟疾、痢疾：一般不收，强调发生于温病中者收。

对于每本著作，只收录与温病有关的医案，不属于温病范畴的医案及非医案部分的内容均不收录（个别著作除外）。

温病医案是此前温病著作整理中很少涉及的领域，但实际上这是与临床治疗关系最为密切的内容，蕴藏着丰富的宝贵临床经验，是中医药应对突发性公共卫生事件中最能直接发挥作用的重要部分。

《温病大成》第五部医案，把以往很少看到的温病医案文献集中呈现给广大的使用者，出版后受到许多专家的认可。由于2020年新冠肺炎的突发流行，在缺乏疫苗、缺乏特效药的情况，尤其需要汲取中医药在数千年抗疫斗争中积累下来的有益经验。考虑到《温病大成》第五部是一部314万字的大型著作，不方便快速查找，我们从中精选出较为杰出的部分，重新出版。

编者

2020 年 4 月 18 日